실전 근육 기능 평가법

그림과 사진으로 배우는 촉진·스트레칭·근육 테스트

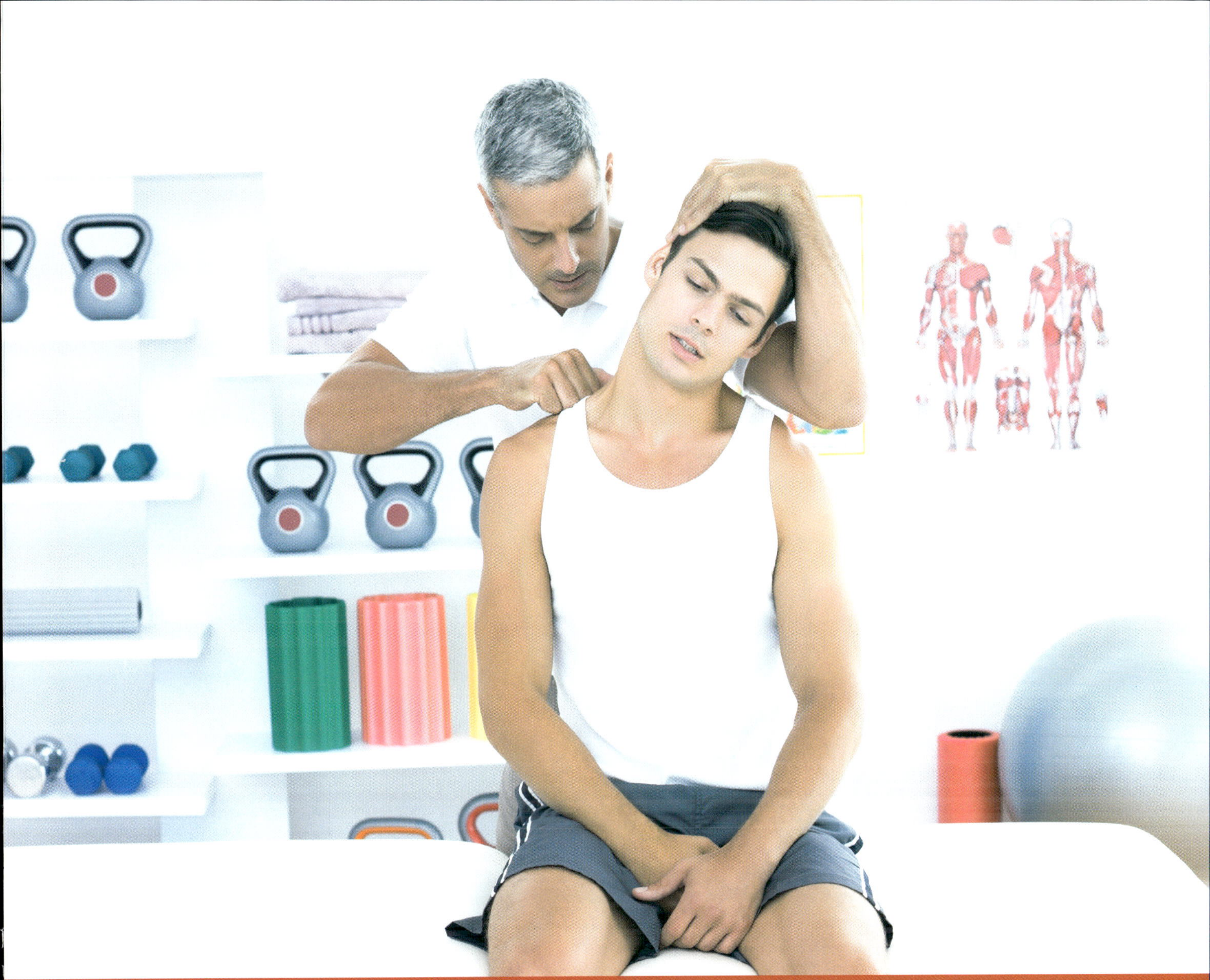

실전 근육 기능 평가법

그림과 사진으로 배우는 촉진·스트레칭·근육 테스트

KURIBARA OSAMU
김 효 철 외 옮김

신흥메드싸이언스

실전 근육 기능 평가법

그림과 사진으로 배우는 촉진·스트레칭·근육 테스트

발 행 2018년 2월 15일
지은이 KURIBARA OSAMU
옮긴이 김효철, 김요한, 박중림, 성기석, 어은실, 이찬우, 윤효원, 홍대석
발행인 홍성혁
발행처 신흥메드싸이언스
편 집 정민지
디자인 박은경
주 소 서울시 영등포구 양산로 53, 501호
(양평동3가, 월드메르디앙비즈센터)
등록번호 제318-2007-000077호
전 화 02-2165-8670
팩 스 02-2165-8675
홈페이지 www.shmed.co.kr
ISBN 978-89-6498-061-3 93510
정 가 48,000원

옮긴이 서문

본서에 설명되어 있는 매뉴얼적인 근육 테스트는 정형외과에서 이야기하는 마비 증상과 같은 근육의 병리적 이상을 평가하는 것과는 다르게 근육의 기능적인 상태를 평가함에 목적을 두고 있다. 근육의 기능적인 문제점은 도수 치료법으로도 충분히 개선될 여지가 있기 때문이다. 신경과 근육의 기능학적 평가는 중력에 대해서 인체를 지탱하고 움직이는 근육의 기능 및 신경학적 평가를 위한 것이다. 대다수의 근골격계 질환과의 연관성 때문에 무엇보다 근육 기능 평가법이 중요해지고 있다.

생활 속에서 가장 많이 접하게 되는 근골격계 질환 환자들에게 시행되고 있는 다양한 도수 치료법이 있다. 도수 치료법에서 해부학적 지식은 인체를 3차원적으로 이미지화하여 검사자가 근육 기능 평가법을 통해 입체적으로 근육의 기능적 이상을 검출함에 있다. 무엇보다 해부학적 지식이 도수 치료법에 끼치는 영향력을 간과할 수 없다. 단순히 평가 방법만 이해하는 것보다 신체 각 부위의 근육에 대한 구조 및 기능학적 관점에서 구체적으로 이미지화시켜, 임상에서 환자의 상태에 따라 어떻게 적용하느냐에 따라 달라지게 된다.

근육 기능 평가법에서 무엇보다 가장 주의해야 할 점은 테스트하는 근육을 환자의 몸 위에서 이미지화시키는 것이다. 그 후에 촉진법이나 스트레칭은 환자의 상태에 따라서 적절하게 시행해야 한다.

이 책이 환자들에게 좀 더 나은 도수 치료를 위한 검사 수단으로 제공되기를 바라는 마음과 임상에 관련된 분야에서 종사하고 계시는 많은 분께도 도움이 되길 바란다.

더불어 본서가 나오기까지 물심양면으로 도와주신 신흥메드싸이언스의 홍성혁 사장님과 본서를 번역하는데 많은 도움을 준 김나용님께 감사한 마음을 전한다.

2018년 1월 25일

옮긴이를 대표해서
김 효 철

옮긴이 소개

김효철

• 원광디지털대학교 한방미용예술학과

김요한

• 우송대학교 스포츠재활학과
• 미국 ATC(Athletic Trainer Certified)

박중림

• 부천대학교 재활스포츠학과

성기석

• 경희대학교 체육대학원

어은실

• 한국선수트레이너 협회장
• 미국 ATC(Athletic Trainer Certified)

이찬우

• 국제통합필라테스 협회장

윤효원

• 명지대학교 체육학과

홍대석

• 오산대학교 건강재활과

저자 서문

이 책을 내려고 한 첫 번째 목적은 도수 치료 종사자나 스포츠 트레이너 등, 근육의 기능 평가가 필요한 분들에게 최소한의 필요한 정보를 제공하기 위해서이다. 필자는 교육기관이나 세미나 등에서 근력 테스트 방법을 강의해 왔다. 그 중에서 특히 도수 치료에서 필요한 해부학적 지식의 중요성에 대해 느꼈다.

도수 치료에서 필요한 해부학적 지식은 인체를 삼차원적인 이미지로 파악하는 것이다. 검사자의 머릿속에 신체의 구석구석까지 입체적인 이미지를 구축하는 것이 촉진, 근력테스트와 같은 조작법(manipulation)을 하기 위한 열쇠가 된다. 그리고 이것들을 시행할 때, 환자의 신체 근육의 해부학적인 이미지를 겹치는 것이 중요하다. 방법만을 이해하고 테스트를 시행하는 경우 정밀도가 현저하게 낮아진다. 이를 위하여 본서에서는 가능한 한 많은 사진과 더욱이 사진 위에 뼈와 근육을 투과시켜 보이도록 표현하였다. 이것에 의해 독자는 내부 구조를 용이하게 이미지화할 수 있다고 생각한다. 해부학적 이미지를 갖는 것은 복잡한 구조의 근육에 대한 스트레칭 조작이나 근육 테스트를 보다 정확하게 할 수 있도록 해준다. 실제 환자에 대하여 스트레칭 조작이나 근육 테스트를 할 때, 조작법을 말로 설명하는 것은 한계가 있다. 다양한 환자의 정확한 뼈의 위치, 이는곳 · 닿는곳의 위치, 근육 위치를 파악하기 위해서는 상세한 해부학적 지식이 필요하다. 이를 위해서 본서를 이용하여 촉진, 스트레칭 조작, 근육 테스트를 습득할 때, 상세한 기술이나 그림을 포함한 해부학 책과 함께 배우는 방법을 추천한다.

도수 치료에서의 근육 테스트는 정형외과적인 근육 테스트나 물리치료에서 사용하는 것과는 다르다. 도수 치료의 근육 테스트에서 근육의 정확한 반응을 얻기 위해서는 섬세한 감각이 필요하다. 기능신경학적인 평가를 가능하게 하는 도수 근육 테스트에서 필요한 것은 조직과 감각에 대해 연마하는 것이다.

다양한 환자에게 대응하기 위해서는 조작 형식을 고집하지 않고 자신의 해부학적 이미지나 감각에 의해 시행하기를 바란다. 실제로 근육 테스트를 시행하는 경우, 주의사항을 유의하여야 한다. 촉진이나 스트레칭은 환자의 상태를 이해해야 하며, 결코 환자에게 부담이 가지 않도록 주의해야 한다. 본서에 기술한 검사법은 상세한 검사에 의해 환자의 상태를 파악한 후에 적당히 이용하기를 바란다.

본서의 제작에 협력해주신 관계자 분들에게 이 자리를 빌려 감사의 말을 드리고 싶다. 마지막으로, 본서가 의료에 관련된 분야에 종사하는 분들에게 조금이라도 유익한 정보가 되기를 진심으로 바란다.

2012년 6월

KURIBARA OSAMU D.C.

차 례

Introduction | 근육 기능 평가법의 개요

Chapter 1 | 몸통 근육(muscles of the trunk)

Chapter 3 | 위팔 근육(muscles of the arm)

위팔 앞쪽 근육(anterior brachialis muscle)

위팔 뒤쪽 근육(posterior brachialis muscle)

Chapter 4 | 아래팔 근육(muscles of the forearm)

아래팔 앞쪽 근육(anterior muscles of the forearm)

아래팔 노쪽 근육(radial muscles of the forearm)

아래팔 뒤쪽 근육(posterior muscles of the forearm)

Chapter 5 | 손 근육 (muscles of the hand)

Chapter 6 | 다리이음부위 근육(muscles of the pelvic girdle)

볼기뼈 가쪽 근육(lateral muscles of the hip bone)

볼기뼈 안쪽 근육(medial muscles of the hip bone)

Chapter 7 | 넓적다리 근육(muscles of the thigh)

넓적다리 뒤쪽 근육(posterior muscles of the thigh)

넓적다리 앞쪽 근육(anterior muscles of the thigh)

넓적다리 안쪽 근육(medial muscles of the thigh)

Chapter 8 | 종아리 근육(muscles of the leg)

앞쪽 종아리 근육(anterior muscle of the leg)

종아리 뒤쪽 근육(posterior muscle of the leg)

Introduction

근육 기능 평가법의 개요

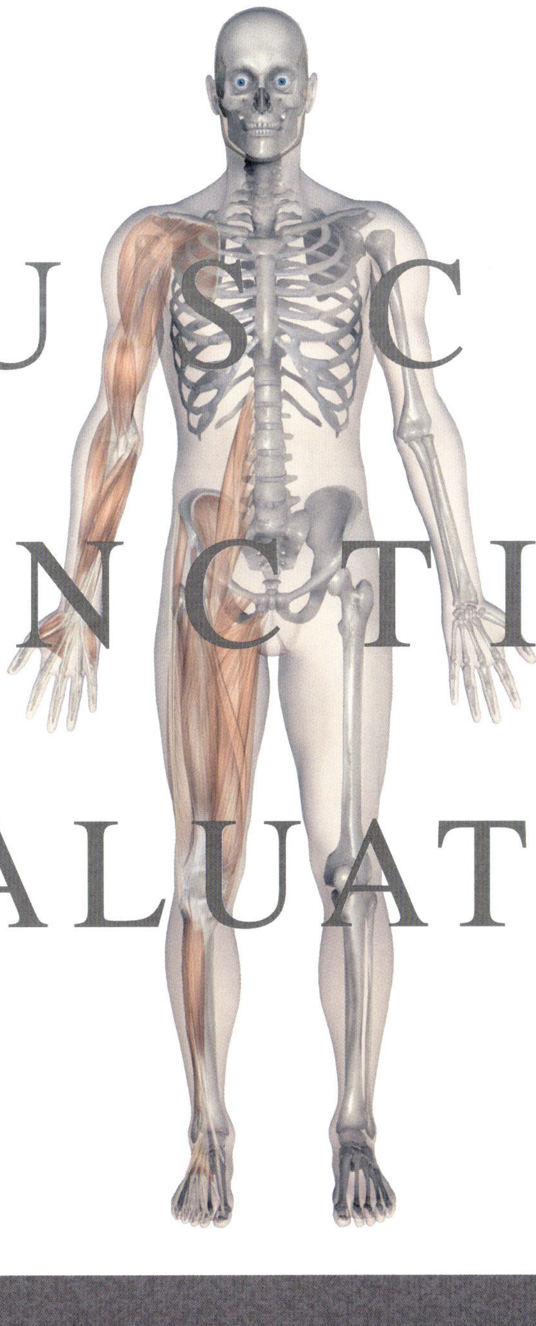

MUSCLE
FUNCTION
EVALUATION

근육 기능 평가법의 구체적인 순서

Muscle Function Evaluation

이 책은 근육의 기능적인 이상을 검출하기 위하여, 이는곳 · 닿는곳과 힘살의 촉진, 근육 스트레칭 조작, 근육 테스트의 순으로 해설되어 있다. 근육의 기능적인 검사를 종합하여 평가해야 하며, 검사 결과에 의해 치료법이 분명해진다. 여기에서는 각 검사의 목적, 방법, 주의점을 대략적으로 설명한다.

1 이는곳 · 닿는곳 또는 힘살의 촉진

과도한 긴장이나 힘살의 단축 등에 의해 근육의 이완이 되지 않은 상태나 근육이 늘어나지 않은 상태로 운동을 하면, 이는곳이나 닿는곳에 이상을 일으킬 수 있는데 이는 압통 또는 경결로 인식된다. 이는곳과 닿는곳을 촉진하면 근육의 주행을 이미지화하는 것이 용이하게 되어 정확한 스트레칭 조작이나 근육 테스트로 이어갈 수 있다.

힘살의 촉진은 좌우의 차이를 검사하는 것으로 긴장 정도를 확인할 수 있다. 그러나 이것은 좌우차이이며 단단하게 느껴지는 쪽이 과도하게 긴장되어 있는 것은 아니다. 기능적으로 과도하게 긴장되어 있는 것은 스트레칭 조작에 의한 가동 정도를 평가해야 한다.

촉진의 목적

① 이는곳과 닿는곳 부위의 압통, 경결 등의 이상 검출
② 힘살 촉진에 의한 근육의 긴장도 특정
③ 근육의 주행을 이미지화하여 정확한 근육 테스트로 이어감

촉진 시 주의점

1. 촉진 부위의 해부학적인 구조를 이해하고 필요 이상의 강한 힘으로 촉진해서는 안 된다.
2. 얕은 부위의 근육이 과긴장 상태에서 깊은 부위의 근육을 촉진하는 경우 얕은 부위의 근육이 이완되는 자세를 잡는다.
3. 촉진으로 인식이 잘 되지 않는 부위는 주위의 구조를 랜드마크로서 그 위치를 특정한다.
4. 힘살의 촉진에서는 근육을 수축시킨 상태에서 힘살의 위치를 확인한다.

2 근육의 스트레칭 조작

이 책의 스트레칭 조작은 검사를 목적으로 한다. 힘살의 촉진에 의해 반대쪽 힘살보다도 단단해져 있는 것이 느껴질 경우에도 스트레칭 조작에 의한 관절 가동 정도의 제한이 없는 한, 운동 기능적으로는 문제가 없는 긴장도라고 할 수 있다. 한편, 근육의 긴장도가 과도한 경우, 그 근육이 작용하는 관절의 가동 정도를 제한하게 되어, 관절 운동에 의해 관절 구조에 손상을 줄 가능성이 있다.

이 책에서 스트레칭 조작은 검사를 목적으로 하지만 근막의 신장을 목적으로 하는 치료로도 이어질 수 있다.

근육 스트레칭 조작의 목적

① 근육의 과도한 긴장이나 단축의 평가
② 가동 정도 제한의 평가

③ 스트레칭에 적용

근육 스트레칭 조작의 주의점

1. 스트레칭 조작에서는 관절을 타동적으로 움직이면서 근육의 신장(늘임)에 의한 저항을 감지한다.
2. 조작은 부드럽게 시행하고, 처음에 저항을 감지한 시점에서 판단한다.
   과도한 스트레칭은 근육이나 관절에 과도한 부하를 더할 뿐만 아니라 목적으로 하는 근육의 늘임(신장) 한계를 넘어서 다른 근육을 스트레칭해버리기 때문에 주의해야 한다.
3. 관절의 구축이 존재하는 경우, 근육을 신장하기 위해서 충분한 움직임을 얻지 못할 수도 있다.

3 근육 테스트

근육의 기능을 평가하기 위해서는 근육을 컨트롤하는 수용기나 신경 기능의 이상을 검사해야 한다. 정확한 근육 테스트의 방법과 그 신경학적인 해석에 의해 근육의 신경학적인 기능을 평가할 수 있게 된다. 그리고 어떤 치료를 하면 좋을지를 이해하는 것도 가능해진다. 자세한 내용은 『근육 테스트의 신경학적 해석』(p.6)을 참고하면 된다.

근육 테스트의 목적

① 근육의 늘임반사(신경기능)의 평가
② 근육의 수축력에 대한 평가
③ 근육군이 아닌 특정 근육의 약화를 검출
④ 특정 근육에 대한 정확한 운동요법의 적용

근육 테스트의 주의점

1. 테스트하는 근육을 환자의 몸 위에 이미지화 한다.
2. 테스트의 압박은 최소한의 힘으로 실시하고 과도한 힘을 가해서는 안 된다.
3. 조작에 의한 통증이 있을 경우 정확한 테스트는 불가능해지기 때문에 중지한다.

근육 테스트의 종류

① 근육을 잡아당기는 힘에 반응하는 근육의 늘임반사 기능을 평가하는 근육 테스트
② 근육의 수축을 유지하는 수의 수축 기능을 평가하는 근육 테스트
③ 근육이 만들어내는 힘을 평가하는 근육 테스트
근육 테스트는 시작부터 순차적으로 이 세 가지 기능을 평가한다.

4 근육 테스트의 실천

이 책에 설명되어 있는 매뉴얼 근육 테스트는 정형외과학 중에서 마비와 같은 근육의 병리에 의한 이상을 평가하는 것과는 다르게 근육의 기능적인 상태를 평가하는 것이 목적이다. 근육 테스트의 약화는 도수치료와 같은 것에 의해 개선이 될 수 있다. 이 때문에 도수의학에 해당하는 것으로, 치료에 의한 근육 기능의 개선을 평가하는 검사법으로서 유익하다.

이 책의 매뉴얼 근육 테스트에서는 테스트하는 근육을 근육 테스트의 위치에 두어 특정한 근육의 긴장 상태에서 근육섬유를 늘이는 방향으로 압박을 가하여 늘임에 대한 근육의 수축(늘임반사)과 일정한 압력 또는 변화하는 압력에 대한 수축을

유지하는 능력의 유무를 평가한다.

테스트에서 압력은 늘임반사를 유발하기 때문에 최소한의 압력을 가한다. 과도한 압력은 테스트의 협력근의 반응을 유발할 위험이 있다.

근육 테스트로 신경과 근육의 기능을 평가하는 것은 중력에 대해서 인체를 지탱하고 운동을 하는 신경과 근육의 움직임에 대한 평가로 이어지는 기본적인 검사이다. 많은 근육 골격계의 문제에서는 이 근육 기능이 관여되어 있기 때문에 치료로는 인체의 바이오 메카닉을 기본으로 한 근육 기능의 평가가 중요해진다.

근육 테스트의 방법

1. 처음에는 환자에게 근육과 신경의 상태를 검사하는 테스트이며, 가해지는 압력에 대하여 저항하는 것만으로 충분하다는 것을 전한다.

이 테스트는 검사자의 압박력에 의해 시작하는 것을 의미하며 환자가 수의로 근육을 수축시키는 것으로 테스트를 시작하는 것은 아님을 나타낸다.

2. 환자에게 테스트의 위치를 잡게 한다(그림 1, 그림 2).

기능장애가 있는 경우 환자가 협력근을 작용시켜 테스트 자세를 잡기 때문에 다시 검사자가 테스트 자세로 두어야 하는 경우가 있다.

3. 검사자는 해당하는 부위를 고정하며(그림 3), 테스트에서 압력을 가하는 부위에 접촉한다(그림 4).

이 때 인접하는 관절 등으로의 접촉은 피하고 불필요한 구조에 압력을 가하지 않도록 한다.

4. 환자에게 압박의 방향을 나타내고, 압력을 가했을 때 위치를 유지하고 저항하도록 알린다.

환자에게는 실제 간단한 테스트 방향으로 압박을 가하고 테스트의 압력 방향을 지시하는 편이 좋다.

5. 검사자는 환자에게 알리지 않고 압력을 가하고, 일정한 압력을 몇 초간 유지한다(그림 5).

압력을 가하는 순간, 신호를 주게 되면 순간적으로 협력근을 사용하여 목적으로 하는 근육의 평가가 불가능해지는 경우가 있다. 또한, 수의로 근육 수축을 유발하는 것으로 늘임반사의 유발이 불가능해진다.

6. 검사자는 테스트 중 위치나 자세의 변화 그리고 저항 방향을 관찰한다.

환자는 테스트에서 압력을 가하는 순간, 자세에 변화를 주어 협력근을 작용시키기 쉬운 위치로 변화시킨다.

7. 정확한 근육은 압력을 가하는 사이, 테스트의 자세를 유지하는 '구축'을 만들 수 있다(제1단계의 반응).

장애가 있는 근육은 압력을 가하고 유지하는 사이, 구축을 만드는 것이 불가능해진다. 구축을 만들어내는 것이 가능한 경우 근육섬유의 늘임에 의한 늘임반사가 정확하게 유발된다. 정확한 늘임반사의 존재는 정확한 근육방추와 구심성 · 원심성 신경섬유의 기능을 나타내는 것이 된다.

8. '구축'을 감지한 후, 일정한 압력을 유지한다(제2단계의 반응).

구축을 감지한 후, 일정한 저항을 유지하는 기능은 수의적 수축의 기능을 평가하는 것이 된다.

9. 약화를 검출한 다음, 근육 테스트를 중지한다.

제1단계에서 구축을 감지하지 못한 경우나 제2단계에서 구축을 유지할 수 없는 경우 바로 테스트를 중지한다.

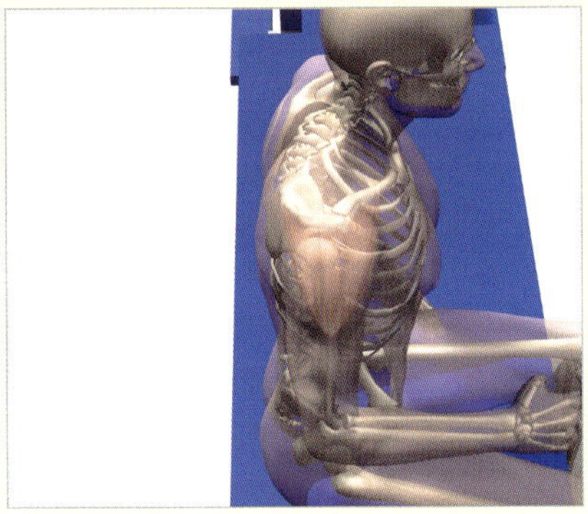

그림 1 근육 테스트의 시작

어깨세모근 봉우리부분의 근육 테스트를 예로 설명한다. 환자는 앉은자세

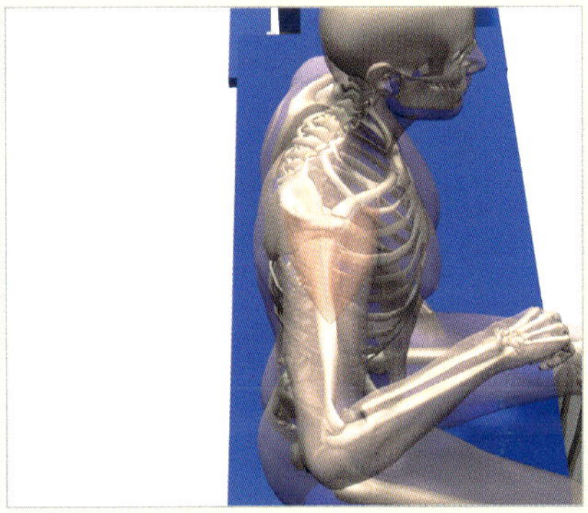

그림 2 테스트 자세를 환자에게 직접 잡게 한다.

어깨세모근 경우, 팔꿉관절 굴곡, 어깨관절 90° 외전(벌림)의 자세를 환자에게 잡게 한다.

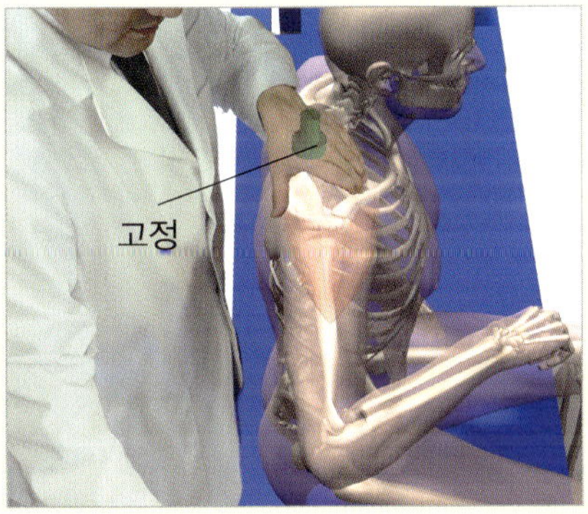

그림 3 테스트를 위한 고정

어깨세모근의 경우, 어깨를 고정하여 테스트의 압력으로 인하여 몸통이 움직이지 않도록 한다.

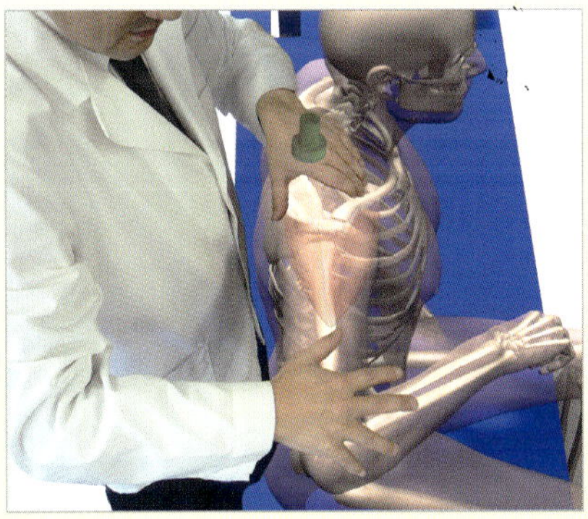

그림 4 테스트를 위하여 압박을 가할 위치를 접촉한다.

어깨세모근의 경우, 위팔 먼쪽의 가쪽에 접촉한다. 그 후, 환자에게 압박의 방향을 가리킨다.

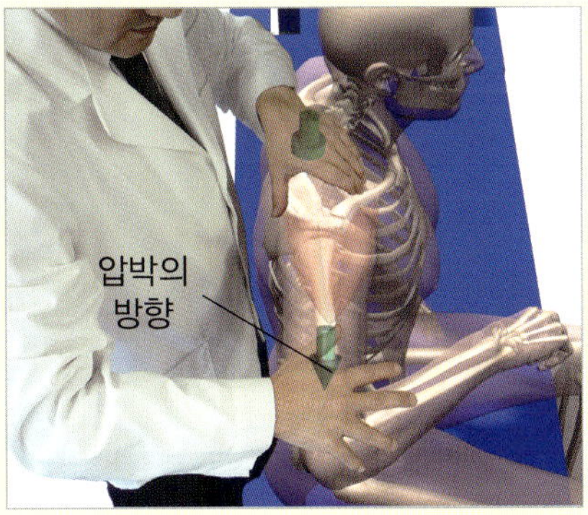

그림 5 테스트를 시작할 때 환자에게 알리지 않고 압박을 가한다.

어깨세모근의 경우 뒤가쪽에 압박을 가하여 압박에 대한 어깨세모근의 수축에 의해 벌림자세 90° 유지가 가능한지 확인한다. 구축을 감지한 후, 일정한 압력을 유지한다.

근육 테스트의 신경학적 해설

기능 신경학으로서의 매뉴얼 근육 테스트

도수의학 중에서 사용되는 매뉴얼 근육 테스트는 근육의 힘을 검사하는 것이 아니다. 이학적 검사에서 실시하는 근육 테스트는 근육이나 그것을 지지하는 신경의 병리적인 이상을 검사하는 것이다. 한편, 도수의학에서 사용하는 근육 테스트는 근육의 기능적인 이상을 평가하는 것이다. 그렇기 때문에 근육 기능 이상이 개선된다면 바로 근육 테스트에 의해 인식할 수 있다. 보통 이학적 검사에서 하는 근육 테스트로는 개선이 바로 확인되지 않는다.

즉, 도수의학에서 근육 테스트는 병리적인 이상에 이르지 못한 상태를 검사하는 것으로 Dr.Walther Shumitt는 도수의학에서 사용하는 매뉴얼 근육 테스트는 신경기능을 검사하는 것이라고 설명하고 있다. 여기서, 도수의학에서 기능장애를 평가하는 근육 테스트의 신경학적인 해설을 설명한다.

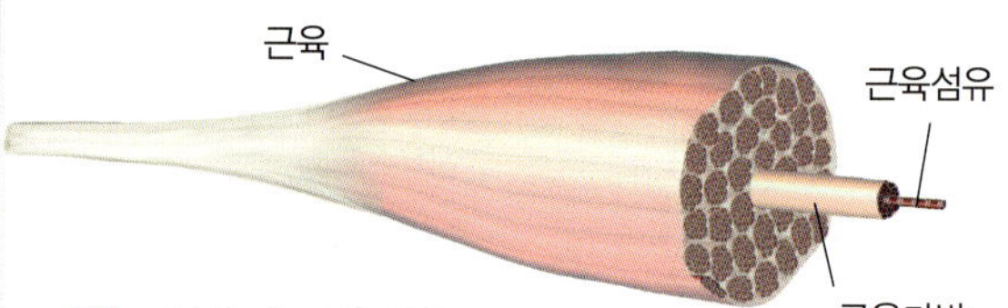

그림 6 근육과 근육섬유

근육의 구조

신체 각 부분의 뼈대근육은 다수의 근육섬유가 근막이라 불리는 결합 조직에 의해 감싸인, 수축성을 가진 조직이다. 각각의 근육섬유, 뭇핵거대세포는 액틴(actin)과 미오신(myosin)이라 불리는 수축성을 가진 근육원섬유를 포함하고 있다. 근육원섬유는 몇 개의 다발이 되고 결합 조직에 포함되어 근육다발이라 불린다(그림 6). 근육다발 사이에는 혈관이나 신경과 함께 근육방추라 불리는 근육 조직 내 신경수용기의 양쪽 끝에 있는 수축성 섬유와 구별하기 위하여 방추바깥근육섬유라고도 불린다. 이것과 대비하여, 근육방추 속의 수축성 섬유를 방추속근육섬유 부른다.

근육의 수용기

근육 조직 내 신경수용기에는 근육방추(그림 7)와 골지힘줄기관이라고 하는 2개의 신경수용기가 있다. 이 가운데 골지힘줄기관은 근육 힘줄 이행부에 많이 존재하고 과도한 늘임, 특히 빠르고 강한 늘임, 과도한 수축으로부터 근육섬유를 지키는 역할을 한다.

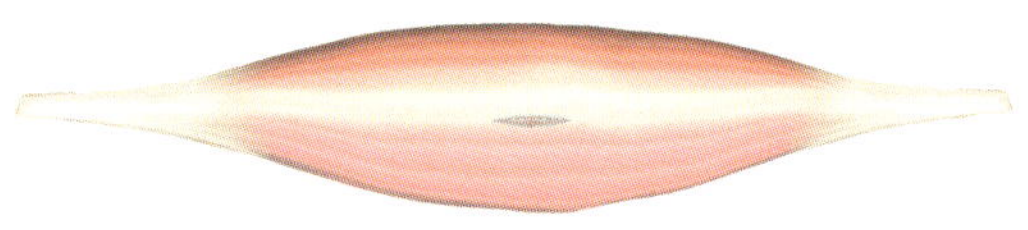
그림 7 근육방추

근육방추는 총 길이 5-6mm, 직경 1mm 정도의 원뿔모양 구조이다. 골격에서는 1g 중 큰 근육에서 5개 이하, 팔 · 다리 말초의 작은 근육에서는 10개 이상 존재한다. 근육방추 사이에 근육섬유와 평행하게 존재하는 수용기로, 그 양쪽 끝은 근육섬유에 부착되어 있다. 근육방추는 근육이 늘어나는 것에 의해 흥분되어 근육방추를 포함한 근육을 수축시킨다.

근육섬유에는 두 종류가 있다. 이들은 핵주머니섬유와 핵사슬섬유라고 불린다(그림 8). 핵주머니섬유는 중심부가 불룩한 형태이며 핵사슬섬유는 길고 좁은 형태를 하고 있다. 근육방추는 근육 길이의 변화나 긴장도와 같은 것을 조절하여 근육의 섬세한 운동을 가능하게 한다.

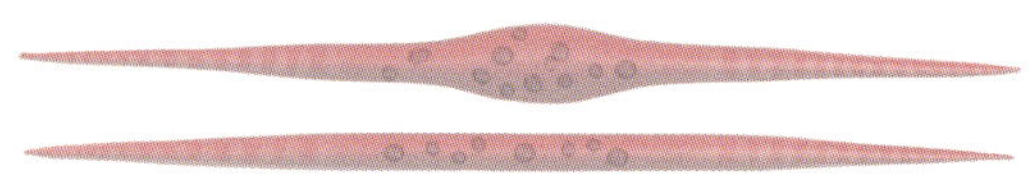
그림 8 근육방추 세포 핵주머니섬유(상), 핵사슬섬유(하)

골지힘줄기관은 빠르고 강한 늘임이나 과도한 수축에 의해 작용하기 때문에 보통의 매뉴얼 근육 테스트에서는 영향을 받지 않는다. 그러나, 근육이 극도로 과도하게 긴장한 상태나 매뉴얼 근육 테스트의 압력이 극단적으로 강한 경우, 골지힘줄기관에 이상이 있는 경우에는 영향을 미칠 가능성도 고려해볼 수 있다.

보통의 매뉴얼 근육 테스트에서는 근육방추가 신경수용기로 해당하는 것이 된다.

근육의 신경지배

감각신경지배

근육 방추에는 두 종류의 구심성 섬유, 감각신경이 존재한다. 이들은 일차 구심성 섬유와 이차 구심성 섬유라고 불린다. 이차 구심성 섬유는 핵주머니섬유와 핵사슬섬유의 중심부를 나선 모양으로 감싼 고리 나선 종말에서부터 일어난다(그림 9). 이차 구심성 섬유는 핵사슬섬유의 수용기 부분의 양쪽 끝에 부착되어 있는 산형 종말에서 일어난다(그림 10). 일차 구심성 섬유는 그룹 Ia, 평균 직경15㎛, 전달 속도 100m/sec, 이차 구심성 섬유는 그룹 II, 평균 직경 9㎛, 전달 속도 50m/sec로 분류된다(표 A). 일차 구심성 섬유는 핵사슬섬유와 핵주머니섬유로부터 일어나서 정적 또는 동적인 반응을 전달한다. 이차 구심성 섬유는 핵사슬섬유로부터 일어나서 근육의 정적반응만을 전달한다.

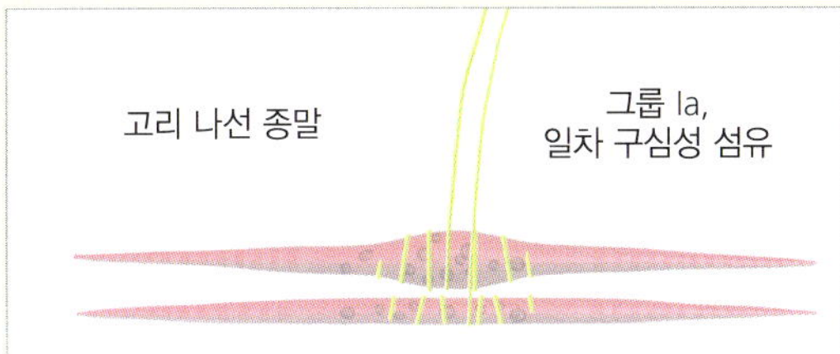

그림 9 그룹 Ⅰa, 일차 구심성 섬유

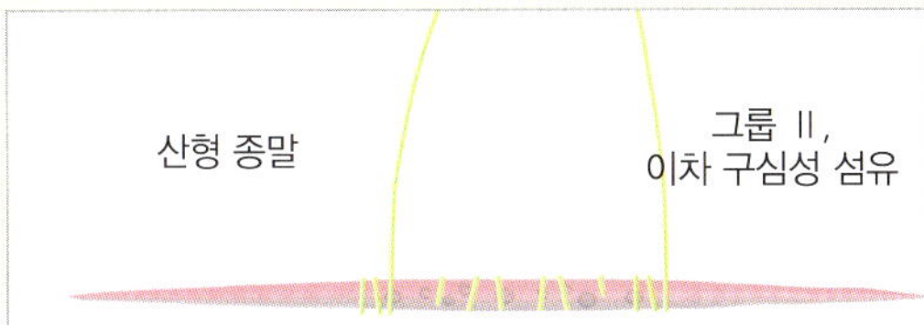

그림 10 그룹 Ⅱ, 이차 구심성 섬유

표 A 구심성 신경섬유의 분류

분류	종류	직경(μm)	전달속도(m/s)	기능
Ia	말이	15(15~20)	100(72~120)	근육방추의 고리 나선 종말
Ib	말이	15(15~20)	100(72~120)	힘줄 기관
II	말이	9(6~12)	50(36~72)	근육방추의 산형 종말, 피부 압력감각
III	말이	3(1~6)	20(6~36)	온도감각 · 아픈감각 → 몸통증
IV	민말이	0.5(<1)	1(0.5~2)	아픈감각 → 내장통증

운동신경지배

근육의 운동 신경 지배는 두 종류가 있다. 하나는 방추바깥근육섬유를 지배하는 α 운동신경세포이며, 다른 하나는 방추속근육섬유를 지배하는 γ 운동신경세포이다. 근육방추속섬유를 지배하는 γ 운동신경세포는 지배하는 수용기에 의해, γ 1(γ d)운동신경세포는 핵사슬섬유를 지배하고 있다(그림 11, 그림 12). 이런 γ 운동신경세포는 최종적으로 근육 수축을 일으키는 α운동신경세포 자극하기 위해 방추 속 수축을 유발한다(표 B).

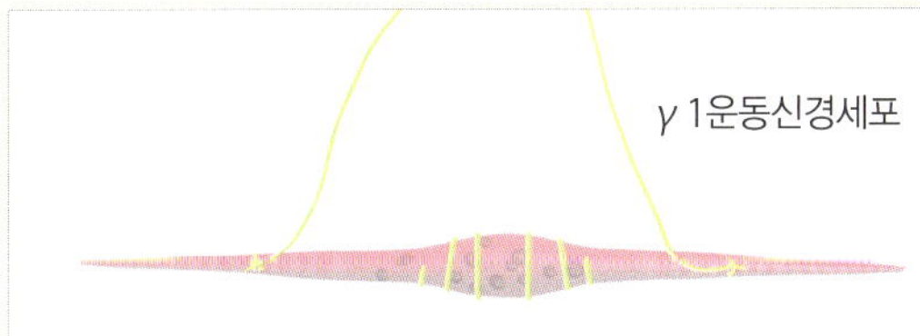

그림 11 γ 1운동신경세포

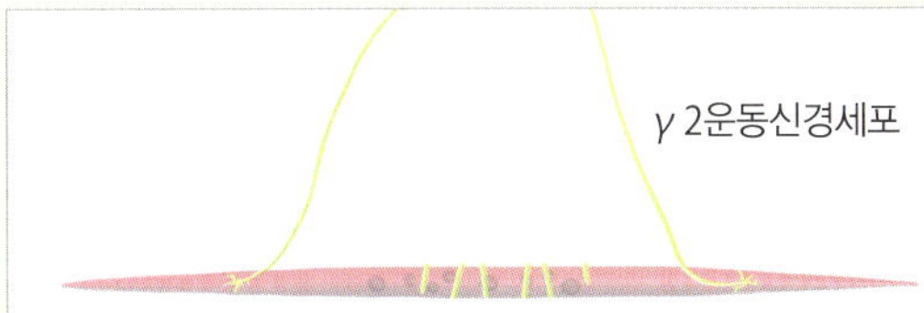

그림 12 γ 2운동신경세포

근육방추 두 종류의 감수성

앞서 서술한 것처럼, 근육방추는 핵주머니섬유와 핵사슬섬유인 두 종류로 분류된다. 이것들의 수용기는 다른 자극에 의해 반응하며, 다른 역할을 한다.

핵주머니섬유는 근육 길이의 변화 역할 또는 근육방추의 스트레칭 속도에 대하여 감수성이 높다. 핵주머니섬유는 약간의 신장으로 흥분되어, 역으로 단축하는 것으로 자극(impulse)은 감소된다. 이처럼 작용은 스트레칭을 더한 수용기의 동적 반응 또는 상동성(homology) 반응이라 불리고 있다.

핵주머니섬유 반응의 예로, 무릎힘줄반사(슬개건반사)가 있다. 무릎힘줄을 의료용 망치로 두드리면 근육방추는 순간적으로 늘어나게 된다. 이것은 근육의 길이를 재빠르게 변화시키는 핵주머니섬유를 흥분시키는 것이 되는데, 정지 자세, 지속적으로 근육의 길이는 변화하지 않기 때문에 핵사슬섬유가 흥분되지 않는다. 즉, 핵주머니섬유의 흥분에 의해 α운동신경세포를 개입시켜 근육섬유의 수축이 일어나게 된다. 또한, 근육섬유의 수축은 근육방추를 단축시키기 때문에 핵사슬섬유가 흥분하는 것이 된다.

핵사슬섬유는 근육의 길이에 반응하여 근육 길이의 변화에 의한 반응이 비교적 낮으며, 특히 급격한 근육 길이의 변화에 대한 감수성이 낮다. 이 근육방추의 길이를 모니터하는 작용은 수용기의 정적 반응 또는 긴장성 반응이라고 불린다.

표 B 말초 신경 섬유의 분류

분류	동작	직경(μm)	전달속도(m/s)	기능
Aα	말이(myelin)	15(13~22)	100(70~120)	구심성(근육·힘줄), 원심성(뼈대근육)
Aβ	말이	8(8~13)	50(40~70)	구심성(피부 압력감각)
Aγ	말이	8(4~8)	20(15~40)	원심성(방추속근육)
Aδ	말이	3(1~4)	15(5~15)	구심성(피부 온도감각 · 아픈감각 → 몸통증)
B	말이	3(1~3)	7(3~14)	자율성(교감신경절이전섬유)
C	민말이	0.5(0.2~1.0)	1(0.2~2)	자율성(교감신경절이후섬유)

핵사슬섬유의 변화와 이차 구심성 섬유의 흥분에 의한 정적인

반응과 긴장성 반응의 예는 자세를 제어하는 근육의 긴장이다. 크지 않고 빠르지 않은 자세의 변화는 핵사슬섬유에 의해 모니터되어, α운동신경세포에 의해 원래의 정지 자세로 돌아간다. 이것은 직립 자세에서 자세를 유지할 때 볼 수 있는 요동으로써 관찰할 수 있다.

운동 제어 메커니즘–γ 루프

근육 수축을 위하여 일어나는 가장 간단한 대뇌로부터의 신경 전달 경로는 α 운동신경세포를 통한 방추바깥섬유의 자극이다. 그러나 실제로는 이 간단한 경로가 사용되는 것은 별로 없다. 대뇌로부터의 자극은 처음에 γ 운동신경세포 자극에 의해 방추속근육섬유를 수축하여 근육방추 중심부의 수용기 부분을 늘이는 것이 된다. 근육방추의 흥분은`일차, 이차 구심성 섬유를 통해 α 운동신경세포의 자극, 최종적으로 근육섬유의 수축이라고 하는 경로가 사용된다. 이 경로는 한번 근육에 자극을 보낸 후, 감각 신경에 의해 척수로 돌아가서 다시 근육방추바깥섬유에 도달하여 수축을 일으키므로 'γ 루프'라고 불린다. γ 루프 경로도 또 γ 1 경로(그림 13)와 γ 2 경로(그림 14)로 나눌 수 있다. 이 언뜻 보기에 쓸모없어 보이는 경로는 정확하고, 적절한 근육 수축을 가능하게 하여 근육 수축에 대하여 여러 가지 정보에 의한 수축을 가능하게 하고 있다. 예를 들어, 척추단계에서 다른 감각 신경으로부터의 중재 신경세포 루프로의 입력에 의한 반응은 감각신경에서 상위 중추로의 입력, 처리, 출력, 억제, 가중으로 행정보다도 훨씬 빠르다.

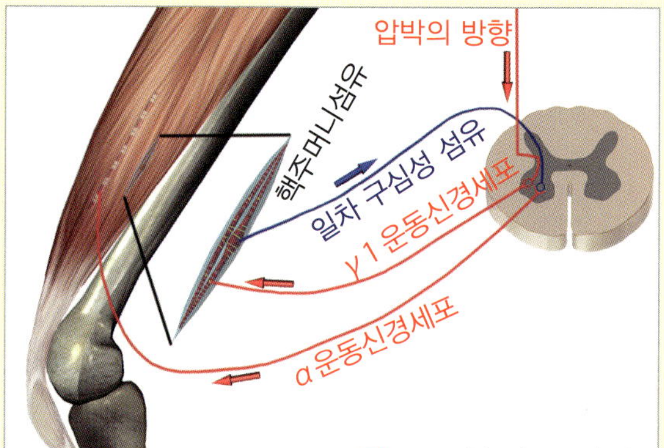

그림 13 γ 루프(γ 1 경로)

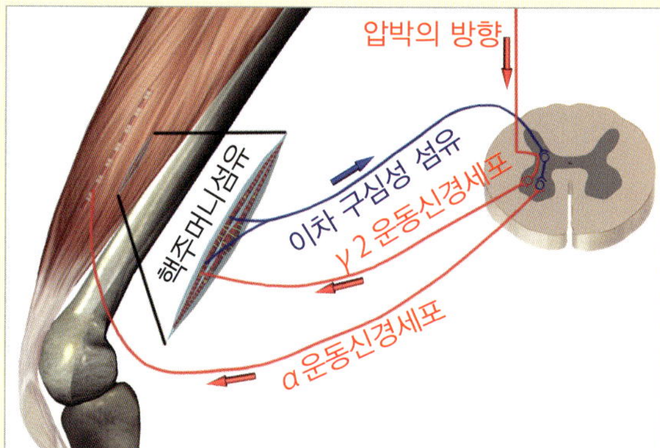

그림 14 γ 루프(γ 2 경로)

근육 수축의 분류

여기서 근육의 수축 양식에 대해서 설명한다.

Eonsentric 수축(단축성 수축)

Eonsentric 수축이란, 근육이 길이를 감소시키면서 수축하는 상태를 말한다. 덤벨을 사용한 운동에서 예를 들면, 덤벨을 들고 팔꿉관절을 굽혀서 위팔에 가깝게 하는 수축을 말한다.

Eccentric 수축(신장성 수축)

Eccentric 수축이란, 근육이 길이를 바꿔서 일정한 길이로 수축하는 상태를 말한다. 팔꿉관절 굽힘(굴곡) 자세에서 같은 위치에서 유지하고 있는 상태를 말한다.

Isometric 수축(동척성 수축)

Isometric 수축이란, 근육이 길이가 변하지 않고 일정한 길이로 수축하는 상태를 말한다. 팔꿉관절 굽힘자세에서 덤벨을 같은 위치에서 유지하는 상태를 말한다.

Isotonic 수축(등장성 수축)

Isotonic 수축이란 근육이 일정한 수축을 하여, 근육의 길이는 단축 혹은 신장된 상태 또는 변화가 없는 상태를 말한다. 덤벨 무게가 근육의 일정한 수축에 의해 받치고 있는 것보다 큰 경우에는 근육이 늘어나서 작으면 근육의 길이는 단축되고, 같게 되면 근육의 길이에 변화가 없는 상태가 된다.

근육 테스트의 근육 수축에 의한 분류

매뉴얼 근육 테스트를 근육 수축의 종류에 따라 구별하면 두 가지의 방법을 생각해 볼 수 있다.

하나의 방법은 환자를 근육 테스트의 자세로 놓고, 검사자가 근육을 늘이는 압력을 가하는 것으로, 근육이 늘어나서 근육의 eccentric 수축이 일어난다. 바로 다음으로, 정상적인 근육의 경우에는 구축이 일어난다. 이 방법은 검사자에 의해 근육 테스트가 개시되는 '검사자 유발성 근육 테스트'를 말한다.

다른 하나의 근육 테스트 방법은 환자가 검사자의 접촉부위를 늘이는 것으로부터 시작한다. 이 방법으로는 처음에는 consentric 수축이 일어나는 것이 된다. 그 다음에는 검사자자 이 수축을 멈추기 위한 저항을 하여, 정상적인 근육의 경우 구축이 일어난다. 이 방법은 환자가 근육 테스트를 개시하는 '환자 유발성 근육 테스트'라고 부른다.

다른 두 가지 근육 테스트에서 수축의 신경학적 활동

검사자 유발성 근육 테스트는 γ1 운동신경세포, 환자 유발성 근육 테스트는 γ2 운동신경세포가 각각 관여하고 있다(각각 γ1 근육 테스트, γ2 근육 테스트라 부른다).

검사자 유발성 근육 테스트는 환자가 테스트의 자세를 유지하는 상태에서부터 검사자가 압력을 가하여 근육이 늘어난다. 이것은 근육이 존재하는 근육방추도 늘어나게 된다. 이 늘임에 의해 흥분된 근육방추는 근육 길이의 변화에 감수성 높은 핵주머니섬유가 된다.

한편, 환자 유발성 근육 테스트는 환자가 근육의 수축을 일으켜서 검사자의 접촉부를 늘이는 것으로부터 시작된다. 이것은 γ루프를 활성화하는 것이 되어, 핵사슬섬유와 핵주머니섬유의 방추속근육세포를 수축시켜, consentric 수축 또는 isotonic 수축을 일으키게 된다. 이 수축에 의한 근육 길이의 변화는 얼마 되지 않기 때문에 핵주머니섬유의 흥분에 의해 γ1 경로를 통한 γ루프의 활동은 무시할 정도가 된다.

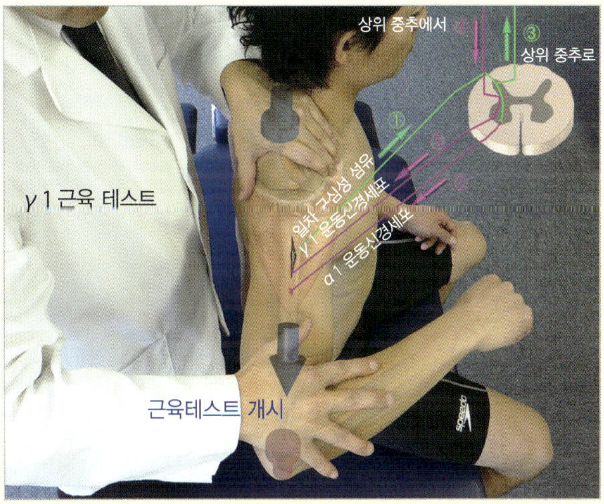

그림 15 γ1 근육 테스트

근육 테스트 반응의 신경학

γ1(γd) 근육 테스트(그림 15)는 검사자가 근육방추를 스트레칭하는 것으로부터 시작된다. 근육 핵주머니사슬의 스트레칭은 일차 구심성 섬유를 통해, α운동신경세포를 자극하여 방추바깥 근육섬유의 수축을 일으킨다. 근육의 스트레칭에 의해 근육 고유수용기의 자극이나 검사자의 지시에 의해 γ루프가 활동을 시작한다. γ1 근육 테스트에 의한 약화는 γ1 운동 뉴런의 억제 효과를 가진 억제뉴런에 의한 것이다. 테스트 개시를 위하여 근육 스트레칭에 의한 γ1경로 γ루프의 활동은 다른 입력을 차단한다. 동시에 다른 뇌나 척수로부터의 입력도 차단한다. 그러나 α운동신경세포에 의한 근육 섬유의 수축이 완전히 저지되지는 않는다. 이것은 근육 테스트에서 약화가 검출될 때, 근육은 완전히 탈력하지 않는다는 사실을 증명하게 된다.

γ2(γs) 근육 테스트, consentric, isotonic 근육 테스트(그림 16)는 환자가 근육의 수축을 일으키는 것으로 시작한다. consentric, isotonic 수축으로는 핵주머니섬유로부터의 일차 구심성 섬유의 흥분이 일어나지 않기 때문에 γ2 근육 테스트에 대한 γ1 운동신경세포 활동에 의해 영향 받지 않는다. 환자가 검사자의 접촉에 대하여 근육의 수축을 일으키는 경우 전형적인 γ루프 활동을 시작하게 된다. 상위 중추에 의한 γ2 운동 매뉴얼이 자극되어 핵사슬섬유 방추속근육세포의 수축이 일어난다. 이것은

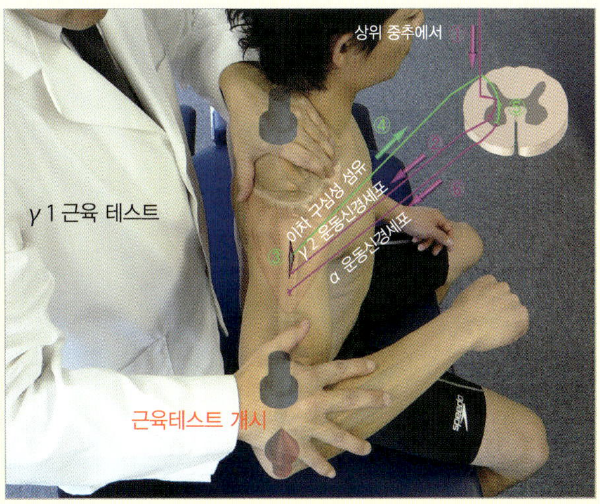

그림 16 γ2 근육 테스트

이차 구심성 섬유를 흥분시켜 사이신경세포를 거쳐 α 운동신경세포에 방추바깥근육섬유를 수축시키는 것이 된다. 이 때, 핵주머니섬유를 지배하는 일차 구심성 섬유의 활동은 얼마 되지 않는다. 이것으로 consentric, isotonic 근육 테스트는 정적 반응을 평가하는 것이 된다. γ 루프 경로의 억제는 척수보다도 상위로부터의 입력에 의해 억제된다. 검사자의 일정한 압력보다도 수축력이 클 경우, 근육은 eccentric 수축을 일으키지만 이 경우 일차 구심성 섬유의 보조가 일어난다.

각각의 근육 테스트에 영향을 미치는 인자

이들 두 가지 경로에서는 각각 경로의 시냅스에서 억제성 신경세포에 의해 정상적인 경로가 성립되지 않는 상태가 된다. 이 상태로는 근육 테스트에서 평가하는 구축이 억제되어 매뉴얼 근육 테스트에 의한 이상 반응(약화)이라고 하는 것이 된다. 매뉴얼 근육 테스트의 반응을 억제하는 인자는 이 경로를 억제하는 억제 뉴런을 흥분시키는 신체 각 부위로부터의 자극이다.

신경해부학에서는 '동적인 시스템의 활동은 주로 척수 뒤뿔로부터의 감각 신경에 의해 좌우되지만 정적인 시스템은 척수 상위로부터의 활동에 좌우된다'고 말한다. 그래서 γ1 근육 테스트(γ1 운동신경세포, 핵주머니섬유, 일차 구심성 섬유, 동적, 검사자 유발성 근육 테스트)는 척수 뒤뿔로부터의 감각신경에 의해 영향을 받는다. 한편 γ2 근육 테스트(γ2 운동 뉴런, 핵사슬섬유, 이차 구심성 섬유, 정적, 환자 유발성 근육 테스트)는 척수 상위 레벨부터의 활동(대뇌, 소뇌, 기저핵, 망양체 활동 영역) 등에 의해 좌우된다.

γ1, 2 근육 테스트의 문제점

γ1 근육 테스트로는 해부학적, 기술적 지식을 가진 검사자가 평가해야 하는 근육의 반응을 유발하는 조작이 가능하다. 그러나 γ2 근육 테스트의 경우, 환자가 이런 지식들을 가지고 있지 않아도 스스로 수축을 일으키기 위하여 일부 근육으로 같은 작용을 하는 근육의 작용을 막고, 평가해야 하는 근육의 수축을 구별하는 것이 어려운 경우가 있다. 특히 어깨관절 주위의 근육과 같은 것에서는 평가해야 하는 근육의 수축을 유발하는 것이 어렵게 된다.

γ1 근육 테스트에 의한 조작은 평가하는 근육을 협력근으로부터 격리하기 쉬우므로 이 책에서는 γ1(γd) 근육 테스트에 의한 평가를 기본적인 테스트로 한다. 또한 무릎관절폄근(슬관절신근), 넓은근군(광근군)과 같이 협력근의 작용이 일어나기 어려운 근육에서는 γ2(γs) 근육 테스트에 의해 평가도 유익해진다.

Chapter 1

몸통 근육
(muscles of the trunk)

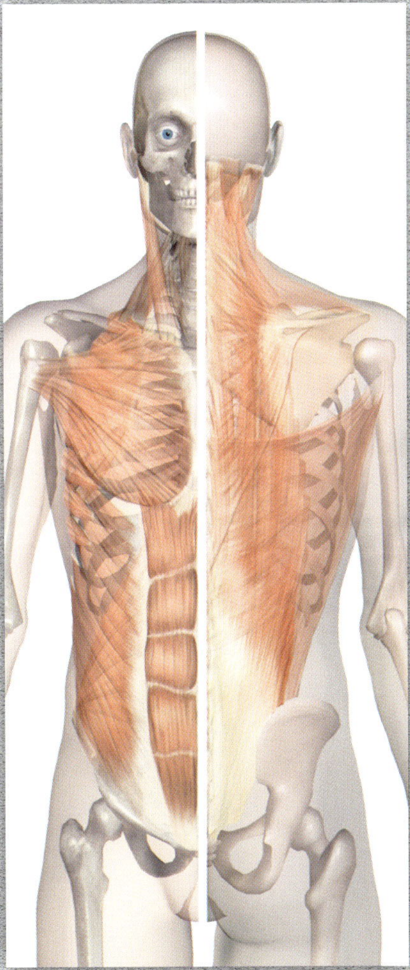

목굽힘근(경부굴근, neck flexor muscles)

앞목갈비근(전사각근, scalenus anterior muscle)

이 는 곳 : C3-C6 가로돌기 앞결절(그림 1-1)
닿 는 곳 : 첫째갈비뼈 위면의 목갈비근결절(그림 1-2)
기　　능 : 목뼈의 굽힘(굴곡) · 돌림(회선) · 가쪽굽힘(측굴),
첫째갈비뼈의 올림(거상)
지배신경 : C5-C7 앞가지

중간목갈비근(중사각근, scalenus medius muscle)

이 는 곳 : C3-C7 가로돌기 뒤결절(그림 1-1)
닿 는 곳 : 첫째갈비뼈 위면의 빗장밑동맥고랑 뒤쪽(그림 1-2)
기　　능 : 목뼈의 굽힘 · 돌림 · 가쪽굽힘, 첫째갈비뼈의 올림
지배신경 : C3-C4 뒤가지, C3-C4 가쪽 근육가지

뒤목갈비근(후사각근, scalenus posterior muscle)

이 는 곳 : C6-C7 가로돌기 뒤결절(그림 1-1)
닿 는 곳 : 둘째갈비뼈 가쪽면에서 앞톱니근 부착부 뒤쪽(그림 1-2)
기　　능 : 목뼈의 굽힘 · 돌림 · 가쪽굽힘, 둘째갈비뼈의 올림
지배신경 : C5-C8 앞가지, C3-C4 가쪽 근육가지

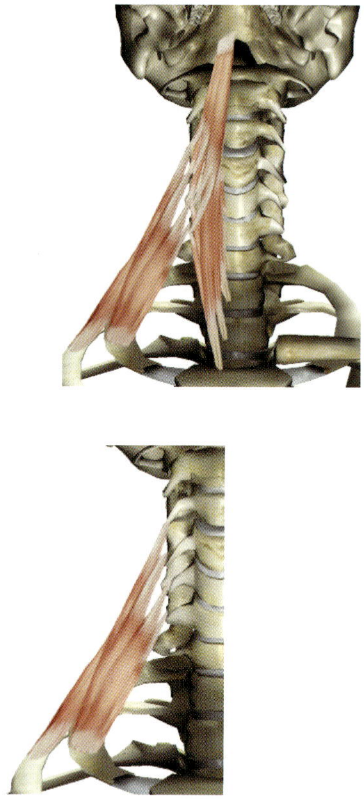

■ 목갈비근(scalenus muscle)

머리긴근(두장근, longus capitis muscle)

이 는 곳 : C3-C6 가로돌기 앞결절(그림 1-1)
닿 는 곳 : 뒤통수뼈의 바닥부분(그림 1-3)
기　　능 : 머리부분의 굽힘
지배신경 : C1-C4 근육가지

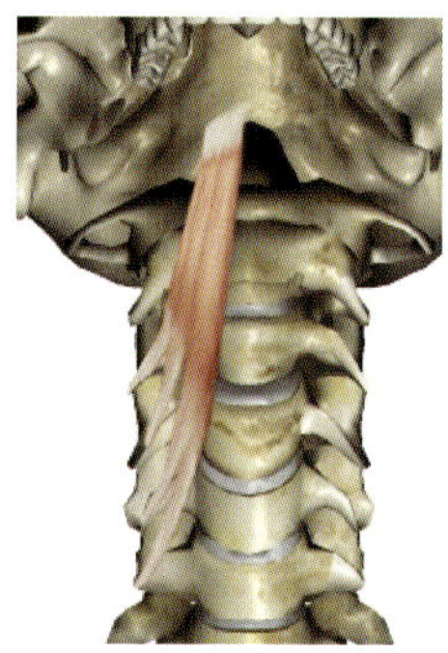

■ 머리긴근(longus capitis muscle)

목긴근(경장근, longus colli muscle)

이 는 곳 : [위빗부분] C3-C5 가로돌기 앞결절(그림 1-1)
[아래빗부분] T1-T3 몸통의 앞면 가쪽
[수직부분] C5-C7, T1-T3 몸통의 앞면(그림 1-1)
닿 는 곳 : [위빗부분] C1 가로돌기 앞결절(그림 1-1)
[아래빗부분] C5-C6 가로돌기 앞결절(그림 1-1)
[수직부분] C2-C4 몸통의 앞면(그림 1-1)
기　　능 : 목뼈 굽힘과 가쪽굽힘
지배신경 : C2-C8 앞가지

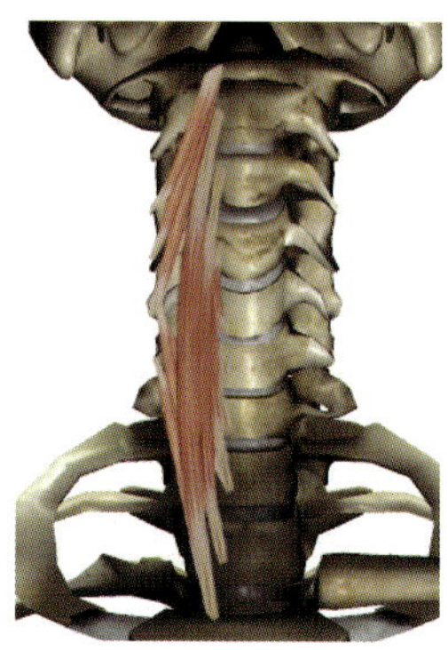

■ 목긴근(longus colli muscle)

목갈비근 · 머리긴근 · 목긴근

협 력 근 : 머리목 굽힘(목빗근)
머리목 돌림(목빗근, 반대쪽의 등세모근 위부분, 반대쪽의 목폄근)
머리목 가쪽굽힘(목빗근, 등세모근 위부분, 목폄근)

대 항 근 : 머리목 굽힘(등세모근 위부분, 목폄근)
머리목 돌림(등세모근 위부분, 목폄근, 반대쪽의 목빗근)
머리목 가쪽굽힘(반대쪽의 등세모근 위부분, 반대쪽의 목폄근, 반대쪽의 목빗근, 반대쪽의 목굽힘근)

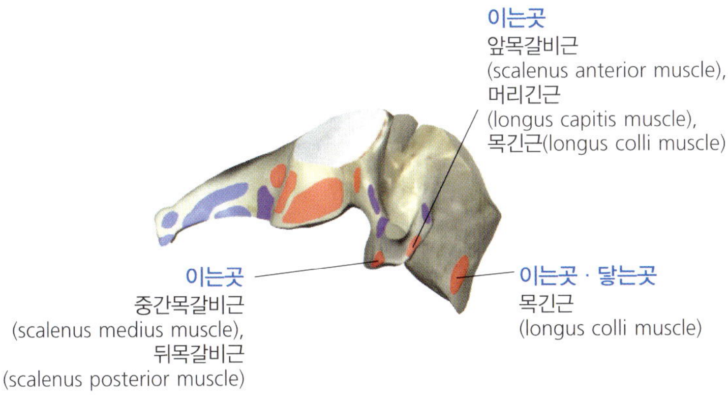

그림 1-1 목뼈 가쪽면

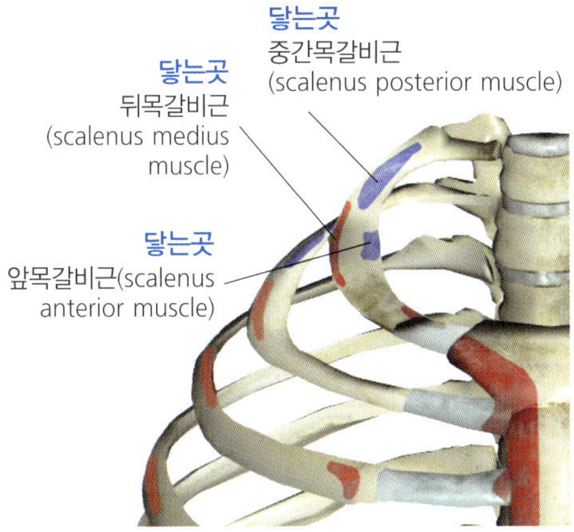

그림 1-2 갈비뼈 앞가쪽

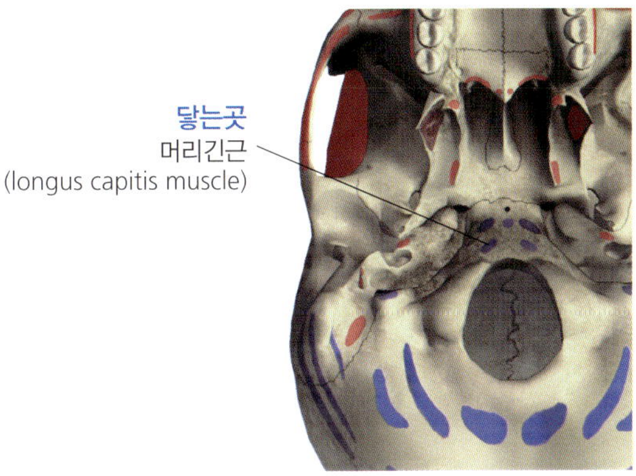

그림 1-3 목뼈 바닥면

시진

목뼈몸통의 앞면근육을 시진하는 것은 불가능하지만 목갈비근은 아래부분 목뼈의 앞가쪽에서 시진이 가능하다. 좌우 목갈비근의 긴장에 차이가 있을 경우 인식할 수 있다.

촉진

힘 살 : 목갈비근은 중간부터 아래부분의 목뼈 앞가쪽에서 촉지 가능하다. 그 외 근육은 목부위 교감신경줄기, 목동맥 · 정맥의 구조에 손상을 줄 위험이 있으므로 촉진해서는 안 된다.

이는곳 · 닿는곳 : 목뼈의 가로돌기는, 목부위 앞가쪽에서 앞가쪽으로 돌출된 앞결절과 뒤결절을 촉진하는 것이 가능한데 그 부위는 척수신경이나 그 가지가 있으므로 너무 세게 촉진해서는 안 된다. 앞목갈비근과 중간목갈비근의 닿는곳에 있는 첫째 · 둘째갈비뼈 위면은 각각 힘살을 향하여 촉진하는데 빗장밑동맥의 박동이 만져지는 부위의 앞쪽이 앞목갈비근의 닿는곳, 그 뒤쪽이 중간목갈비근의 닿는곳이 된다. 뒤목갈비근의 닿는곳은 뒤쪽에서 둘째갈비뼈의 위면과 가쪽면을 촉진한다. 목긴근 닿는곳인 몸통 앞면은 얕은층에 신경이나 혈관의 조직이 존재하기 때문에 촉진을 해서는 안 된다. 목긴근의 닿는곳인 뒤통수뼈 바닥부분 아래면은 촉진이 불가능하다.

스트레칭 조작

검 사 자 : 환자의 머리쪽에 앉는다.
환　　자 : 바로누운자세
접　　촉 : 검사자의 손바닥으로 중간 · 아래부분 목뼈의 뒤면에 접촉한다. 머리부분은 접촉한 손의 아래팔로 받친다. 엄지손가락 속질(digital pulp)과 엄지두덩으로 중간 · 아래부분 목뼈의 뒤면에 접촉한다.
고　　정 : 손바닥으로 반대쪽의 목부위에 접촉하여, 아래팔로 머리부분을 받친다.
조　　작 : 접촉한 손으로 목부위를 긴쪽(장축) 방향으로 늘인다. 다음에는 검사하는 반대쪽으로 굽히고 그 상태를 유지하면서 폄(신전)한다.
비　　고 : 긴쪽 방향으로 늘임(신장)을 느슨하게 하면 중간부분의 목뼈에 늘임이 집중되기 때문에 주의해야 한다(그림 1-4).

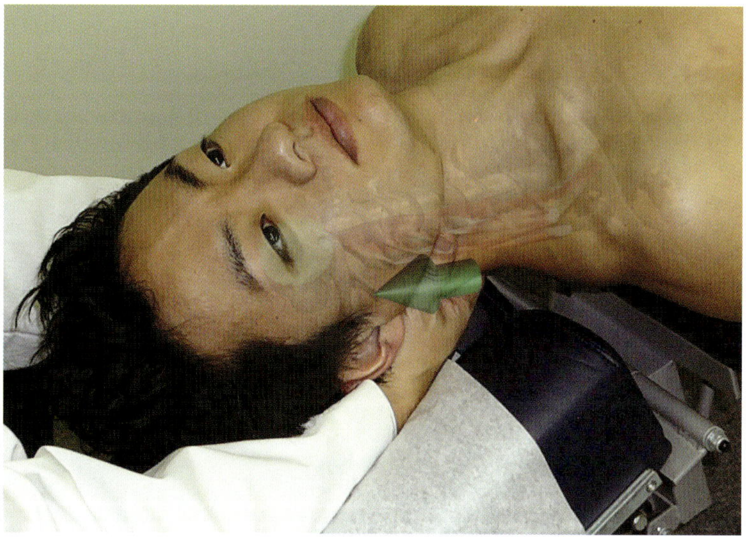

목뼈, 특히 중간부분 목뼈를 과도하게 펌하면 안 된다.

엄지손가락은 가볍게 접촉하고, 목동맥을 압박해서는 안 된다.

그림 1-4 목빗근 스트레칭 조작

근육 테스트

검 사 자 : 환자의 머리쪽에 앉는다.

환　　자 : 바로누운자세로, 어깨관절의 벌림(외전) · 가쪽돌림(외선), 팔꿉관절의 굽힘으로 손을 머리부분 양쪽에 둔다. 양쪽을 테스트할 때는 머리목부위를 굽힌다. 한쪽을 테스트할 때는 테스트하는 반대쪽의 머리목부위를 10° 회전한 상태에서 목부위를 굽히고 머리부분을 올린다.

접　　촉 : 손바닥 자쪽으로 환자의 앞머리부분에 접촉한다.

고　　정 : 환자의 뒤머리부분의 뒤에 둔다.

조　　작 : 환자의 앞머리부분에 폄 방향으로 압력을 가한다.

비　　고 : 머리목부위를 굽힐 때는 처음에 고리뒤통수관절을 굽히기 위하여 턱을 당기고, 이 상태에서 목뼈를 굽히도록 한다(그림 1-5, 1-6). 테스트에서 손바닥 자쪽면으로 압력을 가하는 것으로 인하여 압력의 방향이 보다 정확해진다. 손바닥면의 접촉 면적이 넓을 경우, 머리부분의 돌림에 의한 보상작용을 받기 쉬워진다.

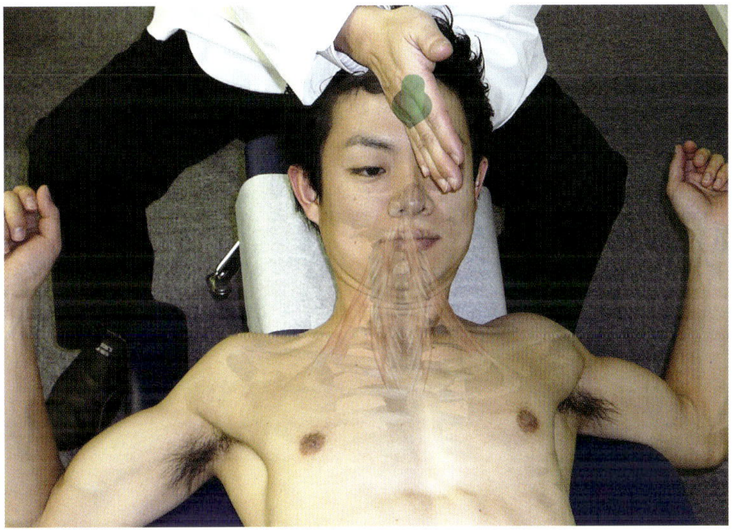

그림 1-5 목굽힘근, 양쪽 근육 테스트

테스트 시, 환자의 턱이 올라가서 목뼈가 폄되지 않도록 한다. 목뼈가 폄되었을 경우, 테스트할 때 가볍게 눌러야 한다.

양쪽을 테스트할 때는 목빗근도 함께 평가하도록 한다.

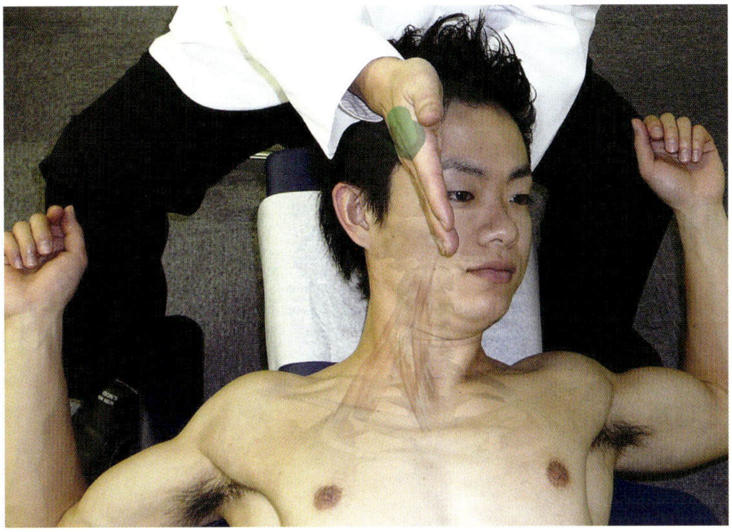

그림 1-6 목굽힘근, 한쪽(오른쪽) 근육 테스트

테스트 시 목부위에 통증이 있을 경우, 테스트를 중지한다.

테스트에서 압력을 가할 때, 환자가 힘이 빠질 경우 목부위를 받쳐줄 수 있도록 반대쪽 손을 목부위 뒤쪽에 둔다.

목빗근(흉쇄유돌근, sternocleidomastoid muscle)

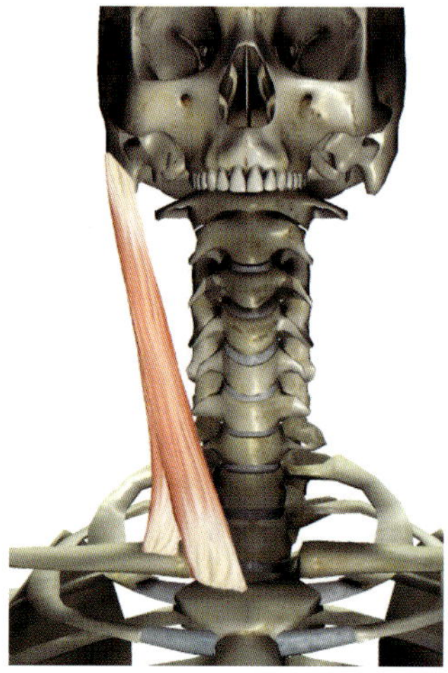

이 는 곳 : [복장갈래(sternal head)] 복장뼈자루(흉골병)의 앞면(그림 1-7)
[빗장갈래(clavicular head)] 빗장뼈 안쪽의 1/3 위면(그림 1-8)

닿 는 곳 : 관자뼈 꼭지돌기의 가쪽면과 뒤통수뼈 위목덜미선의 가쪽 1/2 (그림 1-9)

기 능 : 한쪽에서는 머리목부위를 같은 쪽으로 가쪽굽힘(측굴), 반대쪽으로의 돌림(회선). 양쪽에서는 목뼈 굽힘(굴곡)

지배신경 : 더부신경 척수뿌리(C2, C3 앞가지)

협 력 근 : 머리목 굽힘(목굽힘근)
머리목 돌림(반대쪽의 등세모근 위부분, 반대쪽의 목폄근, 목굽힘근)
머리목 가쪽굽힘(등세모근 위부분, 목폄근, 목굽힘근)

대 항 근 : 머리목 굽힘(등세모근 위부분, 목폄근)
머리목 돌림(등세모근 위부분, 목폄근, 반대쪽의 목굽힘근)
머리목 가쪽굽힘(반대쪽의 등세모근 위부분, 반대쪽의 목폄근, 반대쪽의 목빗근, 반대쪽의 목굽힘근)

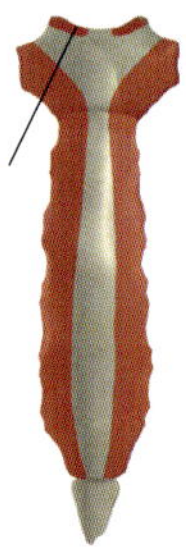

그림 1-7 복장뼈자루(manubrium of sternum) 앞면

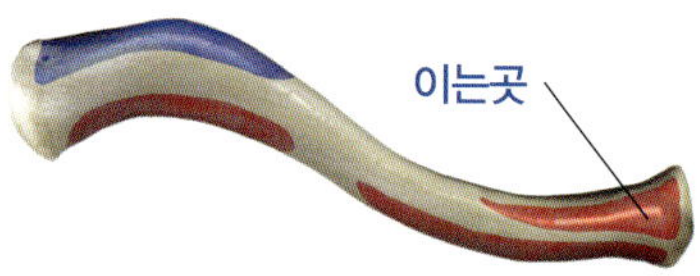

그림 1-8 빗장뼈 안쪽의 1/3 위면

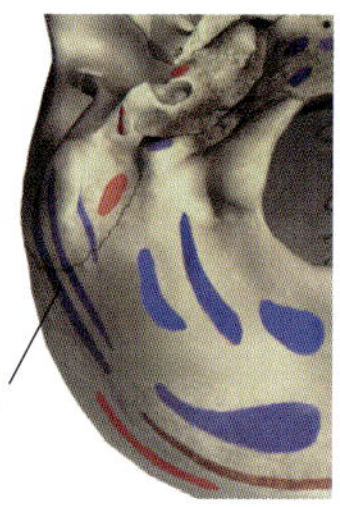

그림 1-9 관자뼈 꼭지돌기의 가쪽면에서 뒤통수뼈 위목덜미선의 가쪽 1/2

시진

목빗근의 약화에서는 머리목부위의 약화쪽으로 돌림, 반대쪽으로 가쪽굽힘이 일어난다.

촉진

힘 살: 환자에게 머리목부위의 굽힘과 돌림에 의해 목빗근을 수축시키는 것으로 힘살이 뚜렷해진다. 좌우 힘살의 긴장도를 비교하는 경우, 머리목부위의 굽힘, 돌림 없이 근육을 릴랙스시킨 상태로 한다(그림 1-10).

이는곳 · 닿는곳 : 이는곳은 빗장뼈 안쪽끝의 앞위면과 인접한 복장 · 빗장관절을 촉진하고, 거기에서부터 안쪽의 복장뼈 앞위면을 촉진한다. 힘살 촉진 시처럼 목빗근을 수축시키는 것으로 빗장뼈와 복장뼈로의 부착부위가 시각적으로도 확인된다. 닿는곳은 뒤통수뼈 중간의 바깥뒤통수융기를 촉진하고 옆으로 수평하게 뻗어 위목덜미선을 가쪽으로 촉진하고 귓바퀴 뒤쪽의 꼭지돌기까지 촉진한다.

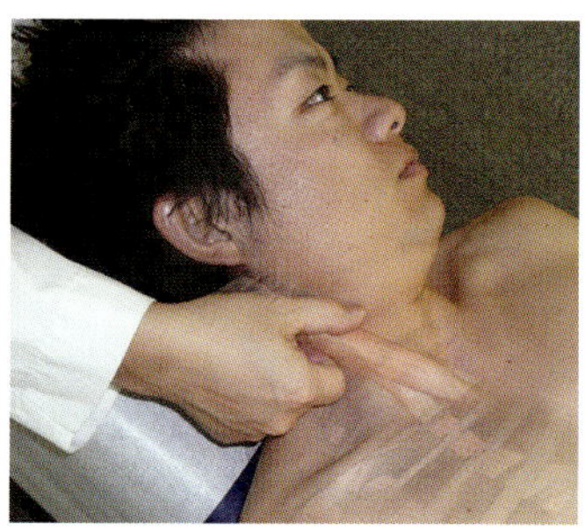

그림 1-10 힘살의 촉진

스트레칭 조작

검 사 자 : 환자의 머리쪽에 앉는다.
환 자 : 바로누운자세
접 촉 : 엄지손가락으로 꼭지돌기에 접촉하여, 손바닥부위로 뒤통수부위를 받친다.
고 정 : 손바닥부위에서 반대쪽의 관자부위부터 뒤통수부위에 접촉한다.
조 작 : 꼭지돌기를 뒤안쪽, 머리쪽으로 잡아 당기고, 머리목부위에 약간의 폄을 가한 상태로 검사자쪽으로 돌림, 반대쪽으로의 가쪽굽힘을 가한다.

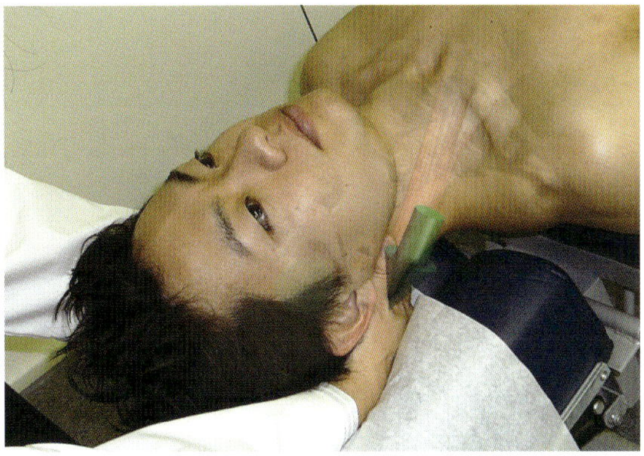

그림 1-11 목빗근 스트레칭 조작

머리쪽으로 약간 견인하여 목뼈의 과도한 폄을 막는 것이 가능하다.

비 고 : 머리목부위의 폄은 중간부분 목뼈에 과도한 폄이 가해지지 않도록 주의해야 한다(그림 1-11).

근육 테스트

검 사 자 : 환자의 머리쪽에 앉는다.
환 자 : 바로누운자세로, 어깨관절의 벌림(외전) · 가쪽돌림(외선), 팔꿉관절의 굽힘에 의해 손을 머리부분 양쪽에 둔다. 거기에서 테스트 반대쪽으로 머리목부위를 45° 회전한 상태로 굽힘에 의해 머리목부위를 올린다.
접 촉 : 손바닥 자쪽으로 환자의 관자부위에 접촉한다.
고 정 : 환자 머리부분의 뒤쪽에 둔다.
조 작 : 환자의 관자부위에 폄 방향으로 압력을 가한다.
비 고 : 테스트 자세에서 융기되어 있는 목빗근 근육섬유와 연장선상에 있는 관자부위에 손바닥 자쪽을 접촉하여 근육섬유를 늘이듯이 압력을 가한다(그림 1-12). 손바닥 자쪽면에서 압력을 가하는 것에 의해 방향이 보다 정확해진다. 손바닥면과 같이 접촉면이 넓은 경우, 목부위의 돌림에 의한 보상작용을 받기 쉬워진다.

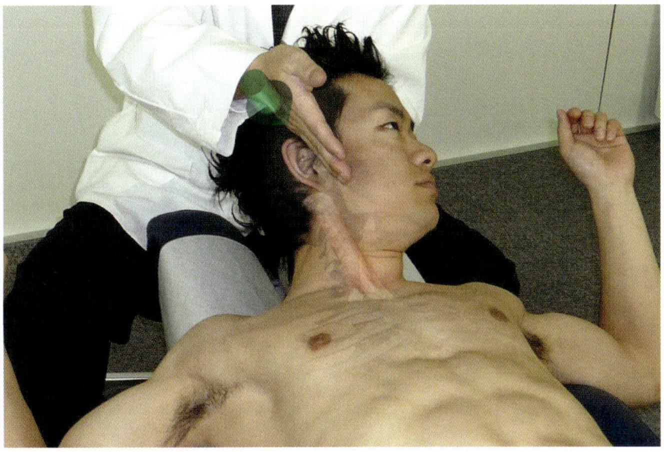

그림 1-12 목빗근 근육 테스트

테스트 시 목빗근의 융기를 확인한다.

테스트에서 압력을 가할 때, 환자가 힘이 빠질 경우 목부위를 받쳐 줄 수 있도록 반대쪽 손을 목부위 뒤쪽에 둔다.

목폄근(경부신근, extensor neck muscles)

머리널판근(두판상근, splenius capitis muscle)

이 는 곳 : C7-T1 가시돌기(그림 1-13),
목덜미인대의 아래 1/2(C3보다 아래)

닿 는 곳 : 관자뼈의 꼭지돌기(그림 1-14)와 위목덜미선 가쪽부분

지배신경 : C3-C6, 척수신경의 뒤가지

목널판근(경판상근, splenius cervicis muscle)

이 는 곳 : T3-T6 가시돌기(그림 1-13)

닿 는 곳 : C1-C4 가로돌기의 뒤결절(그림 1-15)

지배신경 : C4-C8, 척수신경의 뒤가지

머리반가시근(두반극근, semispinalis capitis muscle)

이 는 곳 : C7-T6 가로돌기(그림 1-13)
C4-C6의 관절돌기(그림 1-16)

닿 는 곳 : 뒤통수뼈 위목돌기선과 아래목덜미선의 사이(그림 1-14)

지배신경 : C1-C6, 척수신경의 뒤가지

목반가시근(경반극근, semispinalis cervicis muscle)

이 는 곳 : T2-T5의 가시돌기(그림 1-13)

닿 는 곳 : C2-C6의 가시돌기(그림 1-15)

지배신경 : C6, C7, C8, 척수신경의 뒤가지

머리가장긴근(두최장근, longissimus capitis muscle)

이 는 곳 : C3-C7 가로돌기 뒤결절(그림 1-15)
T1-T5 가로돌기의 위모서리(그림 1-13)

닿 는 곳 : 꼭지돌기의 뒤모서리부터 끝까지(그림 1-14)

지배신경 : C1-C4, 척수신경 뒤가지

목가장긴근(경최장근, longissimus cervicis muscle)

이 는 곳 : T1-T6 가로돌기의 위모서리(그림 1-13)

닿 는 곳 : C2-C7 가로돌기의 뒤결절(그림 1-15)

지배신경 : C3-T2, 척수신경 뒤가지

목엉덩갈비근(경장늑근, iliocostalis cervicis muscle)

이 는 곳 : 셋째-일곱째갈비뼈의 갈비뼈각 안쪽(그림 1-17)

닿 는 곳 : C3 또는 C4-C6 가로돌기의 뒤결절(그림 1-15)

지배신경 : C4-T6, 척수신경 뒤가지

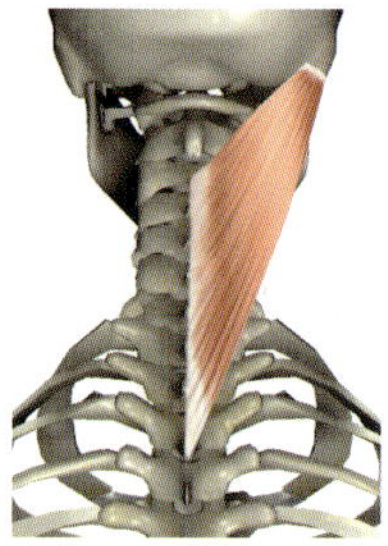
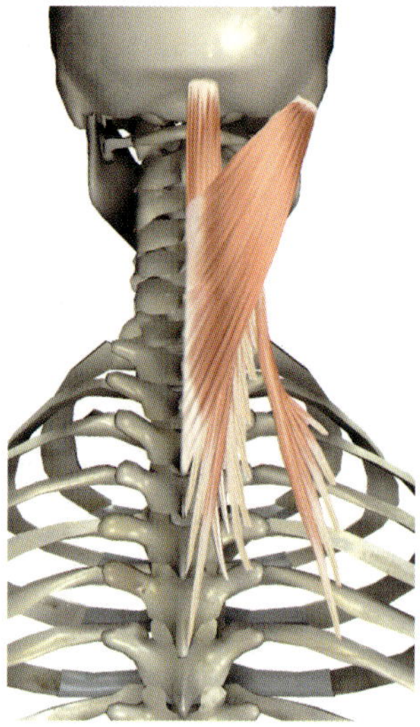

■ 머리널판근(splenius capitis muscle)

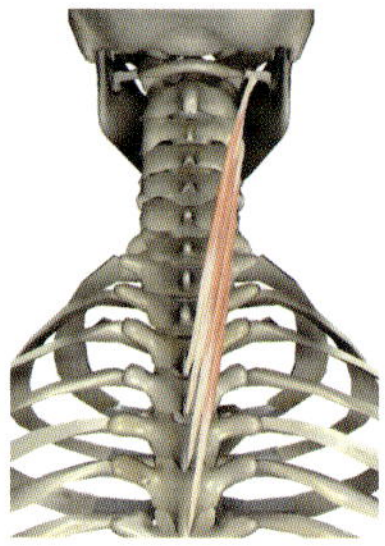

■ 목널판근(splenius cervicis muscle)

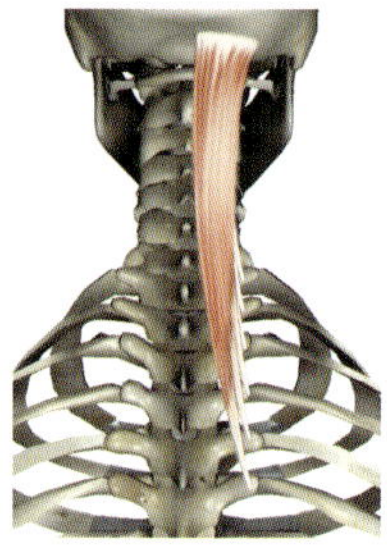

■ 머리반가시근(semispinalis capitis muscle)

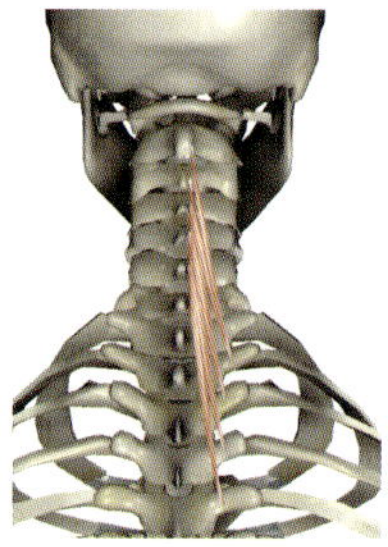

■ 목반가시근(semispinalis cervicis muscle)

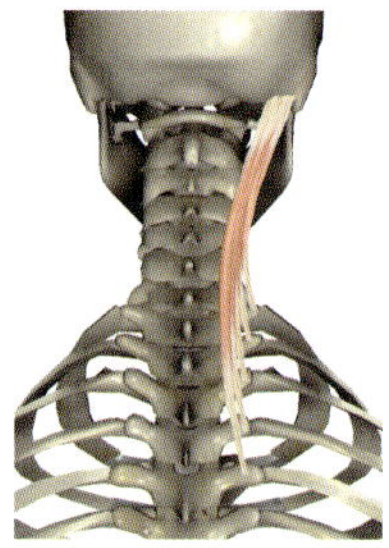

■ 머리가장긴근(longissimus capitis muscle)

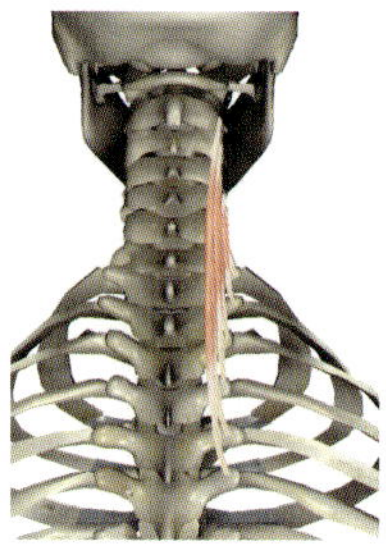

■ 목가장긴근(longissimus cervicis muscle)

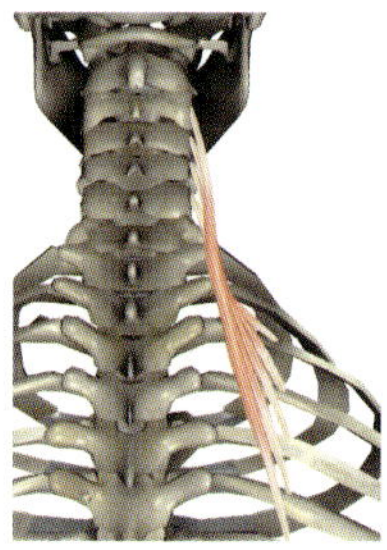

■ 목엉덩갈비근(iliocostalis cervicis muscle)

널판근, 반가시근, 가장긴근, 엉덩갈비근

기 능 : 머리목 굽힘(굴곡) · 가쪽굽힘(측굴) · 돌림(회선)

협 력 근 : 머리목 굽힘(등세모근 위부분)
머리목 돌림(등세모근 위부분, 반대쪽의 목굽힘근, 반대쪽의 목빗근)
머리목 가쪽굽힘(등세모근 위부분, 목빗근, 목굽힘근)

대 항 근 : 머리목 굽힘(목빗근, 목굽힘근)
머리목 돌림(반대쪽의 등세모근 위부분, 반대쪽의 목굽힘근, 목빗근, 목굽힘근)
머리목 가쪽굽힘(반대쪽의 등세모근 위부분, 반대쪽의 목굽힘근, 반대쪽의 목빗근, 반대쪽의 목굽힘근)

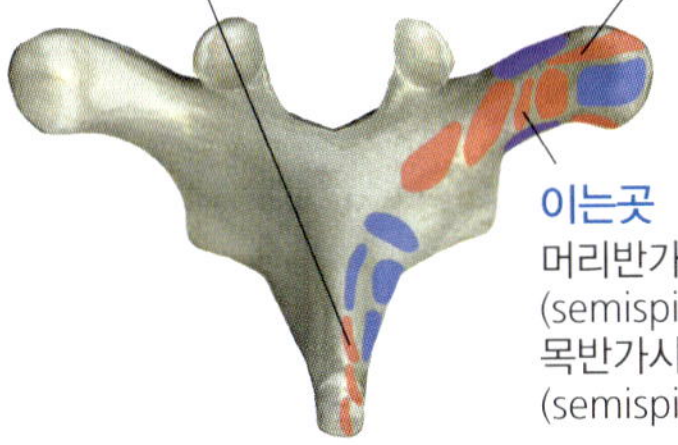

그림 1-13 등뼈 뒤면

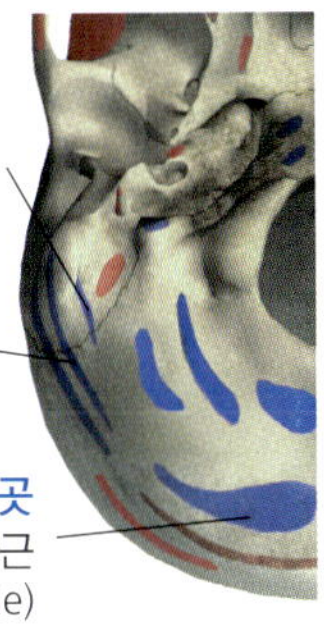

그림 1-14 머리뼈 바닥면

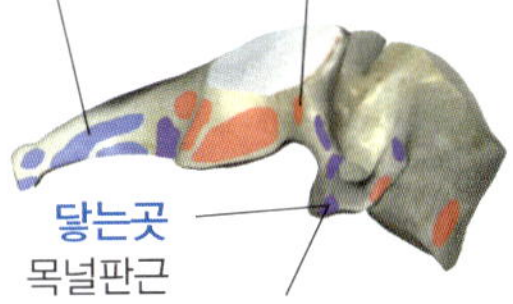

그림 1-15 목뼈 가쪽면

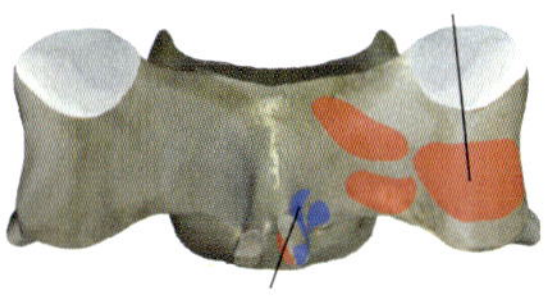

그림 1-16 목뼈 뒤면

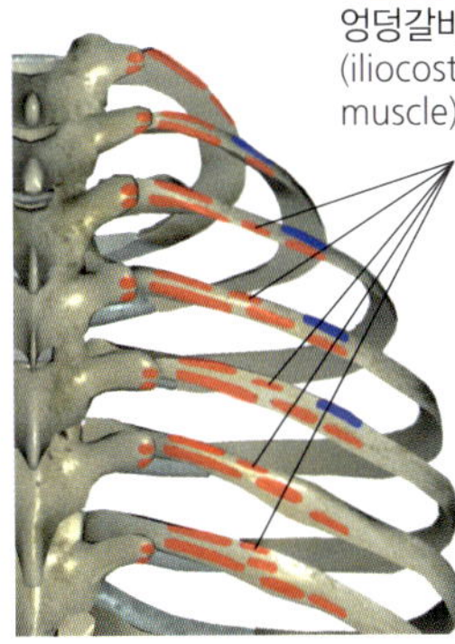

그림 1-17 갈비뼈 뒤면

시진

목폄근의 약화에 의해 머리목부위는 반대쪽으로 가쪽굽힘과 돌림을 일으킨다.

촉진

힘 살: 목근육은 깊은부분부터 반가시근, 가장긴근, 널판근의 순서로 얕은부분으로 향한다. 머리널판근의 힘살은 중간부분의 목뼈 레벨에서 등세모근 위부분의 가쪽 얕은층에 있는 근육이므로 이 위치를 촉진한다. 목널판근은 아래목뼈 레

벨에서 가시돌기 가쪽에서 머리널판근의 가쪽부터 깊은곳을 촉진할 수 있다. 목가장긴근의 힘살은 중간 · 아래부분 목뼈 레벨에서 두꺼운 힘살을 가진 머리반가시근 가쪽, 머리 · 목널판근과 머리가장긴근의 깊은부분에서 촉진할 수 있다. 머리가장긴근은 중간 · 아래부분 목뼈 레벨에서 관절돌기에 이르는 부위에서 머리 · 목널판근의 깊은부분에서 촉진할 수 있다. 머리반가시근은 위 · 중간부분 목뼈 레벨에서 가시돌기 가쪽의 등세모근, 머리널판근의 아래에서 촉진할 수 있다. 목반가시근의 힘살은 등돌림근(회선근)의 상층에 있는 깊은부분 근육이며 위부분 등뼈의 척추고랑 내 깊은부분에서 촉진할 수 있다.

이는곳 · 닿는곳 : 머리널판근은 목부위에서 목덜미인대에 부착되어 있기 때문에 뼈와의 부착은 없다. 목가슴부위에서는 같은쪽의 C7-T3의 가시돌기 끝부터 약간 근처 부분을 촉진한다. 닿는곳은 꼭지돌기로부터 뒤통수뼈에 걸쳐서, 목빗근 닿는곳의 깊은부분을 촉진한다. 목널판근의 이는곳은 T3-T6의 가시돌기 끝부터 약간 근처 부분을 촉진한다. 닿는곳은 C1-C4 가시돌기의 뒤결절을 촉진하는데, 뒤결절은 목부위를 앞가쪽에서 손바닥으로 촉진하며, 앞결절과 뒤결절을 촉지하고나서 뒤가쪽의 뒤결절을 촉진한다. 이 부분에는 척수신경이 나와있기 때문에 너무 강하게 촉진해서는 안 된다. 머리반가시근의 이는곳은 T1-T6 가시돌기 시작부분 뒤면에 있기 때문에 가로돌기의 시작부분을 뒤면부터 촉진하며 C4-C7는 관절돌기 뒤면의 가쪽을 뒤부터 촉진할 수 있다. 이는곳은 목부위 뒤면, 가시돌기 가쪽을 따라서 힘살을 용이하게 촉지할 수 있기 때문에 이 힘살을 뒤통수뼈를 향하여 촉진하며 뒤통수뼈의 위목덜미선과 아래목덜미선 사이를 촉진한다. 목반가시근의 이는곳은 T2-T5의 가로돌기 시작부분 뒤면을 촉진한다. 닿는곳은 C2-C6 가시돌기의 끝에서 가까운 곳을 향하여 촉진한다. 머리가장긴근의 이는곳은 C3-C7의 뒤결절을 목널판근의 닿는곳과 같게 촉진한다. T1-T5는 가로돌기를 위쪽부터 촉진한다. 닿는곳은 꼭지돌기의 뒤모서리부터 꼭지패임(유돌절흔)을 향하여 촉진한다. 목가장긴근의 이는곳은 T1-T6의 가로돌기 끝 위면을 위쪽부터 촉진한다. 닿는곳은 C2-C7 가로돌기의 뒤결절을 목널판근의 닿는곳과 같이 촉진한다. 목엉덩갈비근의 이는곳은 셋째-일곱째갈비뼈의 갈비뼈각 안쪽을 촉진한다. 갈비뼈각은 손바닥으로 척주세움근의 가쪽부분에 위치하는 갈비뼈가 각도를 만들어 휘는 부분을 촉지한다. 닿는곳은 C3-C6 가로돌기의 뒤결절을 목널판근의 닿는곳과 같이 촉진한다.

스트레칭 조작

검 사 자 : 환자의 머리쪽에 앉는다.
환 자 : 바로누운자세
접 촉 : 손바닥부위에 뒤통수뼈를 받친다.
고 정 : 손바닥부위에 반대쪽의 관자뼈부터 뒤통수뼈에 접촉한다.
조 작 : 머리목부위를 조작쪽의 반대쪽으로 5°-10° 돌림시킨 상태에서 굽힘을 가한다.
비 고 : 머리목부위의 돌림과 굽힘을 일으키는 경우, 턱을 당겨서 고리뒤통수관절(환추후두관절)의 굽힘을 유지한 상태로 시행한다. 턱을 당기면 목폄근의 늘임(신장)에 필요한 굽힘의 각도는 작아진다(그림 1-18).

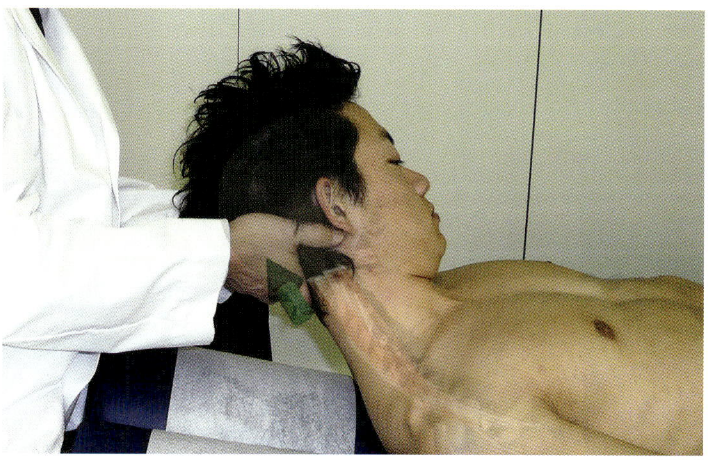

그림 1-18 오른쪽 목폄근 스트레칭 조작

스트레칭 조작에 의해 몸통이 들릴 정도로 과도하게 늘여서는 안 된다.

근육 테스트

검 사 자 : 환자의 가쪽, 검사하는 반대쪽에 선다.

환　　자 : 엎드린자세로, 양손을 어깨관절 벌림(외전), 팔꿉관절 굽힘의 위치보다 들어 올린다. 거기서부터 머리목부위를 테스트쪽으로 돌림하여 머리부분을 올림(거상)한다.

접　　촉 : 뒤통수의 가쪽부분

고　　정 : 몸통의 뒤면

조　　작 : 뒤통수뼈 가쪽으로 굽힘 방향 즉, 환자의 앞위쪽으로 압력을 가한다.

비　　고 : 머리부분을 테이블을 향하여 늘이는 것이 아니라, 목굽힘근 섬유의 주행을 고려하여 머리쪽에 압력을 가한다 (그림 1-19, 1-20)

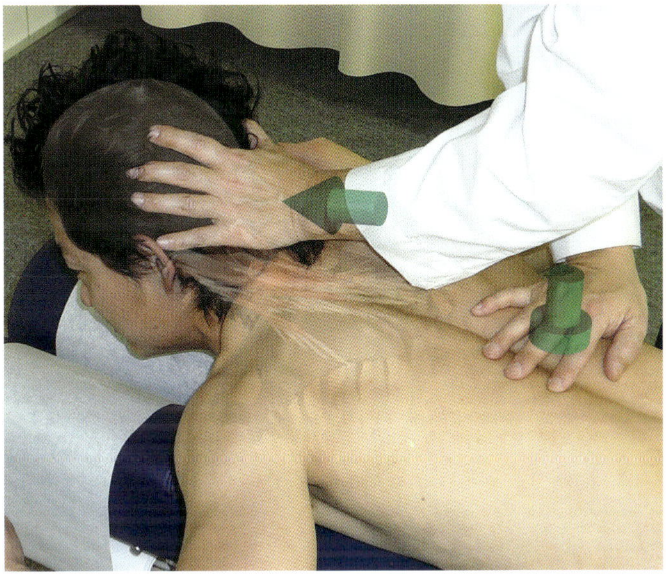

그림 1-19 목폄근 양쪽 근육 테스트

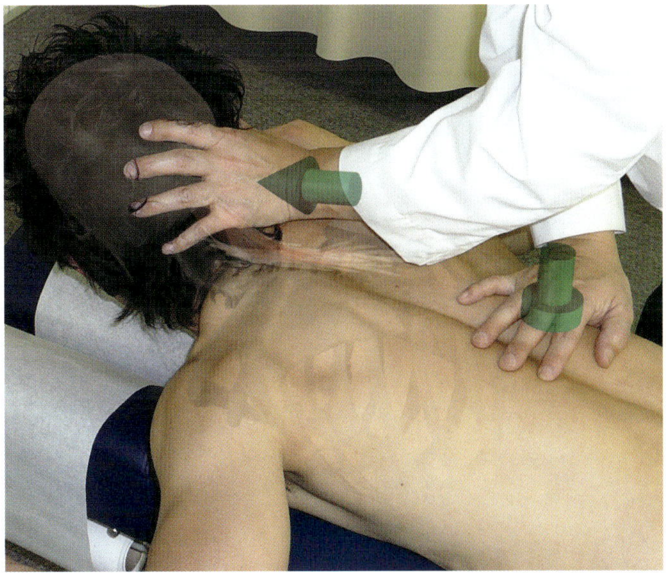

그림 1-20 목폄근 한쪽(오른쪽) 근육 테스트

큰가슴근 빗장부분(대흉근 쇄골부, clavicular head of pertoralis major muscle)

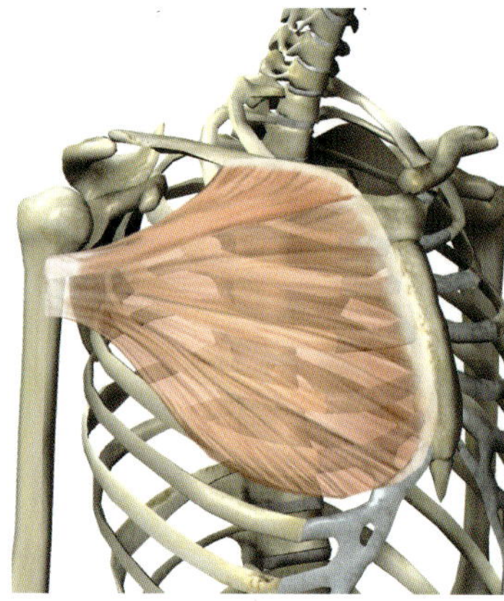

이 는 곳 : 빗장뼈 앞면의 몸쪽 1/2(그림 1-21)
닿 는 곳 : 위팔뼈의 큰결절능선(그림 1-22)
기　 능 : 어깨관절의 굽힘(굴곡) · 모음(내전) · 안쪽돌림(내선),
빗장뼈의 내림(하제)
지배신경 : 가쪽 가슴근신경(C5, C6, C7)
협 력 근 : 어깨관절 안쪽돌림(큰가슴근 갈비부위, 큰 · 작은원근,
어깨세모근 빗장 · 가시부분, 부리위팔근,
위팔두갈래근 짧은갈래)
어깨괄절 굽힘(위팔두갈래근, 부리위팔근, 어깨세모근 빗장부분)
어깨관절 안쪽돌림(넓은등근, 어깨세모근 빗장부분, 어깨밑근, 큰원근)
빗장뼈 내림(빗장밑근)
대 항 근 : 어깨관절 모음(어깨세모근 봉우리부분, 가시위근)
어깨관절 굽힘(위팔세갈래근 긴갈래, 넓은등근, 큰원근,
어깨세모근 가시부분)
어깨관절 안쪽돌림(작은원근, 가시아래근, 어깨세모근 가시부분)
빗장뼈 내림(목빗근, 등세모근 위부분)

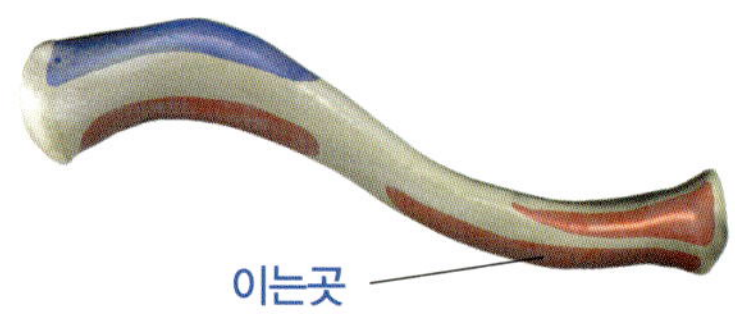

그림 1-21 큰가슴근 빗장부분 이는곳

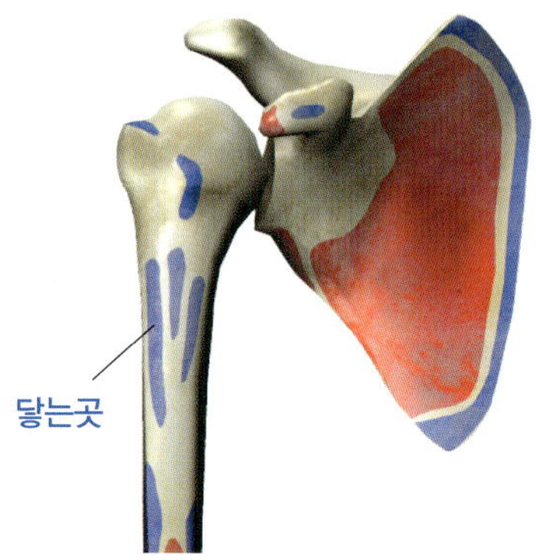

그림 1-22 큰가슴근 빗장부분 닿는곳

시진

힘살은 용이하게 시진이 가능하다. 인식하기 어려운 경우 어깨관절 90° 굽힘 자세에서 벌림(외전) 방향으로 압력을 가하여 수축하는 힘살을 인식하는 것도 가능하다.

촉진

힘　살 : 얕은층 근육이므로 촉진은 용이하다.

이는곳 · 닿는곳 : 이는곳은 빗장뼈 안쪽의 아래선 1/2 부분을 아래쪽부터 촉진한다(그림 1-23). 닿는곳 촉진은 위팔뼈를 돌림(회선)하지 않고 약간의 벌림 자세로 팔오금을 앞쪽으로 향하게 한 상태로 하여 위팔뼈갈래의 앞면을 촉진하여 큰결절을 촉지한다. 다음에 큰결절을 아래쪽으로 촉진하여 어깨세모근의 안쪽선과 위팔두갈래근 가쪽에서 깊은부분의 닿는곳을 촉진한다(그림 1-24).

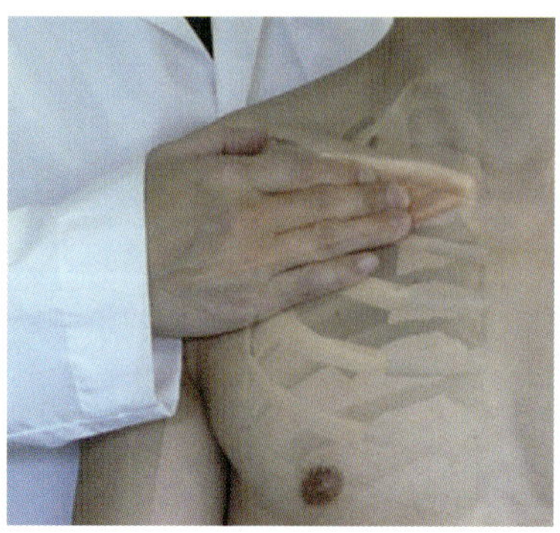

그림 1-23 빗장뼈 앞면의 몸쪽 1/2

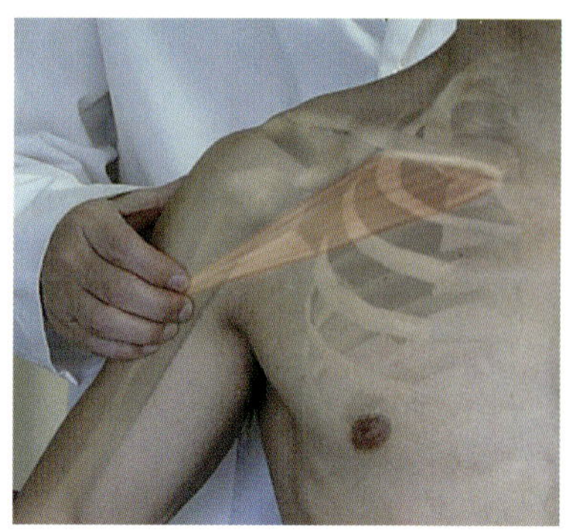

그림 1-24 위팔뼈 큰결절능선

스트레칭 조작

검 사 자 : 환자의 머리쪽에 앉는다.
환 자 : 엎드린자세로, 팔꿉관절의 폄 상태에서 어깨관절을 80° 벌린다.
접 촉 : 조작하는 아래팔의 먼쪽을 잡는다.
고 정 : 반대쪽 어깨부위의 앞면에 접촉하여, 몸통을 고정한다.
조 작 : 조작쪽 팔의 긴쪽 방향으로 당기면서 폄 방향으로 잡아당긴다.
비 고 : 큰가슴근의 빗장뼈부위 근육섬유의 주행을 이미지화하면서 늘인다(그림 1-25).

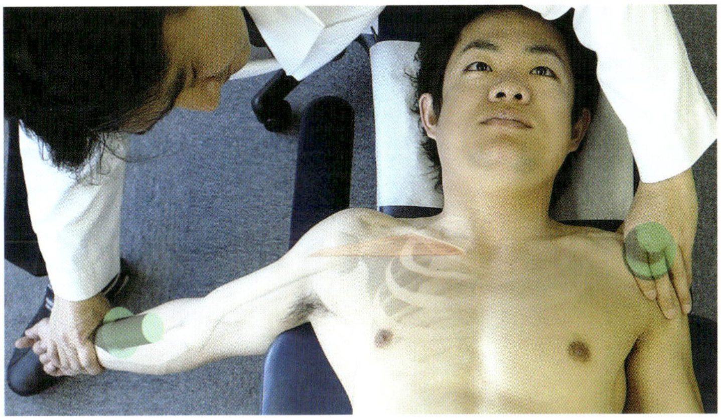

과도한 벌림은 큰가슴근 복장갈비부위로 스트레칭을 가하는 것이 된다.

어깨세모근 빗장부분의 긴장이 강한 경우, 약간 벌림 방향으로 잡아당긴다.

그림 1-25 큰가슴근 빗장뼈부위 스트레칭 조작

근육 테스트

검 사 자 : 환자의 머리쪽에 앉는다.
환 자 : 바로누운자세로, 팔꿉관절 폄자세, 어깨관절을 90° 굽힘, 안쪽돌림자세로 둔다.
접 촉 : 아래팔의 먼쪽
고 정 : 반대쪽 어깨부위의 앞면
조 작 : 가쪽과 약간 아래쪽으로 압력을 가한다.
비 고 : 테스트 시작 자세에서는 어깨관절 뒤부분이 떠 있는 상태가 아니라 테이블에 접촉해 있는 것을 확인한다. 이는곳과 닿는곳을 가정하여, 그 연장선에 큰가슴근 빗장뼈부위 섬유를 맞춰서 정확한 압력의 방향을 알 수 있다(그림 1-26).

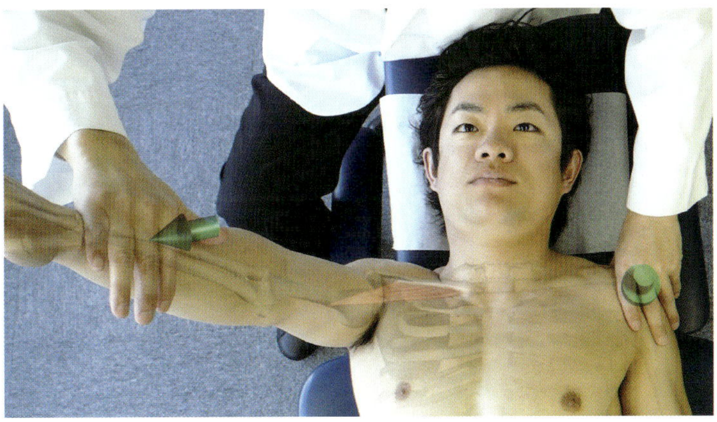

테스트 중 팔꿉관절 굽힘은 위팔두갈래근의 작용을 나타낸다. 팔꿉관절은 폄자세로 유지하도록 지시한다. 압력에 의해 팔꿉관절에 통증이 느껴질 경우, 위팔 먼쪽에 접촉하는 것도 가능하지만, 아래팔 먼쪽의 접촉에 의해서도 압력의 힘이 필요해진다.

그림 1-26 큰가슴근 빗장뼈부위 근육 테스트

큰가슴근 복장갈비부분(대흉근 흉늑부, sternocostal head of pertoralis major muscle)

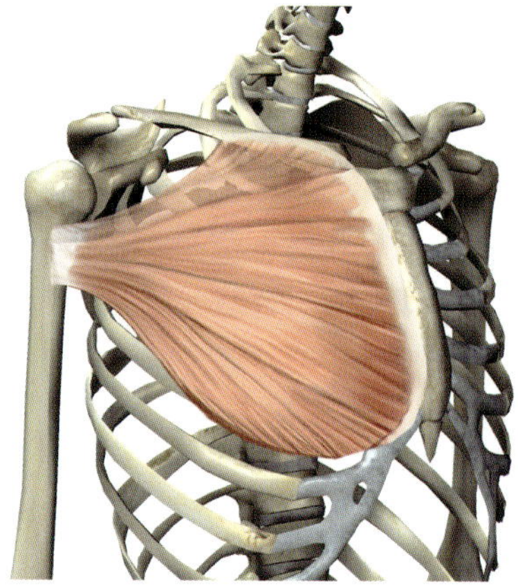

이 는 곳 : 첫째-일곱째갈비뼈의 갈비연골 앞면과 복장뼈(그림 1-27), 배바깥빗근의 널힘줄
닿 는 곳 : 위팔뼈의 큰결절능선(그림 1-28)
기 능 : 어깨관절의 굽힘(굴곡) · 모음(내전) · 안쪽돌림(내선)
지배신경 : 가쪽 · 안쪽가슴근신경(C6, C7, C8, T1)
협 력 근 : 어깨관절 모음(큰가슴근 빗장부분, 큰 · 작은원근, 어깨세모근 빗장 · 가시부분, 부리위팔근, 위팔두갈래근 짧은갈래)
어깨관절 굽힘(위팔두갈래근, 부리위팔근, 어깨세모근 빗장부분)
어깨관절 안쪽돌림(넓은등근, 어깨세모근 빗장부분, 어깨밑근, 큰원근)
대 항 근 : 어깨관절 모음(어깨세모근 봉우리부분, 가시위근)
어깨관절 굽힘(위팔세갈래근 긴갈래, 넓은등근, 큰원근, 어깨세모근 가시부분)
어깨관절 안쪽돌림(작은원근, 가시아래근, 어깨세모근 가시부분)

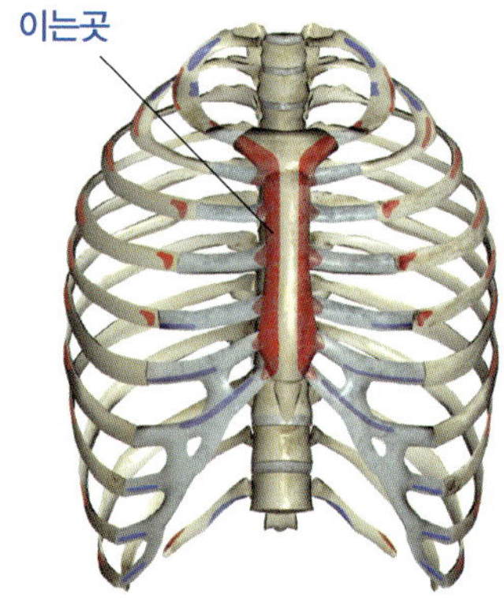

그림 1-27 큰가슴근 빗장뼈의 복장갈비부위 이는곳

시진

힘살은 용이하게 시진 가능하다. 인식하기 어려운 경우, 90° 굽힘자세에서 벌림(외전) 방향으로 압력을 가하여 수축하는 힘살을 인식하는 것도 가능하다.

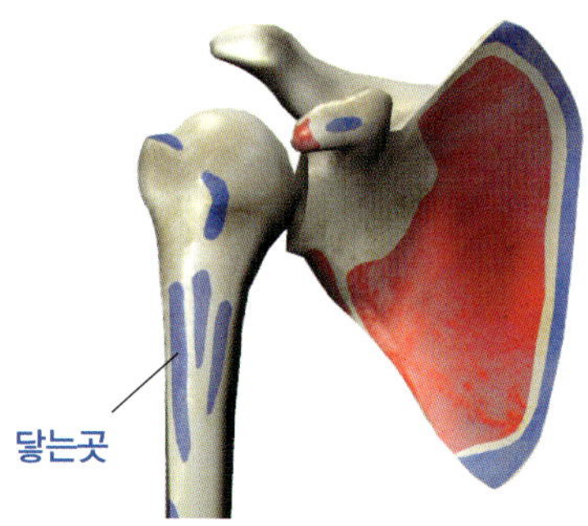

그림 1-28 큰가슴근 빗장뼈의 복장갈비부위 닿는곳

촉진

힘 살: 가슴부위 앞면을 촉진한다.

이는곳 · 닿는곳 : 이는곳은 흉골과 인접한 갈비연골 앞면을 촉진한다(그림 1-29). 닿는곳은 위팔뼈를 돌림이 아닌, 약간의 벌림자세로 팔오금을 앞쪽으로 향한 상태에서 위팔뼈머리의 앞면을 촉진하여 큰결절을 촉지한다. 다음으로 큰결절을 아래에서 촉진하여 어깨세모근의 안쪽선과 위팔두갈래근 가쪽부터 깊은 부분의 닿는곳을 촉진한다(그림 1-30). 닿는곳에서 큰가슴근 빗장뼈부위와 구별하는 것은 어렵다.

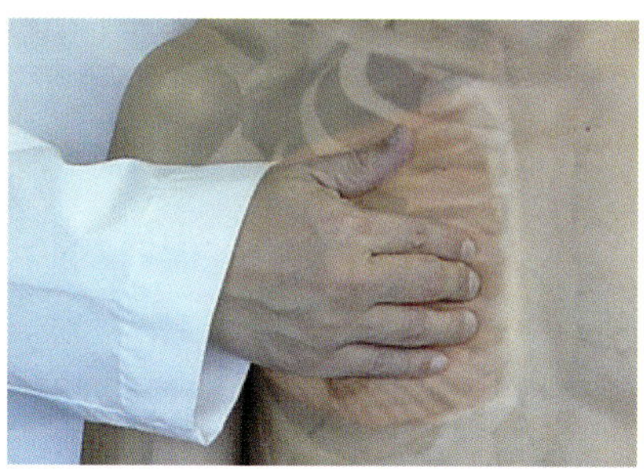

그림 1-29 복장뼈, 첫째-일곱째갈비뼈 연골

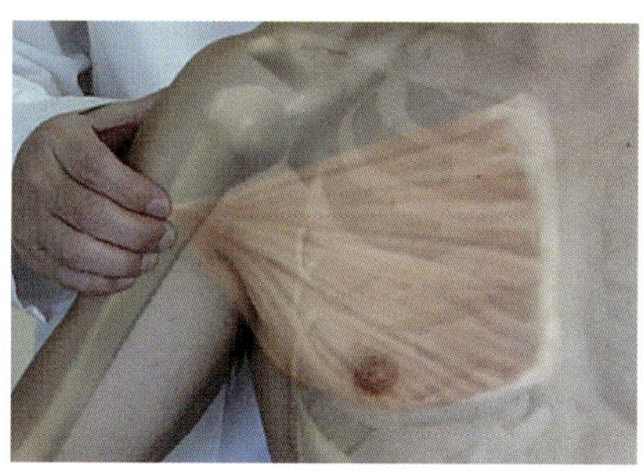

그림 1-30 위팔뼈 큰결절능선

스트레칭 조작

검 사 자 : 환자의 머리쪽에 앉는다.
환　　자 : 바로누운자세로, 팔꿉관절의 폄(신전) 상태로 어깨관절을 130° 벌린다.
접　　촉 : 조작쪽 아래팔의 먼쪽을 잡는다.
고　　정 : 반대쪽 어깨부위의 앞면에 접촉하여 몸통을 고정한다.
조　　작 : 조작쪽 팔의 긴쪽 방향으로 당기면서 폄 방향으로 잡아당긴다.
비　　고 : 큰가슴은 복장갈비부위의 근육섬유 주행을 이미지화하면서 늘인다(그림 1-31).

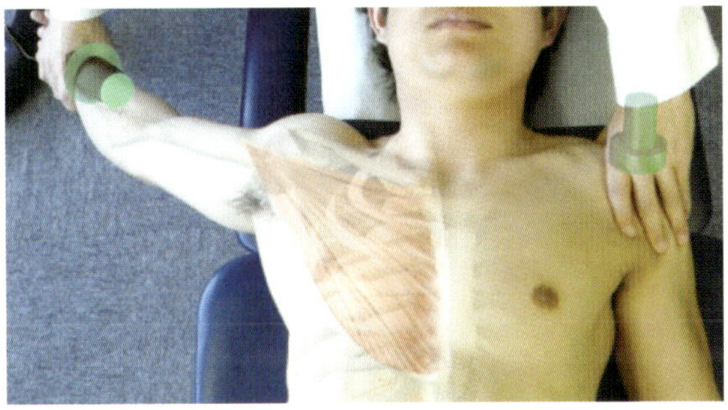

그림 1-31　큰가슴근 복장갈비부위 스트레칭 조작

어깨관절 탈구와 같은 위험이 있는 경우 조작은 신중하게 해야 한다.

근육 테스트

검 사 자 : 환자의 가쪽, 검사하는 반대쪽에 선다.
환　　자 : 바로누운자세로, 팔꿉관절을 폄, 어깨관절을 90° 굽힘, 안쪽돌림 한다.
접　　촉 : 아래팔의 먼쪽
고　　정 : 반대쪽의 위앞 엉덩뼈가시
조　　작 : 환자의 위가쪽, 굽힘, 벌림 방향으로 압력을 가한다.
비　　고 : 테스트 시작 시 자세는 어깨뼈가 떠 있는 상태가 아닌 테이블에 접촉한 것을 확인한다. 이는곳과 닿는곳을 가정하여 그 연장선에 큰가슴근 복장갈비부위의 섬유를 맞추는 것으로 정확한 압력 방향을 알 수 있다(그림 1-32).

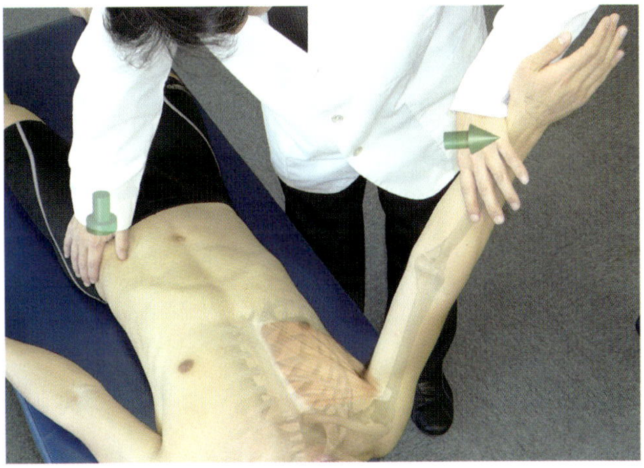

그림 1-32　큰가슴근 복장갈비부위 근육 테스트

근육 테스트 중 팔꿉관절의 굽힘은 위팔두갈래근의 작용을 나타낸다. 팔꿉관절은 폄자세를 유지하듯이 지시한다. 압력에 의해 팔꿉관절에 통증이 느껴질 경우, 위팔 먼쪽에 접촉하는 것도 가능한데 아래팔 먼쪽의 접촉보다도 압박의 힘이 필요하다.

큰가슴근 복장갈비부위의 이는곳은 날개를 편 모양이기 때문에 압박 방향을 약간 바꾸어 특정 섬유를 평가하는 것도 가능하다.

주로 어깨관절의 폄이 일어나는 경우, 넓은등근의 협력작용을 나타낸다.

작은가슴근(소흉근, pectoralis minor muscle)

이 는 곳 : 셋째 · 넷째 · 다섯째갈비연골(그림 1-33)
닿 는 곳 : 어깨관절의 부리돌기(그림 1-34)
기 능 : 어깨관절을 앞쪽 · 아래쪽 · 안쪽으로 잡아당긴다.
지배신경 : 안쪽가슴근신경(C7, C8)
협 력 근 : 어깨관절의 앞쪽 · 아래쪽 · 안쪽으로 견인(큰가슴근 복장갈비부위)
대 항 근 : 어깨관절의 앞쪽 · 아래쪽 · 안쪽으로 견인(아래부분 등세모근, 넓은등근)

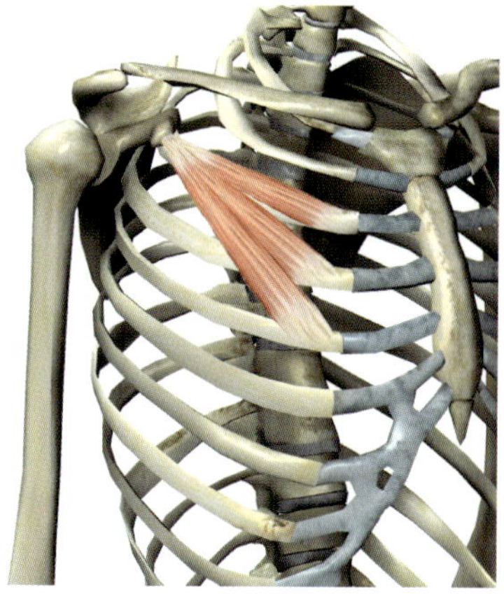

시진

가쪽에서 관찰하여 과긴장쪽 팔이음뼈의 앞안쪽의 이동을 확인한다.

촉진

힘 살 : 부리돌기의 아래안쪽으로 큰가슴근 깊은부분에서 힘살을 촉진한다.

이는곳 · 닿는곳 : 이는곳은 큰가슴근 깊은부분의 셋째 · 넷째 · 다섯째갈비연골로의 부착부위를 촉진한다(그림 1-35). 닿는곳은 위팔뼈갈래의 안쪽, 빗장뼈 아래의 부리돌기 앞면을 촉지하고 아래안쪽부터 큰가슴근 깊은부분의 부리돌기를 촉진한다(그림 1-36).

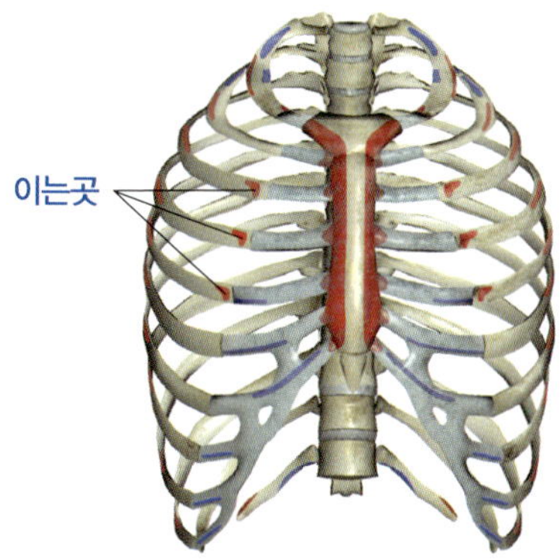

그림 1-33 작은가슴근 이는곳

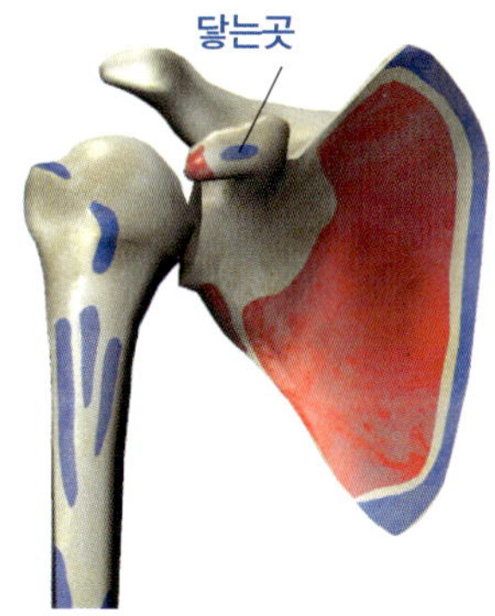

그림 1-34 작은가슴근 닿는곳

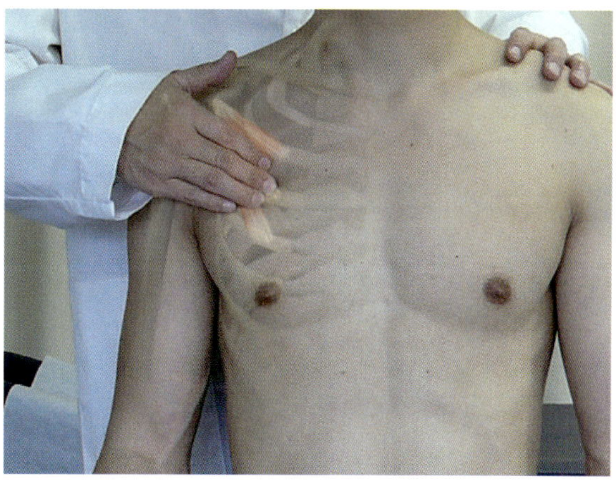

그림 1-35 셋째 · 넷째 다섯째갈비연골

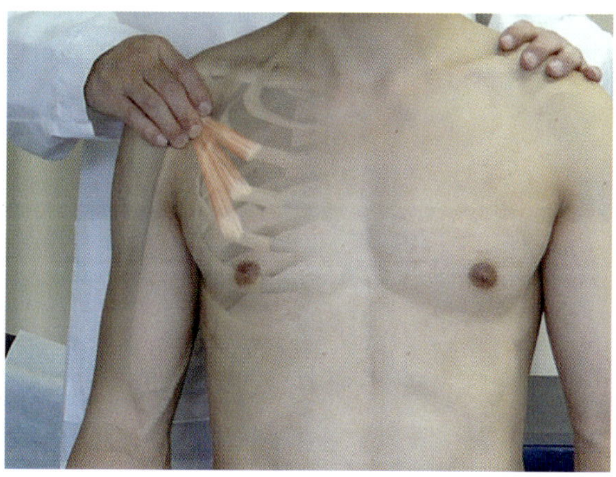

그림 1-36 어깨뼈 부리돌기

스트레칭 조작

검 사 자 : 환자의 뒤쪽에 선다.

환 자 : 앉은자세로, 등근육을 늘인다.

접 촉 : 조작쪽의 부리돌기에 집게 또는 가운데손가락의 손가락 속질(digital pulp)에 접촉하여 엄지손가락으로 어깨관절 뒤면에 접촉한다.

고 정 : 반대쪽 어깨부위의 위가쪽.

조 작 : 부리돌기에 접촉하여, 작은가슴근 섬유 방향의 연장선상에 뒤위쪽으로 잡아당긴다.

비 고 : 위팔뼈에 접촉하여 큰가슴근을 늘이지 않도록 해야 한다(그림 1-37).

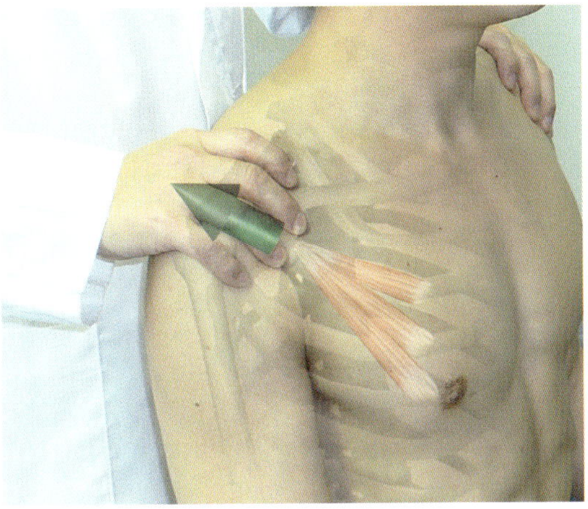

그림 1-37 작은가슴근 스트레칭 조작

스트레칭 조작은 양쪽을 동시에 시행하는 것으로, 스트레칭의 압력에 대하여 몸통이 안정적일 수 있다. 게다가 좌우의 차이를 비교하는 것도 가능하다.

근육 테스트

검 사 자 : 환자의 가쪽, 검사하는 반대쪽에 선다.

환 자 : 바로누운자세로, 부리돌기를 앞면으로 잡아당기고, 어깨를 테이블보다도 높게 한다.

접 촉 : 손목부위로 부리돌기에 접촉한다.

고 정 : 반대쪽의 어깨부위 앞면.

조 작 : 위뒤쪽, 가쪽, 작은가슴근 섬유 주행의 연장선상에 압력을 가한다.

비 고 : 검사 시작 시 큰가슴의 협력작용을 피하기 위하여 검사쪽의 팔은 약간 늘임시킨 상태로 테이블에서 떨어지지 않도록 한다(그림 1-38).

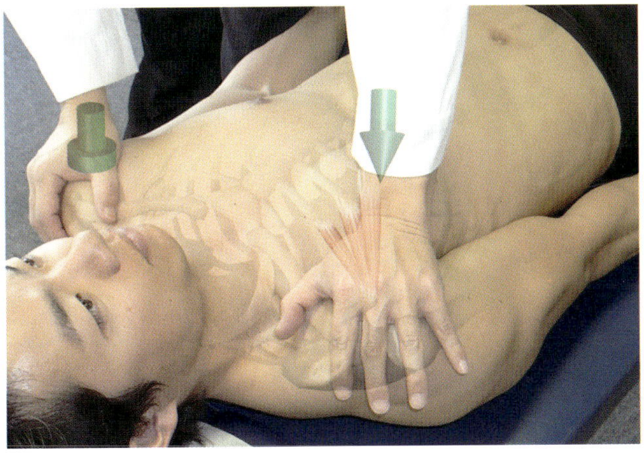

그림 1-38 작은가슴근 근육 테스트

압력은 부리돌기에 가하여, 위팔뼈갈래에 압력이 가해지지 않도록 하고, 어깨뼈 전체를 아래가쪽으로 늘이는 듯이 한다.

손바닥부위로 위팔뼈갈래에 압력을 가하는 것은 큰가슴근 복장갈비부위를 늘이는 것이 된다.

앞톱니근(전거근, serratus anterior muscle)

이 는 곳 : 첫째-여덟째(아홉째)갈비뼈의 가쪽면(그림 1-39)
닿 는 곳 : 어깨관절의 안쪽모서리 앞면(그림 1-40)
기　　능 : 어깨관절 벌림(외전)
지배신경 : 긴가슴신경(C5, C6, C7)
협 력 근 : 어깨관절 벌림(어깨밑근, 가시아래근)
대 항 근 : 어깨뼈 벌림(마름근, 등세모근 중간부분, 넓은등근)

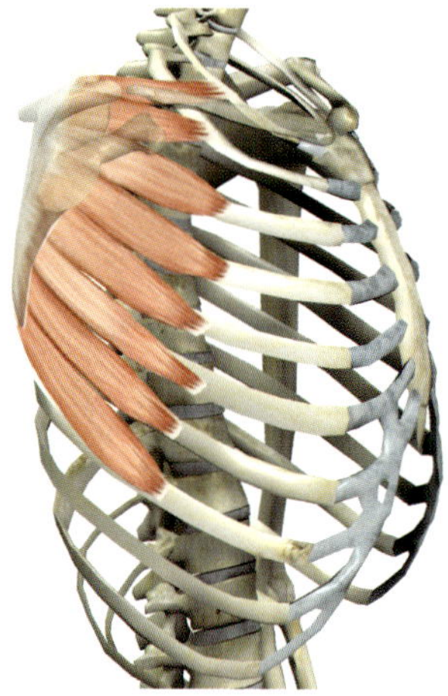

시진

수축력 저하에 의해 어깨관절 안뒤쪽으로의 돌출(어깨뼈)을 볼 수 있다.

촉진

힘　살 : 첫째-여덟(아홉) 갈비뼈 앞가쪽면을 촉진한다.

이는곳 · 닿는곳 : 앞톱니근 아래섬유는 배바깥빗근과 교차하기 때문에 배바깥빗근 힘살부터 그 이는곳과 앞톱니근 이는곳인 갈비뼈의 가쪽면을 촉진한다(그림 1-41). 닿는곳은 어깨뼈의 안쪽모서리의 앞면이지만, 어깨뼈 안쪽모서리부터 어깨뼈과 가슴우리 사이에 손가락끝을 넣어서 어깨뼈 안쪽 앞면을 촉진하는 것도 가능하다. 그러나 피부, 얕은층 근육을 손상시키지 않도록 주의해야 한다. 손가락끝 삽입이 불가능한 경우도 있기 때문에 절대 무리하게 촉진해서는 안 된다(그림 1-42).

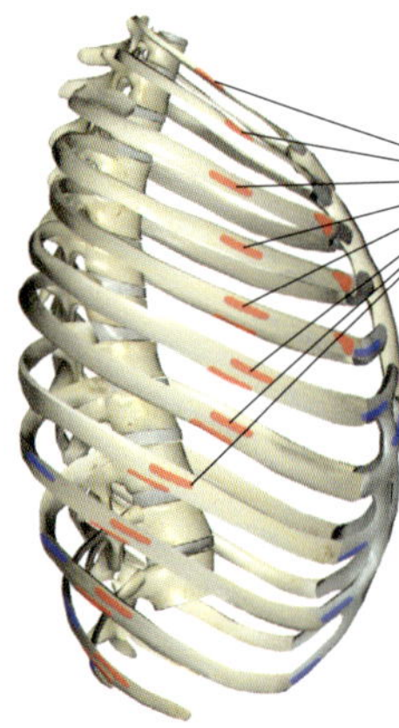

그림 1-39 앞톱니근 이는곳

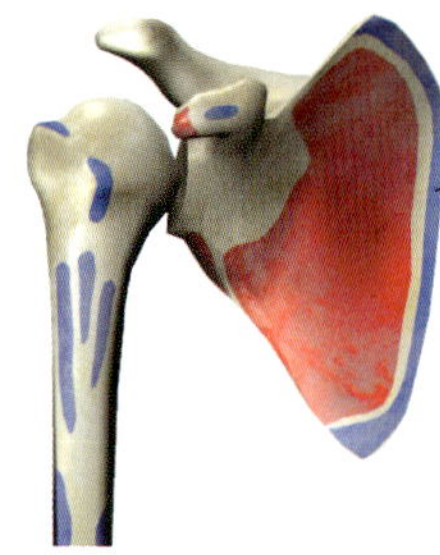

그림 1-40 앞톱니근 닿는곳

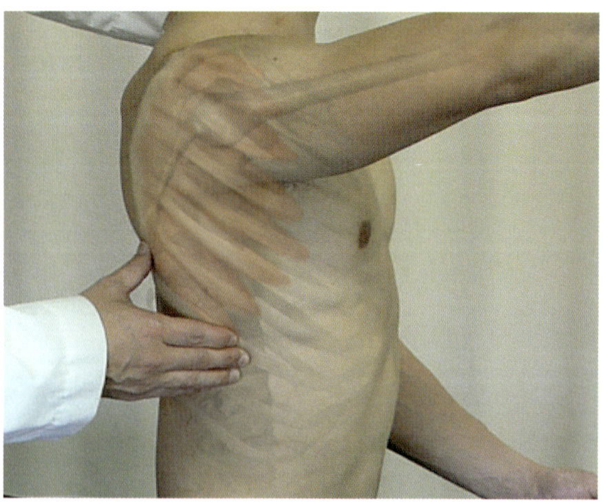

그림 1-41 첫째-여덟째(아홉째) 갈비뼈 가쪽면

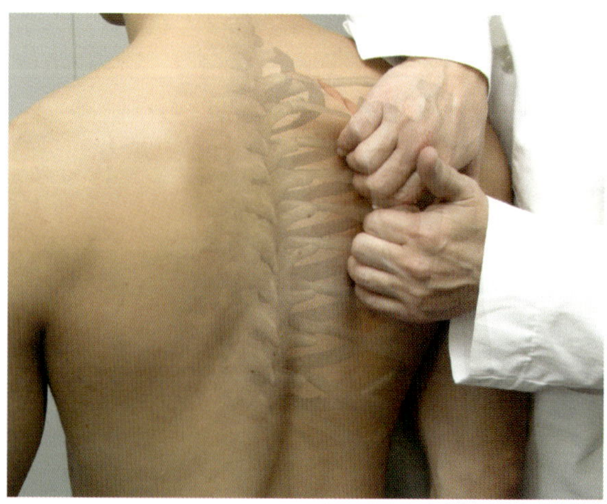

그림 1-42 어깨뼈 안쪽모서리의 앞면

스트레칭 조작

검 사 자 : 환자의 가쪽, 조작하는 쪽에 선다.
환 자 : 앉은자세
접 촉 : 엄지손가락으로 어깨뼈 가쪽모서리에 접촉한다.
고 정 : 어깨부위 앞면을 손바닥부위로 고정한다.
조 작 : 어깨부위 앞면 고정에 의해 팔이음뼈를 뒤안쪽으로 늘인다. 다음에는 어깨뼈 가쪽 촉진에 의해 어깨뼈를 가슴우리를 따라 위안쪽으로 늘인다.
비 고 : 어깨뼈 가쪽 접촉으로 압력을 가할 때, 어깨부위 앞면은 고정함과 동시에 어깨뼈를 위안쪽으로 이동시킨다(그림 1-43).

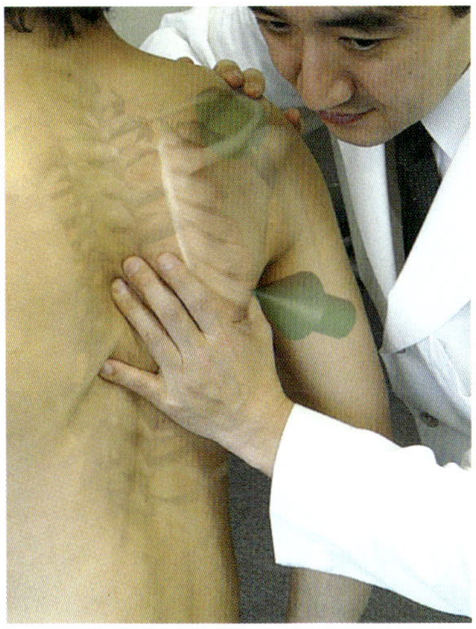

그림 1-43 앞톱니근의 스트레칭 조작

어깨부위 앞면으로의 힘은 보조적인 것으로, 엄지손가락으로 어깨뼈 가쪽모서리에 압력을 가하여 근육에 의한 저항을 감지한다.

근육 테스트

검 사 자 : 환자의 가쪽, 검사하는 쪽에 선다.
환 자 : 앉은자세. 팔꿉관절 폄자세로 어깨관절은 벌림과 함께 100°-130° 굽힘자세로 한다. 이 때 팔은 평면 구조의 어깨뼈과 동일 평면상에 위치하는 모양으로 한다.
접 촉 : 아래팔 먼쪽의 노쪽
고 정 : 어깨뼈 아래각 가쪽(이 테스트로는 고정하는 것보다 어깨뼈 아래각의 움직임을 촉지하는 목적이 있다).
검 사 자 : 아래팔 먼쪽의 노쪽에 어깨뼈와 동일 평면상에서 아래쪽으로 압력을 가한다. 정상인 경우, 어깨뼈 아래각은 압력을 가하고 약간 움직인 후, 가슴우리에 대한 일정한 위치를 유지하는 것이 가능하다. 약화가 존재하는 경우, 어깨뼈 안쪽모서리는 안쪽으로 이동한다.
비 고 : 이 조작은 어깨뼈 아래각에 벌림, 접시오목에 위쪽 돌림(회선)을 일으키는 것이 된다. 어깨관절이 고정될 때까지의 시간을 고려하여, 관절이 구축되어 있는 것을 확인한다. 검사자는 반대쪽 손으로 어깨관절 아래 가쪽모서리를 접촉하여 팔에 폄(신전), 모음(내전) 방향으로 압력을 가하여 어깨뼈 아래각의 안쪽 이동을 검사한다(그림 1-44).

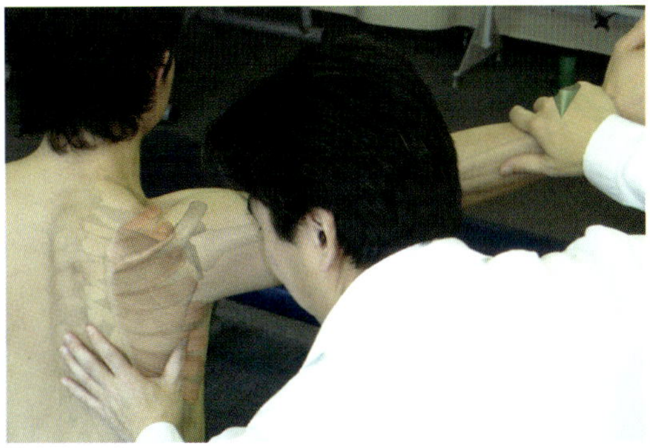

그림 1-44 앞톱니근 근육 테스트

테스트 시 압력은 팔이 내려갈 정도로 강한 힘이 아닌 등척성 수축을 유지하는 정도이다.

테스트는 팔의 굽힘, 벌림의 수축력을 보는 것이 아니라, 어깨뼈의 움직임을 촉지하는 것으로 평가한다.

빗장밑근(쇄골하근, subclavius muscle)

이 는 곳 : 첫째갈비뼈와 갈비연골이 만나는 곳(그림 1-45)
닿 는 곳 : 빗장뼈 아래면의 중간부분(그림 1-46)
기 능 : 빗장뼈를 앞아래쪽으로 끌어내린다. 어깨관절 벌림(외전) 시 빗장뼈의 운동에 관여한다.
지배신경 : 팔신경얼기의 가지(C5, C6)
협 력 근 : 빗장뼈 내림 (큰가슴근 빗장뼈부위)
대 항 근 : 빗장뼈 내림 (등세모근 위부분, 목빗근)

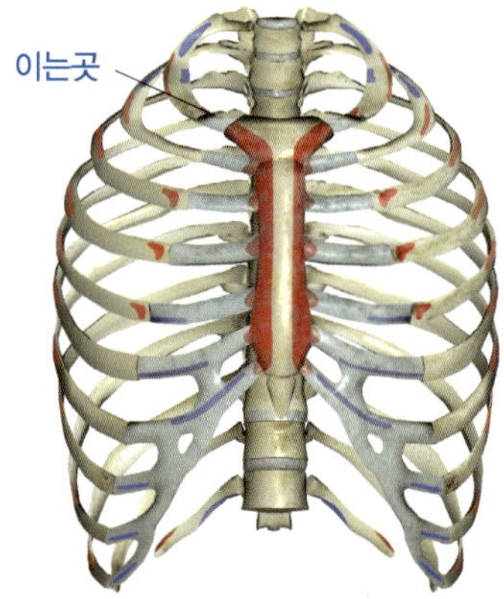

그림 1-45 빗장밑근 이는곳

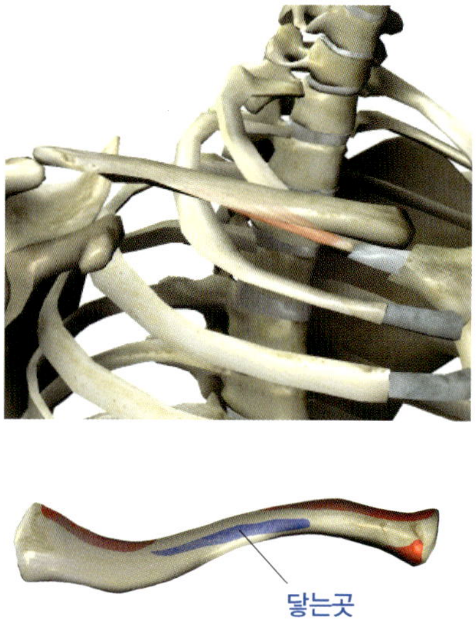

그림 1-46 빗장밑근 닿는곳

시진

빗장뼈와 첫째갈비뼈 사이에서, 큰가슴근 빗장부분과 어깨세모근의 깊은부분에 존재하기 때문에 시진에 의한 인식은 어렵다. 수축력 저하에 의한 빗장뼈 이동은 인대 손상이 없는 한 진찰로 확인할 수 없다.

촉진

힘 살: 빗장뼈의 아래쪽에서 촉지 가능한데 얕은층 근육의 긴장도에 의해 인식이 되지 않는 것도 있다.
이는곳 · 닿는곳 : 이는곳은 빗장뼈 몸쪽끝 아래쪽에서 첫째갈비뼈 위를 가쪽부터 촉진한다(그림 1-47). 닿는곳은 빗장뼈 아래면 중간부분을 아래쪽부터 촉진한다(그림 1-48).

스트레칭 조작 · 근육 테스트

스트레칭 조작, 근육 테스트 모두 불가능하다.

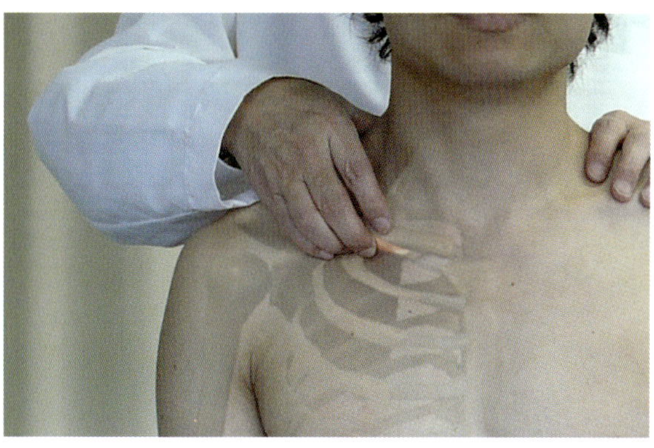

그림 1-47 첫째갈비뼈 갈비연골의 결합부위

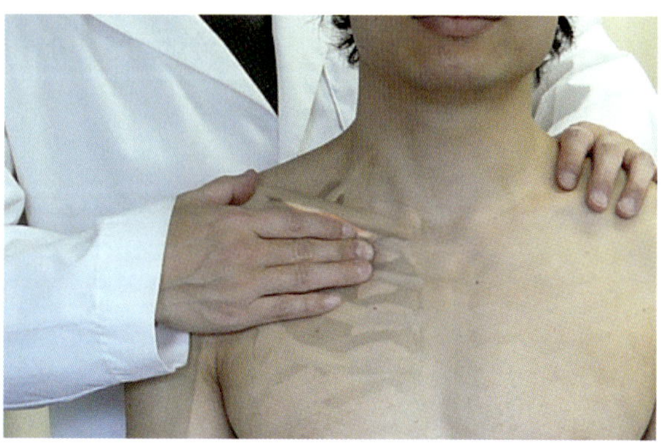

그림 1-48 빗장뼈 아래면의 중간부분

배근육(복근, muscles of abdomen)

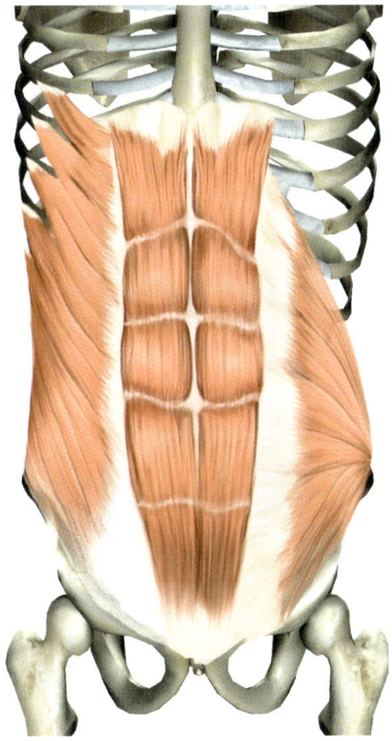

배가로근(복횡근, transversus abdominis muscle)

이 는 곳 : 샅고랑인대의 가쪽 1/3, 엉덩뼈능선 안쪽모서리의 앞쪽 3/4(그림 1-49)
등허리근막, 일곱째-열두째갈비뼈의 갈비연골 안쪽면(그림 1-50)

닿 는 곳 : 배곧은근의 뒤면 뿌리집(근초)과 백색선

기　　능 : 복강 내 압축, 강한 호기의 보조, 백색선의 고정

배곧은근(복직근, rectus abdominis muscle)

이 는 곳 : 두덩뼈능, 두덩뼈 결합(그림 1-49)

닿 는 곳 : 다섯째 · 여섯째 · 일곱째갈비연골(그림 1-51), 칼돌기(검상돌기)

기　　능 : 선자세에서 복강내압 유지, 가슴우리와 두덩뼈의 근접에 의한 척주 굽힘(굴곡)과 앞쪽에서 허리뼈를 지지한다. 선자세에서 큰볼기근과 함께 골반의 앞쪽기울임을 막는다.

배바깥빗근(외복사근, external abdominal oblique muscle)

이 는 곳 : 다섯째-열두째갈비뼈 가쪽면의 아래부분(그림 1-52). 다섯째-아홉째갈비뼈로의 부착은 앞톱니근 이는곳의 섬유와 교차한다. 열째-열두째갈비뼈로의 부착은 넓은등근 이는곳의 섬유와 교차한다.

닿 는 곳 : 엉덩뼈능선 앞부분 1/2(그림 1-49), 백색선으로 이어지는 널힘줄

기　　능 : 앞가쪽 복벽의 보강, 장기의 유지. 양쪽 작용으로는 가슴우리와 두덩뼈의 접근에 의한 척주 굽힘. 큰볼기근과 함께 골반 앞쪽 기울임 방지의 보조로 작용한다. 한쪽 작용으로는 척주의 가쪽굽힘(측굴), 돌림(회선), 같은쪽의 어깨를 앞쪽으로 잡아당긴다.

배속빗근(내복사근, internal abdominal oblique muscle)

이 는 곳 : 샅고랑인대의 가쪽 1/2, 엉덩뼈능선 중간선의 앞부분 2/3(그림 1-49), 복근막 아래부분

닿 는 곳 : 아홉째-열두째갈비뼈의 갈비연골 아래모서리(그림 1-51), 백색선에 이르는 널힘줄

기　　능 : 복강내압 유지, 앞쪽에서 허리뼈를 지지. 양쪽 작용으로는 가슴우리와 두덩뼈의 근접과 척주 굽힘의 보조, 한쪽 작용으로는 척추의 가쪽굽힘, 돌림.

배가로근, 배곧은근, 배바깥빗근, 배속빗근

지배신경 : 갈비사이신경(T5-T12), 갈비뼈아래배신경, 엉덩뼈 샅고랑신경

협 력 근 : 골반 뒤쪽 기울임(큰볼기근)
척주 굽힘(큰허리근)

대 항 근 : 골반 뒤쪽 기울임(넙다리곧은근, 넙다리빗근)
척주 굽힘(허리네모근, 척주세움근)

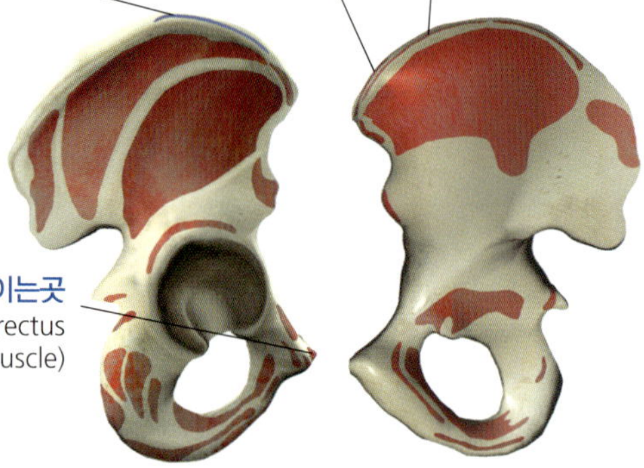

그림 1-49 배근육 골반 부착부위

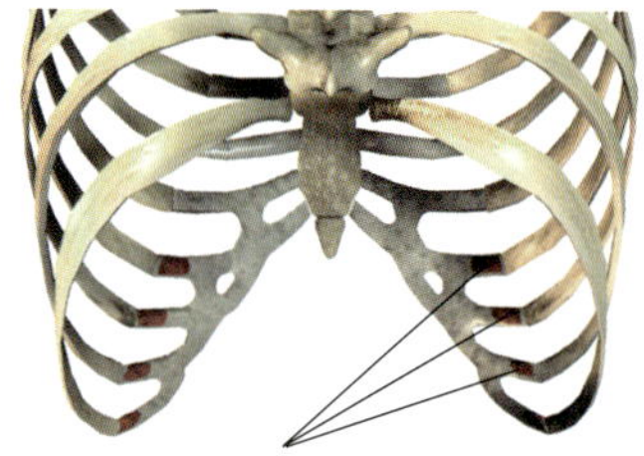

그림 1-50 배근육 갈비뼈 부착부위

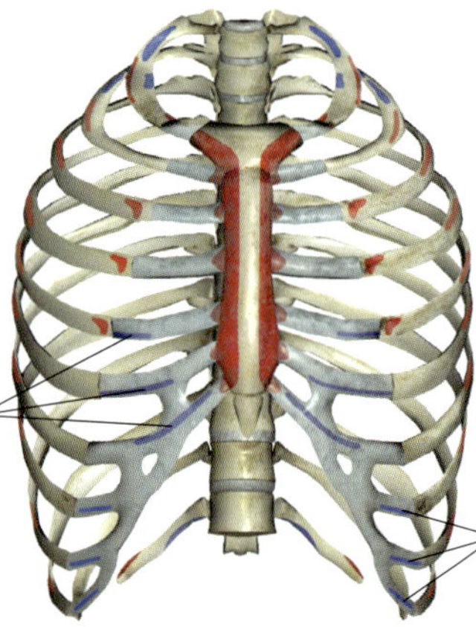

그림 1-51 배근육 갈비뼈 부착부위

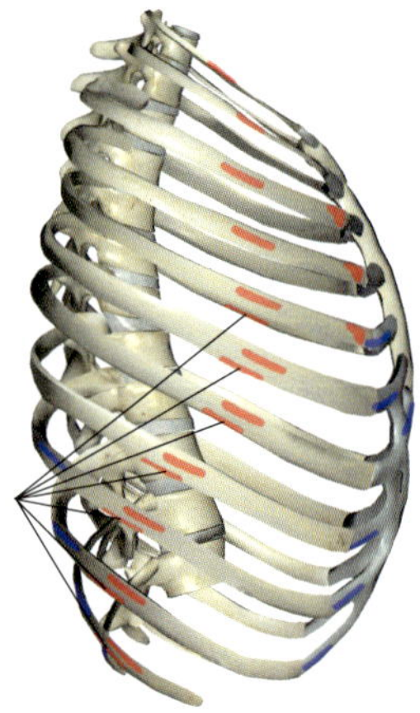

그림 1-52 배근육 갈비뼈 부착부위

시진

배곧은근, 배빗근의 수축 저하는 배부분 돌출에 의해 관찰할 수 있다. 배근육 위부분 섬유에 과도한 긴장이 있는 경우에는 등뼈의 뒤굽음(후만) 증가가 관찰된다. 배가로근, 배빗근의 수축력 저하는 앞뒤에서 관찰하여 가쪽 돌출을 볼 수 있다.

촉진

힘 살: 바로누운자세에서는, 배근육 운동처럼 상반신을 약간 올림(거상)한 상태에서 근육의 수축에 의해 진찰이 용이해진다. 한쪽 배근육을 수축시킬 경우에는 한쪽 어깨와 머리부분을 올린다.

이는곳 · 닿는곳 : 배가로근 이는곳은 두덩뼈 결합 위쪽의 배부분에서 아래쪽을 향하여 두덩뼈결절의 앞위면을 촉진한다(그림 1-53). 닿는곳은 다섯째 · 여섯째 · 일곱째갈비뼈의 갈비연골을 아래쪽부터 위쪽까지 섬유 주행에 따라 촉진하고 압통이나 이상을 검사한다(그림 1-54). 배바깥빗근은 다섯째-열두째갈비뼈 가쪽면의 아래부분에 부착하기 때문에 이들 갈비뼈의 아래쪽부터 촉진한다. 또, 배바깥빗근은 넓은등근, 앞톱니근과 교차하기 때문에 이들 근육의 갈비뼈 부착부위를 촉지하는 것으로 교차하는 배바깥빗근의 이는점도 촉진할 수 있다(그림 1-55). 배바깥빗근의 닿는점은 엉덩뼈능선 앞부분을 위쪽부터 촉진한다(그림 1-56). 배속빗근의 이는점은 배바깥빗근의 닿는점의 촉진과 같이 시행하며, 닿는곳은 아홉째-열두째갈비뼈의 갈비연골(갈비뼈 능연골 결합부의 안쪽) 아래모서리를 촉진한다(그림 1-57).

배가로근은 촉진하기 어렵다.

이하, 스트레칭, 근육 테스트도 생략한다.

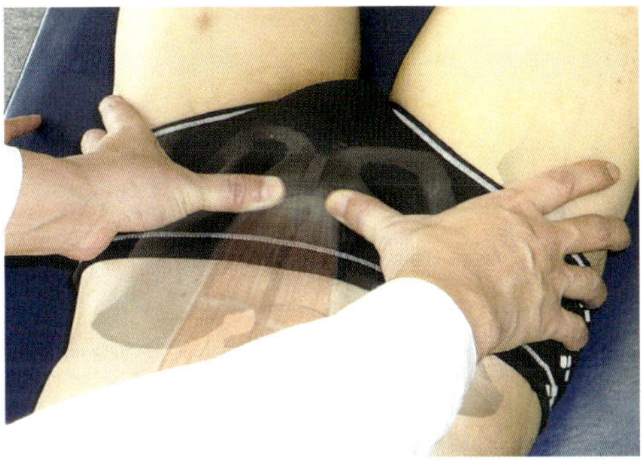

그림 1-53 배가로근 이는곳(두덩뼈능선, 두덩뼈결합)

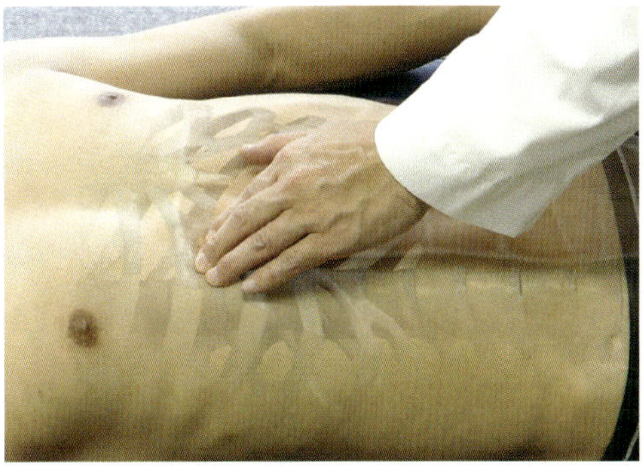

그림 1-54 배가로근 닿는곳(다섯째 · 여섯째 · 일곱째갈비연골, 칼돌기)

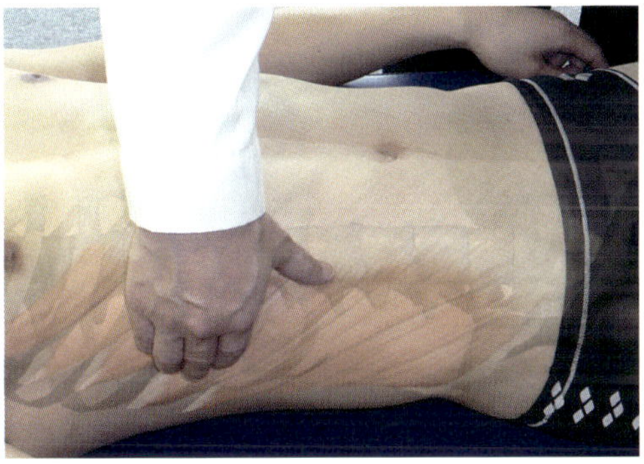

그림 1-55 배바깥빗근 이는곳(다섯째-열두째가쪽면의 아래부분)

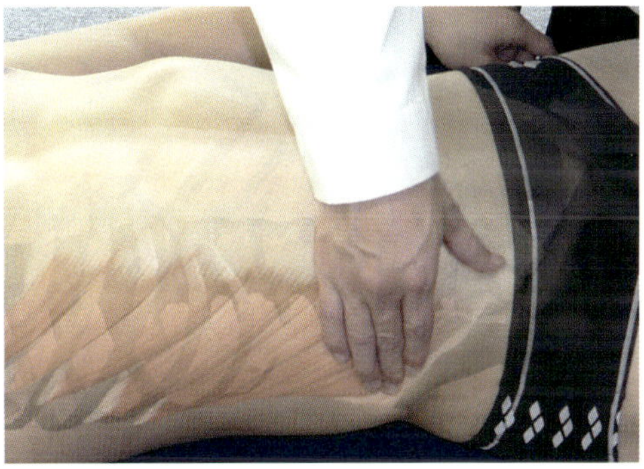

그림 1-56 배바깥빗근 닿는곳(엉덩뼈능선의 앞부분 1/2)

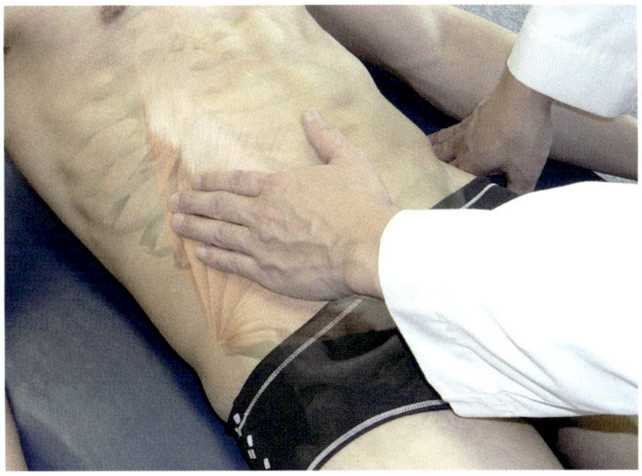

그림 1-57 배바깥빗근 닿는곳(아홉째-열두째갈비뼈의 갈비연골 아래모서리)

스트레칭 조작

검 사 자 : 환자의 뒤쪽에 선다.

환 자 : 앉은자세에서 몸통, 등근육을 늘인 상태로 둔다.

접촉·고정: 어깨부위의 위면, 앞면에 접촉한다.

조 작 : 조작쪽의 어깨부위 위면, 앞면을 뒤쪽으로 잡아당겨서 몸통을 돌린다. 반대쪽의 접촉은 어깨를 뒤쪽에서 앞쪽으로 늘여서 몸통의 돌림을 보조한다.

비 고 : 몸통의 등허리뼈를 펌하여 부근에 늘임을 가한 상태에서 몸통을 돌린다(그림 1-58, 1-59).

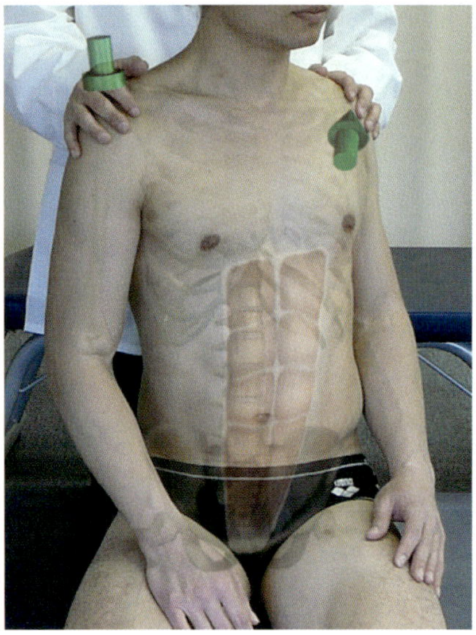

그림 1-58 왼쪽 배근육 스트레칭 조작

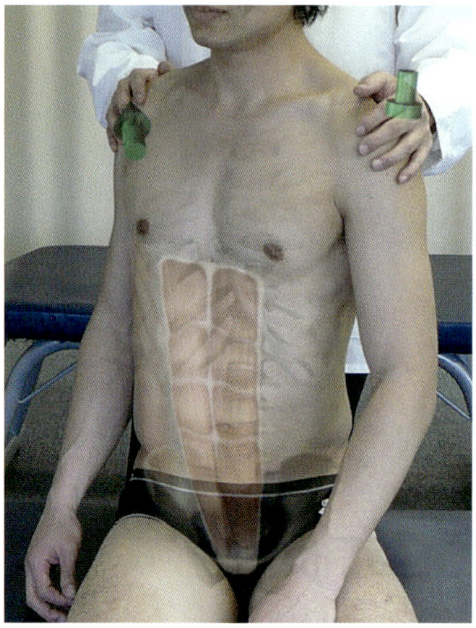

그림 1-59 오른쪽 배근육 스트레칭 조작

스트레칭 조작은 양어깨에 접촉하여, 어깨 앞면의 접촉을 뒤쪽으로 당기는 것으로 한다.

근육 테스트

검 사 자 : 환자의 가쪽에 선다.

환　　자 : 앉은자세로, 양팔을 가슴 앞에 맞붙이고, 등중간을 둥글게하여 몸통을 굽힌다.

접　　촉 : 가슴 앞에 맞붙인 팔

고　　정 : 넓적다리의 앞면

조　　작 : 교차한 팔에 뒤위쪽, 가슴우리 앞면과 골반 앞면이 떨어지는 방향으로 압력을 가한다.

비　　고 : 배가로근은 몸통 돌림이 없는 상태로 근육 테스트를 한다. 왼쪽 넙다리부위의 고정에 의해 오른쪽 배곧은근의 작용이 크게 되어, 왼쪽 넙다리부위의 고정에 의해 왼쪽 배곧은근의 작용이 커진다. 배빗근은 몸통을 오른쪽 돌림한 상태에서 왼쪽 배바깥빗근, 오른쪽 배바깥빗근, 왼쪽 돌림한 상태에서 오른쪽 배바깥빗근, 왼쪽 배속빗근을 평가한다. 몸통을 오른쪽 돌림한 상태에서는 오른쪽 넙다리부위의 고정에 의해 오른쪽 배속빗근의 작용이 커지게 되어, 왼쪽 넙다리부위의 고정에 의한 왼쪽 배바깥빗근의 작용이 커진다. 몸통을 왼쪽 돌림한 상태에서는 오른쪽 넙다리부위의 고정에 의해 오른쪽 배바깥빗근의 작용이 커지게 되어, 왼쪽 넙다리부위의 고정에 의해 왼쪽 배속빗근의 작용이 커진다. 각각의 테스트는 몸통을 테이블에 대하여 90°의 위치에서 테스트하는 것으로 위부분, 이 위치에서 약 20°-40°로는 뒤쪽에 이르는 상태에서 중간부분, 약 40°-60°로는 아래부분의 작용이 커진다(그림 1-60~1-68).

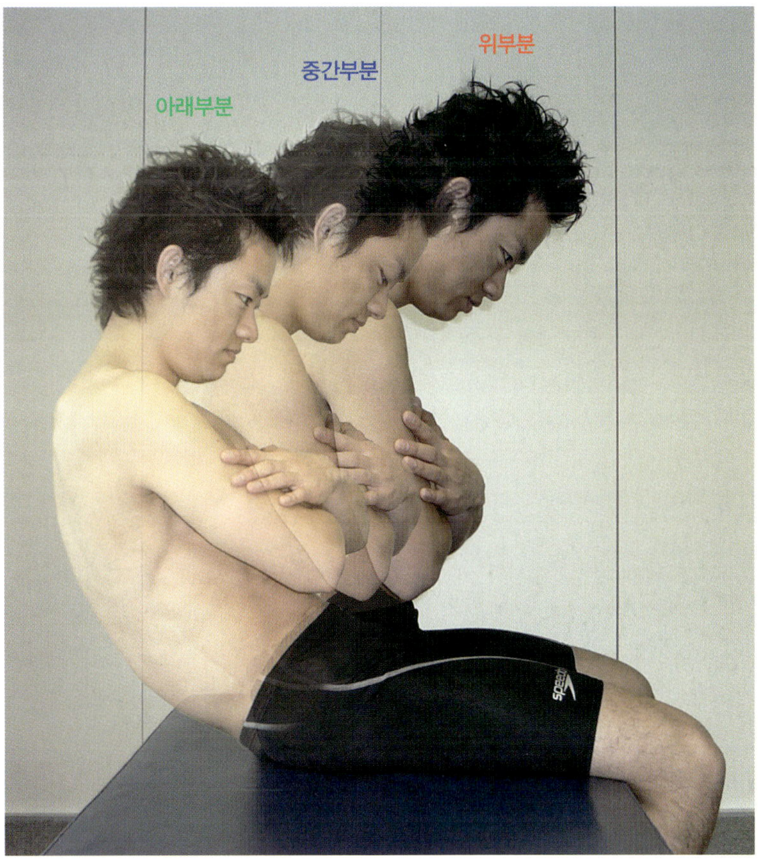

그림 1-60 배근육 근육 테스트에서 위 · 중간 · 아래부분 몸통 각도

허리 질환을 가진 환자에게 중간부분 또는 아래부분의 배근육을 테스트하여 증상을 악화시키지 않도록 주의한다.

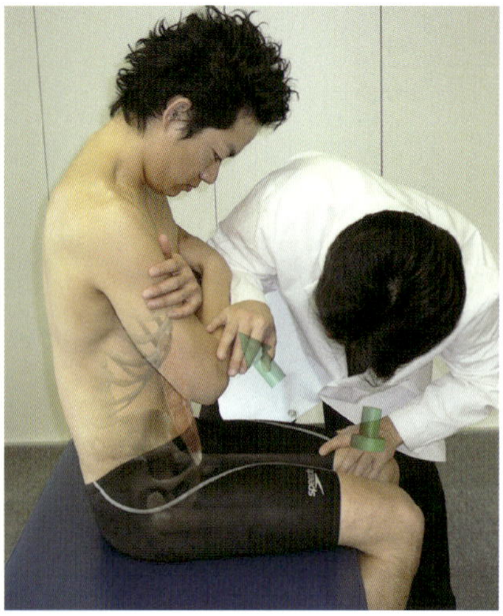

그림 1-61 왼쪽 배가로근 위부분 근육 테스트

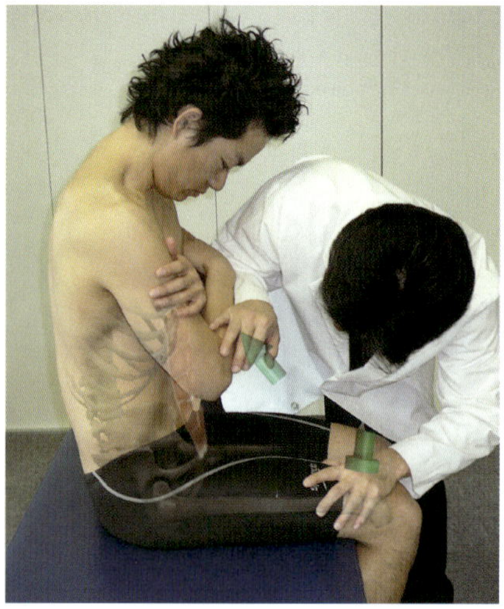

그림 1-62 오른쪽 배가로근 위부분 근육 테스트

배근육의 위부분, 중간부분, 아래부분을 평가하기 위해서는 몸통을 뒤쪽으로 넘어뜨려 각각 부위에 긴장을 가한다.

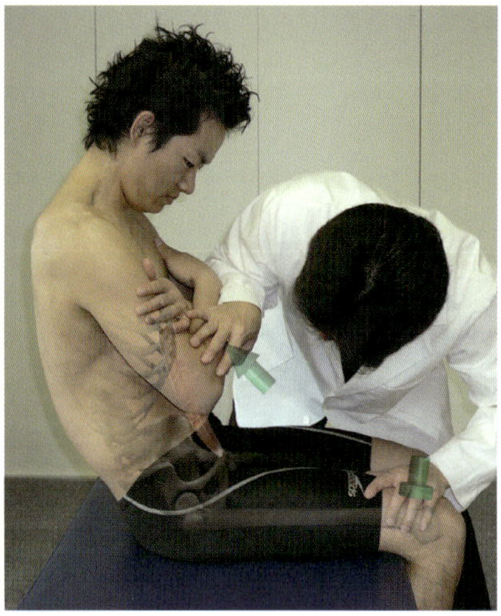

그림 1-63 오른쪽 배가로근 중간부분 근육 테스트

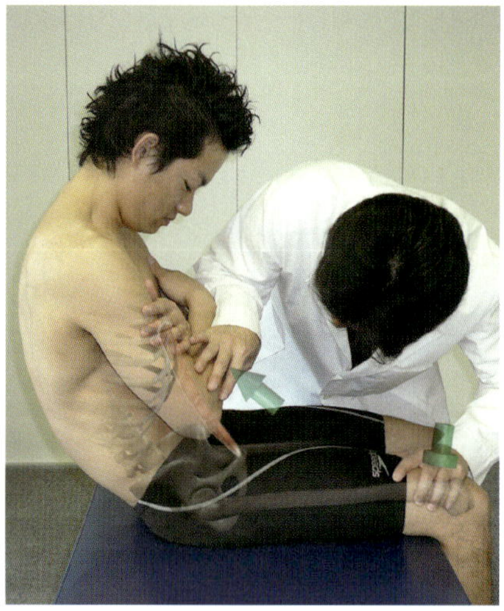

그림 1-64 오른쪽 배가로근 아래부분 근육 테스트

몸통을 뒤쪽으로 넘어뜨린 상태에서 검사하는 부위의 긴장을 촉진으로 확인할 수 있다.

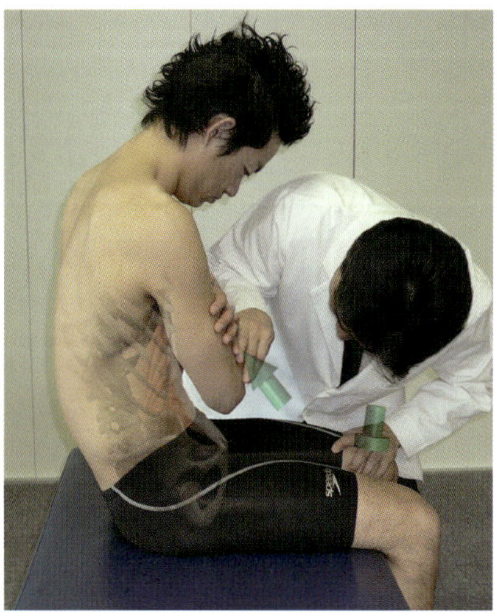

그림 1-65 왼쪽 배속빗근 근육 테스트

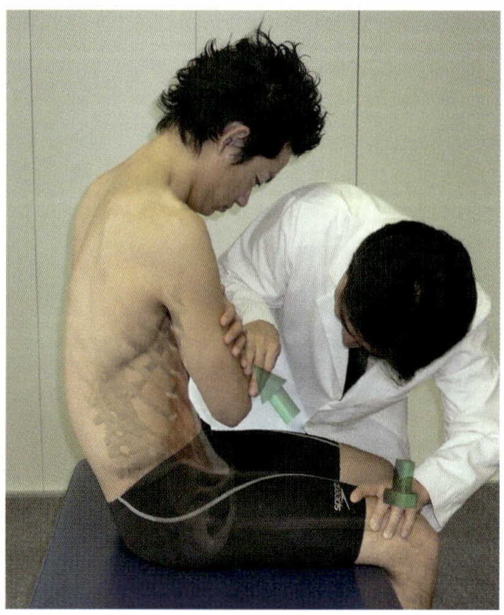

그림 1-66 오른쪽 배바깥빗근 근육 테스트

압박은 몸통 전체를 넘어뜨리듯이 환자의 뒤쪽으로 압력을 가하는 것이 아니라 두덩뼈 결합과 가슴우리 앞면 아래부분을 떼어놓듯이 위쪽을 향한다.

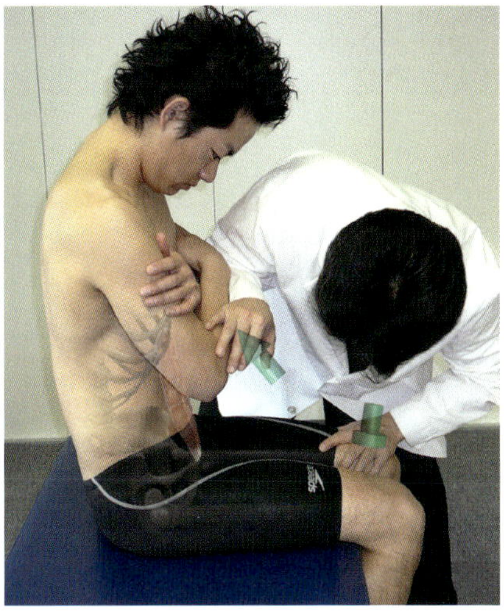

그림 1-67 왼쪽 배바깥빗근 근육 테스트

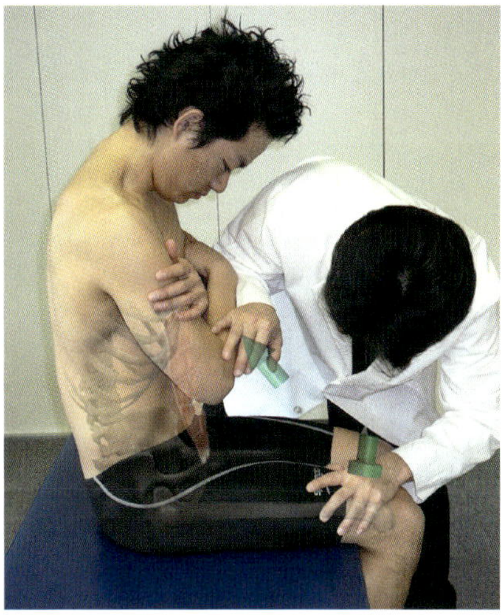

그림 1-68 오른쪽 배속빗근 근육 테스트

허리네모근(요방형근, quadratus lumborum muscle)

이 는 곳 : 엉덩허리인대, 엉덩뼈능선의 안쪽모서리 뒤부분(그림 1-69)
닿 는 곳 : 열두째갈비뼈의 아래모서리(그림 1-70), T1-T4 갈비돌기의 앞면 (그림 1-71)
기　　능 : 허리뼈의 가쪽굽힘(측굴), 열두째갈비뼈의 아래쪽 견인, 흡기 시 횡격막 보조
지배신경 : 허리신경얼기(T1, L1, L2, L3)
협 력 근 : 허리뼈 가쪽굽힘(같은쪽의 큰허리근, 배빗근)
대 항 근 : 허리뼈 가쪽굽힘(반대쪽의 허리네모근, 배빗근, 큰허리근)

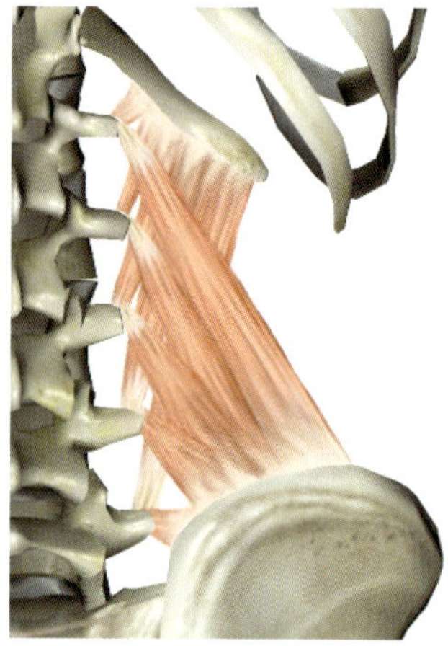

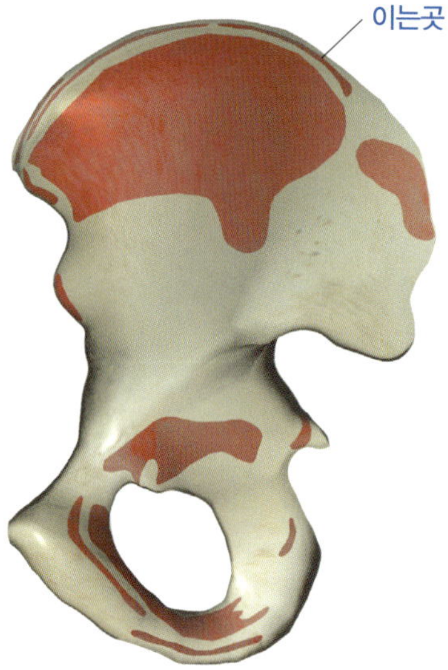

그림 1-69 오른쪽 볼기뼈 안쪽면의 허리네모근 이는곳

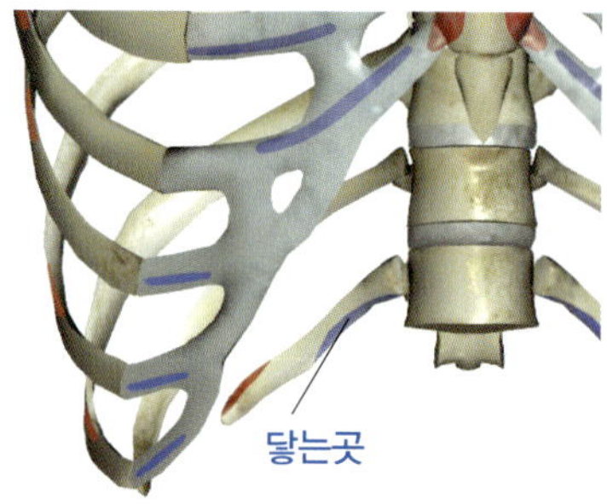

그림 1-70 열두째갈비뼈의 아래모서리

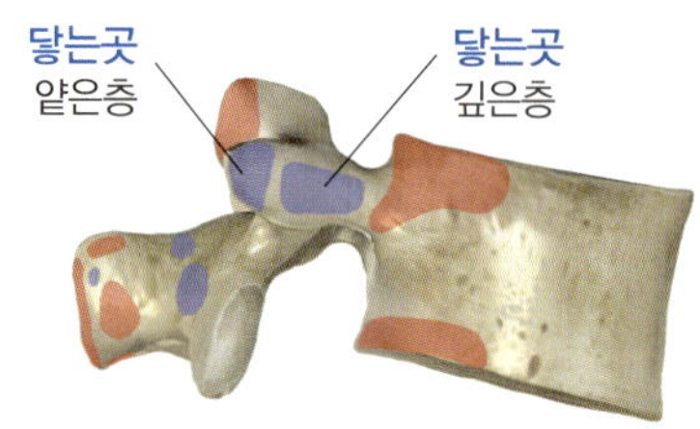

그림 1-71 허리뼈 가쪽면

시진

과긴장쪽 허리뼈의 가쪽굽힘, 폄(신전), 골반 올림(거상)이 관찰된다.

촉진

힘　살 : 척주세움근 깊은부분에 위치하기 때문에 힘살의 촉진은 어렵다.

이는곳 · 닿는곳 : 이는곳의 엉덩뼈능선 안쪽모서리의 뒤부분은 배안쪽에 있기 때문에 촉진은 불가능하다. 닿는곳인 허리뼈 갈비돌기, 열두째갈비뼈 아래선 앞면의 촉진도 불가능하다.

스트레칭 조작

검 사 자 : 환자의 가쪽, 조작하는 반대쪽에 선다.
환　　자 : 엎드린자세
접　　촉 : 엉덩뼈의 위앞엉덩뼈가시
고　　정 : 열두째갈비뼈 뒤면, 또는 허리뼈 갈비돌기 뒤면을 고정한다.
조　　작 : 열두째갈비뼈 뒤면, 또는 허리뼈 갈비돌기 뒤면을 고정한 상태에서 엉덩뼈를 뒤아래쪽으로 잡아당기고 열두째갈비뼈는 안쪽, 갈비돌기는 가쪽으로 잡아당긴다.
비　　고 : 갈비돌기를 고정하는 경우, 과도하게 힘을 가하지 않는다(그림 1-72).

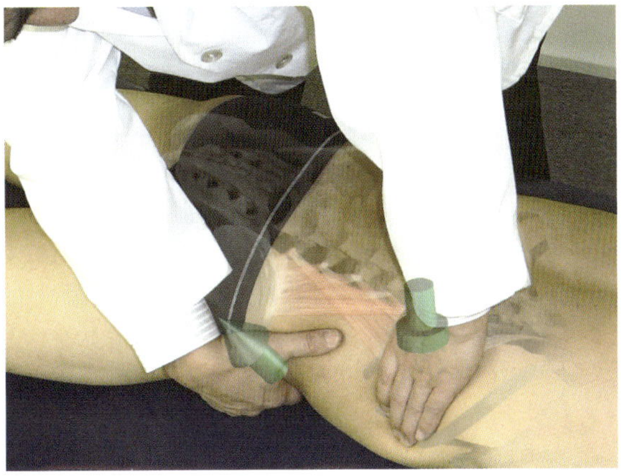

열두째갈비뼈의 고정은 갈비뼈 뒤면 전체를 고정하듯이 한다.

그림 1-72 허리네모근 스트레칭 조작

근육 테스트

검 사 자 : 환자의 가쪽, 검사하는 반대쪽에 선다.
환　　자 : 엎드린자세로, 검사쪽의 몸통을 약간 가쪽굽힘하면서 편다.
접　　촉 : 아래갈비뼈 아래부분의 뒤면
고　　정 : 엉덩뼈능선
조　　작 : 갈비뼈 아래부분 굽힘과 반대쪽으로 가쪽굽힘하여 환자의 앞안쪽으로 압력을 가한다.
비　　고 : 굽힘 방향의 압력만으로는 척주세움근을 평가하는 것이 되기 때문에 가쪽굽힘, 안쪽으로 압력을 가해야 한다. 가쪽굽힘 방향으로 압력을 유지하면서 굽힘 방향으로 압력을 가해야한다(그림 1-73).

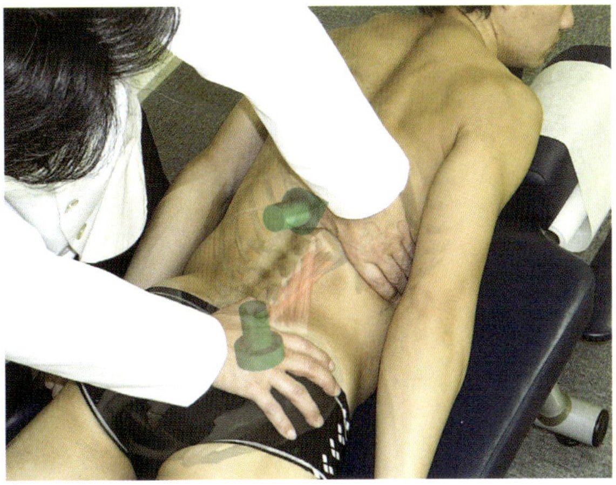

어깨관절 폄은 넓은등근의 뒤면을 나타낸다.

척주세움근의 협력작용도 고려한다.

그림 1-73 허리네모근 근육 텍스트

등세모근 위부분(승모근 상부, superior part of trapezius muscle)

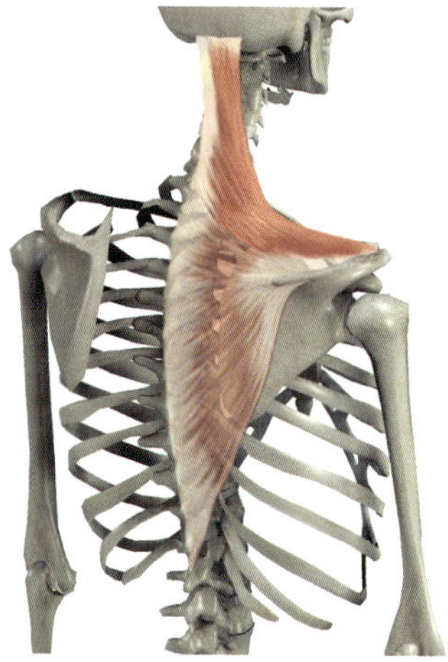

이 는 곳 : 바깥뒤통수융기, 위목덜미선 안쪽 1/3(그림 1-74), 목덜미인대, C7 가시돌기

닿 는 곳 : 빗장뼈의 가쪽 1/3(그림 1-75), 봉우리(그림 1-76)

기 능 : 어깨뼈의 돌림(접시오목이 위쪽으로 향한다), 머리목부위를 반대쪽으로 돌림(회선), 같은쪽으로 가쪽굽힘(측굴) · 폄(신전)

지배신경 : 척수더부신경(C2, C3, C4)

협 력 근 : 어깨뼈 돌림(앞톱니근, 마름근, 등세모근 아래부분),
머리목 폄(목폄근)
머리목 돌림(목폄근, 반대쪽의 목굽힘근, 반대쪽의 목빗근)
머리목 가쪽굽힘(목폄근, 목빗근, 목굽힘근)

대 항 근 : 어깨뼈 돌림(마름근)
머리목 폄(목빗근, 목굽힘근)
머리목 돌림(반대쪽의 등세모근 위부분, 반대쪽의 목폄근, 목빗근, 목굽힘근)
머리목 가쪽굽힘(반대쪽의 등세모근 위부분, 반대쪽의 목폄근, 반대쪽의 목빗근, 반대쪽의 목굽힘근)

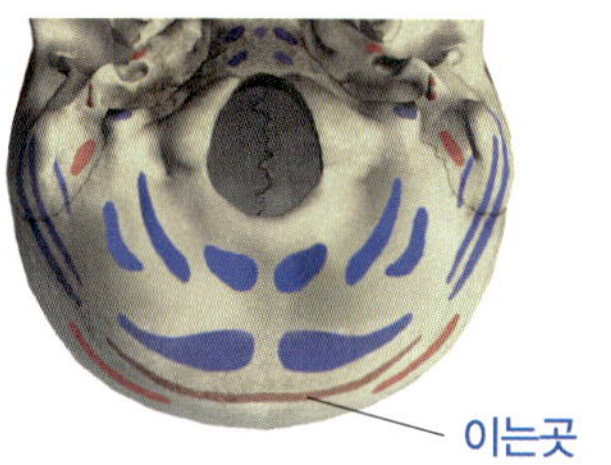

그림 1-74 등세모근 위부분 이는곳

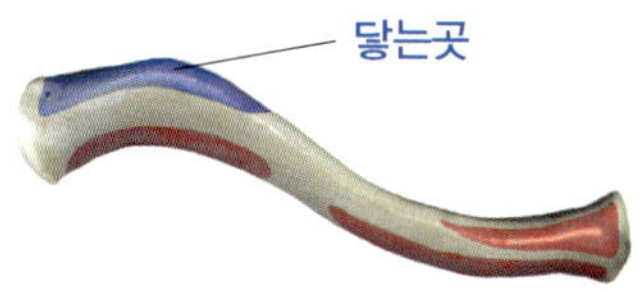

그림 1-75 등세모근 위부분 닿는곳

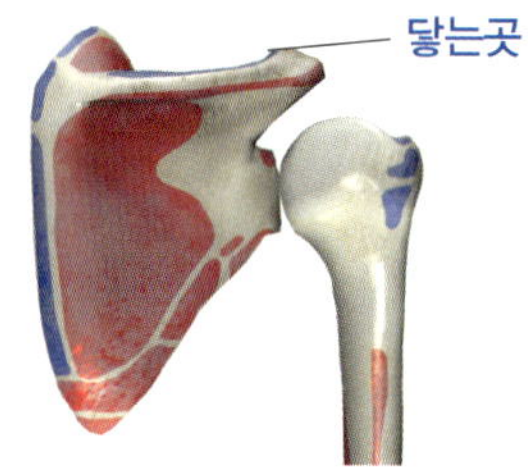

그림 1-76 등세모근 위부분 닿는곳

시진

선자세 또는 앉은자세로 뒤쪽에서 어깨의 높이를 비교한다. 수축력이 저하된 쪽의 어깨는 낮다.

촉진

힘 살 : 목부분부터 어깨부위에 걸쳐서 촉진한다. 가장 얕은층에 있는 근육이기 때문에 촉진은 용이하다. 앞모서리는 빗장뼈안쪽끝의 목빗근 부착부위의 가쪽에서 빗장뼈위모서리를 가쪽으로 향하여 촉진하는 것으로, 빗장뼈중간부분에서 등세모근 위부분의 앞모서리를 촉지할 수 있다. 촉진이 어려운 경우 어깨를 약간 올린 상태로 촉진한다(그림 1-77).

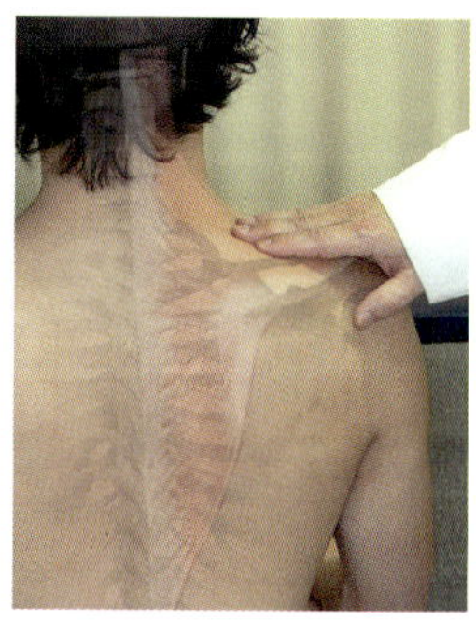
그림 1-77 힘살의 촉진

이는곳 · 닿는곳 : 이는곳은 목부분 중간의 고랑을 위쪽으로 뒤통수뼈를 향하여 촉진하며, 뒤통수뼈 중간에 있는 돌출부위, 바깥뒤통수융기를 촉진한다. 위목덜미선은 거기서부터 가로방향으로 늘어나는 융기이기 때문에, 그곳을 아래쪽에서 위쪽을 향하여 촉진한다. 닿는곳은 목빗근 부착부위의 가쪽부터 빗장뼈안쪽끝을 가쪽으로 향하여 촉진하는 것으로, 빗장뼈 중간부분 부근에서 등세모근 위부분의 앞모서리를 촉지할 수 있다. 이어서 가쪽으로 촉진하여 봉우리빗장관절의 안쪽인 봉우리 안쪽면을 촉진한다(그림 1-78).

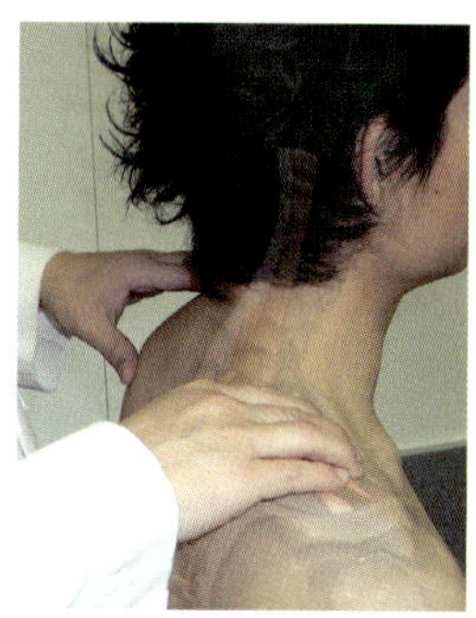
그림 1-78 빗장뼈 가쪽 1/3

스트레칭 조작

검 사 자 : 환자의 머리쪽에 앉는다.
환　　자 : 바로누운자세
접　　촉 : 가운데손가락으로 조작쪽 뒤통수뼈의 위목덜미선에 접촉한다.
고　　정 : 조작쪽 봉우리빗장관절의 위면
조　　작 : 어깨부위의 접촉을 아래가쪽으로 눌러서 고정시킨 상태로 뒤통수부위를 굽힘하고, 반대쪽으로 돌림과 가쪽굽힘을 가한다.
비　　고 : 돌림이나 굽힘(굴곡)이 큰 경우, 목폄근에 늘임(신장)이 가해지기 때문에 근육섬유의 주행을 고려해야 한다(그림 1-79).

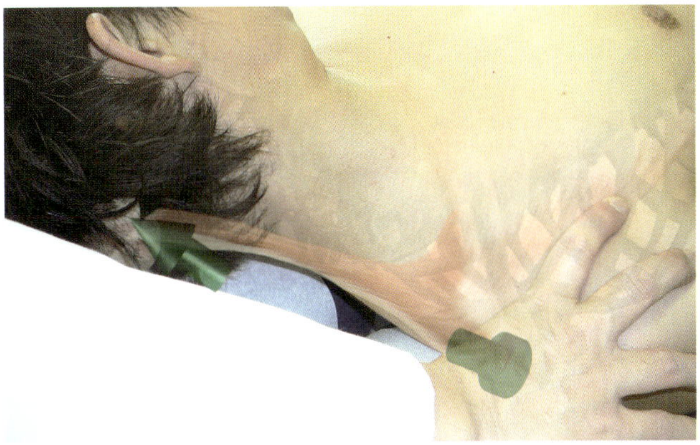

돌림과 가쪽굽힘을 가할 때, 목부분의 굽힘을 유지해야 한다.

그림 1-79 등세모근 위부분 스트레칭 조작

근육 테스트

검 사 자 : 환자의 뒤쪽에 선다.
환　　자 : 앉은자세로, 어깨의 올림(거상), 머리목부분을 반대쪽으로 약간 돌림, 같은쪽으로 가쪽굽힘한다.
접　　촉 : 한쪽 손으로 뒤통수뼈에 접촉하고 다른 한쪽 손으로는 어깨뼈가시 가쪽과 빗장뼈 가쪽 위면에 접촉한다.
조　　작 : 양손의 접촉부위를 뒤통수뼈와 어깨를 떨어뜨리는 방향으로 압력을 가한다.
비　　고 : 과도한 압력은 압력 근육인 목빗근, 목폄근의 작용을 유발시키기 때문에 등세모근 위부분의 반응을 일으키기 위하여 필요한 최소한의 압력을 가한다(그림 1-80).

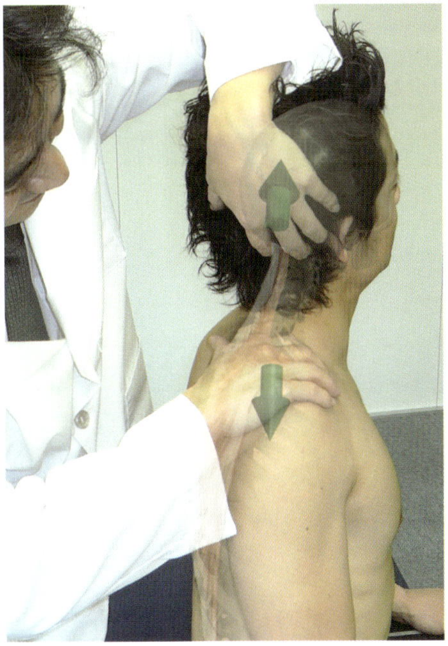

목부위의 돌림이 작은 경우에는 목빗근, 너무 큰 경우에는 목폄근이 작용하는 것이 된다.

그림 1-80 등세모근 위부분 근육 테스트

등세모근 중간부분(승모근 중부, middle part of trapezius muscle)

이 는 곳 : T1-T5 가시돌기(그림 1-81)
닿 는 곳 : 어깨뼈 어깨뼈가시의 위부분(그림 1-82)
기 능 : 어깨뼈의 모음(내전)
지배신경 : 척수더부신경(C2, C3, C4)
협 력 근 : 어깨뼈 모음(마름근, 넓은등근, 빗장밑근, 등세모근 아래부분)
대 항 근 : 어깨뼈 모음(가시위근, 앞톱니근)

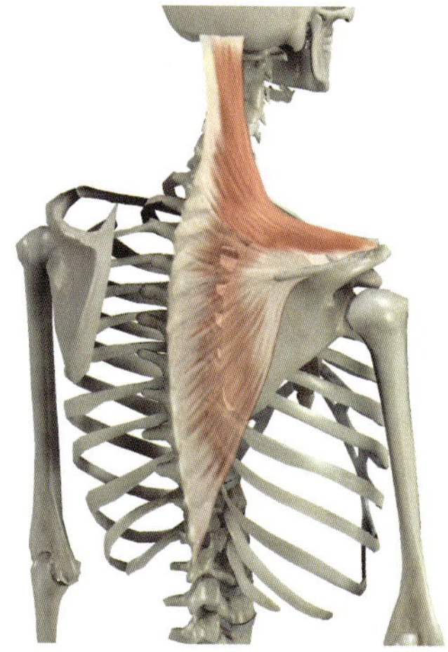

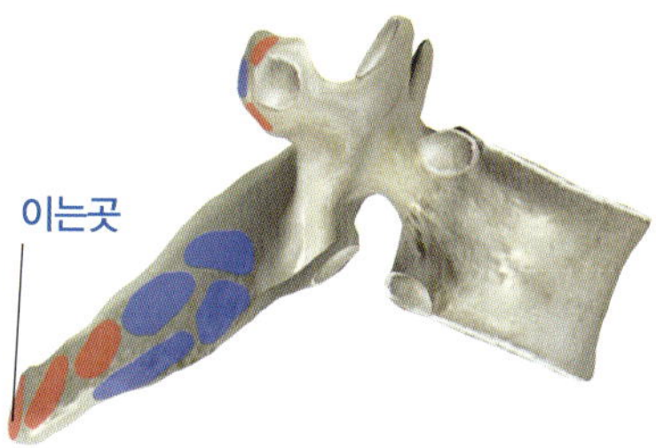

그림 1-81 등세모근 중간부분 이는곳

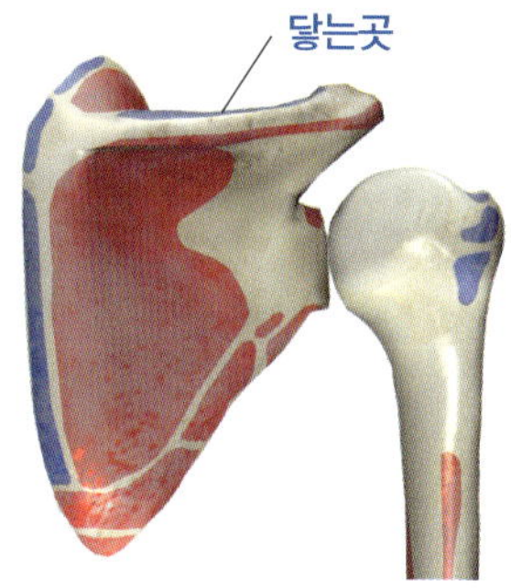

그림 1-82 등세모근 중간부분 닿는곳

시진

수축력이 저하된 어깨뼈는 앞가쪽으로 이동한다. 마름근 약화에 의한 어깨뼈 가쪽 이동에 의한 어깨뼈 아래각의 가쪽 이동과 감별이 필요하다. 등세모근 중간부분의 약화에 의한 어깨뼈 가쪽의 이동은 어깨뼈 아래각의 가쪽 이동에 수반되는 것은 아니다.

촉진

힘 살 : 어깨뼈가시 안쪽에서 T1-T5까지 촉진한다.

이는곳 · 닿는곳 : 이는곳은 T1-T5 가시돌기 끝을 촉진한다. 닿는곳은 어깨뼈의 어깨뼈가시위모서리 가쪽의 1/2를 위쪽에서 촉진한다(그림 1-83).

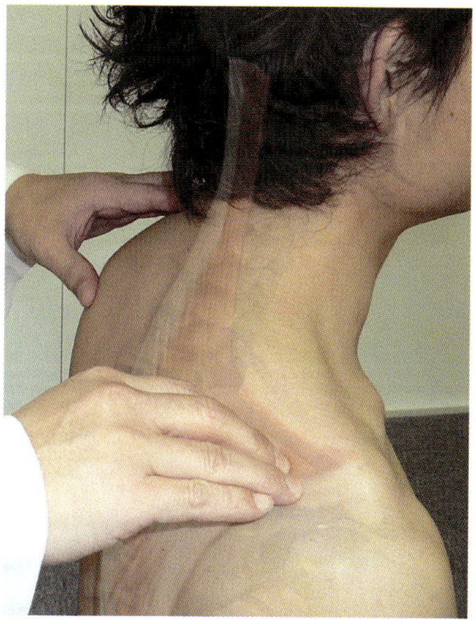
그림 1-83 어깨뼈의 어깨뼈가시위부분

스트레칭 조작

검 사 자: 환자의 가쪽, 조작하는 반대쪽에 선다.

환　　자: 앉은자세로, 어깨관절을 90° 굽힘시킨다.

접　　촉: 조작쪽 위팔의 먼쪽을 잡는다.

고　　정: 어깨뼈 안쪽모서리 또는 검사자의 가슴부위에 테스트 반대쪽의 어깨부위 가쪽과 몸통 뒤면을 고정하여 몸통이 돌림(회선)이 되지 않도록 한다.

조　　작: 조작쪽의 팔을 최대한 수평 모음하여 어깨관절을 가쪽으로 이동시킨다. 가쪽 이동이 최대가 된 상태로 고정손으로 어깨관절 안쪽모서리의 가쪽으로 압력을 가하여 압력에 대한 저항을 평가한다.

비　　고: 팔의 수평 모음은 팔을 몸통에서 떼어놓듯이, 큰 원을 그리듯이 시행한다(그림 1-84).

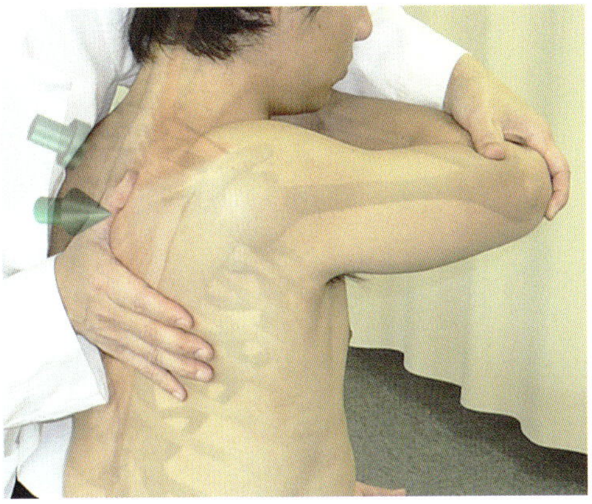

그림 1-84 등세모근 중간부분 스트레칭 조작

등세모근 중간부분을 늘이기 어려운 경우, 환자의 몸통을 약간 굽힌다.

압력의 방향이 아래로 가해질 경우, 큰 · 작은마름근에 늘임이 가해지기 때문에 주의해야 한다.

근육 테스트

검 사 자: 환자의 머리쪽에 선다.

환　　자: 엎드린자세로, 어깨관절의 벌림 90°와 최대 가쪽돌림 한다.

접　　촉: 아래팔 먼쪽의 노쪽

고　　정: 어깨뼈 안쪽모서리를 고정하는데, 시진으로 평가하는 경우에는 반대쪽의 몸통 뒤면을 고정한다.

조　　작: 아래팔 먼쪽의 노쪽으로 바닥 방향, 환자의 앞쪽을 향하여 압력을 가한다.

비　　고: 테스트는 어깨뼈가 척주로부터 벌림(외전)하는 것을 촉진 또는 관찰하는 것으로 한다. 정상적으로는 압력을 가하는 순간 약간의 움직임이 있은 후, 어깨뼈는 가슴우리에 대하여 일정한 위치에서 계속 유지된다. 약화가 존재하는 경우 어깨뼈가시 이는곳의 어깨뼈 안쪽모서리는 가쪽으로 이동하게 된다.

어깨뼈 안쪽모서리가 아래가쪽으로 이동하는 경우, 마름근, 어깨올림근의 약화에 의한 경우가 있다(그림 1-85).

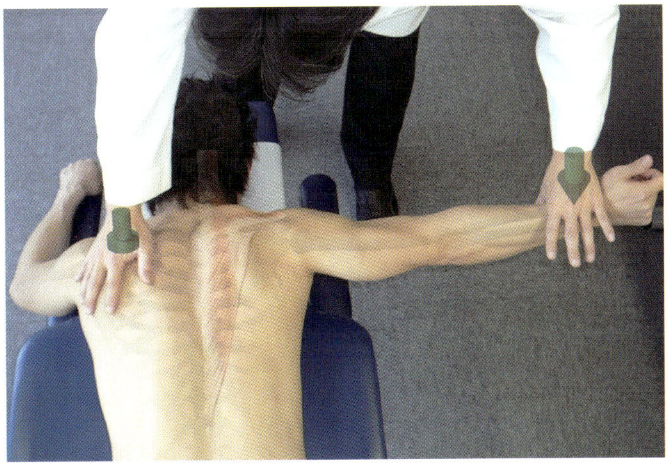

그림 1-85 등세모근 중간부분 근육 테스트

팔에 가하는 압력은 팔이 바닥 방향으로 내려갈 만큼 큰 힘을 가할 필요는 없다.

팔에 압력을 가하는 것은 어깨뼈에 부착하는 어깨세모근, 가시아래근, 작은원근 등의 작용에 의해 등세모근을 늘이는 힘을 가하기 위함이다.

등세모근 아래부분(승모근 하부, inferior part of trapezius muscle)

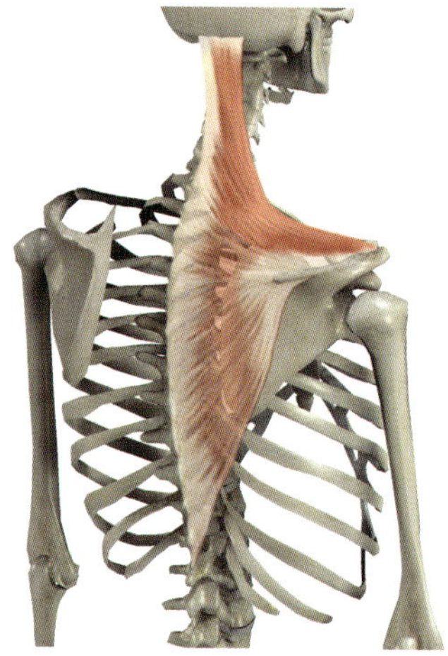

이 는 곳 : T6-T12 가시돌기(그림 1-86)
닿 는 곳 : 어깨뼈의 어깨뼈가시안쪽 1/3(그림 1-87)
기 능 : 어깨뼈의 돌림(접시오목이 위쪽으로 향한다),
어깨뼈를 아래쪽으로 고정
지배신경 : 척수더부신경(C2, C3, C4)
협 력 근 : 어깨뼈 돌림(앞톱니근, 등세모근 위부분)
어깨뼈 모음(마름근, 넓은등근, 어깨밑근, 등세모근 중간부분)
어깨뼈 내림(넓은등근)
대 항 근 : 어깨뼈 돌림(마름근)
어깨뼈 모음(큰가슴근 빗장부분 · 복장갈비부위,
작은가슴근, 가시위근, 앞톱니근)
어깨뼈 내림(등세모근 위부분, 어깨올림근, 마름근)

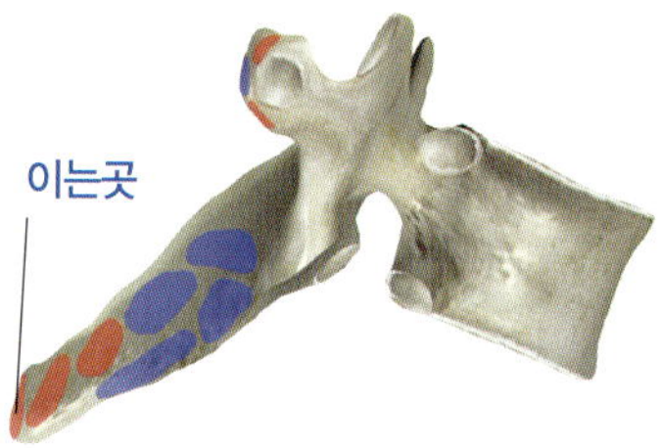

그림 1-86 등세모근 아래부분의 이는곳

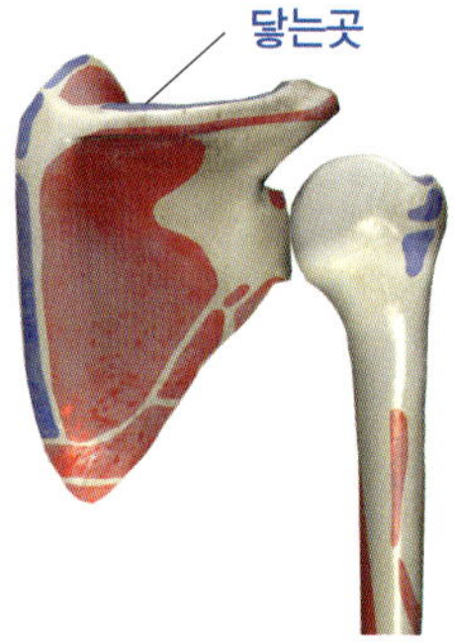

그림 1-87 등세모근 아래부분의 닿는곳

시진

수축력이 저하된 어깨뼈 안쪽모서리는 위가쪽으로 이동한다.

촉진

힘 살 : 어깨뼈가시 안쪽에서 T6-T12까지 촉진한다(그림 1-88).
힘살은 등세모근 중간부분 아래에 존재하기 때문에 감별이 필요하다. 등세모근 중간부분과의 감별은 등세모근 중간부분 이는곳인 T1-T5의 가시돌기와 닿는곳인 어깨뼈의 어깨뼈가시위부분을 잇는 선보다도 아래를 촉진한다.

이는곳 · 닿는곳 : 이는곳은 T5-T12 가시돌기의 끝을 촉진한다(그림 1-89). 닿는곳은 어깨뼈의 어깨뼈가시위모서리의 안쪽 1/3을 위쪽부터 촉진한다.

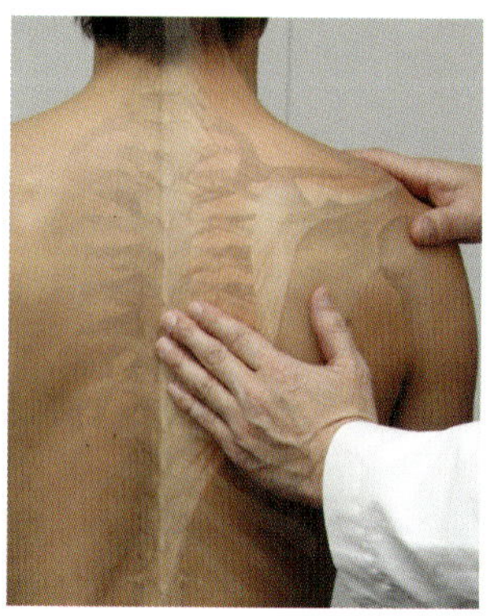

그림 1-88 힘살의 촉진

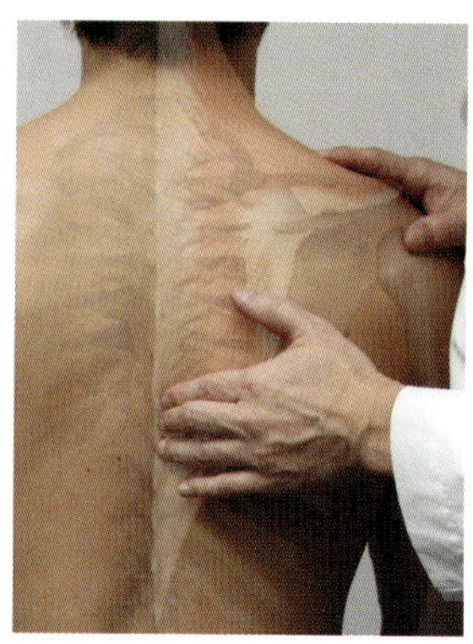

그림 1-89 T6-T12 가시돌기

스트레칭 조작

검 사 자 : 환자의 가쪽, 조작하는 반대쪽에 선다.

환　　자 : 앉은자세로, 어깨관절을 130° 굽힌다.

접　　촉 : 조작쪽의 위팔 먼쪽을 잡는다.

고　　정 : 어깨뼈 안쪽모서리. 또는 검사자의 가슴부위에 조작하는 반대쪽의 어깨부위 가쪽과 몸통 뒤면을 고정하여 몸통이 돌림(회선)이 되지 않도록 한다.

조　　작 : 팔을 최대한 수평 모음하여 어깨뼈를 가쪽으로 이동시킨다. 가쪽 이동이 최대가 된 상태에서 고정 손으로 어깨뼈 안쪽모서리에 위가쪽으로 압력을 가하여 압력에 대한 저항을 평가한다.

비　　고 : 팔의 수평 모음은 팔을 몸통에서 떨어뜨리듯이, 큰 원을 그리듯이 한다(그림 1-90).

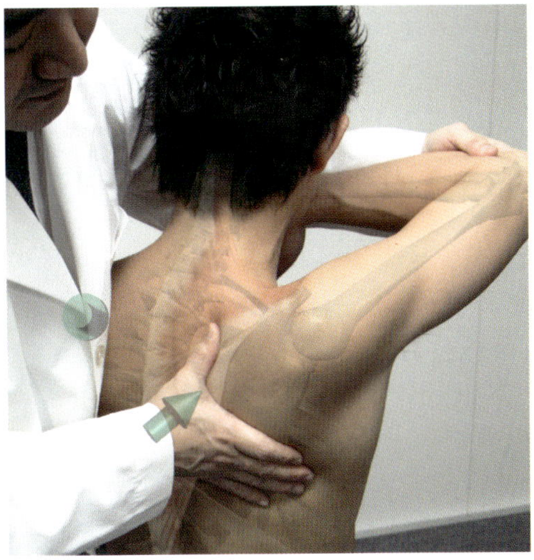

그림 1-90 등세모근 아래부분 스트레칭 조작

등세모근 아래부분을 늘이기 어려운 경우, 환자의 몸통아래쪽 등뼈를 약간 굽힌다.

근육 테스트

검 사 자 : 환자의 검사쪽에 선다.

환　　자 : 엎드린자세로, 어깨관절의 벌림(외전), 약 130° 또는 최대 가쪽돌림(외선) 한다.

접　　촉 : 아래팔 먼쪽의 노쪽

고　　정 : 어깨뼈의 안쪽모서리. 시진으로 평가하는 경우에는 허리부위를 고정한다.

조　　작 : 아래팔 먼쪽의 노쪽에서 바닥 방향, 환자의 앞쪽을 향하여 압력을 가한다.

비　　고 : 테스트는 어깨뼈의 위쪽과 가쪽으로의 움직임을 관찰하는 것 또는 어깨뼈 안쪽모서리의 움직임을 촉지하는 것으로 평가한다. 정상적인 경우 압력을 가한 순간, 약간 움직인 후 어깨뼈는 가슴우리에 대하여 일정한 위치를 유지한다. 약화가 존재하는 경우 어깨뼈가시 이는곳의 어깨뼈 안쪽모서리는 가쪽과 위쪽으로 이동하는 것이 된다(그림 1-91).

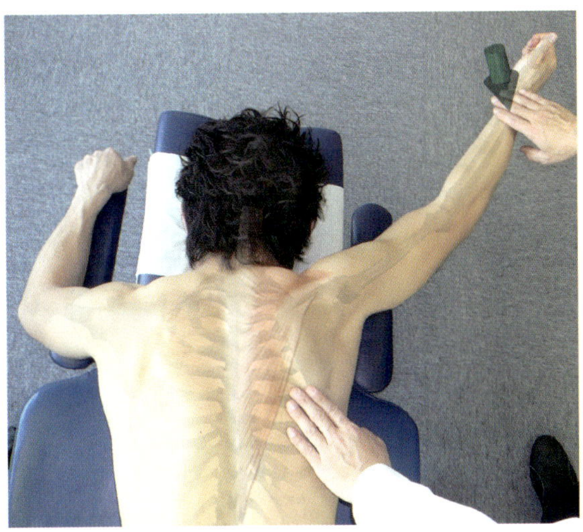

그림 1-91 등세모근 아래부분 근육 테스트

근육 테스트에서 팔에 압력을 가하는 것은 팔이 바닥 방향으로 내려가는 것을 검사하는 것이 아니라 어깨뼈의 움직임을 평가하는 것이다.

넓은등근(광배근, latissimus dorsi muscle)

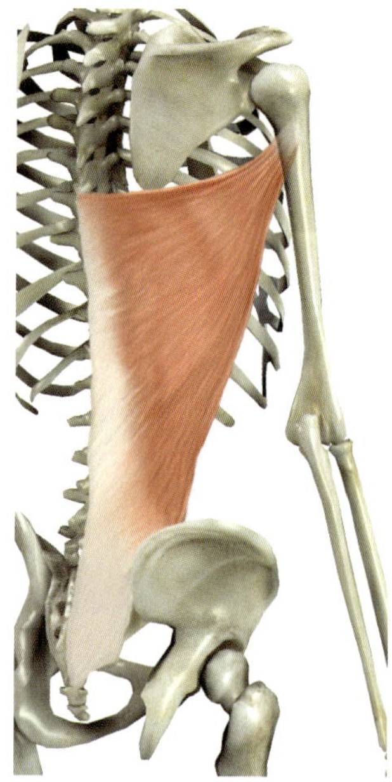

이 는 곳 : T7-T12 가시돌기, 허리뼈 가시돌기(그림 1-92),
엉치뼈의 정중엉치뼈능선, 엉덩뼈능선의 뒤,
아홉째-열두째갈비뼈 뒤가쪽면(그림 1-93), 등허리근막,어깨뼈 아래각끝

닿 는 곳 : 위팔뼈 결절사이고랑의 바닥부분(그림 1-94)

기　　능 : 어깨관절의 폄(신전) · 모음(내전) · 안쪽돌림(내선),
어깨뼈 아래각을 아래안쪽으로 잡아당긴다.

지배신경 : 가슴등신경(C6, C7, C8)

협 력 근 : 어깨관절 모음(큰원근, 위팔세갈래근 긴갈래)
어깨관절 폄(큰원근, 위팔세갈래근 긴갈래, 어깨세모근 가시부분)
어깨관절 내림(등세모근 아래부분)

대 항 근 : 어깨관절 모음(가시위근, 어깨세모근)
어깨관절 폄(위팔두갈래근, 부리위팔근, 큰가슴근)
어깨세모근 빗장부분 어깨뼈 내림(등세모근 위부분,
어깨올림근)

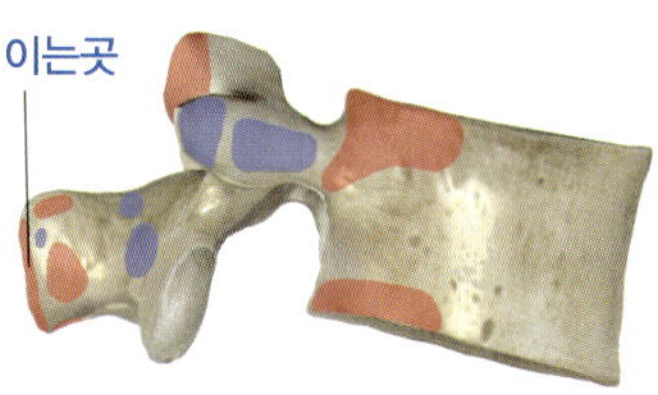

그림 1-92　넓은등근 이는곳

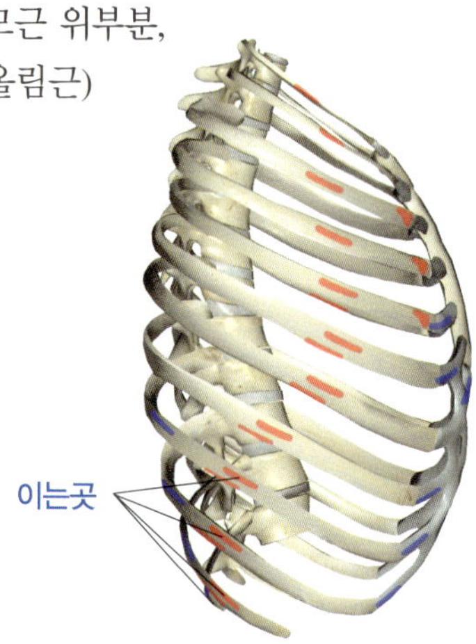

그림 1-93　넓은등근 이는곳

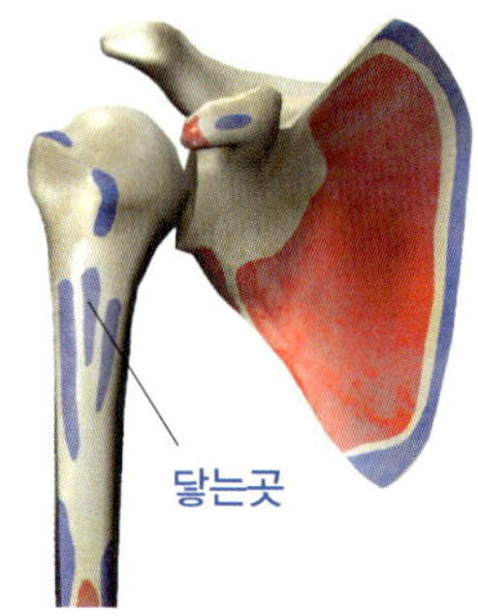

그림 1-94　넓은등근 닿는곳

시진

선자세, 또는 앉은자세에서 뒤쪽부터 촉진하는 것으로 수축력 저하쪽 어깨의 상승이 발견된다. 발달된 근육은 가슴우리 중간부분부터 위의 체형을 가로로 넓힌다.

촉진

힘　살: 몸통 가쪽면을 앞가쪽부터 힘살 가쪽모서리를 촉지한다. 그러고 나서 가슴우리 뒤면의 중간부분에서 허리부분에 걸쳐서 촉진한다.

이는곳 · 닿는곳 : 이는곳 T7부터 L5까지 가시돌기의 끝을 가쪽에서 촉진한다(그림 1-95). 엉덩뼈능선 뒤는 위쪽에서 촉진한다(그림 1-96). 더욱이 어깨뼈 아래각끝의 뒤면을 촉진한다(그림 1-97). 아홉째-열두째갈비뼈 뒤가쪽면의 촉진은 팔을 굽힘(굴곡) · 벌림(외전) 방향으로 잡아당기고 저항시킨 상태에서 이 위치에 수축하여 융기하는 넓은등근의 힘살 가쪽모서리을 촉진하고 아홉째-열두째갈비뼈까지 이르러 정확한 위치를 특정한다(그림 1-98). 닿는곳은 위팔뼈를 기본 자세, 팔오금을 앞쪽으로 향한 상태에서 위팔갈래의 앞면을 촉진하여 큰결절을 촉지한다. 다음에는 안쪽을 촉진하여 결절사이고랑과 이것에 끼어 있는 두갈래근 긴갈래를 촉진하고 더욱 안쪽 작은결절을 촉진한다. 그래서 작은결절을 아래에서 촉진하여 작은결절능선의 닿는곳을 촉진한다(그림 1-99). 아래끝에서는 일부, 큰원근 닿는곳의 존재를 고려해야 한다.

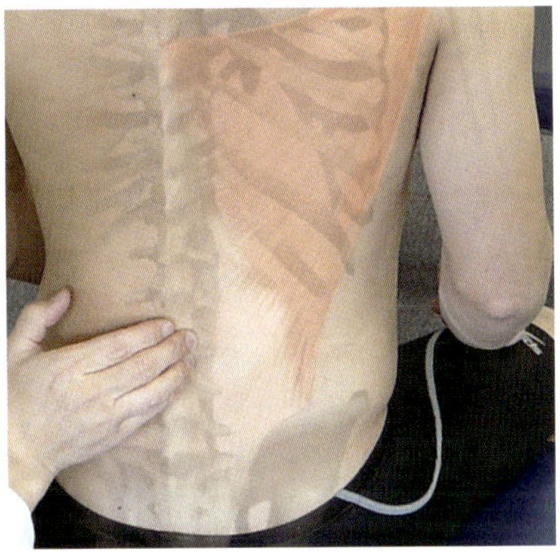

그림 1-95 T7-T12와 허리뼈가시돌기

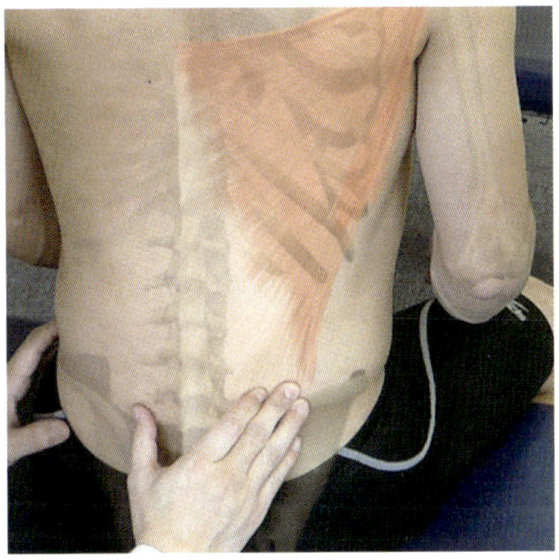

그림 1-96 엉덩뼈능선 뒤부분

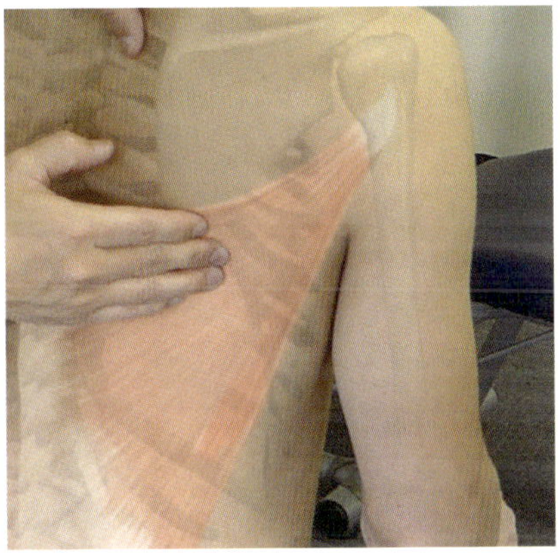

그림 1-97 어깨뼈 아래각의 끝

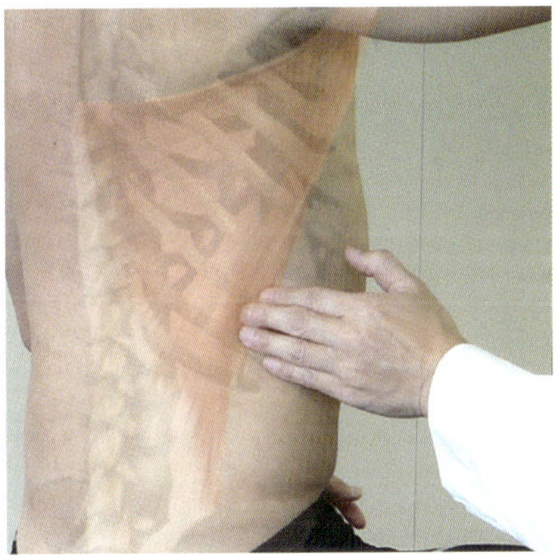

그림 1-98 아홉째-열두째갈비뼈의 뒤가쪽면

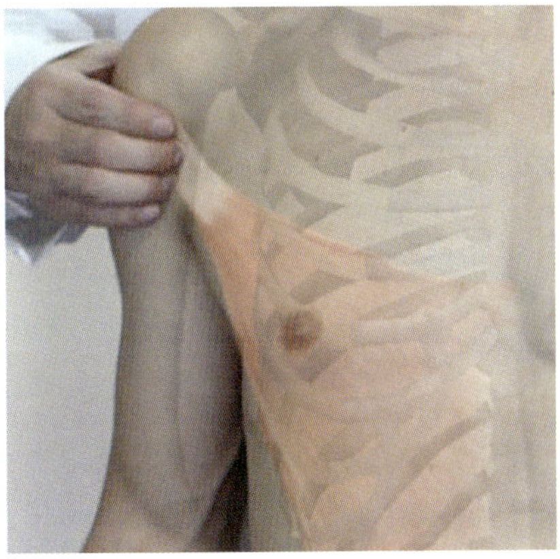

그림 1-99 위팔뼈 결절사이고랑의 바닥부분

스트레칭 조작

검 사 자 : 환자의 뒤쪽에 선다.
환　　자 : 앉은자세로, 허리부분을 굽힌다.
접　　촉 : 조작쪽 아래팔의 먼쪽를 잡는다.
고　　정 : 몸통 위부분의 뒤면
조　　작 : 팔을 올려서 굽힘 제한을 평가한다.
비　　고 : 큰원근과의 감별은 어깨뼈 가쪽모서리를 고정한 상태에서의 제한과 고정하지 않은 상태에서의 제한을 비교하는 것으로도 가능하다(그림 2-19 참조). 어깨뼈를 고정하는 것으로 대원근을 늘이는 힘이 보다 커진다(그림 1-100).

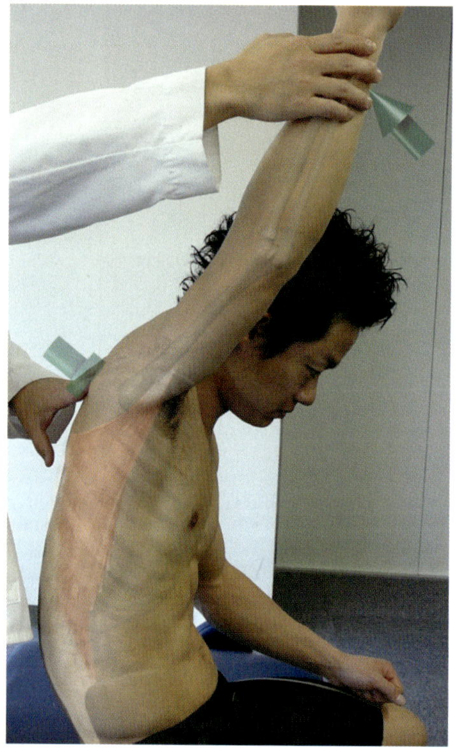
그림 1-100 넓은등근 스트레칭 조작

어깨의 주위 근육과의 감별은 앉은자세에서 허리부위 · 골반부위의 굽힘자세와 중간자세에 제한이 다른 것으로도 관찰 가능하다.

큰원근 스트레칭 조작을 참조

근육 테스트

검 사 자 : 환자의 가쪽, 검사하는 쪽에 선다.

환　　자 : 선자세로, 팔꿉관절을 최대 폄한 상태에서 어깨관절의 최대 안쪽돌림, 아래팔의 엎침(회내)을 일으켜 위팔이 어깨뼈 가쪽모서리에 위치하기까지 어깨관절을 폄, 모음한다. 이 상태에서 가능한 한 팔이음뼈를 아래안쪽으로 잡아당긴다.

접　　촉 : 아래팔 먼쪽의 노쪽

고　　정 : 어깨의 위부분

조　　작 : 넓은등근 근육섬유의 주행과 동일 평면상에 벌림, 굽힘이 일어나도록, 팔을 긴쪽 방향으로 당긴 상태로 앞가쪽으로 잡아당긴다.

비　　고 : 테스트의 압력으로 팔꿉관절에 통증이나 불쾌감이 일어날 경우, 위팔 먼쪽부분에 접촉하여 압력을 가해야 한다(그림 1-101).

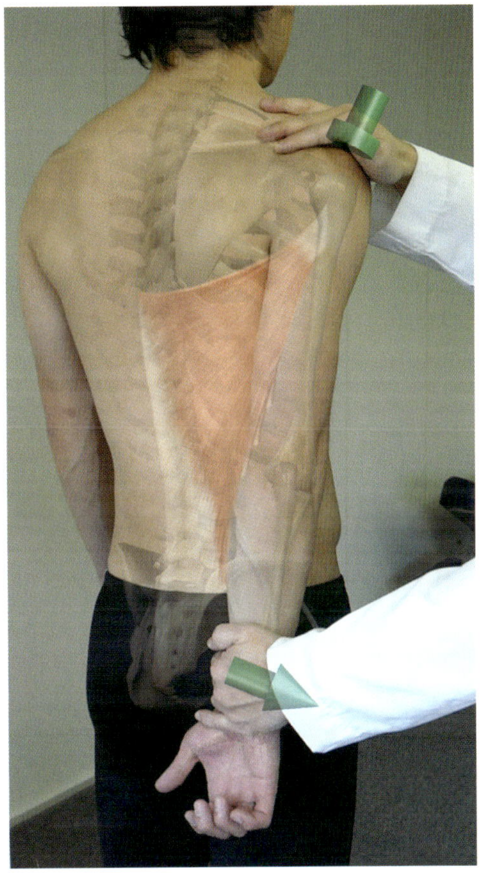

테스트에서 압력을 가할 때는 팔꿉관절이 굽힘되지 않도록 주의한다.

테스트 시 어깨부위와 팔이음뼈가 올림(거상)되는 경우, 돌림근띠(rotator cuff) 등에 의해 어깨의 위팔관절이 고정되어 있는 것이 된다.

어깨부위, 팔이음뼈를 뒤아래쪽에 위치시키는 것으로 가슴우리에 대하여 어깨뼈를 뒤아래쪽으로 잡아내리는 넓은등근이 보다 수축하는 것이 된다. 이 자세로 테스트를 시작하는 것으로 넓은등근의 작용을 유발하는 것이 가능해진다.

그림 1-101 넓은등근 근육 테스트

큰 · 작은마름근(대 · 소능형근, rhomboid major · minor muscle)

큰마름근(대능형근, rhomboid major muscle)
이 는 곳 : T2-T5 가시돌기(그림 1-102)
닿 는 곳 : 어깨뼈가시부터 아래각까지의 어깨뼈 안쪽모서리(그림 1-103)

작은마름근(소능형근, rhomboid minor muscle)
이 는 곳 : 목덜미인대, C7과 T1 가시돌기(그림 1-102)
닿 는 곳 : 어깨뼈 안쪽모서리의 어깨뼈가시 이는곳(그림 1-103)

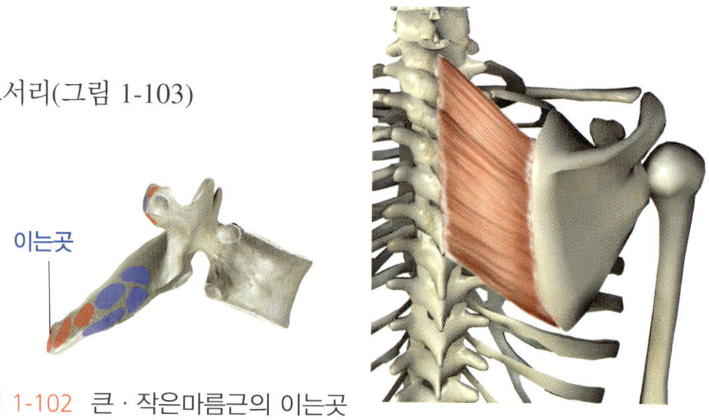

그림 1-102 큰 · 작은마름근의 이는곳

큰·작은마름근
기 능 : 어깨뼈의 모음(내전)과 약간의 올림(거상)
지배신경 : 등쪽어깨신경(C4, C5)
협 력 근 : 어깨뼈 모음(등세모근 중간부분, 빗장밑근, 넓은등근)
대 항 근 : 어깨뼈 모음(앞톱니근)

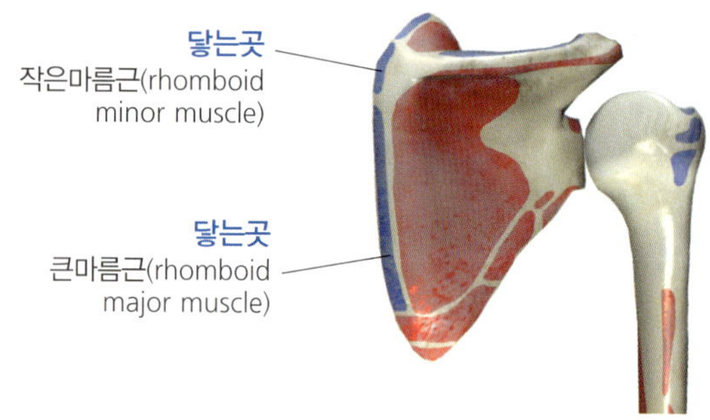

그림 1-103 큰 · 작은마름근의 닿는곳

시진

앉은자세 또는 선자세로 좌우의 어깨뼈 안쪽모서리와 척주(가시돌기에 이르는 정중선) 사이의 거리를 비교한다. 수축력 저하가 존재하는 경우, 어깨뼈의 아래각은 보다 가쪽으로 이동한다. 또는 어깨뼈 안쪽모서리의 가슴우리 돌출을 관찰한다.

촉진

힘 살 : 어깨뼈 안쪽을 촉진한다. 마름근은 등세모근 중간부분의 깊은부분에 위치하기 때문에 등세모근 중간부분의 평가와 함께 해야 한다.

이는곳 · 닿는곳 : 이는곳의 촉진은 C7부터 T5까지의 가시돌기끝을 가쪽에서 촉진한다(그림 1-104). 닿는곳은 어깨뼈 안쪽모서리 어깨뼈가시의 높이로 작은마름근의 닿는곳, 아래에서 큰마름근의 닿는곳을 촉진하는 것이 가능하다(그림 1-105).

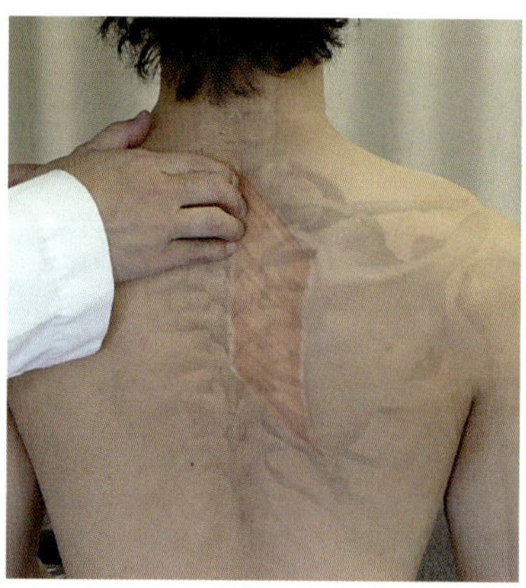

그림 1-104 가시돌기

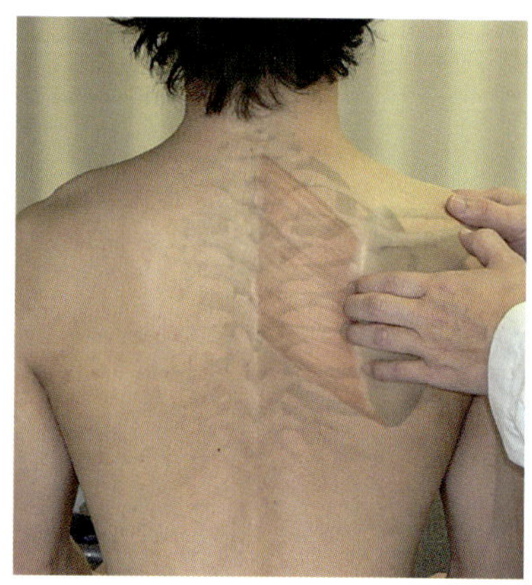

그림 1-105 어깨뼈가시에서 아래각까지의 어깨뼈 안쪽모서리

스트레칭 조작

검 사 자 : 환자의 가쪽, 조작하는 반대쪽에 선다.

환　　자 : 앉은자세로, 어깨관절을 45° 굽힘시킨다.

접　　촉 : 검사쪽의 위팔 면쪽을 잡는다.

고　　정 : 검사자의 가슴부위와 손바닥으로 테스트 반대쪽의 어깨부위 가쪽과 몸통 뒤면을 고정하여 몸통이 돌림(회선)되지 않도록 한다.

조　　작 : 팔을 최대한 수평모음하여 어깨뼈를 가쪽으로 이동시킨다. 또한, 가쪽 이동이 최대가 된 상태에서 고정손으로 어깨뼈 안쪽모서리에 아래가쪽으로 압력을 가하여 압력에 대한 저항을 평가하는 방법도 가능하다.

비　　고 : 팔의 수평모음은 팔을 몸통에서 떨어뜨리듯이, 큰 원을 그리듯이 한다(그림 1-106).

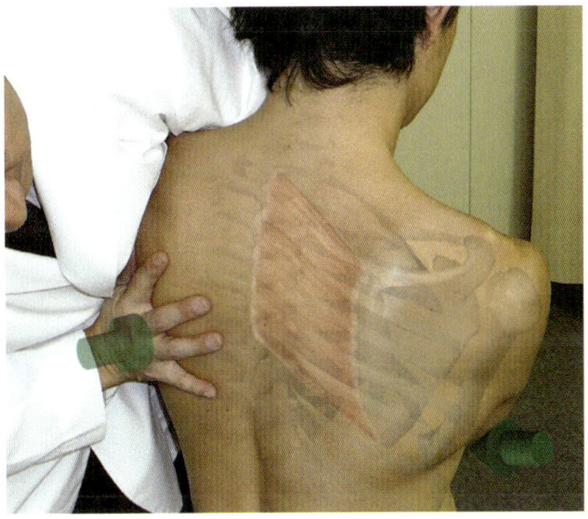

그림 1-106 큰 · 작은마름근 스트레칭 조작

이 조작을 하면서 스트레칭쪽의 팔이음뼈가 올림되지 않도록 주의한다.

근육 테스트

검 사 자 : 환자의 가쪽, 검사하는 쪽에 선다.

환　　자 : 앉은자세로, 팔꿉관절 90° 굽힘자세, 다음에는 위팔이 어깨뼈 가쪽모서리에 위치하기까지 어깨관절을 폄(신전) · 모음하면서 어깨뼈를 척주를 향하여 모음시킨다.

접　　촉 : 팔꿉관절의 안쪽

고　　정 : 어깨뼈 아래각(이 테스트에서는 고정을 하기보다는 어깨뼈 아래각의 움직임을 촉지한다).

조　　작 : 팔꿉관절안쪽의 접촉에 의해 위팔을 벌림(외전) 방향으로 잡아당긴다.

비　　고 : 정상적으로는 위팔에 압력을 가한 순간, 아래각은 약간 움직이지만 그 직후에 가슴우리에 대해서 일정한 위치를 잡는 것이 가능하다. 약화가 있는 경우, 어깨뼈 아래각의 아래쪽으로 이동이 촉지된다(그림 1-107).

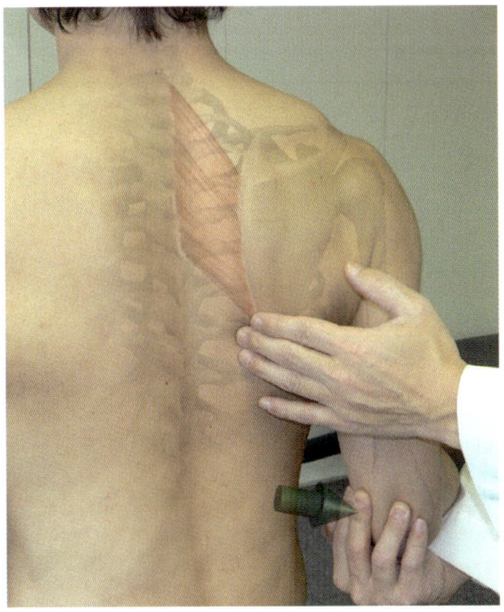

그림 1-107 큰 · 작은마름근 근육 테스트

테스트는 가능한 한 마름근을 수축시킨 자세에서 시작한다.

테스트는 어깨뼈의 고정을 평가하는 것으로 한다. 약화가 존재하는 경우, 팔 가쪽에 압력을 가하면 어깨뼈가 가쪽으로 이동한다.

어깨올림근(견갑거근, levator scapulae muscle)

이 는 곳 : C1 가쪽덩이, C2-C4 가로돌기의 뒤결절(그림 1-108)
닿 는 곳 : 어깨뼈 위각에서 어깨뼈가시 이는곳(그림 1-109)
기　　능 : 어깨뼈의 올림(거상)
지배신경 : 등쪽어깨신경(C3, C4, C5)
협 력 근 : 어깨뼈 올림(등세모근 위부분, 마름근)
대 항 근 : 어깨뼈 올림(등세모근 아래부분, 넓은등근)

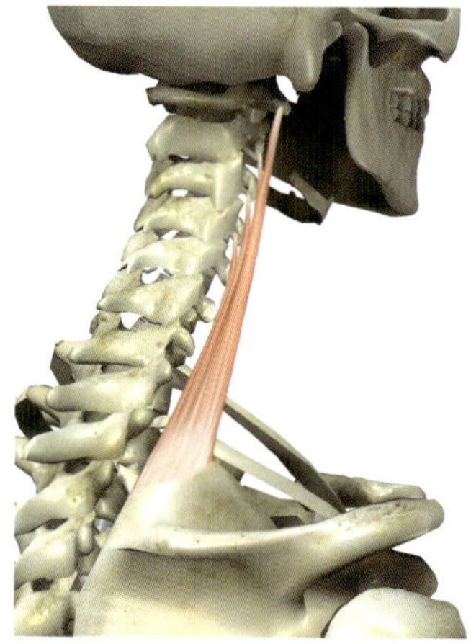

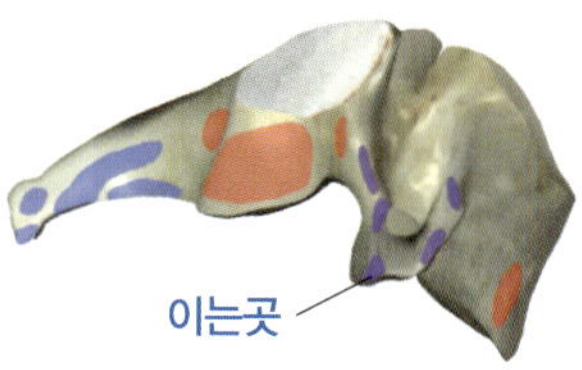

그림 1-108 어깨올림근의 이는곳

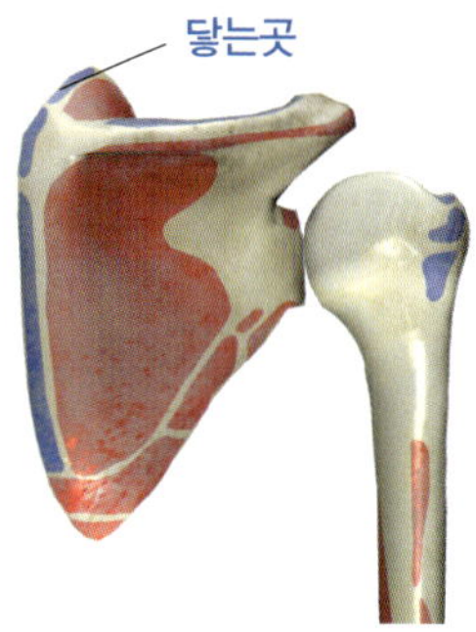

그림 1-109 어깨올림근의 닿는곳

시진

수축력이 저하된 어깨뼈의 위안쪽각은 아래가쪽으로 이동하게 되는데 등세모근 위부분의 보상작용에 의해 이 이동이 발견되는 경우는 드물다. 주로 아래쪽으로 이동하며, 가쪽 이동은 마름근, 등세모근 중간부분의 영향이 크다.

촉진

힘　살: 힘살은 어깨뼈 위각을 등세모근 아래에서 촉진한다.

이는곳 · 닿는곳 : 이는곳은 C1 가로돌기, C2 · C3 · C4 뒤결절을 촉진한다(그림 1-110). 뒤결절 촉진은 바로 앞에 척수신경이 있기 때문에 절대 강한 힘으로 촉진해서는 안 된다. 닿는곳은 어깨뼈 위각에서 어깨뼈가시 이는곳의 위쪽을 촉진한다(그림 1-111).

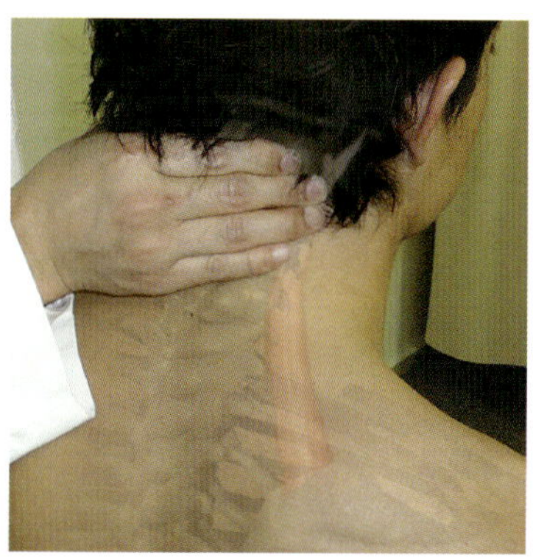

그림 1-110 C1 가쪽덩이, C2-C4 가로돌기의 뒤결절

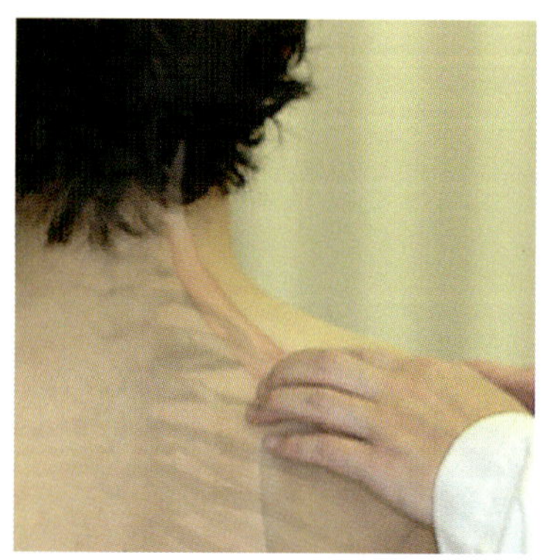

그림 1-111 어깨뼈 위각에서 어깨뼈가시 이는곳의 위쪽

스트레칭 조작

검 사 자 : 환자의 머리쪽에 앉는다.
환 자 : 바로누운자세
접 촉 : 네 손가락으로 C1-C3 · C4 관절돌기 뒤면에 접촉한다.
고 정 : 조작쪽의 어깨뼈 위각에 접촉한다.
조 작 : 어깨부위의 접촉을 아래쪽으로 늘여서 고정한 상태로 뒤통수뼈를 굽힘하여 반대쪽으로 돌림(회선)과 가쪽굽힘(측굴)을 가한다.
비 고 : 조작쪽의 어깨뼈 위각을 위안쪽부터 고정한 상태로 반대쪽의 손(집게-새끼손가락)으로 C1-C4 가로돌기 뒤면에 접촉하면서 목부분을 굽힘자세로 유지하여 어깨뼈의 반대쪽으로 가쪽굽힘, 돌림을 가한다. 이 때 근육의 저항이 느껴질 때까지 한다(그림 1-112).

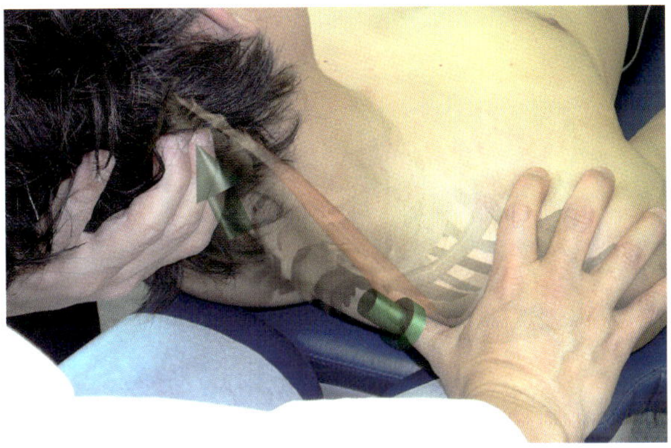

그림 1-112 어깨올림근 스트레칭 조작

조작에서는 굽힘이 너무 크면 목폄근에 늘임(신장)이 가해지기 때문에 주의해야 한다.

등세모근 위부분과의 감별이 필요하다.

근육 테스트

검 사 자 : 환자의 가쪽, 검사하는 쪽에 선다.
환 자 : 앉은자세로, 팔꿉관절 90° 굽힘자세에서 어깨뼈 아래가쪽을 향하여 내림(하제) · 벌림(외전)시킨다.
접 촉 : 팔꿉관절의 안쪽
고 정 : 어깨뼈 위각(이 테스트에서는 고정을 하는 것보다는 어깨뼈 위각의 움직임을 촉지한다)
조 작 : 팔꿉관절 안쪽의 접촉부위에 위팔의 긴쪽 방향으로 약간 당기면서 위팔을 벌림 방향으로 잡아당긴다.
비 고 : 정상인 경우 위팔에 압력을 가하는 순간, 안쪽위각은 약간 움직이는데 그 직후에 가슴우리에 대해 일정 위치를 유지하는 것이 가능하다. 약화가 존재하는 경우, 어깨뼈 위각은 아래가쪽으로 이동한다(그림 1-113).

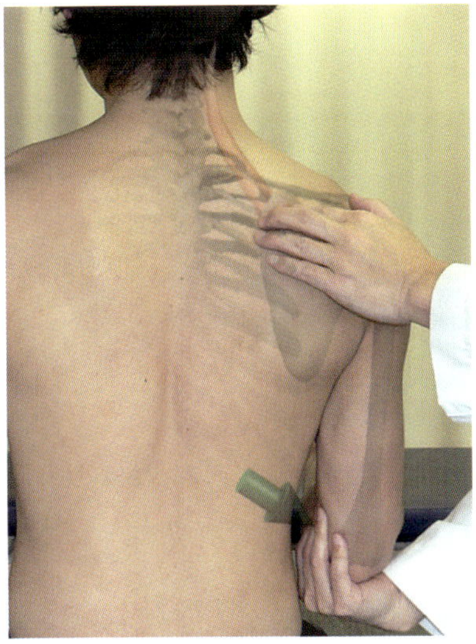

그림 1-113 어깨올림근 근육 테스트

팔꿉관절 안쪽으로의 압박은 팔이음뼈와 위팔을 아래가쪽에 잡아 당기는 방향으로 한다.

척주세움근(척주기립근, erector spinae muscles)

등가시근(흉극근, spinalis thoracis muscle)(그림 1-114~1-117)
이 는 곳 : T11-L3 가시돌기
닿 는 곳 : C7 또는 T1-T9 가시돌기

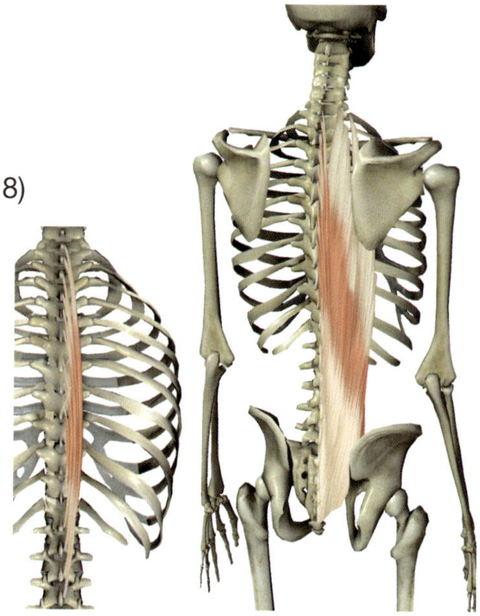

■ 등가시근(spinalis thoracis muscle)

등가장긴근(흉최장근, longissimus thoracis muscle)(그림 1-114~1-118)
이 는 곳 : 엉덩뼈능선, 정중엉치뼈능선, 허리뼈가시돌기
닿 는 곳 : T1-T12 가로돌기의 끝, 갈비뼈결절과
갈비뼈각의 사이 갈비뼈아래선

등엉덩갈비근(흉장늑근, iliocostalis thoracis muscle)(그림 1-118)
이 는 곳 : 일곱째-열두째갈비뼈의 갈비뼈각 안쪽
닿 는 곳 : 첫째-일곱째갈비뼈의 갈비뼈각 가쪽

허리엉덩갈비근(요장늑근, iliocostalis lumborum muscle)(그림 1-118)
이 는 곳 : 엉치가시인대, 엉덩뼈거친면의 앞가쪽면
닿 는 곳 : 넷째-열두째갈비뼈의 갈비뼈각

척주세움근
기　　능 : 척주의 폄(신전), 가쪽굽힘(측굴), 돌림(회선)
지배신경 : 척수신경뒤가지
협 력 근 : 몸통 폄(허리네모근)
몸통 돌림(배속빗근, 반대쪽의 배바깥빗근)
대 항 근 : 몸통 폄(배근육, 큰허리근)
몸통 돌림(배바깥빗근, 반대쪽의 배속빗근)

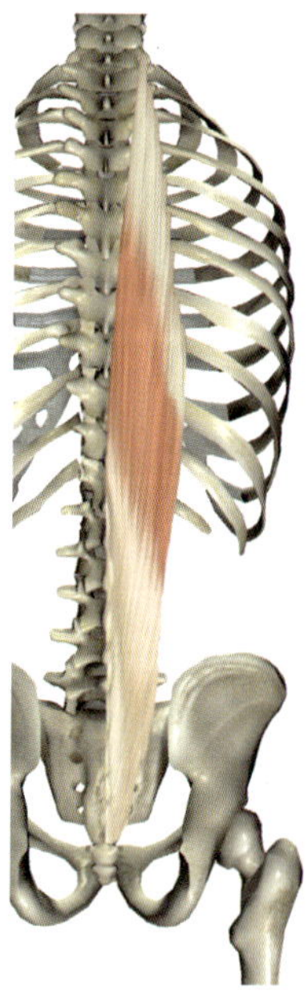

■ 등가장긴근(longissimus thoracis muscle)

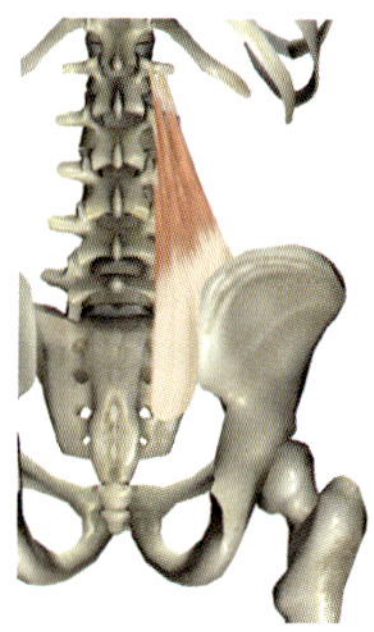

■ 큰허리근(psoas major muscle)

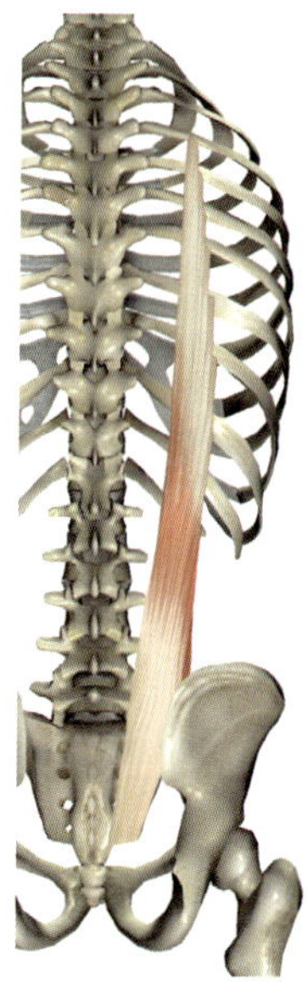

■ 허리엉덩갈비근(iliocostalis lumborum muscle)

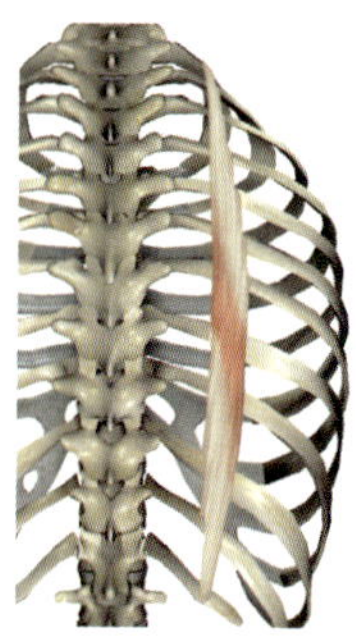

■ 등엉덩갈비근(iliocostalis thoracis muscle)

* 척주세움근(가시근, 가장긴근, 엉덩갈비근)의 안, 목가시근같은 허리등부위 이외의 근육에 관련한 기술은 생략한다.

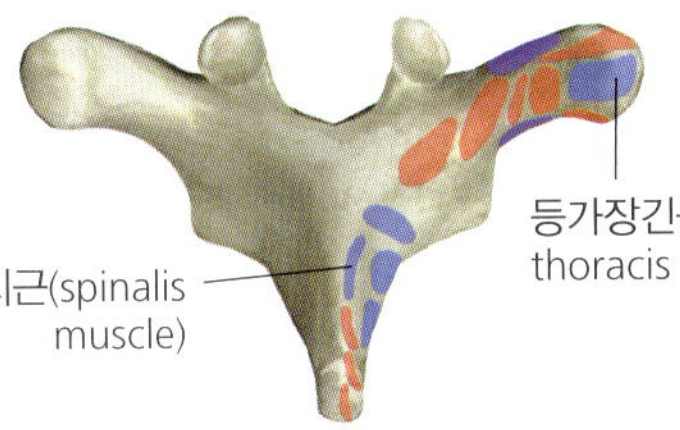

그림 1-114 등뼈 뒤면의 부착부위

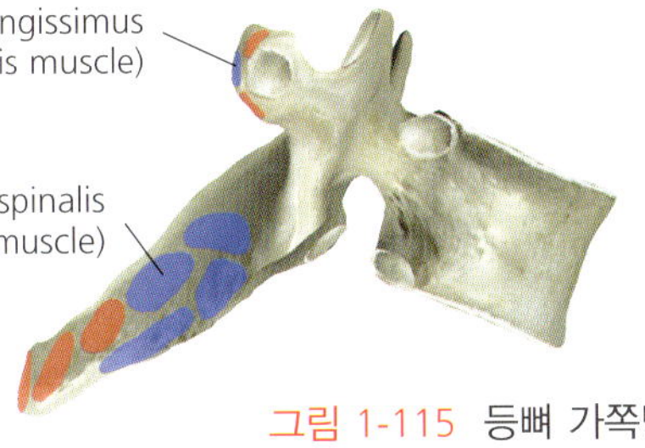

그림 1-115 등뼈 가쪽면의 부착부위

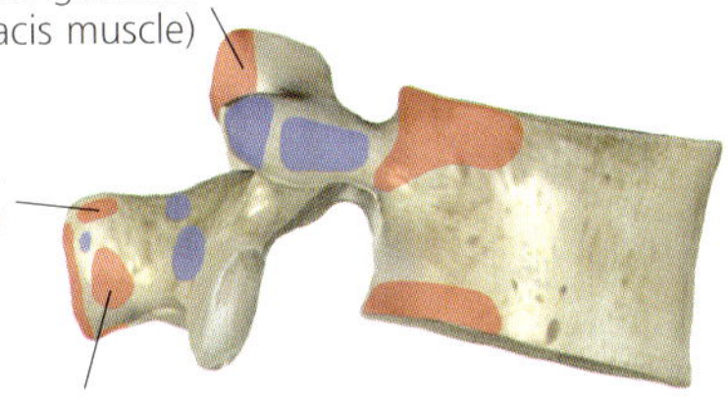

그림 1-116 허리뼈 가쪽면의 부착부위

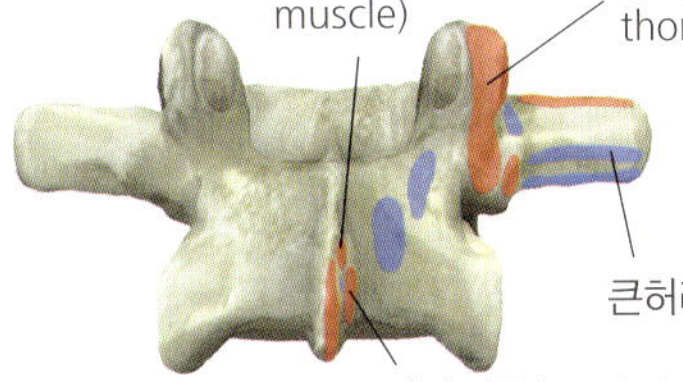

그림 1-117 허리뼈 뒤면의 부착부위

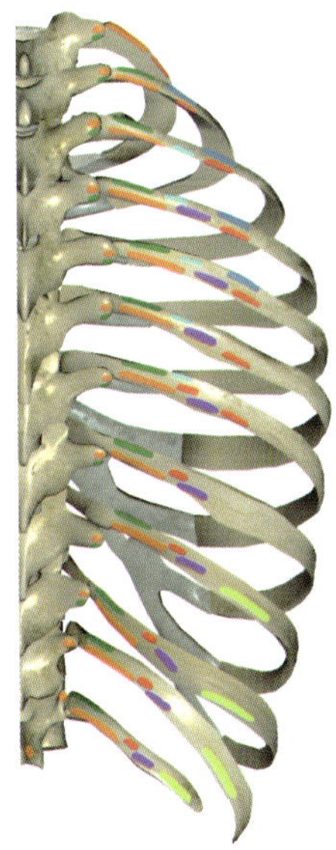

그림 1-118 척주세움근 부착부위

시진

약화된 쪽의 반대쪽에서 척주 굽힘과 몸통 돌림(회선)이 나타난다.

촉진

힘 살: 척주세움근은 안쪽에서 가시근, 가장긴근, 엉덩갈비근이 늘어서 있다. 가슴부위에서 등가시근은 가시돌기 가쪽을 촉진하여 가장긴근은 가로돌기와 그 가쪽 갈비뼈각까지의 부위를 촉진한다. 가장 가쪽의 엉덩갈비근은 갈비뼈각을 촉진한다. 허리부위에서는 허리뼈가시돌기에서 갈비돌기의 가쪽까지 촉진한다. 특히 허리부위에서는 몸통을 펴하는 것으로 척주기립근이 융기하기 때문에 가쪽모서리가 명확해진다.

이는곳 · 닿는곳 : 가슴가시근의 이는곳과 닿는곳은 C7와 T1-L3까지의 가시돌기 가쪽면 중간부분을 촉진한다.

등가장긴근의 이는곳은 엉치뼈능선, 엉덩뼈능선이고, 닿는곳은 등뼈의 가로돌기 끝을 확인하고 뒤면 중간부터 끝에 걸쳐서 촉진하다. 그리고 나서 가로돌기에서 아래쪽과 가쪽으로 이동하여 갈비사이를 확인하고 위쪽의 갈비뼈 아래모서리를 갈비뼈각까지 촉진한다.

등엉덩갈비근의 이는곳은 가슴우리 뒤면의 가쪽에서 갈비뼈 뒤면을 안쪽으로 촉진하여 갈비뼈의 만곡이 예각이 되는 부분인 갈비뼈각 안 일곱째-열두째갈비뼈의 갈비뼈각 안쪽(허리엉덩갈비근 닿는곳의 안쪽)을 촉진한다. 닿는곳은 이는곳의 촉진과 같이 첫째-일곱째갈비뼈의 늑골각 가쪽(허리엉덩갈비근 닿는곳의 가쪽)을 촉진한다.

허리엉덩갈비근의 이는곳은 엉치뼈 뒤면을 촉진한다. 엉덩뼈거친면의 앞가쪽면 이는곳의 촉진은 불가능하다. 닿는곳은 가슴우리 뒤면 가쪽에서 갈비뼈 뒤면을 안쪽으로 촉진하고 갈비뼈의 만곡이 예각이 되는 부분인 갈비뼈각 안쪽의 넷째-열두째갈비뼈의 갈비뼈각을 촉진한다.

스트레칭 조작

검 사 자 : 환자의 가쪽에 선다.
환 자 : 앉은자세
접 촉 : 목가슴부위
고 정 : 엉치뼈 뒤면을 고정한다.
조 작 : 검사자는 골반을 고정한 상태에서 환자의 머리목부분을 굽힘한다. 이 상태에서 목가슴부위의 접촉에 의해 가슴허리뼈부위를 굽힘하고, 척주세움근의 긴장에 의해 제한을 검사한다.
비 고 : 환자에게 머리목부분을 굽힘시킬 때는 처음에 턱을 잡아당겨서 머리부분을 굽힘시킨 상태에서 목부분을 굽힘시킨다(그림 1-119).

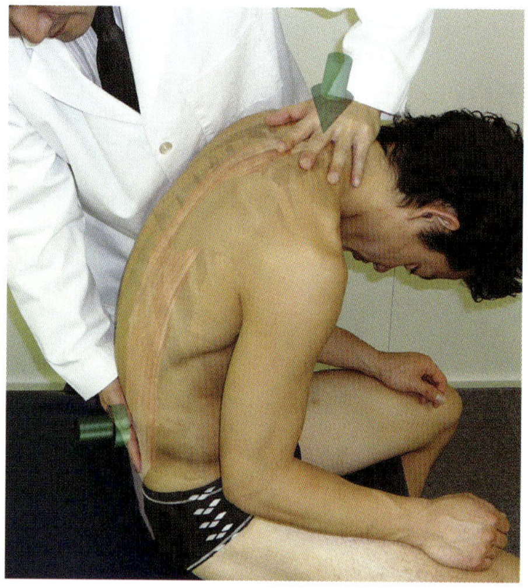

그림 1-119 척주세움근 스트레칭 조작

머리목부분이 돌림되지 않도록 한다.

조작은 척주세움의 가슴부위와 허리부위에 대한 것이다. 척주세움근의 목부분은 목폄근을 참조(p.18)

근육 테스트

검 사 자 : 환자의 가쪽, 검사하는 반대쪽에 선다.
환 자 : 엎드린자세로, 팔을 폄하지 않고 검사자쪽으로 몸통을 폄, 돌림한다.
접 촉 : 검사쪽 몸통의 뒤면 위부분
고 정 : 반대쪽 골반부위의 뒤면
조 작 : 검사자는 골반을 테이블을 향하여 고정하여 돌림쪽 몸통의 뒤면 위부분에 앞위쪽, 굽힘 방향으로 압력을 가한다.
비 고 : 압력에 대한 몸통 제한을 확인한다. 팔의 과도한 폄에 의한 넓은등근의 협력작용을 일으키지 않도록 주의한다(그림 1-120).

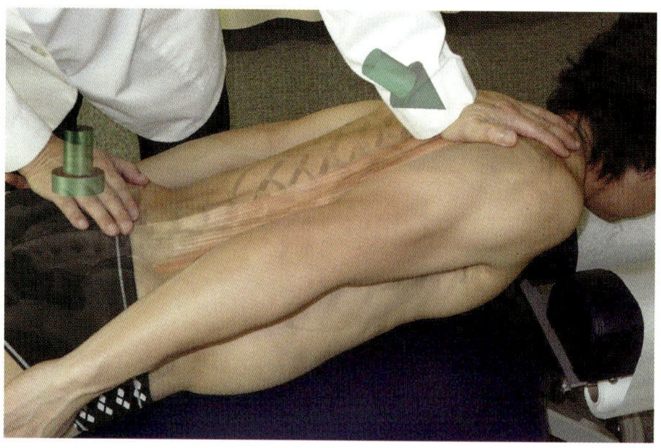

그림 1-120 척주세움근 근육 테스트

위쪽의 압력에 의해 척주세움근에 늘임을 가한 상태에서 앞쪽으로 압력을 가한다.

테스트는 척주기립근의 가슴부위와 허리부위에 대한 것이다. 척주세움근의 부위는 목폄근을 참고(p.18)

Chapter 2

팔이음부위 근육

(muscles of the shoulder girdle)

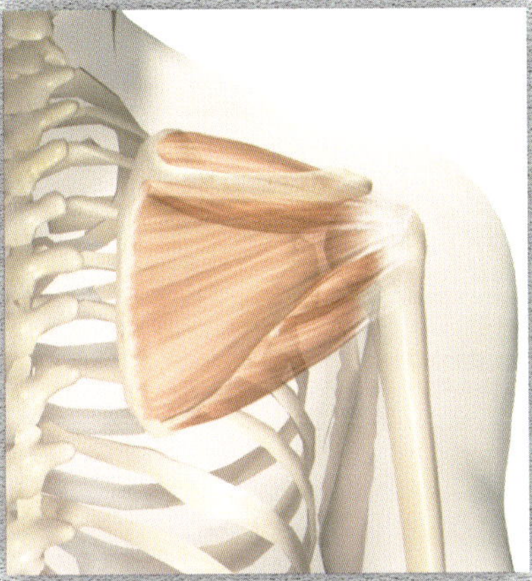

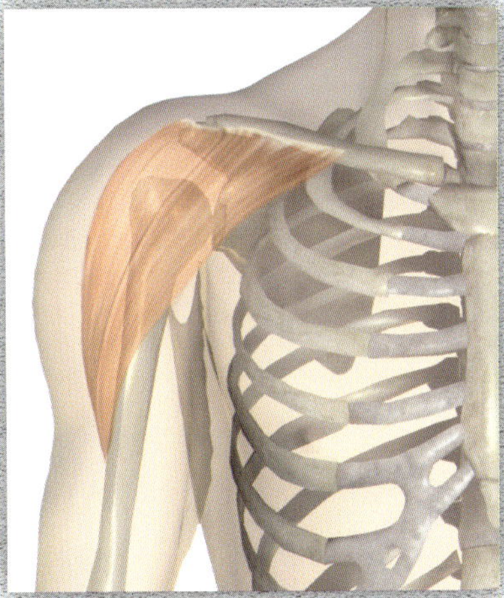

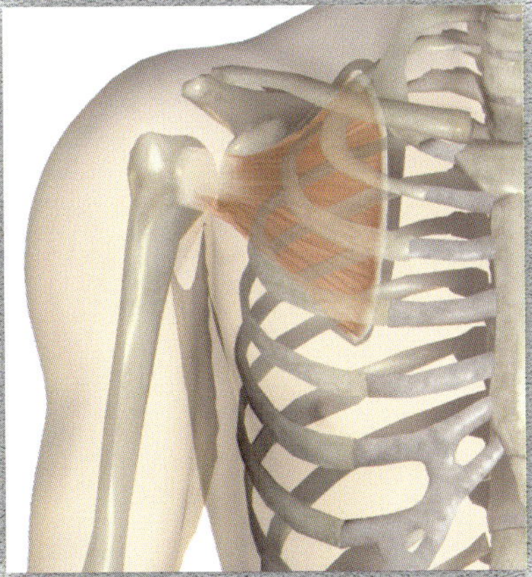

가시위근(극상근, supraspinatus muscle)

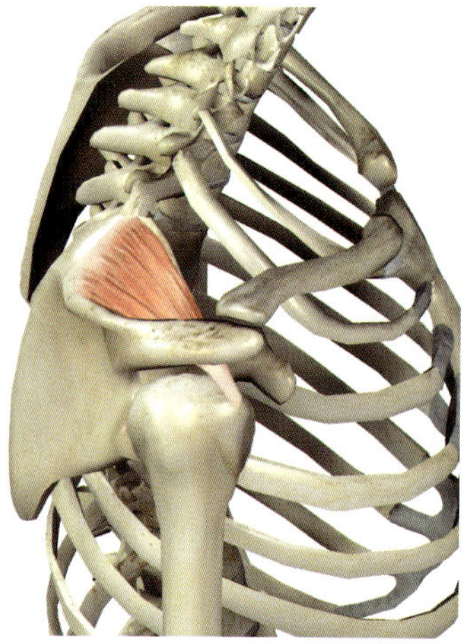

이 는 곳 : 어깨뼈 가시위오목의 안쪽 2/3(그림 2-1)
닿 는 곳 : 위팔뼈 큰결절의 위부분(그림 2-1), 어깨관절주머니
기 　 능 : 어깨관절 벌림(외전)
지배신경 : 어깨위신경(C5)
협 력 근 : 어깨관절 벌림(어깨세모근 봉우리부분)
대 항 근 : 어깨관절 벌림(넓은등근, 큰원근, 작은원근, 큰가슴근, 어깨밑근, 부리위팔근, 위팔두갈래근 짧은갈래, 위팔세갈래근 긴갈래)

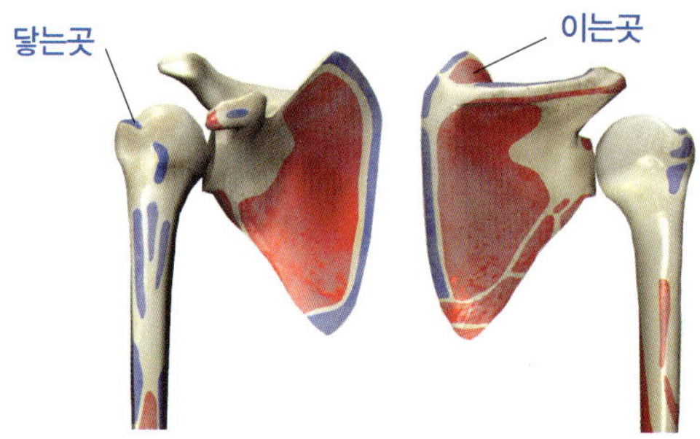

그림 2-1 가시위근 이는곳 · 닿는곳

시진

등세모근으로 뒤덮여 있기 때문에 시진에 의한 인식은 어렵다. 위팔갈래 앞가쪽과 봉우리 간격을 좌우로 비교하면 수축력이 저하된 쪽에서 간격의 증가가 발견된다(어깨세모근 보상작용이 약한 경우).

촉진

힘 　 살 : 어깨뼈가시 위쪽의 어깨뼈 가시위오목를 촉진한다.

이는곳 · 닿는곳 : 이는곳은 어깨뼈가시 위쪽의 가시위근 힘살을 끼고 촉진한다(그림 2-2). 이는곳의 촉진에서는 힘살에 손상을 주지 않도록 주의해야 한다. 닿는곳은 어깨관절을 편한 상태에서 봉우리의 앞쪽에 있는 큰결절의 위면에서부터 앞면에 걸쳐서 촉진한다(그림 2-3).

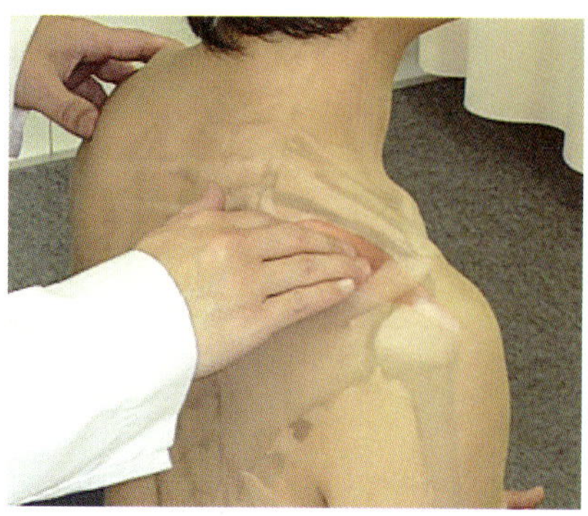

그림 2-2 어깨뼈 가시위오목의 안쪽 2/3

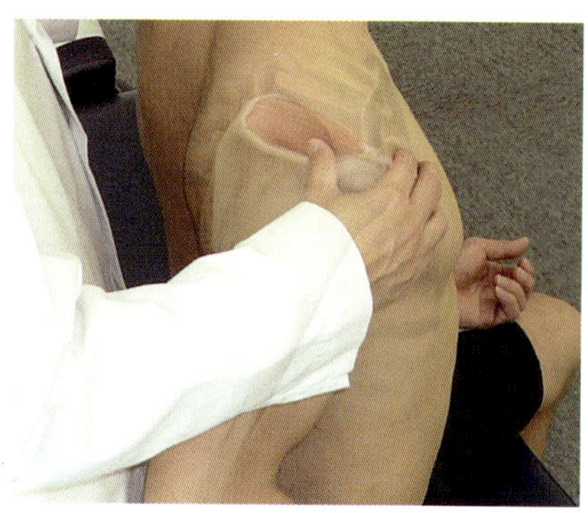

그림 2-3 위팔뼈 큰결절의 위부분

스트레칭 조작

검 사 자 : 환자의 뒤쪽에 선다.

환　　자 : 앉은자세로, 팔꿉관절을 90° 굽힘(굴곡), 어깨관절을 45° 가쪽돌림(외선)한다.

접　　촉 : 팔꿉관절 뒤면에 손바닥부위로 접촉한다.

고　　정 : 어깨부위의 위면

조　　작 : 팔꿉관절에 접촉하여 위팔에 긴쪽 방향으로 가볍게 압력을 가하면서 어깨관절에 폄, 모음을 가한다.

비　　고 : 어깨부위 위면은 위팔에 긴쪽 방향으로의 압박에 의해 올림(거상)되지 않도록 잘 고정한다(그림 2-4).

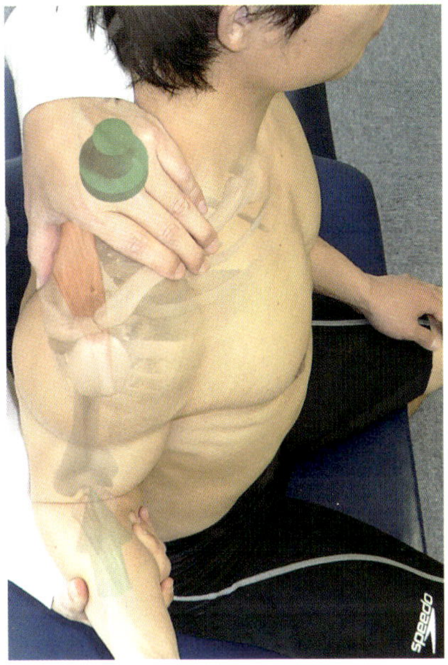

그림 2-4　가시위근 스트레칭 조작

어깨관절 폄 · 모음을 가할 때, 위팔에 긴쪽 방향으로의 압박은 느슨하게 가해서는 안 된다.

어깨관절의 모음이 어려운 경우 가슴을 뻗도록 지시하여 팔이음뼈 전체를 뒤쪽으로 이동시킨 상태에서 한다.

근육 테스트

검 사 자 : 환자의 가쪽, 검사하는 쪽에 선다.

환　　자 : 선자세로, 팔꿉관절을 폄한 상태에서 팔이 가시위근의 섬유 주행과 동일 평면상에 위치하도록 어깨관절 굽힘과 15° 벌림한다.

접　　촉 : 아래팔 먼쪽의 노쪽

고　　정 : 팔이음뼈의 위면

조　　작 : 팔에 긴쪽 방향으로 약간의 압력을 가하면서 가시위근 섬유의 주행을 동일평면상에서 모음과 폄을 가한다.

비　　고 : 어깨이음뼈를 고정하는 것은 환자를 안정시키는 것이 되기 때문에 테스트 중에 환자가 반대쪽으로 기울어지지 않도록 잘 고정한다(그림 2-5).

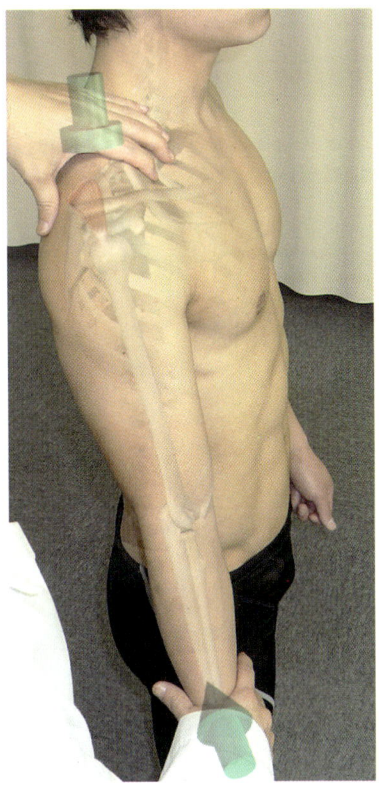

그림 2-5　가시위근 근육 테스트

가시위근의 약화가 존재하는 경우, 어깨관절 벌림을 지시하면 신체를 기울여서 등세모근 위부분을 작용시키는 동작을 볼 수 있다.

긴쪽 방향으로의 압력은 어깨관절 전체를 위쪽으로 밀어올릴 정도로 강하게 주어서는 안 된다.

어깨세모근은 협력근이므로 테스트 중에는 항상 고려해야 한다.

가시아래근(극하근, infraspinatus muscle)

이 는 곳 : 어깨뼈 가시아래오목의 안쪽 2/3(그림 2-6)
닿 는 곳 : 위팔뼈 큰결절의 뒤면(그림 2-6), 어깨관절주머니
기　　능 : 어깨관절의 가쪽돌림(외선)
지배신경 : 어깨위신경(C5, C6)
협 력 근 : 어깨관절 가쪽돌림(작은원근, 어깨세모근 가시부분)
대 항 근 : 어깨관절 가쪽돌림(어깨세모근 빗장부분, 어깨밑근, 큰가슴근, 큰원근, 넓은등근)

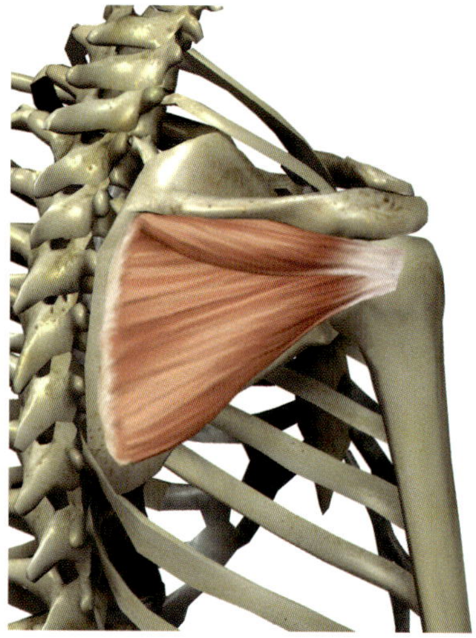

시진

어깨뼈가시 아래쪽의 어깨뼈밑오목에 해당하는 부위의 얕은층에 존재하기(가쪽에서는 어깨세모근 가시부분의 섬유로 덮여있다) 때문에 시진으로도 인식 가능하다.

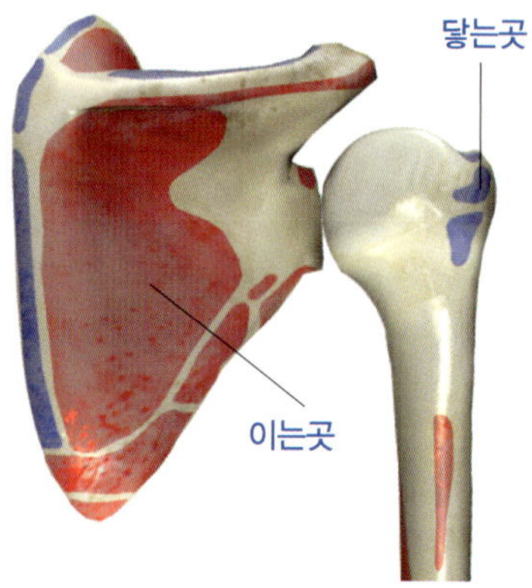

그림 2-6 가시아래근 이는곳 · 닿는곳

촉진

힘　살: 힘살은 어깨뼈가시 아래쪽의 어깨뼈밑오목에 해당하는 부위를 촉진한다.

이는곳 · 닿는곳 : 이는곳의 촉진은 어깨뼈의 어깨뼈가시 아래쪽의 힘살을 끼워서 한다(그림 2-7). 닿는곳은 봉우리 뒤모서리의 아래쪽에 있는 큰결절 뒤면을 촉진한다(그림 2-8).

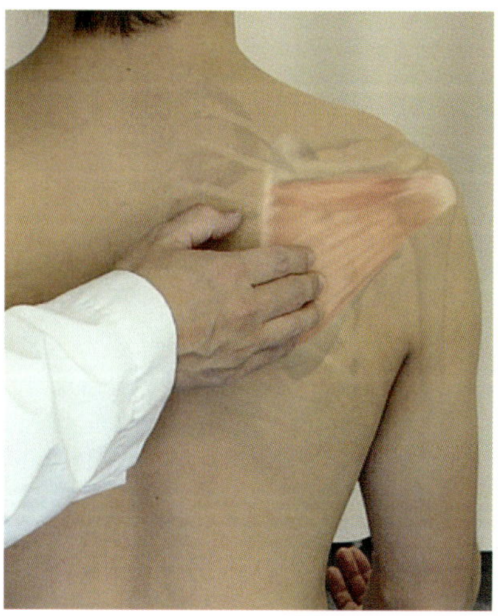

그림 2-7 어깨뼈 가시아래오목의 안쪽 2/3

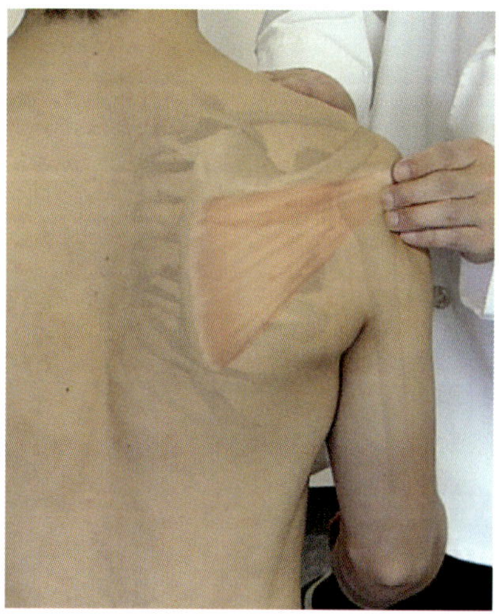

그림 2-8 위팔뼈 큰결절의 뒤면

스트레칭 조작

검 사 자 : 환자의 가쪽, 조작하는 반대쪽에 선다.

환　　자 : 앉은자세로, 팔꿉관절을 굽힘(굴곡)한 상태에서 어깨관절 80° 굽힘, 45° 안쪽돌림(내선) 자세로 둔다.

접　　촉 : 팔꿉관절의 뒤면

고　　정 : 어깨뼈 뒤면의 안쪽

조　　작 : 어깨뼈를 고정한 상태에서 팔꿉관절 안쪽의 접촉부위에 위팔 긴쪽 방향으로 압력을 가하면서 위팔을 수평모음시킨다.

비　　고 : 조작에서는 어깨뼈를 잘 고정하여 뒤가쪽으로의 움직임을 막아야 한다(그림 2-9).

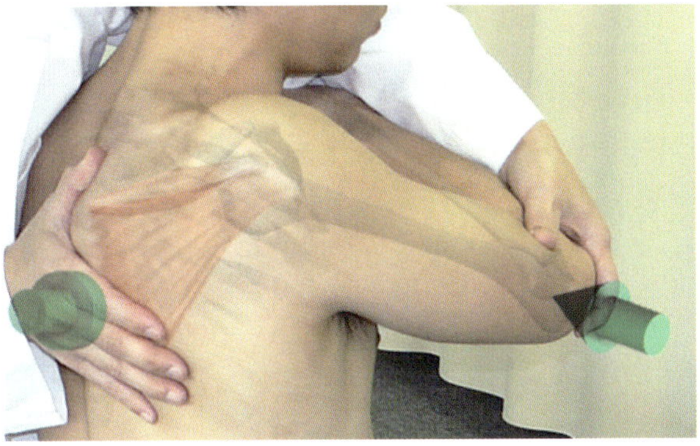

위팔 긴쪽 방향으로의 압력이 봉우리 뒤아래쪽에 위치하는 가시아래근의 힘살에 가해지도록 어깨관절의 굽힘과 모음에 의해 조정해야 한다.

그림 2-9 가시아래근 스트레칭 조작

근육 테스트

검 사 자 : 환자의 가쪽, 검사하는 쪽에 선다.

환　　자 : 앉은자세로, 팔꿉관절 90° 굽힘, 위팔뼈 90° 벌림(외전), 10° 수평 모음(내전), 90° 가쪽돌림 자세로 둔다.

접　　촉 : 아래팔 먼쪽의 노쪽

고　　정 : 팔꿉관절의 앞면

조　　작 : 팔꿉관절의 고정부위에 어깨위팔관절을 향하여 약간 압박하고 아래팔의 먼쪽부분에 대하여 위팔뼈의 안쪽돌림 방향으로 압력을 가한다.

비　　고 : 위팔을 안쪽돌림하기 위해서는 팔꿉관절을 잘 고정하여야 한다.

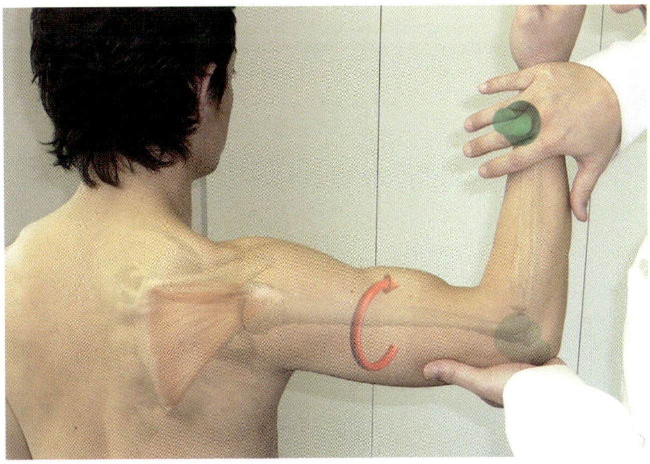

테스트 중 어깨위팔관절의 모음은 작은원근의 작용을 나타낸다.

손목관절의 노쪽굽힘근이 작용하기 때문에 검사 시 압력은 손목에 가하면 안 된다.

그림 2-10 가시아래근 근육 테스트

작은원근(소원근, teres minor muscle)

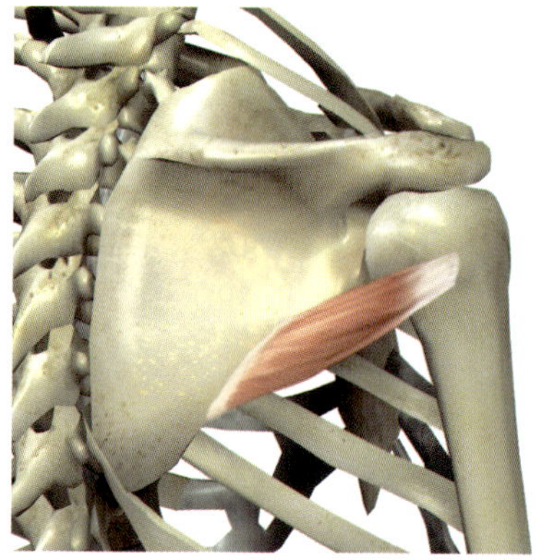

이 는 곳 : 어깨뼈 가쪽모서리의 위쪽 2/3(그림 2-11)
닿 는 곳 : 위팔뼈 큰결절의 뒤면 아래부분(그림 2-11), 어깨관절주머니
기 능 : 어깨관절의 가쪽돌림(외선)과 모음(내전)
지배신경 : 겨드랑신경(C4, C5, C6)
협 력 근 : 어깨관절 가쪽돌림(어깨세모근 가시부분, 가시아래근)
어깨관절 모음(어깨밑근, 큰원근, 넓은등근, 큰가슴근, 부리위팔근, 위팔두갈래근 짧은갈래, 위팔세갈래근 긴갈래)
대 항 근 : 어깨관절 가쪽돌림(어깨세모근 빗장부분, 어깨밑근, 큰원근, 넓은등근, 큰가슴근)
어깨관절 모음(어깨세모근, 가시위근)

시진

얕은층 근육이지만 이 부위는 비교적 피하조직이 많기 때문에 시진으로 인식하는 것은 어렵다. 가시아래근의 보상작용이 낮은 경우 어깨관절은 안쪽돌림자세가 된다.

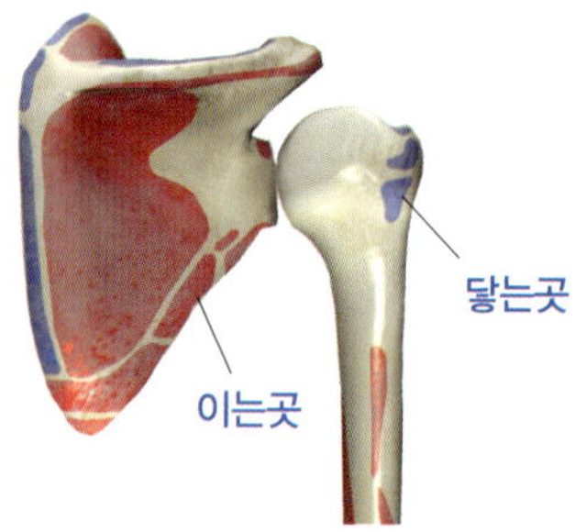

그림 2-11 작은원근 이는곳 · 닿는곳

촉진

힘 살 : 힘살의 촉진은 어깨관절에 수평 모음(내전)을 가하여 봉우리의 아래쪽으로 늘임(신장)한 힘살을 촉진하고, 늘임한 근육다발의 아래부분을 촉진한다.

이는곳 · 닿는곳 : 이는곳과 닿는곳은 어깨관절에 수평 모음을 가하여, 봉우리의 아래쪽에서 늘임한 힘살을 인식하고 힘살의 아래모서리를 어깨뼈의 가쪽모서리 중간부분(그림 2-12)과 위팔뼈 큰결절의 뒤면을 향하여 촉진한다(그림 2-13).

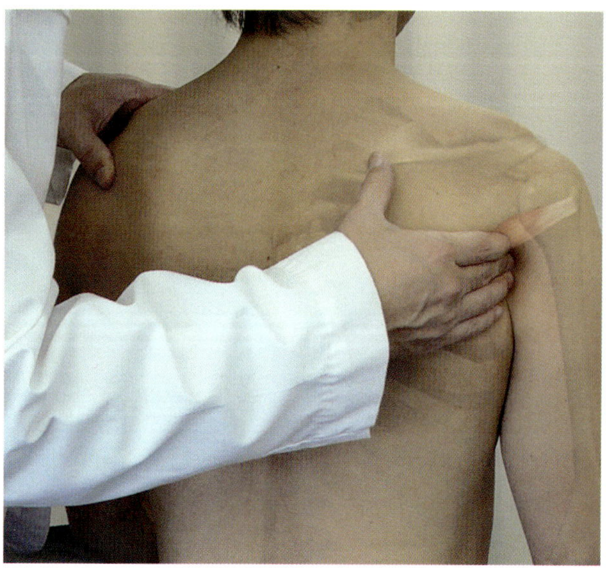

그림 2-12 어깨뼈 겨드랑모서리의 위쪽 2/3

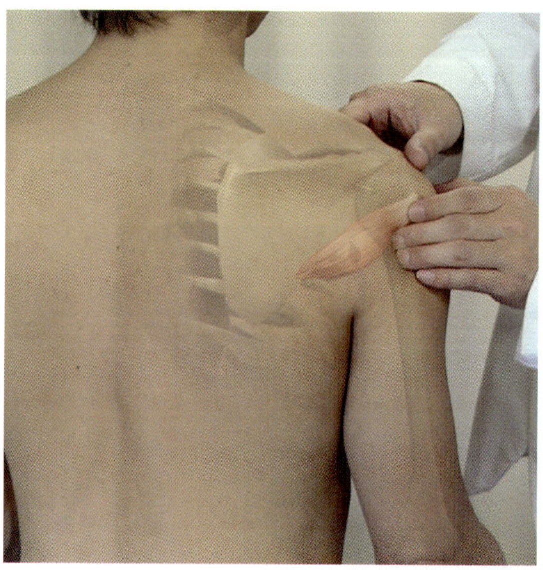

그림 2-13 위팔뼈 큰결절의 뒤면 아래부분

스트레칭 조작

검 사 자 : 환자의 옆쪽, 조작하는 반대쪽에 선다.

환　　자 : 앉은자세로, 팔꿉관절을 100° 굽힘, 어깨관절을 135° 굽힌다.

접　　촉 : 팔꿉관절의 뒤면

고　　정 : 어깨뼈의 뒤면

조　　작 : 어깨뼈 뒤면에 접촉하여 어깨뼈를 고정시킨 상태로, 어깨위팔관절 뒤면에 뻗어있는 작은원근 섬유를 향하여 위팔의 긴쪽 방향으로 압력을 가하면서 수평 모음한다.

비　　고 : 위팔 긴쪽 방향의 압박과 벌림(외전) 방향의 움직임에 대하여, 어깨뼈 뒤면에 접촉하여 어깨뼈를 고정한다(그림 2-14).

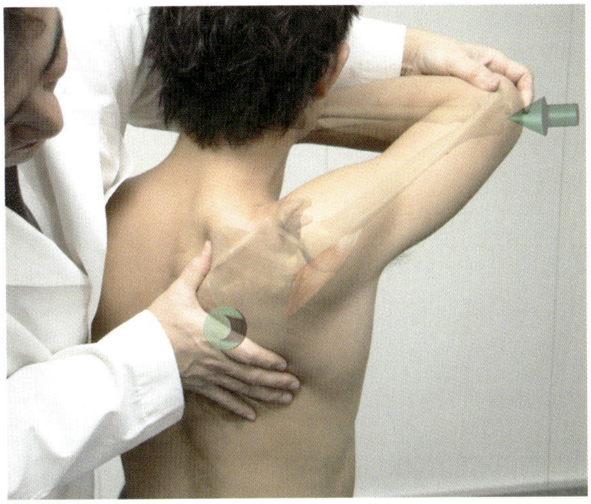

그림 2-14 작은원근 스트레칭 조작

위팔 긴쪽 방향으로 가하는 압력은 봉우리의 뒤아래로 가해지도록 어깨관절의 굽힘과 모음으로 조절해야 한다.

근육 테스트

검 사 자 : 환자의 뒤쪽, 검사하는 쪽에 선다.

환　　자 : 앉은자세로, 팔꿉관절 90° 굽힘자세, 어깨관절 45° 벌림자세에서 최대한 벌림한다.

접　　촉 : 아래팔 먼쪽의 노쪽

고　　정 : 팔꿉관절의 앞면

조　　작 : 어깨관절의 최대 벌림자세를 유지한 상태로 팔꿉관절에 접촉한 고정손으로 어깨관절 벌림 방향으로 약간 압력을 가하고, 유지한다. 이 상태에서 아래팔 먼쪽의 노쪽에 아래팔이 안쪽돌림하도록 앞쪽으로 압박을 가한다.

비　　고 : 위팔을 안쪽돌림하기 위해서는 팔꿉관절을 잘 고정해야 한다.

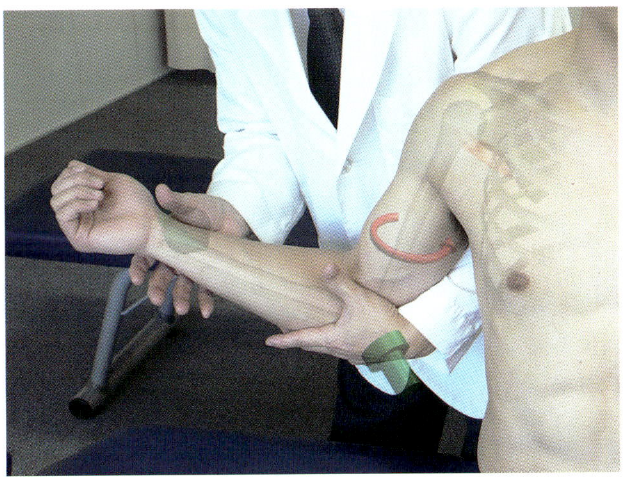

그림 2-15 작은원근 근육 테스트

검사자의 압력은 손목에 가해서는 안된다.

아래팔은 중간자세를 유지해야 한다. 엎침자세로 아래팔 먼쪽의 뒤면에 접촉하는 것은 손뒤침근이나 손목관절굽힘근의 작용을 유발할 가능성이 있다.

고정손을 이용하여 벌림 방향으로 약간 압력을 가하면 정확한 테스트가 가능해진다.

큰원근(대원근, teres major muscle)

이 는 곳 : 어깨뼈아래각의 등쪽면(그림 2-16)
닿 는 곳 : 위팔뼈 결절사이고랑의 작은결절능선(그림 2-16)
기 능 : 어깨관절의 모음(내전) · 안쪽돌림(내선) · 폄(신전)
지배신경 : 어깨밑신경(C5, C6, C7)
협 력 근 : 어깨관절 폄(어깨세모근 가시부분, 넓은등근)
어깨관절 안쪽돌림(넓은등근, 어깨세모근 빗장부분, 어깨밑근, 큰가슴근)
어깨관절 모음(어깨밑근, 작은원근, 넓은등근, 큰가슴근, 부리위팔근, 위팔두갈래근, 위팔세갈래근)
대 항 근 : 어깨관절 폄(큰가슴근, 어깨세모근 빗장부분, 위팔두갈래근, 부리위팔근)
어깨관절 안쪽돌림(작은원근, 가시아래근, 어깨세모근 가시부분)
어깨관절 모음(어깨세모근, 가시위근)

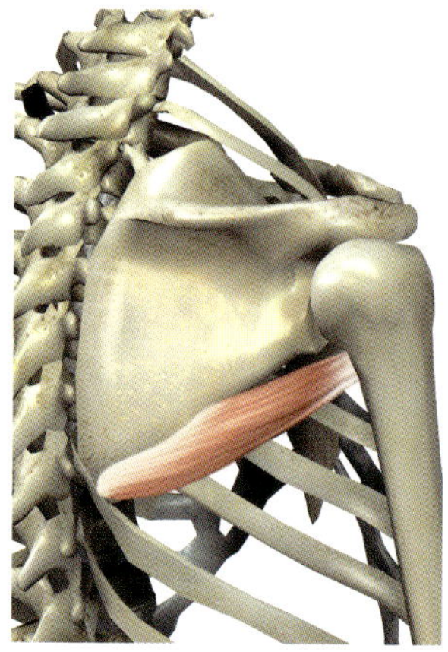

시진

얕은층 근육이지만 이 부위는 비교적 피하조직이 많기 때문에 시진으로 인식하는 것은 어렵다.

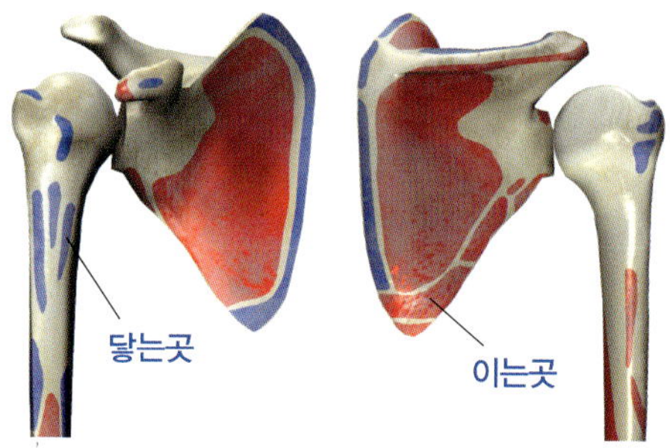

그림 2-16 큰원근 이는곳 · 닿는곳

촉진

힘 살 : 힘살은 어깨뼈 아래각에서 위가쪽으로 촉진한다.
이는곳 · 닿는곳 : 이는곳과 닿는곳은 어깨뼈의 가쪽모서리 아래부분(그림 2-17)과 위팔뼈 작은결절능선에서 두갈래근 힘줄고랑(그림 2-18)을 촉진한다.

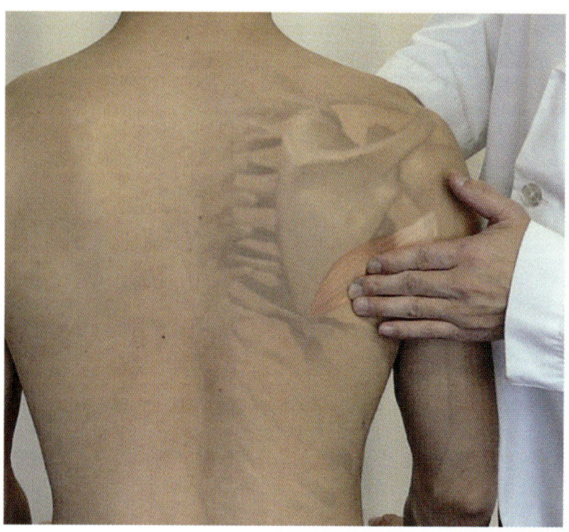
그림 2-17 어깨뼈 아래각의 등가쪽면

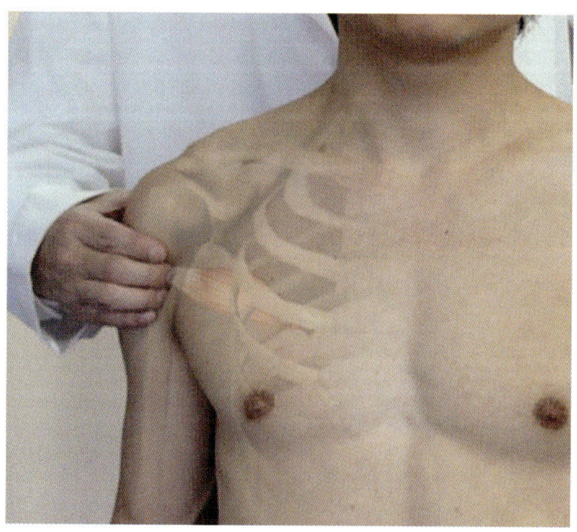
그림 2-18 위팔뼈 결절사이고랑의 작은결절능선

스트레칭 조작

검 사 자 : 환자의 가쪽, 조작쪽에 선다.
환 자 : 앉은자세로, 팔꿉관절 굽힘자세에서 어깨관절을 135° 굽힘(굴곡)한다.
접 촉 : 팔꿉관절의 뒤면
고 정 : 어깨뼈의 가쪽모서리
조 작 : 어깨뼈의 가쪽모서리에 접촉하여 어깨뼈를 고정한 상태에서 어깨관절을 굽힘한다.
비 고 : 넓은등근의 늘임(신장)을 막기 위해서 어깨뼈의 벌림(외전)은 최소한으로 한다(그림 2-19).

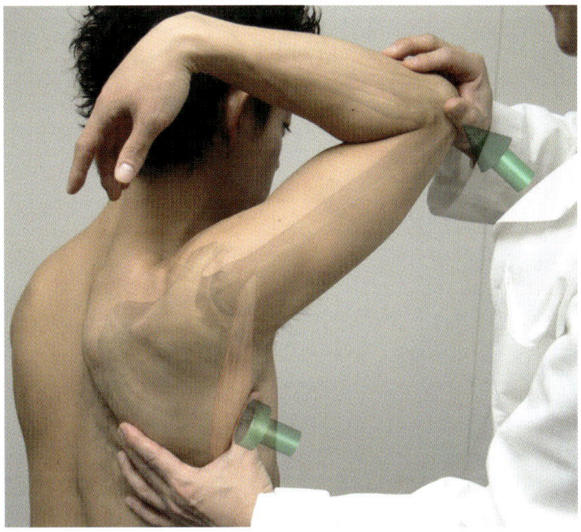

그림 2-19 큰원근 스트레칭 조작

작은원근에 긴장이 있는 경우 어깨관절을 가쪽돌림(외선)한다.

근육 테스트

검 사 자 : 환자의 가쪽, 검사하는 반대쪽에 선다.
환 자 : 엎드린자세로, 팔꿉관절을 90° 굽힘, 어깨관절 벌림 · 안쪽돌림 · 폄하여 손등을 같은 쪽의 허리부위에 둔다.
접 촉 : 위팔 먼쪽의 안쪽
고 정 : 반대쪽 어깨부위의 뒤면
조 작 : 위팔 먼쪽의 안쪽에 벌림 · 굽힘 방향으로 압력을 가한다.
비 고 : 어깨관절이나 근육이 손상을 받기 쉬운 자세이므로, 이 테스트에서 검사자는 너무 많은 힘을 주지 않도록 한다(그림 2-20).

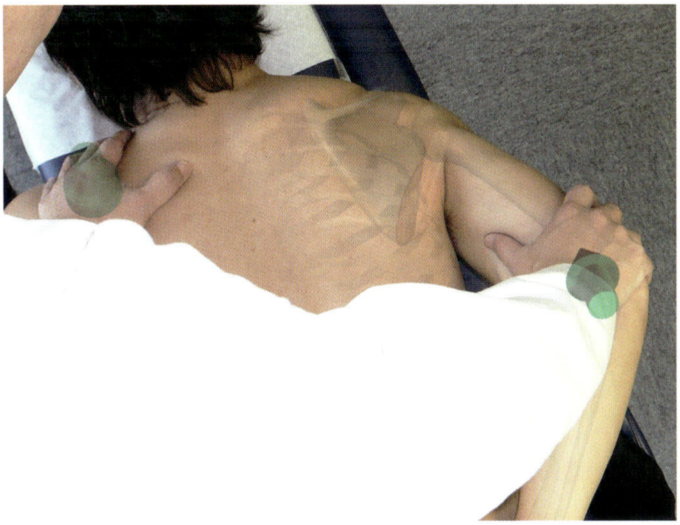

그림 2-20 큰원근 근육 테스트

어깨관절 탈구의 기왕력이나 어깨관절에 증상이 있는 상태에서는 부하가 더해지기 쉬운 자세이므로 이 테스트에서 검사자는 너무 많은 힘을 주지 않도록 한다.

넓은등근의 작용을 막기 위해 가슴우리에 대해서 어깨뼈를 뒤아래쪽으로 잡아당기지 않도록 위팔뼈를 폄시킨다.

어깨밑근(견갑하근, subscapularis muscle)

이 는 곳 : 어깨뼈밑오목(그림 2-21)
닿 는 곳 : 위팔뼈의 작은결절(그림 2-21)과 어깨관절주머니
기 능 : 어깨관절의 안쪽돌림(내선) · 모음(내전), 어깨위팔관절 앞면의 보강
지배신경 : 어깨밑신경 위부분과 아래부분(C5, C6)
협 력 근 : 어깨관절 모음(큰가슴근, 큰원근, 부리위팔근, 위팔두갈래근 짧은갈래, 위팔세갈래근 긴갈래)
어깨관절 안쪽돌림(넓은등근, 큰원근, 어깨세모근 빗장부분, 큰가슴근)
대 항 근 : 어깨관절 모음(어깨세모근, 가시위근)
어깨관절 안쪽돌림(작은원근, 가시아래근, 어깨세모근 가시부분)

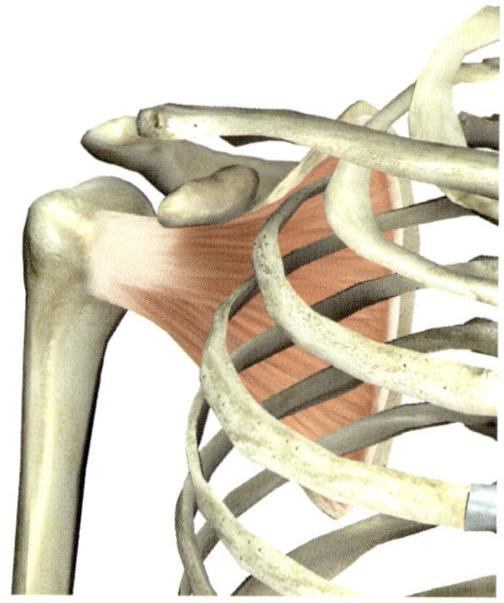

시진

어깨뼈의 앞면과 가슴우리의 사이에 위치하기 때문에 시진에 의한 힘살의 인식은 불가능하다. 어깨밑근은 어깨위팔관절 앞면을 보강하기 때문에 수축력이 저하되어 위팔갈래는 앞쪽으로 이동한다.

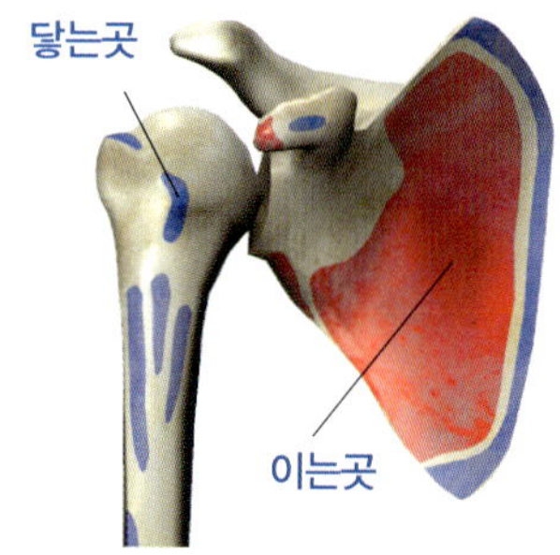

그림 2-21 어깨밑근 이는곳 · 닿는곳

촉진

힘 살 : 겨드랑 깊은부분에서 어깨뼈의 가쪽모서리를 촉진하는 것으로 닿는곳 부근의 힘살을 촉지할 수 있다. 촉진으로는 겨드랑을 통과하는 신경이나 혈관에 주의해야 한다.

이는곳 · 닿는곳 : 이는곳의 촉진은 불가능하다. 닿는곳은 어깨세모근의 깊은부분에 위치하는 위팔뼈의 작은결절을 안쪽, 앞쪽에서 촉진한다(그림 2-22).

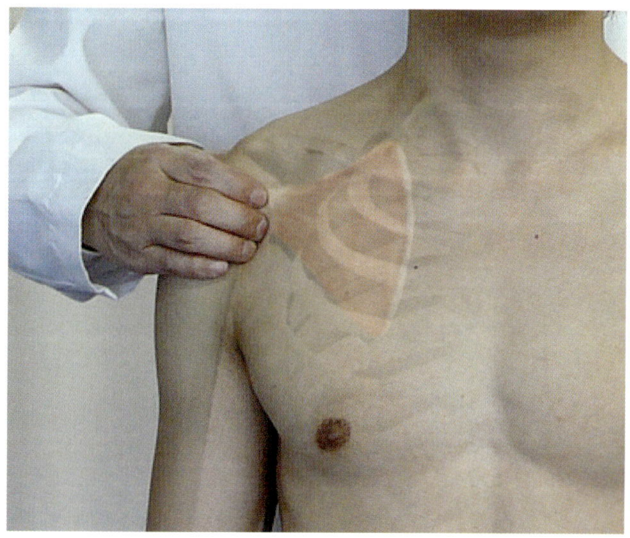
그림 2-22 위팔뼈의 작은결절

스트레칭 조작

검 사 자 : 환자의 뒤쪽, 검사하는 쪽에 선다.

환 자 : 앉은자세로, 팔꿉관절을 굽힘(굴곡) 90° 굽힘자세 또는 어깨관절 최대 가쪽돌림자세, 약간 폄자세로 둔다.

접 촉 : 아래팔 먼쪽의 안쪽

고 정 : 팔꿉관절의 뒤면

조 작 : 팔꿉관절 뒤면의 접촉에 의해 위팔에 대한 긴쪽 방향의 어깨위팔관절 앞면을 향하여 압력을 가한 상태로 위팔의 접촉에 의해 어깨관절을 가쪽돌림(외선)한다.

비 고 : 어깨관절의 과도한 폄(신전)은 큰가슴근에 늘임(신장)을 가하기 때문에, 어깨관절 앞면에 뻗어있는 어깨밑근 섬유에 긴장을 가하고, 위팔의 긴쪽으로 압력을 가하기 쉬운 최소한의 폄에서 멈춘다(그림 2-23).

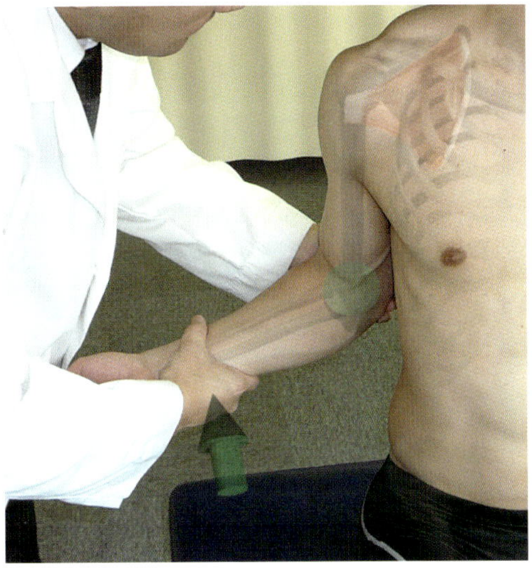

그림 2-23 어깨밑근 스트레칭 조작

어깨관절 탈구의 기왕력이 있는 경우, 조작에서 충분히 주의를 기울여야 한다.

근육 테스트

검 사 자 : 환자의 뒤쪽, 검사하는 쪽에 선다.

환 자 : 앉은자세로, 팔꿉관절의 80° 벌림(외전)과 약간 수평 벌림, 가쪽돌림, 팔꿉관절 90° 굽힘의 위치를 잡는다.

접 촉 : 팔꿉관절의 가쪽

고 정 : 아래팔 먼쪽의 자쪽

조 작 : 팔꿉관절 가쪽의 접촉에 의해 어깨위팔관절 앞면을 향하여 압력을 가하면서 위팔을 가쪽돌림하고 앞아래쪽으로 압력을 가한다. 위팔의 가쪽돌림을 일으키기 쉬우므로 아래팔 먼쪽의 자쪽에 있는 고정손을 이용하여 약간 위쪽으로 압력을 가한다.

비 고 : 어깨밑근의 반응은 팔꿉관절 가쪽으로의 압력에 대한 저항을 평가한다(그림 2-24).

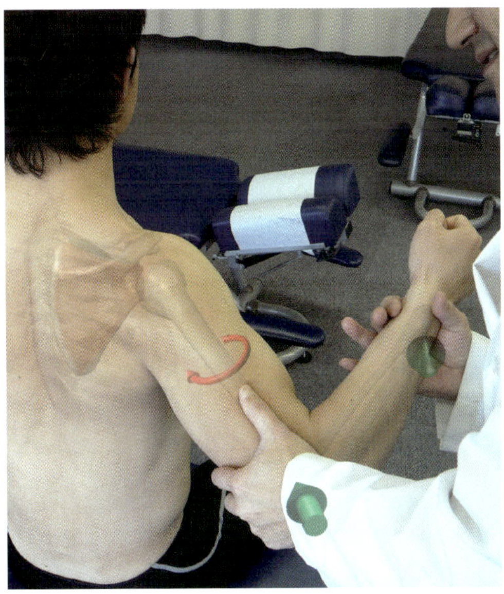

그림 2-24 어깨밑근 근육 테스트

손목관절의 자쪽굽힘(척굴)이 작용하기 때문에 검사 시 압력은 손목에 가하면 안 된다.

팔꿉관절을 아래쪽으로 압박하여 모음 방향으로 압력을 가하는 것은 어깨관절 안쪽돌림작용을 갖는 큰가슴근이나 넓은등근 등의 모음작용을 억제한다.

어깨세모근(삼각근, deltoid muscle)

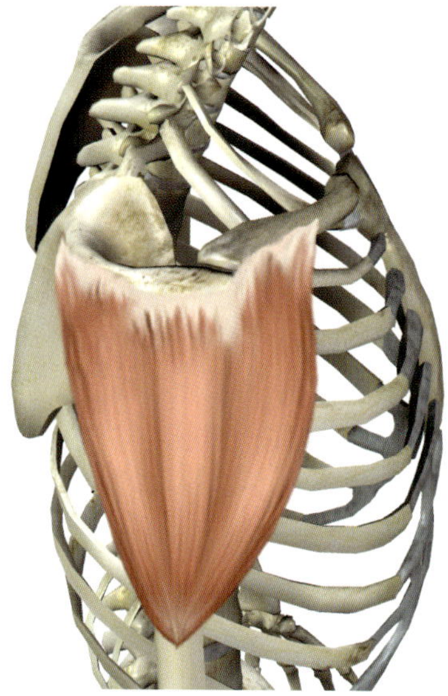

어깨세모근 빗장부분(clavicular part)

이 는 곳 : 빗장뼈 앞위면의 가쪽 1/3(그림 2-25)

닿 는 곳 : 위팔뼈의 세모근거친면(그림 2-26)

어깨세모근 봉우리부분(acromial part)

이 는 곳 : 봉우리 위면 가쪽(그림 2-26)

닿 는 곳 : 위팔뼈의 세모근거친면(그림 2-26)

어깨세모근 가시부분(spinal part)

이 는 곳 : 어깨뼈가시 아래모서리(그림 2-27)

닿 는 곳 : 위팔뼈의 세모근거친면(그림 2-26)

어깨세모근

기 능 : 어깨관절의 벌림(외전),
[가시부분] 가쪽돌림(외선) · 폄(신전), [빗장부분] 안쪽돌림(내선) · 굽힘(굴곡)

지배신경 : 겨드랑신경(C5, C6)

협 력 근 : 어깨관절 벌림(가시위근)
어깨관절 굽힘(큰가슴근, 위팔두갈래근, 부리위팔근)
어깨관절 폄(넓은등근, 큰원근, 위팔세갈래근 긴갈래)
어깨관절 가쪽돌림(가시아래근, 작은원근)
어깨관절 안쪽돌림(큰가슴근, 넓은등근, 큰원근)

대 항 근 : 어깨관절 벌림(넓은등근, 작은원근, 큰원근, 큰가슴근, 부리위팔근, 위팔두갈래근 짧은갈래, 어깨밑근, 위팔세갈래근 긴갈래)
어깨관절 굽힘(어깨세모근 가시부분, 넓은등근, 큰원근, 위팔세갈래근 긴갈래)
어깨관절 폄(큰가슴근, 위팔두갈래근, 어깨세모근 빗장부분, 부리위팔근)
어깨관절 가쪽돌림(큰가슴근, 넓은등근, 큰원근, 어깨세모근 빗장부분)
어깨관절 안쪽돌림(가시아래근, 작은원근, 어깨세모근 가시부분)

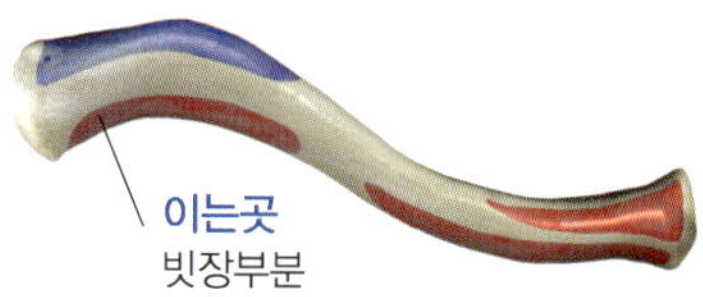

그림 2-25 어깨세모근 이는곳

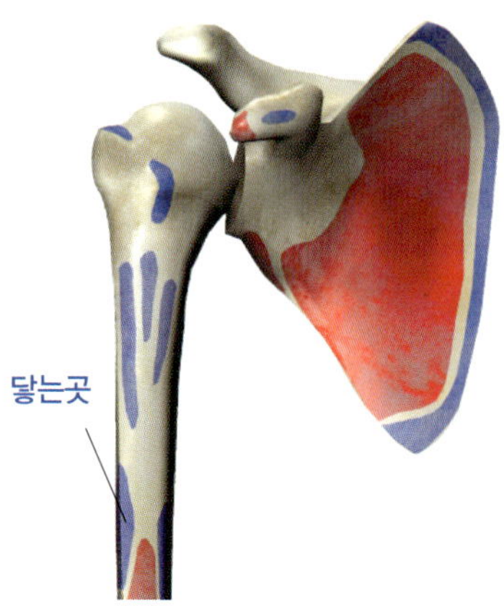

그림 2-26 어깨세모근 닿는곳

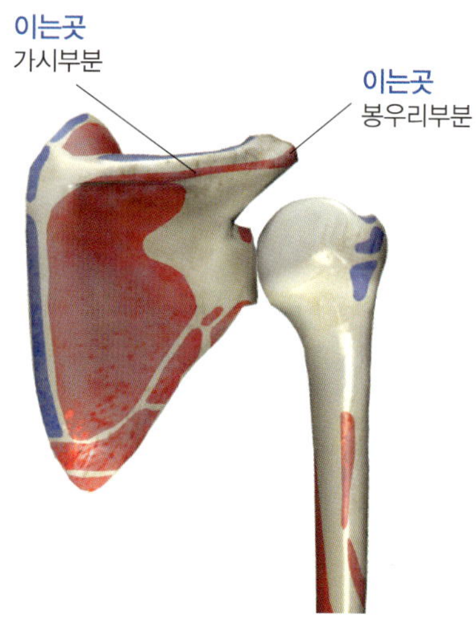

그림 2-27 어깨세모근 이는곳

시진

위팔을 벌림자세로 유지하는 것으로 힘살을 확인할 수 있다.

촉진

힘　살: 봉우리빗장관절과 봉우리가쪽의 위팔 몸쪽의 가쪽을 촉진한다. 어깨관절을 벌림자세로 유지한 상태는 힘살이 수축되기 때문에 근육섬유의 위치를 명확하게 확인할 수 있다.

이는곳 · 닿는곳 : 이는곳은 빗장뼈아래모서리의 가쪽 1/2을 아래쪽에서 촉진하여 봉우리빗장관절의 앞모서리 또는 봉우리 가쪽모서리에서 어깨뼈가시 아래모서리에 걸쳐서 안쪽으로 촉진한다(그림 2-28, 2-29, 2-30). 닿는곳은 어깨관절을 벌림자세를 유지한 상태에서 힘살을 먼쪽을 향하여 촉진하는 것으로 세모근거친면의 위치를 지정하는 것이 용이해진다(그림 2-31).

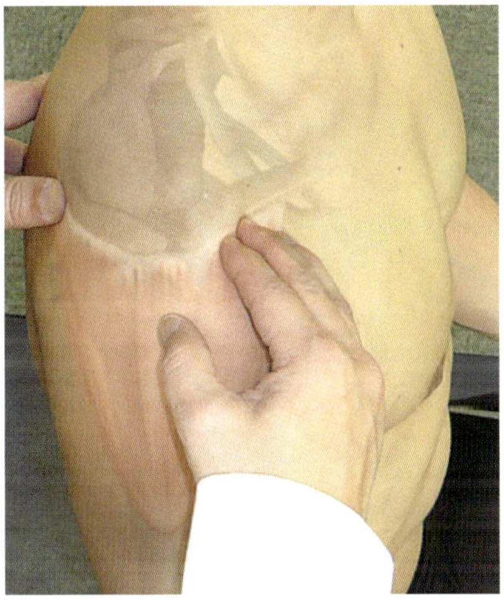

그림 2-28 빗장뼈 앞위면의 가쪽 1/3

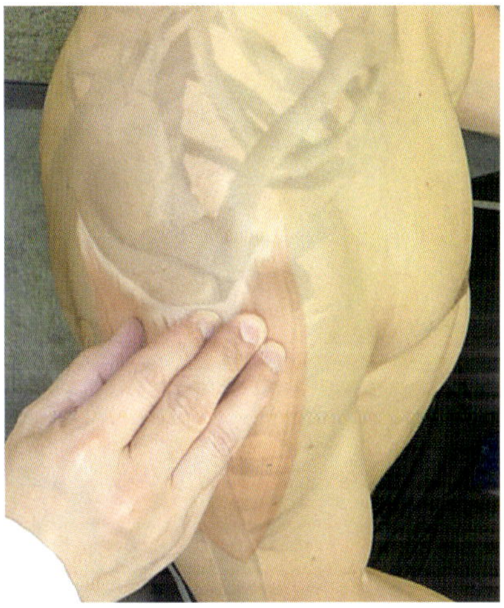

그림 2-29 봉우리 위면의 가쪽

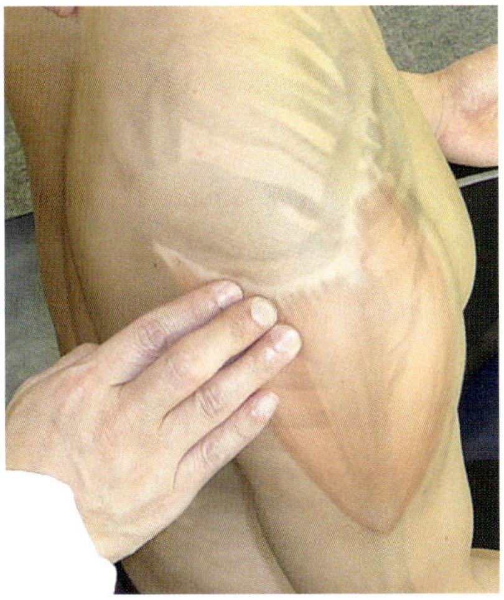

그림 2-30 어깨뼈가시 아래모서리

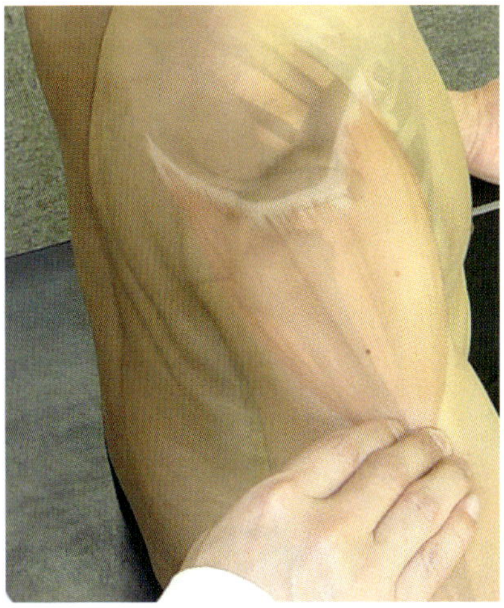

그림 2-31 위팔뼈의 세모근거친면

스트레칭 조작

어깨세모근 빗장부분

검 사 자 : 환자의 뒤쪽에 선다.

환 자 : 앉은자세로, 팔꿉관절을 90° 굽힘, 어깨관절을 80° 가쪽돌림한다.

접 촉 : 팔꿉관절 뒤면에 손바닥부위로 접촉한다.

고 정 : 어깨부위의 위면

조 작 : 팔꿉관절의 접촉에 의해 어깨관절에 폄, 모음을 가한다.

비 고 : 조작에서는 위팔에 긴쪽 방향으로 견인을 가하면서 폄, 모음을 가한다(그림 2-32).

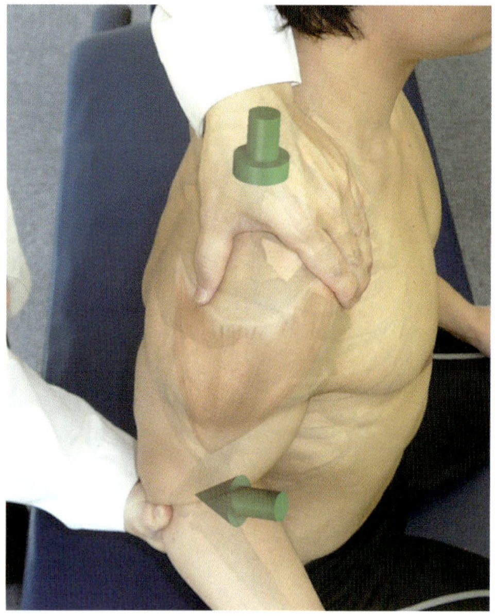

그림 2-32 어깨세모근 빗장부분 스트레칭 조작

어깨뼈가 상승하지 않도록 약간 아래쪽으로 견인을 가한다.

위팔뼈의 모음 조작은 가슴우리에 대해서 어깨뼈를 내림하기 때문에 아래쪽으로 견인을 가하면서 한다. 아래쪽의 견인이 불충분한 경우, 큰가슴근에 늘임(신장)이 가해지므로 주의해야 한다.

과도한 폄도 큰가슴근에 늘임을 가하는 것이 된다.

어깨세모근 가시부분

검 사 자 : 환자의 앞쪽에 앉는다.

환 자 : 앉는자세로, 팔꿉관절을 90°굽힘, 어깨관절을 60° 안쪽돌림한다.

접 촉 : 팔꿉관절 뒤면에 손바닥부위로 접촉한다.

고 정 : 어깨부위의 앞위면

조 작 : 팔꿉관절에 접촉하여 어깨관절에 굽힘, 모음을 가한다.

비 고 : 조작에서는 위팔에 긴쪽 방향으로 견인하면서 굽힘, 모음을 가한다(그림 2-33).

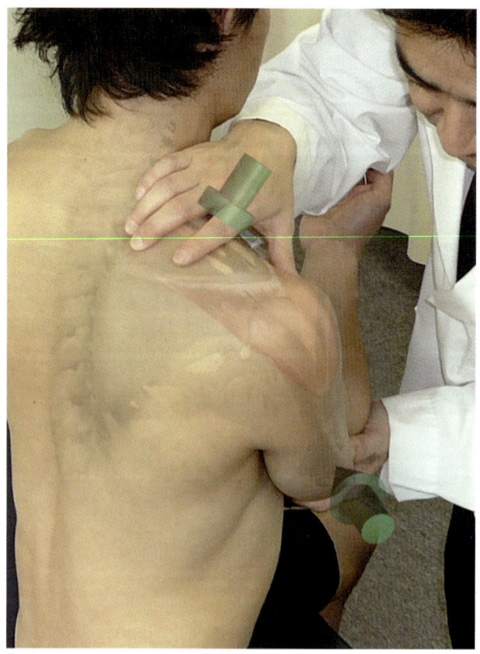

그림 2-33 어깨세모근 가시부분 스트레칭 조작

스트레칭 조작 시 팔이음뼈가 앞쪽으로 이동하지 않도록 잘 고정한다.

* 어깨세모근 봉우리부분의 스트레칭 조작은 구조적으로 불가능하기 때문에 어깨세모근 빗장부분과 가시부분 스트레칭 조작 결과를 참고한다.

근육 테스트

어깨세모근 빗장부분

검 사 자 : 환자의 가쪽, 검사하는 쪽에 선다.

환 자 : 앉은자세로, 팔꿉관절을 100° 굽힘, 어깨관절을 80° 벌림, 45° 가쪽돌림 위치에 둔다.

접 촉 : 먼쪽 위팔의 가쪽

고 정 : 어깨부위의 뒤면

조 작 : 모음, 수평 벌림 방향으로 환자의 뒤아래쪽을 향하여 압력을 가한다. 수평 벌림 방향으로는 약간만 가한다.

비 고 : 어깨부위는 팔꿉관절로의 압력에 대해서 저항할 수 있도록 뒤면부터 잘 고정한다(그림 2-34).

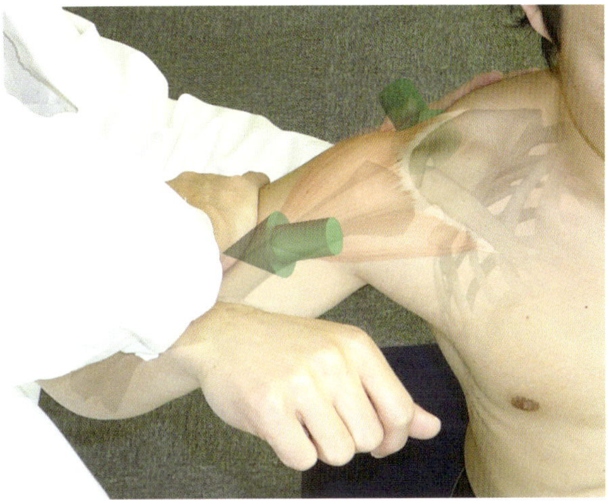

그림 2-34 어깨세모근 빗장부분 근육 테스트

환자의 저항이 어깨관절 벌림 운동을 일으키는 경우, 어깨세모근 봉우리부분의 협력작용이 의심된다.

뒤쪽으로의 압력이 큰 경우 위팔두갈래근 짧은갈래나 부리위팔근 반응을 유발하기 때문에 주의해야 한다.

어깨세모근 봉우리부분

검 사 자 : 환자의 뒤쪽, 검사하는 쪽에 선다.

환 자 : 앉은자세로, 팔꿉관절을 100° 굽힘, 어깨관절을 90° 벌림 위치에 둔다.

접 촉 : 먼쪽 위팔의 가쪽

고 정 : 어깨부위의 위면

조 작 : 모음 방향으로 환자의 뒤쪽을 향하여 압력을 가하는데 어깨세모근이 늘임되기 쉽도록 약간 가쪽으로 잡아당기면서 뒤쪽으로 압력을 가한다.

비 고 : 어깨부위의 고정은 가쪽의 압력에 의해 환자의 몸통이 가쪽으로 당겨지지 않도록 고정한다(그림 2-35).

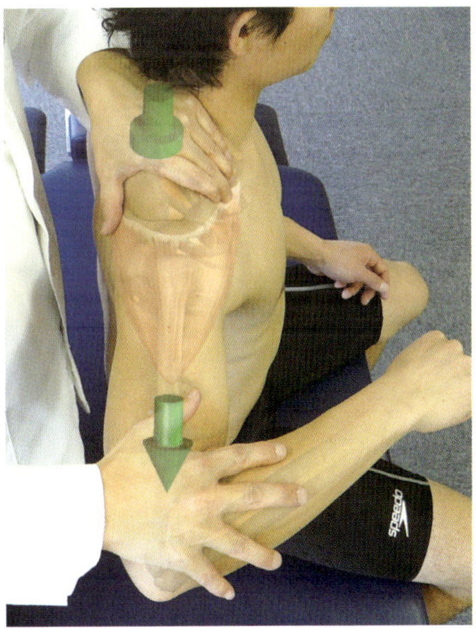

그림 2-35 어깨세모근 봉우리부분 근육 테스트

어깨 올림(거상)은 등세모근 위부분의 작용을 나타낸다.

어깨세모근 가시부분

검 사 자 : 환자의 가쪽, 검사하는 쪽에 선다.

환 자 : 앉은자세로, 팔꿉관절 100° 굽힘, 어깨관절 80° 벌림, 45° 가쪽돌림 위치에 둔다.

접 촉 : 위팔 먼쪽의 가쪽

고 정 : 어깨부위의 앞면

조 작 : 환자의 앞아래쪽을 향하여 모음, 수평 모음 방향으로 압력을 가한다. 수평 모음 방향으로 약간 누른다.

비 고 : 어깨부위 앞면의 고정은 위팔 먼쪽의 가쪽으로 가하는 압력에 대해서 저항이 가능하도록 앞면에서 고정한다 (그림 2-36).

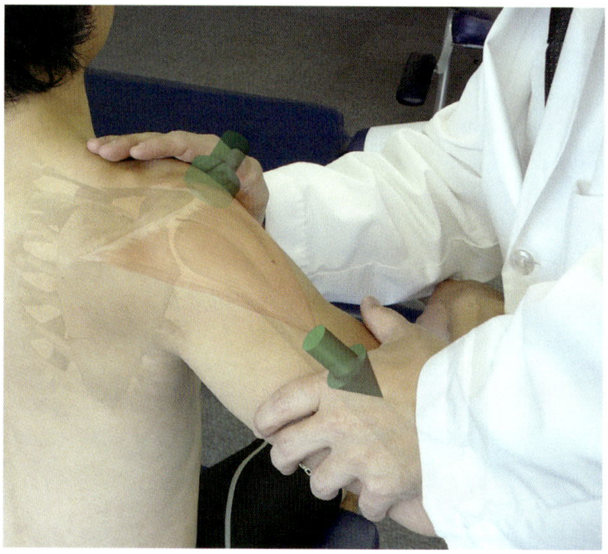

그림 2-36 어깨세모근 가시부분 근육 테스트

어깨세모근 가시부분의 테스트에서는 앞쪽으로의 압력이 큰 경우, 위팔세갈래근 긴갈래에 힘이 가해지는 것이 된다.

Chapter 3

위팔 근육

(muscles of the arm)

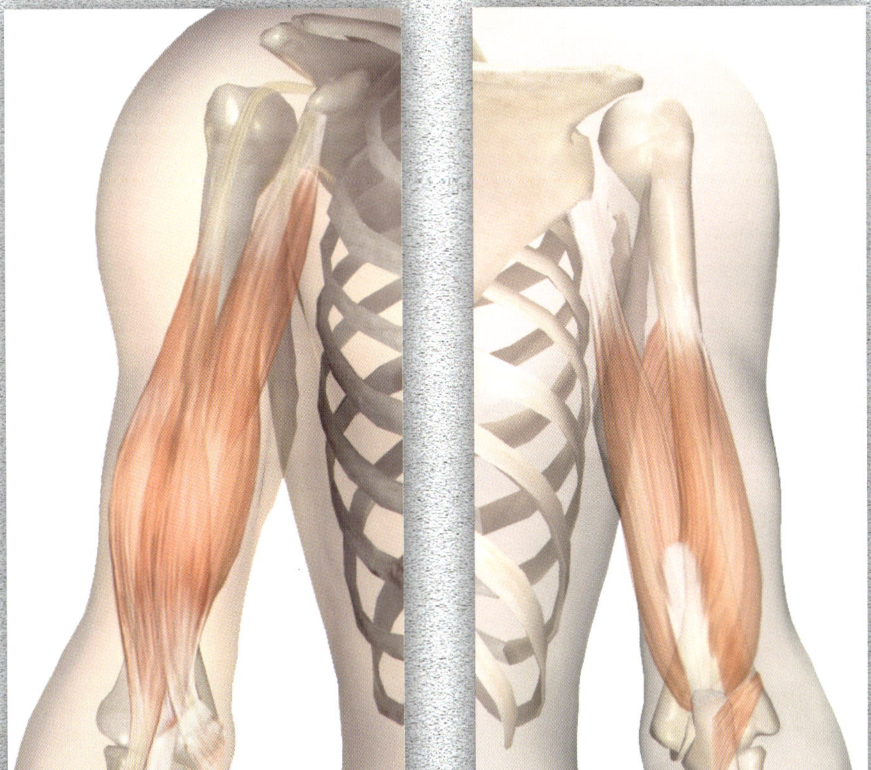

위팔두갈래근(상완이두근, biceps brachii muscle)

이 는 곳 : [짧은갈래(short head)] 어깨뼈 부리돌기의 끝(그림 3-1)
[긴갈래(long head)] 어깨뼈의 관절위결절(그림 3-2)
닿 는 곳 : 노뼈의 거친면(그림 3-1), 위팔두갈래근 널힘줄에서 위팔굽힘근육의 이는곳
기　　능 : 어깨관절 굽힘(굴곡), 팔꿉관절 굽힘, 아래팔 뒤침(회외)
지배신경 : 근육피부신경(C5, C6)
협 력 근 : 어깨관절 굽힘(어깨세모근 빗장부분, 부리위팔근, 큰가슴근)
팔꿉관절 굽힘(위팔근, 위팔노근, 원엎침근 위팔갈래)
팔꿉관절 뒤침(손뒤침근)
대 항 근 : 어깨관절 굽힘(어깨세모근 가시부분, 넓은등근, 위팔세갈래근 긴갈래, 큰원근)
팔꿉관절 굽힘(위팔세갈래근, 팔꿈치근)
팔꿉관절 뒤침(원엎침근, 네모엎침근)

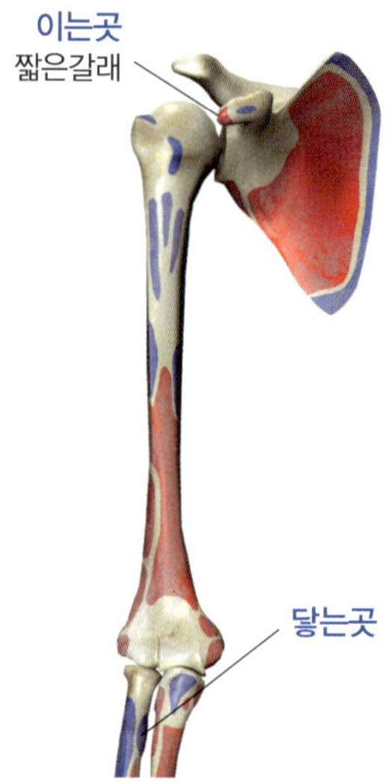

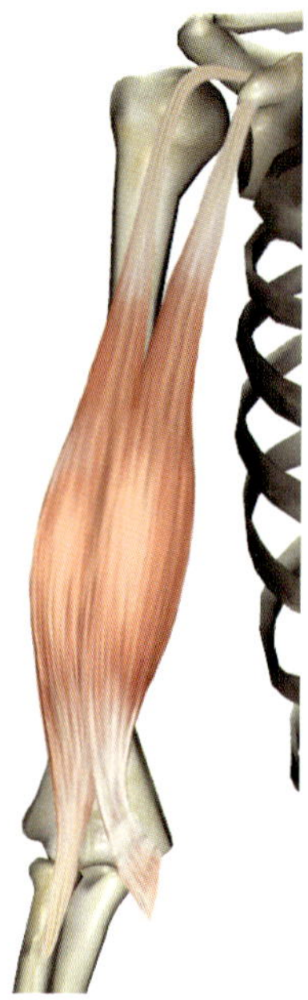

그림 3-1 위팔두갈래근 이는곳 · 닿는곳

시진

위팔 앞면의 전체 얕은층에 있는 근육이기 때문에 시진에 의한 인식이 용이하다. 팔꿉관절 굽힘에 의해 수축되는 근육의 힘살을 확인할 수 있다.

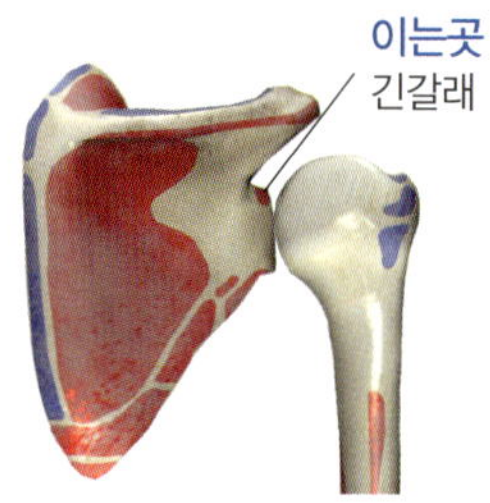

그림 3-2 위팔두갈래근 이는곳

촉진

힘　살 : 위팔 앞면의 힘살을 촉진하여 좌우의 단단함과 누름통증을 비교한다.

이는곳 · 닿는곳 : 이는곳에서 짧은갈래는 위팔갈래의 안쪽, 쇄골아래쪽에 있는 부리돌기를 앞면에서 촉진하고 근육섬유의 주행에 따른 아래가쪽에서 촉진한다(그림 3-3). 긴갈래의 이는곳인 관절위결절의 촉진은 해부학적으로 불가능하다. 닿는곳의 노뼈거친면은 팔꿉관절을 약간 굽힘자세로 한 후 최대 뒤침자세에서 팔오금부위에 두갈래근힘줄을 촉지하면서 힘줄을 먼쪽에서 촉진한다. 이것으로는 팔꿉관절 뒤면 가쪽의 노뼈머리 위치를 확인하고 두갈래근의 힘줄을 노뼈머리 먼쪽의 노뼈 안쪽을 향하여 촉진하면 좋다(그림 3-4).

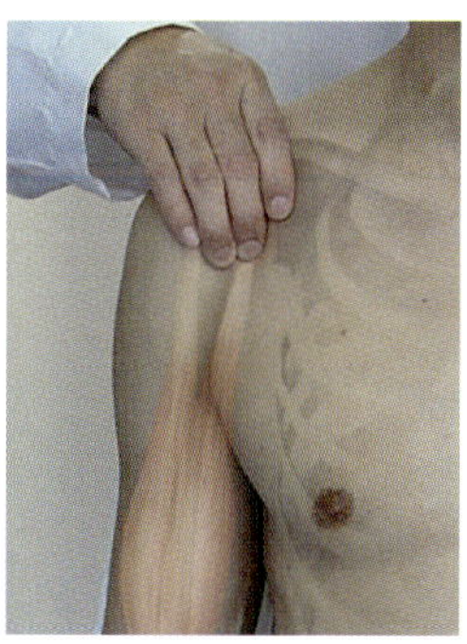

그림 3-3 부리돌기의 끝

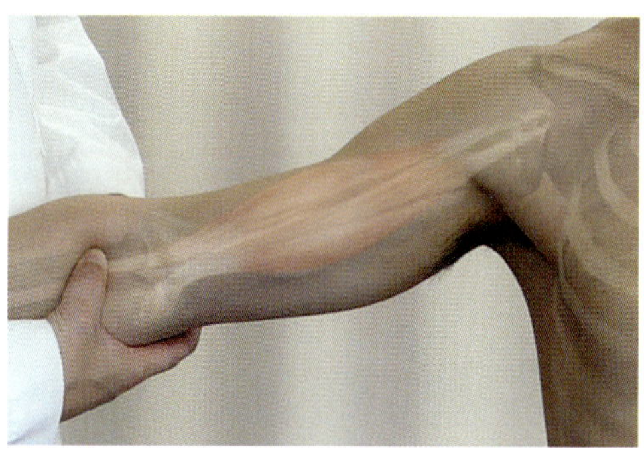

그림 3-4 노뼈의 거친면

스트레칭 조작

검 사 자 : 환자의 뒤쪽, 조작하는 쪽에 선다.

환　　자 : 앉은자세로, 팔꿉관절의 최대 폄자세, 어깨관절의 최대 폄자세로 한다.

촉　　진 : 아래팔 먼쪽을 잡는다.

고　　정 : 어깨관절의 뒤면

조　　작 : 팔꿉관절 폄자세를 유지한 상태에서 어깨관절을 폄한다.

비　　고 : 어깨관절 앞쪽 탈구의 기왕력이 있는 사람에게는 이 스트레칭을 해서는 안 된다(그림 3-5).

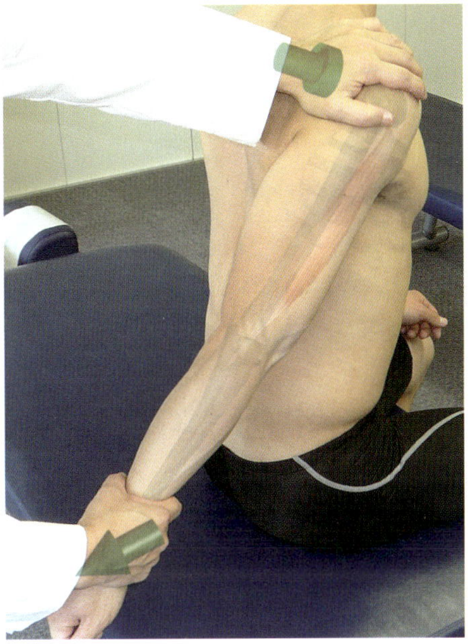

그림 3-5 위팔두갈래근 스트레칭 조작

스트레칭 조작은 아래팔 엎침자세로 할 수 있지만, 엎침하는 것으로 위팔뼈가 안쪽돌림(내선)되지 않도록 주의한다.

과도한 폄은 어깨위팔관절에 스트레스를 가하기 때문에 주의해야 한다.

근육 테스트

검 사 자 : 환자의 앞쪽, 검사하는 쪽에 선다.

환　　자 : 앉은자세로, 팔꿉관절을 90° 굽힘하여 손목관절을 약간 폄자세로 둔다.

접　　촉 : 노뼈 먼쪽의 앞면

고　　정 : 팔꿉관절의 뒤면

조　　작 : 팔꿉관절에 폄 방향으로 압력을 가한다.

비　　고 : 압력의 접촉부위에서는 자뼈에 힘이 가해지지 않도록 주의한다(그림 3-6).

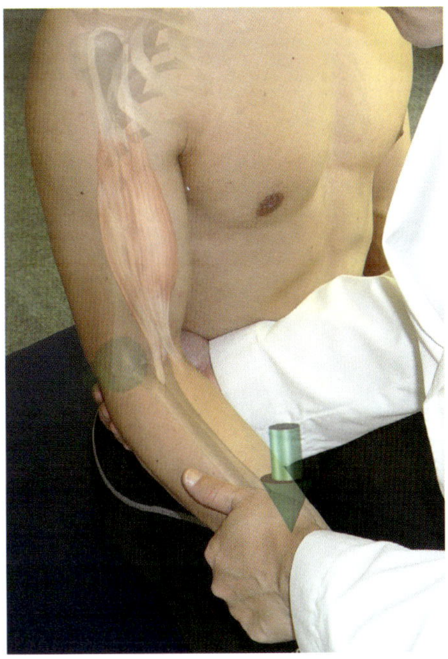

그림 3-6 위팔두갈래근 근육 테스트

압력은 위팔근에 의한 팔꿉관절 굽힘작용을 저하시키기 때문에 주로 노뼈 먼쪽의 앞면에 가한다.

손목관절굽힘근의 작용을 피하기 위하여 손목으로의 접촉은 피한다. 팔꿉관절의 엎침(회내)은 위팔노근의 작용을 나타낸다.

부리위팔근(오훼완근, coracobrachialis muscle)

이 는 곳 : 어깨뼈 부리돌기의 끝(그림 3-7)
닿 는 곳 : 위팔뼈의 안쪽면(그림 3-7)으로, 세모근거친면의 반대쪽
기　　능 : 어깨관절의 굽힘(굴곡) · 모음(내전)
지배신경 : 근육피부신경(C6, C7)
협 력 근 : 어깨관절 굽힘(어깨세모근 빗장부분, 위팔두갈래근 짧은갈래, 큰가슴근)
어깨관절 모음(큰가슴근, 넓은등근, 큰 · 작은원근, 가시아래근, 위팔세갈래근 긴갈래)
대 항 근 : 어깨관절 굽힘(위팔세갈래근 긴갈래, 넓은등근, 큰원근, 어깨세모근 가시부분)
어깨관절 모음(가시위근, 어깨세모근 봉우리부분)

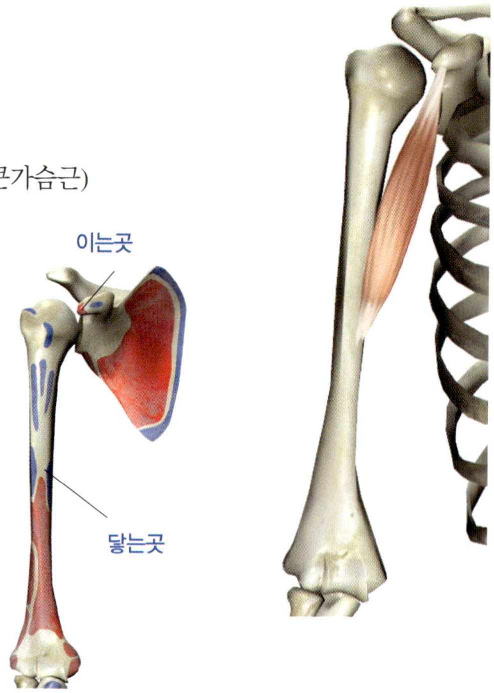

그림 3-7 부리위팔근 이는곳 · 닿는곳

시진

위팔뼈 안쪽에서 확인 가능한데 위팔두갈래근과 판별해야 한다.

촉진

힘　살 : 위팔두갈래근 짧은갈래의 안쪽에서 촉진한다. 위팔두갈래근 짧은갈래와의 감별은 힘살을 촉진하는 상태에서 어깨관절을 고정하고 팔꿉관절의 굽힘 · 폄(신전)을 반복한다. 팔꿉관절의 굽힘과 폄에 따라 힘살의 긴장과 이완이 일어나면 촉진하고 있는 힘살은 위팔두갈래근 짧은갈래이며 긴장과 이완이 일어나지 않으면 부리위팔근의 힘살이다.

이는곳 · 닿는곳 : 이는곳은 위팔갈래 안쪽의 빗장뼈 아래쪽을 앞면에서 촉진하며 아래가쪽에서 부리위팔근의 근섬유 주행을 따라서 부리돌기를 촉진한다(그림 3-8). 부리위팔근의 이는곳은 위팔두갈래근 짧은갈래의 이는곳보다도 안쪽이다. 위팔두갈래근 짧은갈래의 이는곳과의 감별은 처음에 부리위팔근의 힘살을 촉진한 후, 힘살의 안쪽모서리를 몸쪽 방향으로 촉진하여 부리돌기에 이르는 부위를 촉진하는 것으로 가능해진다. 닿는곳은 처음에 위팔뼈의 가쪽에서 어깨세모근의 닿는곳에 있는 세모근거친면을 촉진하면서 위팔두갈래근힘살의 안쪽으로 위팔뼈 안쪽의 같은 레벨부위를 촉진한다(그림 3-9).

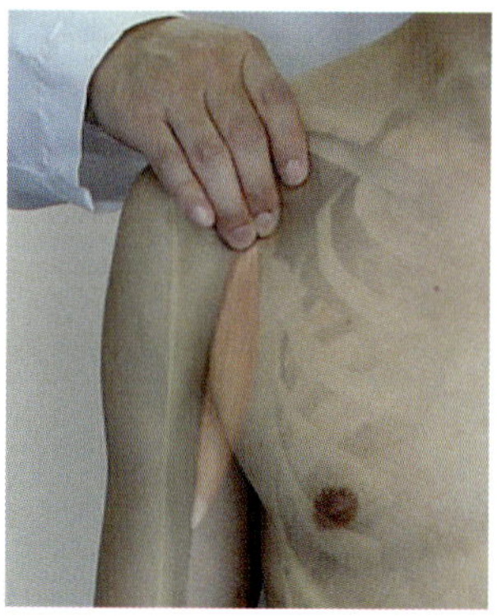
그림 3-8 어깨뼈의 부리돌기

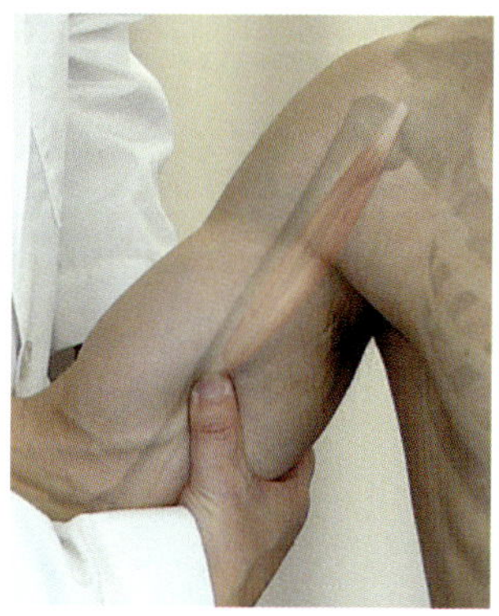
그림 3-9 위팔뼈의 안쪽면

스트레칭 조작

검 사 자 : 환자의 뒤쪽, 조작하는 쪽에 선다.
환　　자 : 앉은자세로, 팔꿉관절을 굽힘, 어깨관절 벌림(외전), 최대 벌림한다.
접　　촉 : 위팔 먼쪽을 잡는다.
고　　정 : 어깨관절의 뒤면
조　　작 : 최대 가쪽돌림자세를 유지하면서 위팔두갈래근 힘살의 안쪽에 있는 부리위팔근의 닿는곳과 부리돌기를 잇는 선을 늘이듯이 벌림 · 폄 방향으로 압력을 가한다.
비　　고 : 어깨관절 가쪽돌림에 제한이 있는 경우, 폄 방향의 벡터는 감소한다(그림 3-10).

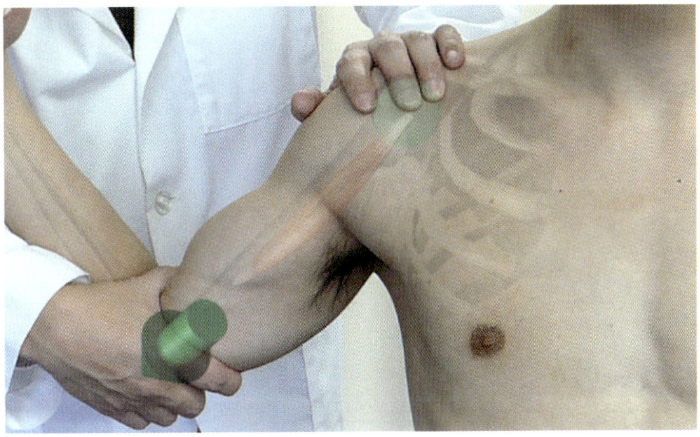

그림 3-10 부리위팔근 스트레칭 조작

중요한 것은 위팔뼈 안쪽면의 닿는곳과 부리돌기를 잇는 직선상에서 팔을 조작하는 것이다.

위팔이두근 짧은갈래에 긴장이 있는 경우 보다 벌림 방향으로 잡아당겨야 한다.

근육 테스트

검 사 자 : 환자의 가쪽, 검사하는 쪽에 선다.
환　　자 : 앉은자세로, 어깨관절을 약간 굽힘, 30° 벌림, 최대 가쪽돌림(외선) 위치에 둔다. 팔꿉관절은 위팔두갈래근의 작용을 피하기 위하여 완전히 굽힘시킨다.
접　　촉 : 위팔 먼쪽의 가쪽
고　　정 : 어깨부위의 뒤면
조　　작 : 위팔 먼쪽의 안쪽에 긴쪽 방향으로 견인을 유지하면서 폄 · 벌림 방향으로 압력을 가한다.
비　　고 : 근육 테스트에서는 위팔두갈래근에 힘이 들어가지 않도록 위팔뼈 안쪽면에서 압력을 가한다(그림 3-11).

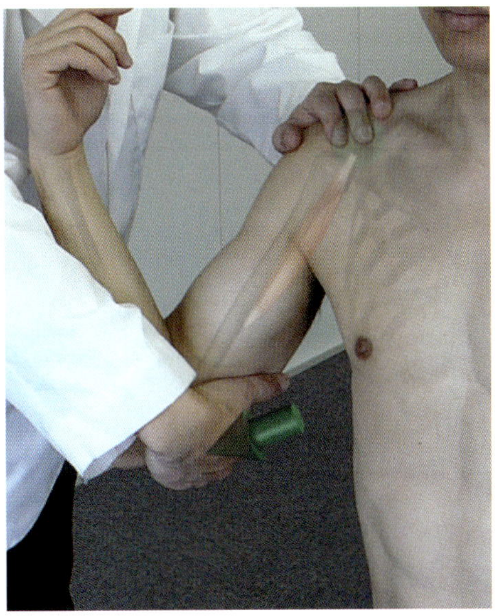

그림 3-11 부리위팔근 근육 테스트

어깨관절의 가쪽돌림 제한이 있는 경우 테스트 시 압력 방향은 벌림 벡터가 커진다.

긴쪽 방향의 견인은 큰가슴근의 작용을 최소로 한다.

위팔근(상완근, brachialis muscle)

이 는 곳 : 위팔뼈 앞면의 먼쪽(그림 3-12)
닿 는 곳 : 자뼈의 갈고리돌기(그림 3-12), 자뼈거친면
기　　능 : 팔꿉관절의 굽힘(굴곡)
지배신경 : 근육피부신경(C5, C6), 가쪽부분은 노신경(C7)
협 력 근 : 팔꿉관절 굽힘(위팔두갈래근, 위팔노근, 원엎침근)
대 항 근 : 팔꿉관절 굽힘(위팔세갈래근, 팔꿈치근)

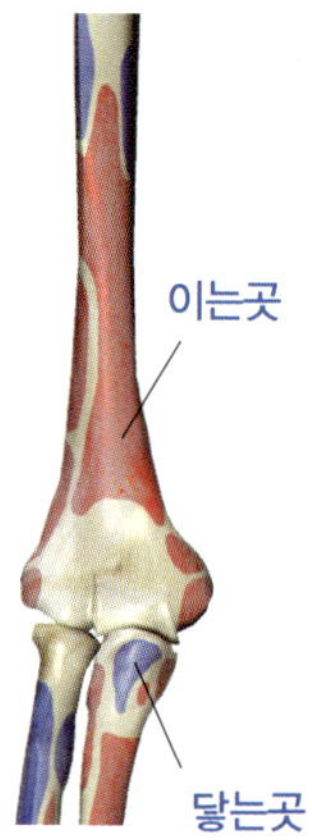

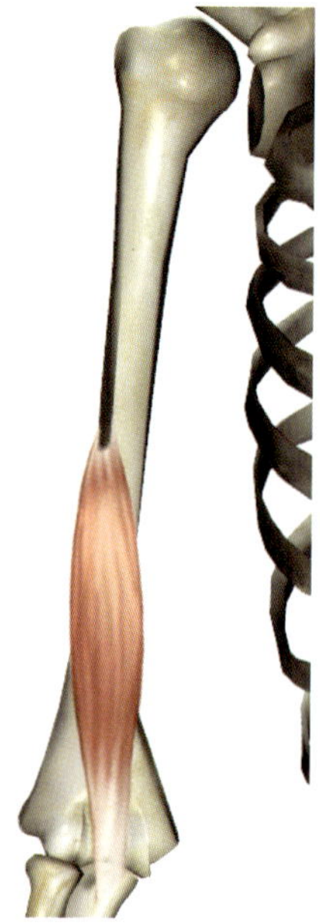

그림 3-12 위팔근 이는곳 · 닿는곳

시진

위팔두갈래근 힘살의 깊은부분에 존재하기 때문에 시진으로 인식하기 어렵다.

촉진

힘　살: 위팔두갈래근 힘살의 안쪽에서 위팔두갈래근 힘살을 가쪽으로 늘여가면서 깊은부분을 촉진한다.

이는곳 · 닿는곳 : 이는곳은 위팔뼈 앞면의 먼쪽을 위팔두갈래근 힘살의 안쪽에서 촉진한다(그림 3-13). 즉, 위팔근 힘살을 끼고 촉진하게 된다. 닿는곳은 팔꿉관절을 굽힘시킨 상태에서 자뼈의 갈고리돌기를 위팔근의 힘줄과 같이 팔오금의 앞면에서 촉진한다(그림 3-14).

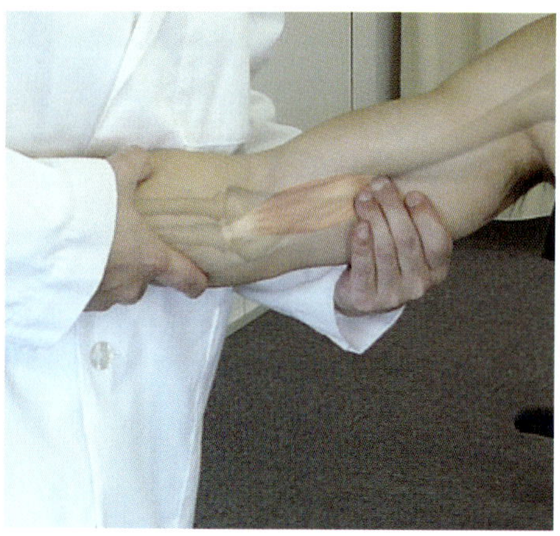

그림 3-13 위팔뼈 앞면

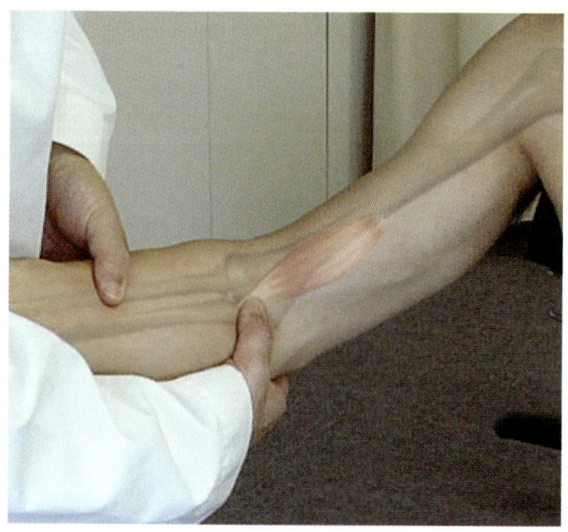

그림 3-14 자뼈의 갈고리돌기

스트레칭 조작

검 사 자 : 환자의 앞쪽, 조작쪽에 선다.
환 자 : 앉은자세로, 팔꿉관절 최대 폄(신전), 어깨관절을 굽힌한다.
접 촉 : 아래팔 먼쪽의 자뼈 앞면에 접촉한다.
고 정 : 팔꿉관절의 뒤면
조 작 : 어깨관절을 굽힘시킨 상태에서 팔꿉관절을 최대 폄한다.
비 고 : 자뼈 앞면의 접촉으로 위팔두갈래근의 늘임(신장)을 막는다. 어깨관절 굽힘의 각도를 크게 하는 것으로 위팔두갈래근이 늘임하기 어려워진다(그림 3-15).

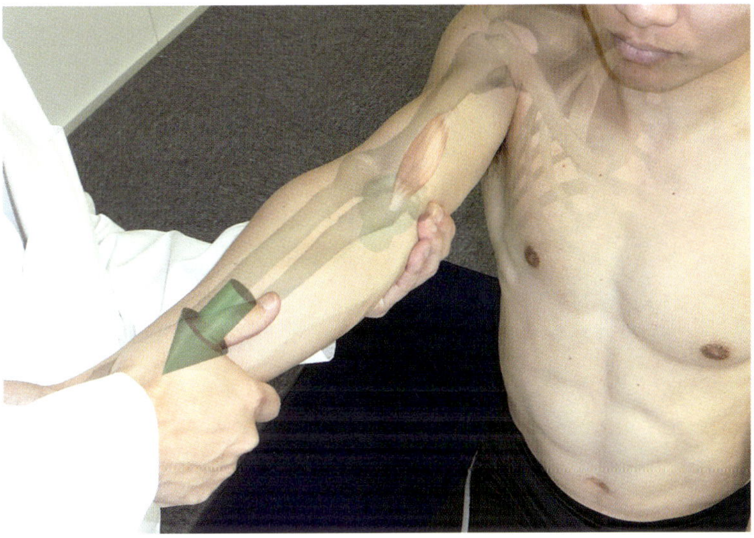

자뼈 먼쪽 앞면에서 손목관절 앞면에 손등굽힘(배굴) 방향으로 압력을 가하면 안 된다.

그림 3-15 위팔근 스트레칭 조작

근육 테스트

검 사 자 : 환자의 가쪽, 검사쪽에 선다.
환 자 : 앉은자세로, 어깨관절 최대 폄자세로 팔꿉관절 90° 굽힘 자세를 잡는다.
접 촉 : 자뼈 먼쪽의 앞면
고 정 : 위팔 먼쪽의 뒤면
조 작 : 팔꿉관절 폄 방향으로 압력을 가한다.
비 고 : 위팔두갈래근의 작용을 최소로 하기 위하여 압력의 접촉부위에서는 노뼈에 힘이 가해지지 않도록 주의한다(그림 3-16).

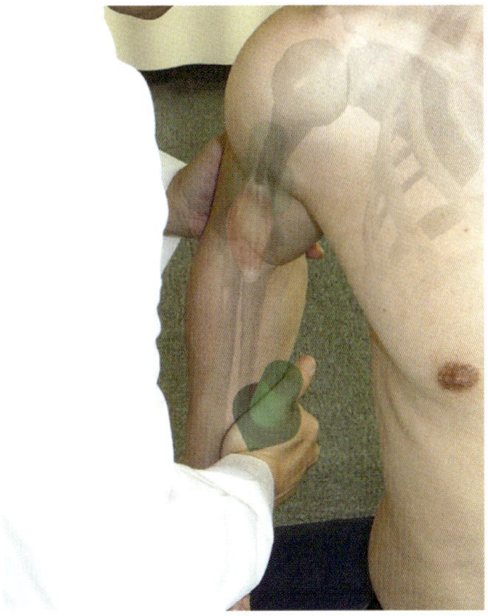

어깨위팔관절에 스트레스를 주기 때문에 특히 어깨관절 탈구의 기왕력이 있는 사람에 대해서는 과도하게 펴해서는 안된다.

그림 3-16 위팔근 근육 테스트

위팔

위팔세갈래근(상완삼두근, triceps brachii muscle)

이 는 곳 : [긴갈래(long head)] 어깨뼈의 관절아래결절(그림 3-17)
[가쪽갈래(lateral head)] 위팔뼈의 뒤가쪽면(그림 3-17)
[안쪽갈래(medial head)] 위팔뼈의 아래뒤면(그림 3-17)

닿 는 곳 : 팔꿈치머리 위뒤면(그림 3-17), 아래팔 깊은근막

기 능 : 어깨관절 폄(신전), 팔꿉관절 폄, 긴갈래는 어깨의 모음(내전)을 보조한다.

지배신경 : 노신경(C6, C7, C8)

협 력 근 : 어깨관절 폄(넓은등근, 어깨세모근 가시부분, 위팔세갈래근)
어깨관절 폄(팔꿈치근, 긴 · 짧은노쪽손목폄근, 자쪽손목폄근, 온손가락폄근, 손뒤침근)
어깨관절 모음(큰가슴근, 넓은등근, 큰 · 작은원근, 가시아래근, 부리위팔근)

대 항 근 : 어깨관절 폄(어깨세모근 빗장부분, 위팔두갈래근, 부리위팔근, 큰가슴근)
팔꿉관절 폄(위팔근, 위팔두갈래근, 위팔노근)
어깨관절 모음(가시위근, 어깨세모근 봉우리부분)

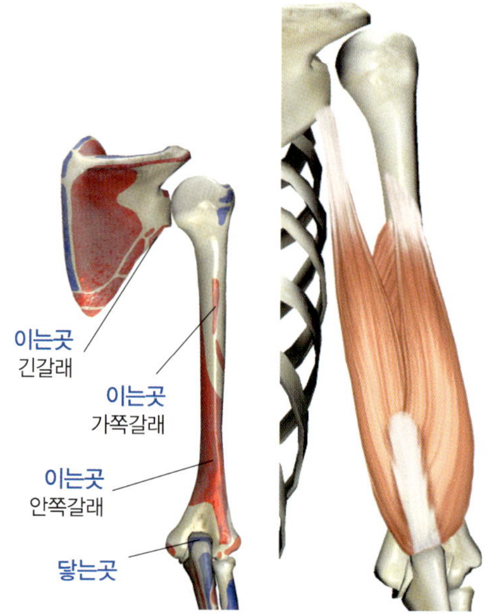

그림 3-17 위팔세갈래근 이는곳 · 닿는곳

시진

위팔 뒤면에서 팔꿉관절 최대 폄자세를 유지하는 것으로 인식할 수 있다.

촉진

힘 살 : 위팔뼈 뒤면의 중간부분에서 먼쪽에 걸쳐서 촉진한다.

이는곳 · 닿는곳 : 긴갈래의 이는곳은 어깨뼈의 관절아래결절로 이 부위는 어깨뼈 가쪽모서리를 겨드랑을 향하여 촉진한다(그림 3-18). 가능한 한 깊은부분을 촉진하는데 겨드랑부위를 통과하는 신경이나 혈관에 과도한 압력을 주지 않도록 주의해야 한다. 큰원근, 작은원근, 어깨밑근의 긴장은 촉진하기 어렵게 만든다. 가쪽갈래의 이는곳은 위팔뼈 뒤면의 몸쪽부분을 촉진한다(그림 3-19). 안쪽갈래의 이는곳은 위팔의 뒤면 먼쪽의 팔갈래 위쪽을 힘살을 끼고 촉진한다(그림 3-20). 닿는곳은 팔꿈치머리의 몸쪽모서리를 위쪽에서 촉진한다(그림 3-21).

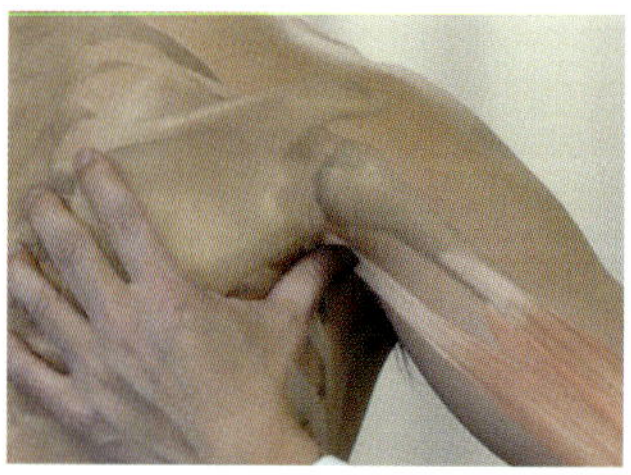

그림 3-18 긴갈래(어깨뼈의 관절아래결절)

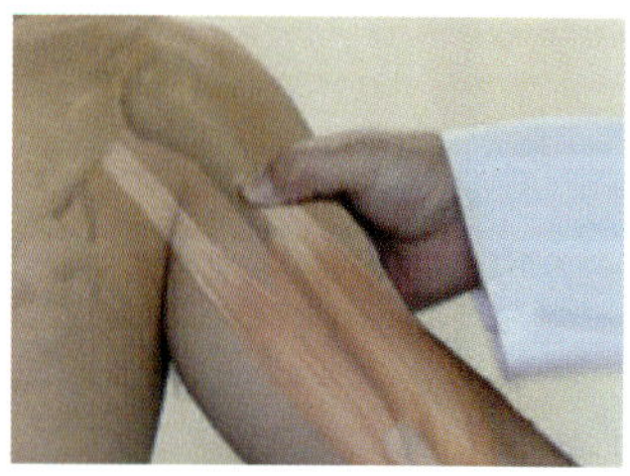

그림 3-19 가쪽갈래(위팔뼈뒤가쪽면)

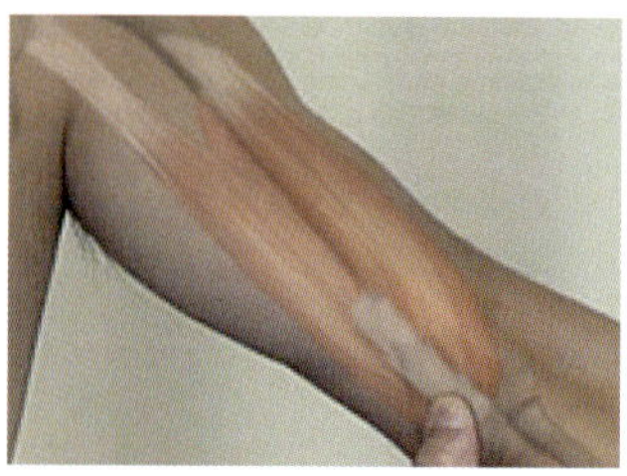

그림 3-20 안쪽갈래(아래뒤면)

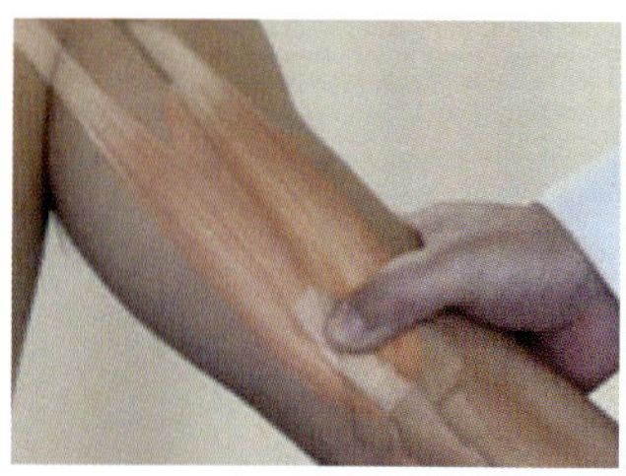

그림 3-21 팔꿈치머리 위뒤면

스트레칭 조작

검 사 자 : 환자의 앞쪽, 조작쪽에 선다.
환 자 : 앉은자세로, 팔꿉관절 최대 굽힘, 어깨관절을 굽힌다.
접 촉 : 위팔 자뼈의 뒤면에 접촉한다.
고 정 : 팔꿉관절의 뒤면
조 작 : 어깨관절의 굽힘을 유지한 상태에서 팔꿉관절을 굽힘하여 위팔세갈래근을 늘임(신장)한다.
비 고 : 긴갈래를 늘임할 경우 어깨관절 굽힘의 각도를 증가시킨다(그림 3-22).

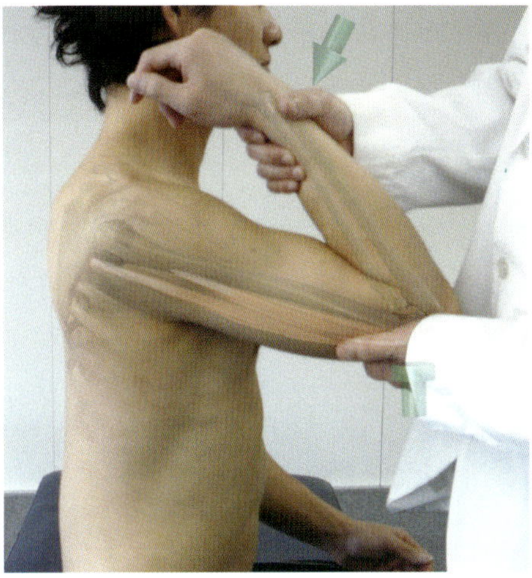

그림 3-22 위팔세갈래근 스트레칭 조작

압력은 자뼈에 가한다.

근육 테스트

검 사 자 : 환자의 앞쪽, 검사쪽에 선다.
환 자 : 앉은자세로, 어깨관절을 45° 벌림하고 팔꿉관절을 약간 굽힘자세로 둔다.
접 촉 : 자뼈 먼쪽의 뒤면
고 정 : 위팔 먼쪽의 앞면
조 작 : 팔꿉관절의 굽힘 방향으로 압력을 가한다.
비 고 : 압력을 가하는 접촉부위에서 노뼈로 힘이 가해지지 않도록 주의한다(그림 3-23).

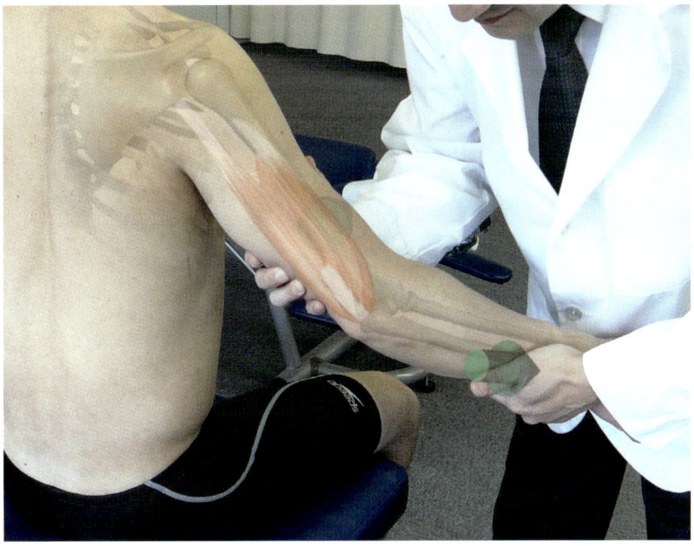

그림 3-23 위팔세갈래근 근육 테스트

접촉은 자뼈 먼쪽부분이며, 손목관절에 접촉해서는 안 된다. 손목관절에 접촉하면 손목관절폄근군에 의한 팔꿉관절 폄작용을 일으키게 된다.

팔꿈치근(주근, anconeus muscle)

이 는 곳 : 위팔 가쪽위관절융기의 뒤면(그림 3-24)
닿 는 곳 : 자뼈 뒤면의 팔꿈치머리 가쪽(그림 3-24)
기 능 : 팔꿉관절 폄(신전)
지배신경 : 노신경(C6, C7, C8)
협 력 근 : 팔꿉관절 폄(위팔세갈래근)
대 항 근 : 팔꿉관절 폄(위팔근, 위팔두갈래근, 위팔노근)

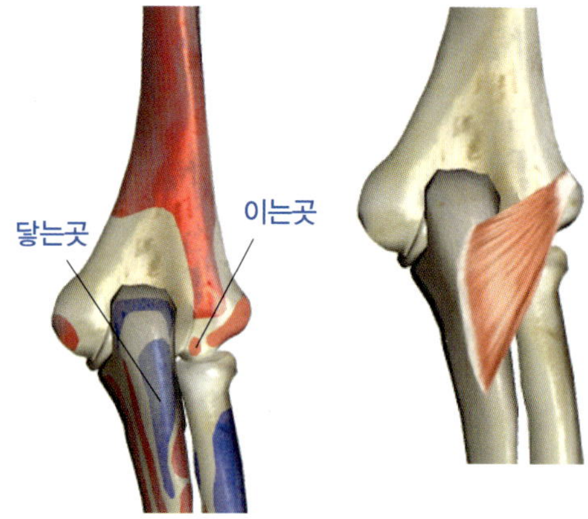

그림 3-24 팔꿈치근 이는곳 · 닿는곳

시진

팔꿉관절을 폄하면 시진으로 인식하는 것도 가능하다.

촉진

힘 살 : 위팔뼈 가쪽위관절융기와 팔꿈치머리 가쪽을 잇는 부위를 촉진한다.

이는곳 · 닿는곳 : 이는곳은 위팔뼈 가쪽관절융기를 뒤쪽에서 촉진하여 닿는곳은 팔꿈치머리 가쪽모서리를 가쪽에서 촉진한다.

스트레칭 조작

위팔세갈래근(p.81)을 참고

근육 테스트

위팔세갈래근(p.81)을 참고

Chapter 4

아래팔 근육
(muscles of the forearm)

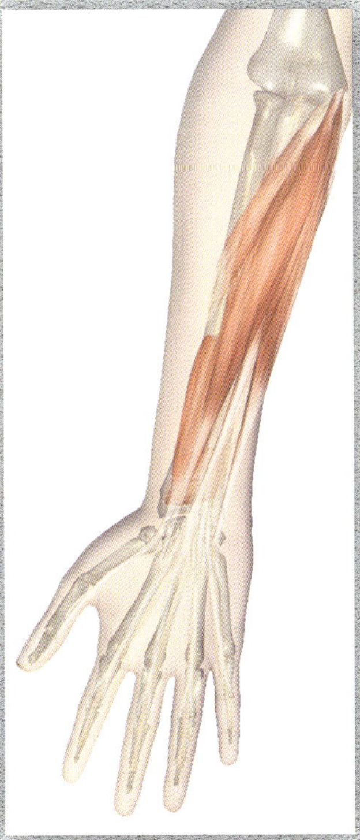

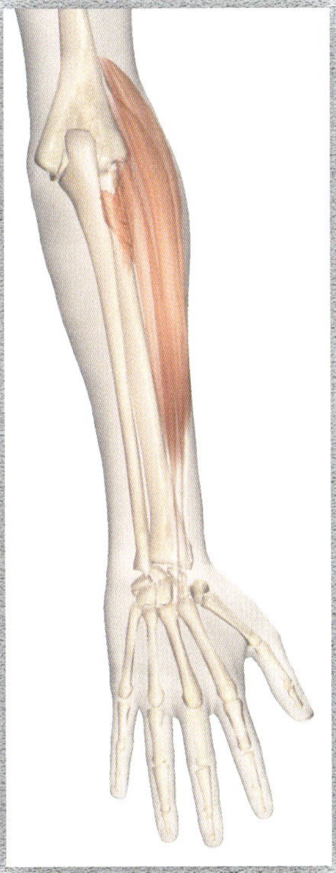

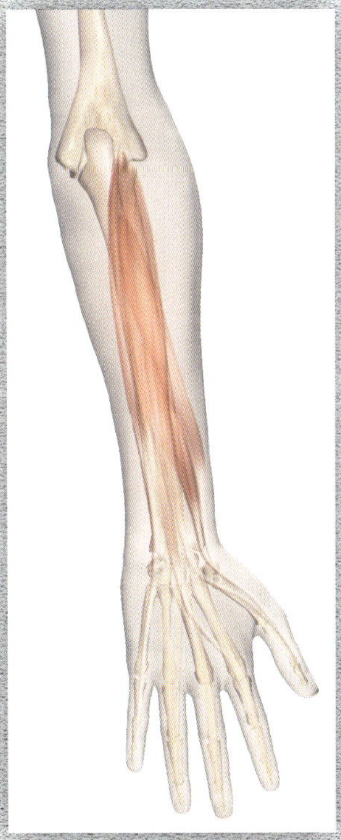

원엎침근(원회내근, pronator teres muscle)

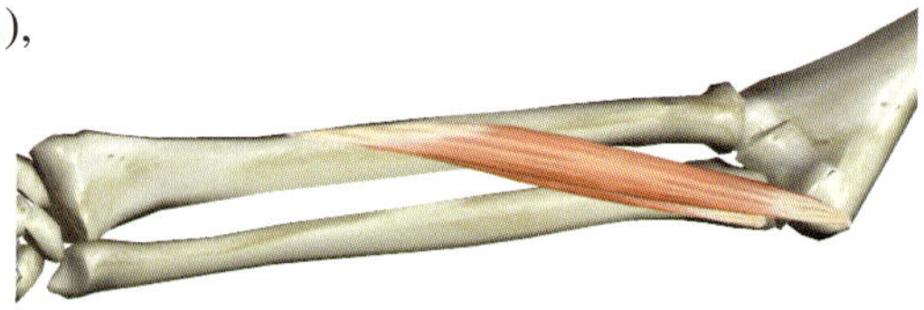

이 는 곳 : [위팔갈래(humeral head)] 위팔뼈의 안쪽위관절융기(그림 4-1), 폄근의 공동힘줄
[자갈래(ulnar head)] 자뼈 갈고리돌기의 안쪽(그림 4-1)
닿 는 곳 : 노뼈 가쪽면의 중간부분(그림 4-1)
기 능 : 아래팔 엎침(회내), 팔꿉관절 굽힘(굴곡)
지배신경 : 정중신경(C6, C7)
협 력 근 : 아래팔 엎침(네모엎침근)
팔꿉관절 굽힘(위팔두갈래근, 위팔노근, 위팔근)
대 항 근 : 위팔 엎침(손뒤침근)
팔꿉관절 굽힘(위팔세갈래근, 팔꿈치근, 긴 · 짧은노쪽손목폄근, 자쪽손목굽힘근, 온손가락폄근, 손뒤침근)

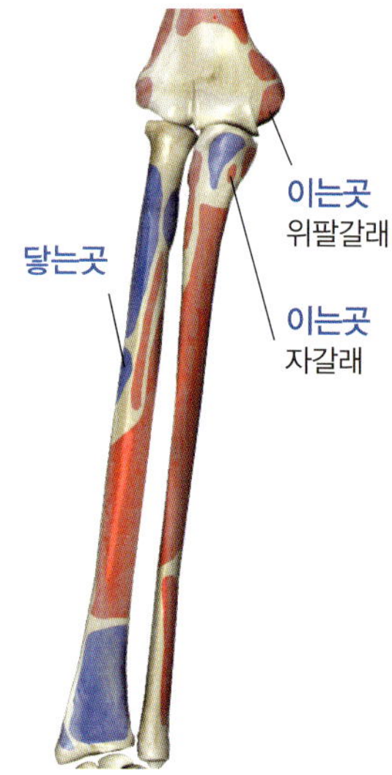

그림 4-1 원엎침근 이는곳 · 닿는곳

시진

근육에 과도한 긴장, 단축이 존재하는 경우, 팔꿉관절 최대 폄자세 또는 엎침자세에서 아래팔 앞면의 팔오금 먼쪽의 안쪽모서리에서 힘살 가쪽모서리를 인식하는 것도 가능하다.

촉진

힘 살 : 위팔 앞면에 있는 팔오금 먼쪽의 안쪽모서리에서 힘살 가쪽모서리(위팔갈래)를 촉지하는 것도 가능하다. 힘살의 촉진으로는 위팔갈래와 자갈래 사이에 정중신경이 통과하기 때문에 주의해야 한다.

이는곳 · 닿는곳 : 이는곳은 위팔갈래에서는 위팔뼈 안쪽위관절융기의 위안쪽모서리에서 앞면에 걸쳐서 위안쪽에서 촉진하고(그림 4-2), 자갈래에서는 가쪽위관절융기의 먼쪽부분을 안쪽으로 촉진하고, 갈고리돌기 안쪽을 촉진한다(그림 4-3). 이 부위는 얕은손가락굽힘근, 긴엄지굽힘근의 이는곳이 근접해 있기 때문에 감별하기는 어렵다. 닿는곳은 위팔 앞면에 있는 팔오금 먼쪽의 안쪽모서리에 힘살 가쪽모서리(위팔갈래)를 촉지하여 먼쪽 방향으로 자뼈 중간부분을 향하여 촉진하고 위팔노근 힘살을 가쪽으로 늘여서 노뼈 가쪽면 중간부분을 촉진한다(그림 4-4).

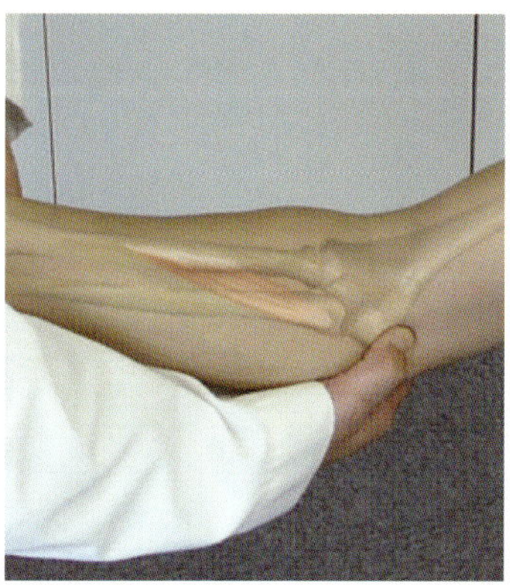

그림 4-2 위팔뼈의 안쪽위관절융기

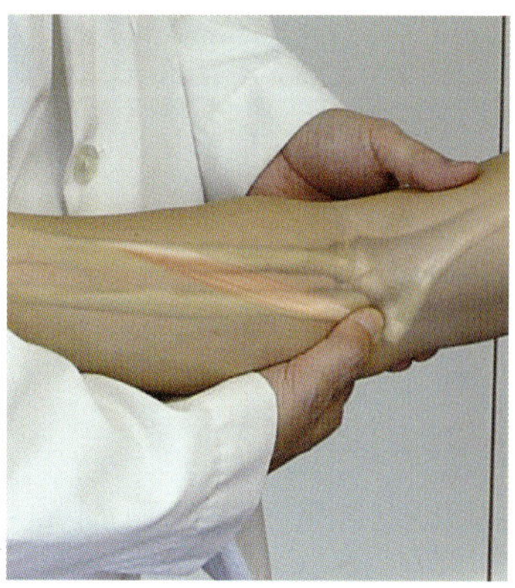

그림 4-3 자뼈 갈고리돌기의 안쪽

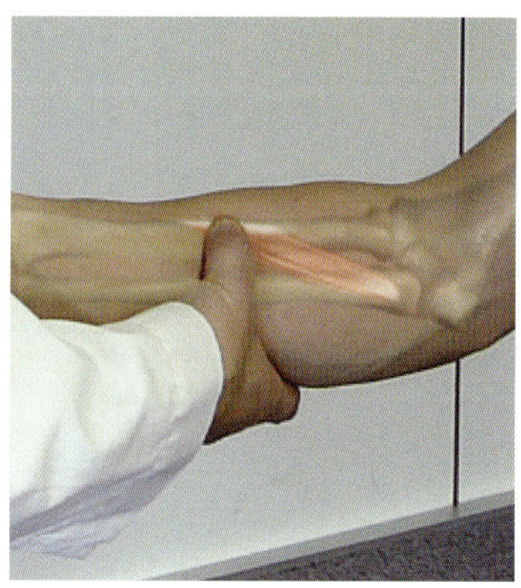

그림 4-4 노뼈 가쪽면의 중간부분

스트레칭 조작

검 사 자 : 환자의 앞쪽, 조작쪽에 선다.
환　　자 : 앉은자세로, 어깨관절 굽힘, 팔꿉관절 폄(신전), 아래팔 최대 뒤침자세를 잡는다.
접　　촉 : 손목부위를 노뼈 먼쪽의 앞면, 집게-새끼손가락끝을 자뼈 먼쪽의 뒤면에 접촉시킨다.
고　　정 : 팔꿉관절의 뒤면
조　　작 : 아래팔에 최대 뒤침자세를 유지시키면서 노뼈에 긴쪽 방향으로 견인하고 팔꿉관절을 폄, 아래팔을 뒤침(회외) 한다.
비　　고 : 노뼈의 긴쪽 방향으로의 견인은 접촉손으로 아래팔 먼쪽을 잡아서 고정손으로 엄지손가락을 노뼈 붓돌기의 몸쪽부분 가쪽에 접촉시켜서 접촉손의 다른 손가락으로 자뼈를 고정하여 엄지손가락을 먼쪽 방향으로 당긴다(그림 4-5).

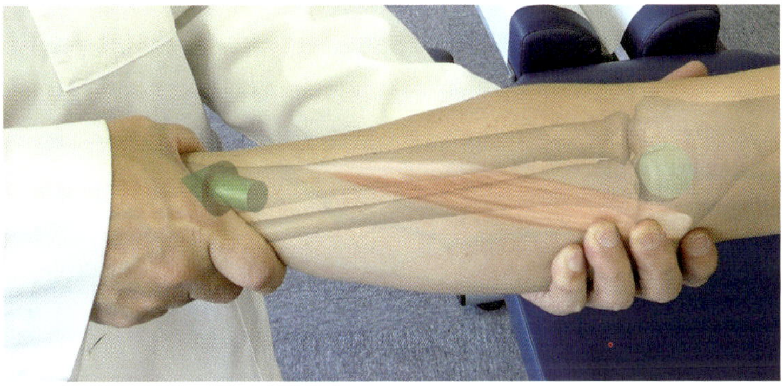

그림 4-5 원엎침근 스트레칭 조작

손목관절과 접촉하는 것은 긴손바닥근이나 노쪽손목굽힘근에 늘임(신장)이 가해지기 때문에 피해야 한다.

아래팔

근육 테스트

검 사 자 : 환자의 앞쪽, 검사쪽에 선다.
환　　자 : 앉은자세로, 어깨관절 굽힘, 팔꿉관절 45° 굽힘, 아래팔 최대 엎침, 손목관절 굽힘 자세를 잡는다.
접　　촉 : 손목부위를 노뼈 먼쪽의 앞면에 접촉시킨다.
고　　정 : 팔꿉관절 뒤면을 받치고 접촉손의 손가락끝을 자뼈 먼쪽의 뒤면에 접촉시킨다.
조　　작 : 접촉손의 손목부위로 노뼈 먼쪽의 앞면에 뒤침 방향으로 압력을 가한다.
비　　고 : 자뼈 뒤면을 고정하는 것으로 직선적인 압력에 의한 뒤침 방향으로의 움직임이 가능해지므로 잘 고정하도록 한다. 손목부위는 자뼈에 접촉하지 않도록 주의한다. 또, 긴손바닥근과 노쪽손목굽힘근의 작용을 막기 위하여 손목관절에 접촉해서는 안 된다(그림 4-6).

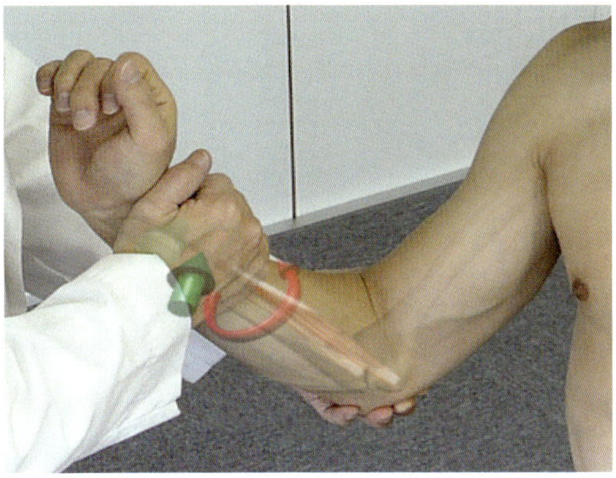

그림 4-6 원엎침근 근육 테스트

뒤침 방향의 압력은 노뼈 먼쪽의 앞면에 직선적으로 가해져서 아래팔을 비틀 듯이 압력을 가하면 안 된다. 또, 검사자는 접촉부위에 통증을 주지 않도록 주의를 기울여야 한다.

노쪽손목굽힘근(요측수근굴근, flexor carpi radialis muscle)

이 는 곳 : 위팔뼈 안쪽위관절융기(그림 4-7)에서의 굽힘근 공동힘줄, 아래팔근막

닿 는 곳 : 둘째 · 셋째손허리뼈바닥의 바닥쪽(그림 4-7)

기　　능 : 손목관절 굽힘(굴곡) · 노쪽굽힘(요굴), 아래팔 엎침(회내), 팔꿉관절 굽힘의 보조

지배신경 : 정중신경(C6, C7, C8)

협 력 근 : 손목관절 굽힘(자쪽손목굽힘근, 긴손바닥근)
손목관절 노쪽굽힘(노쪽 · 자쪽손목폄근)
아래팔 엎침(원엎침근, 네모엎침근)

대 항 근 : 손목관절 굽힘(노쪽손목폄근, 자쪽손목폄근)
손목관절 자쪽굽힘(자쪽손목폄근, 자쪽손목굽힘근)
아래팔 엎침(손뒤침근)

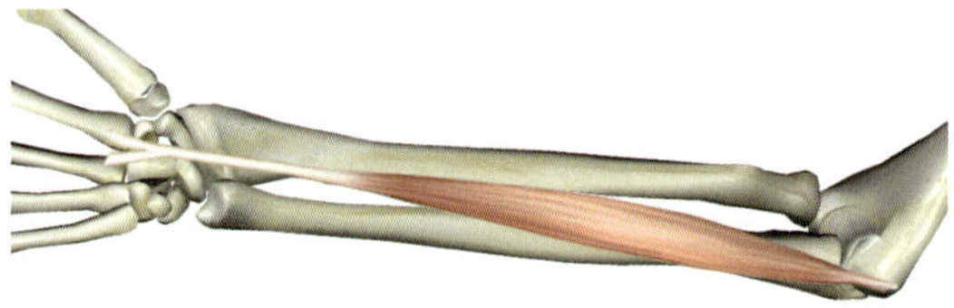

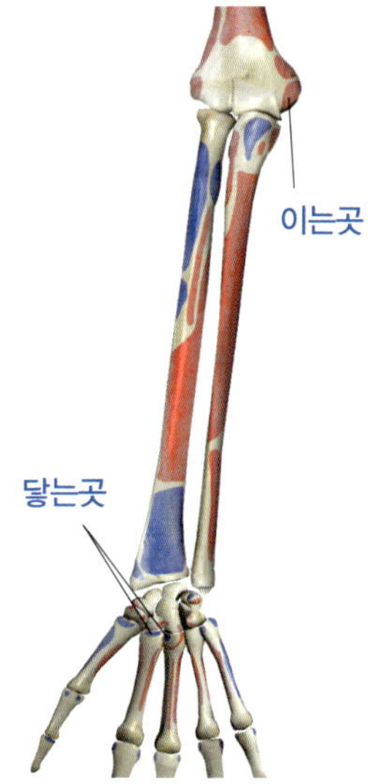

그림 4-7 노쪽손목굽힘근 이는곳 · 닿는곳

시진

힘살은 아래팔 엎침, 손목관절 굽힘에 의해 확인할 수 있다. 힘줄은 손목관절 굽힘, 아래팔 엎침에 의해 손목관절 몸쪽부분에서 융기한다. 안쪽의 힘줄 융기는 긴손바닥근힘줄일 가능성이 높기 때문에 감별이 필요하다.

촉진

힘　살 : 손목관절 굽힘, 아래팔 엎침으로 손목관절 몸쪽부분에 융기하는 힘줄의 가쪽모서리를 몸쪽에서 촉진해간다(그림 4-8).

이는곳 · 닿는곳 : 이는곳은 안쪽위관절융기 앞면을 먼쪽 방향에서 촉진한다(그림 4-9). 닿는곳은 둘째 · 셋째손허리뼈의 사이를 손등쪽에서 먼쪽부터 촉진하고, 둘째 · 셋째손허리뼈 결합부위를 특정하여 둘째 · 셋째손허리뼈바닥의 바닥쪽을 촉진한다(그림 4-10, 4-11).

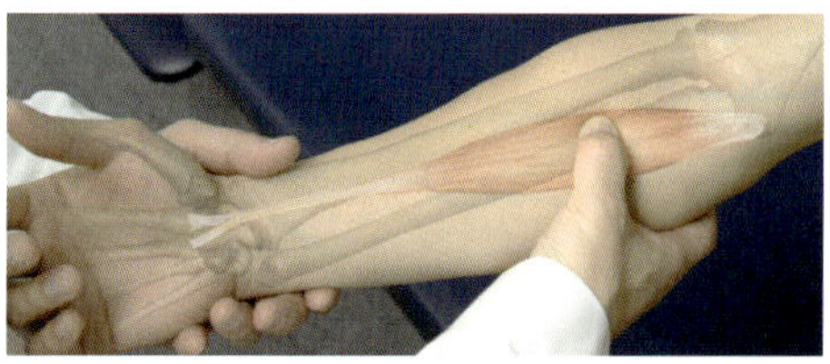

그림 4-8 힘살의 촉진

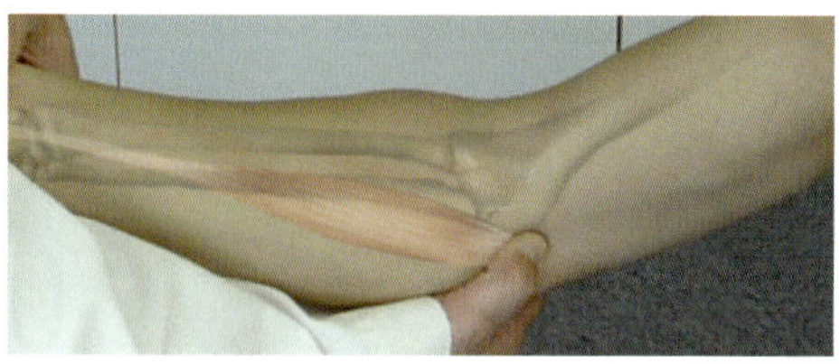

그림 4-9 위팔뼈 안쪽위관절융기

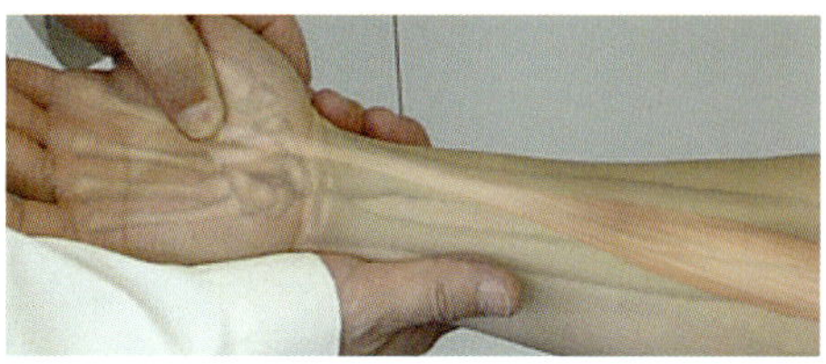

그림 4-10 둘째손허리뼈바닥

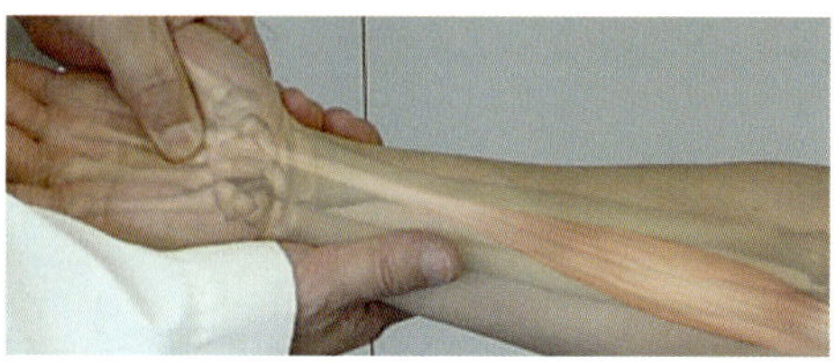

그림 4-11 셋째손허리뼈바닥

스트레칭 조작

검 사 자 : 환자의 앞쪽, 조작쪽에 선다.
환 자 : 앉은자세로, 어깨관절 굽힘, 팔꿉관절 폄(신전), 아래팔의 최대 뒤침, 손목관절 폄 · 자쪽굽힘(척굴)의 자세를 잡는다.
접 촉 : 손목부위 앞면(둘째 · 셋째손허리뼈에 이르는 부위)
고 정 : 팔꿉관절의 뒤면
조 작 : 팔꿉관절 최대 폄자세와 아래팔 최대 뒤침자세를 유지한 상태에서 손목부위에 처음에는 손목관절 폄, 다음에는 자쪽굽힘 방향으로 압력을 가한다.
비 고 : 손목관절 폄 · 자쪽굽힘으로 압력을 가하면 팔꿉관절의 폄과 아래팔 뒤침을 증가하는 것이 가능하다(그림 4-12).

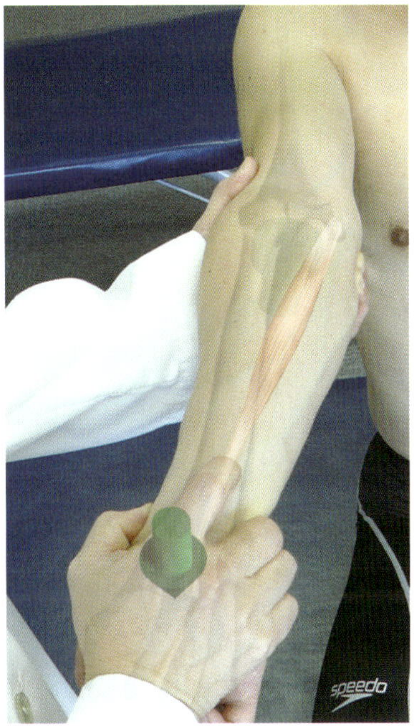
그림 4-12 노쪽손목굽힘근 스트레칭 조작

손목관절을 폄, 자쪽굽힘하는 경우 팔 전체가 가쪽돌림(외선)되지 않도록 팔꿉관절부위를 고정한다.

아래팔

근육 테스트

검 사 자 : 환자의 앞쪽, 검사쪽에 선다.
환 자 : 앉은자세로, 어깨관절 굽힘자세, 팔꿉관절 폄자세를 잡고 아래팔을 1/4 엎침, 손가락을 약간 굽힘시킨 상태로 손목관절을 노쪽굽힘, 굽힌한다.
접 촉 : 손목부위 노쪽에 검사자의 손목부위를 접촉한다.
고 정 : 아래팔 뒤면을 고정한다.
조 작 : 손목부위의 앞면 노쪽에 손목관절의 자쪽굽힘(척굴), 폄 방향으로 압력을 가한다.
비 고 : 인접한 긴손바닥근에 힘이 가해지지 않도록 자쪽굽힘, 폄 방향으로 압력을 가한다(그림 4-13).

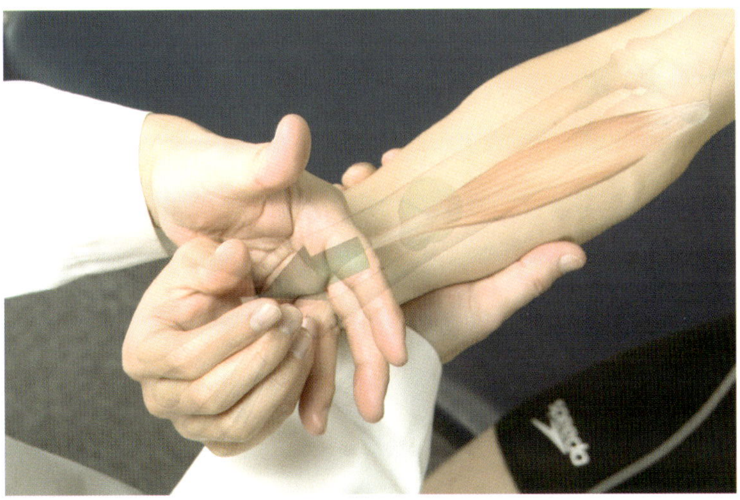
그림 4-13 노쪽손목굽힘근 근육 테스트

손목부위와 접촉 시 엄지손가락과는 접촉하면 안 된다.

손가락의 굽힘에 의한 손목관절 굽힘을 피하기 위하여 손가락은 릴랙스시킨 상태를 유지해야 한다.

긴손바닥근(장장근, palmaris longus muscle)

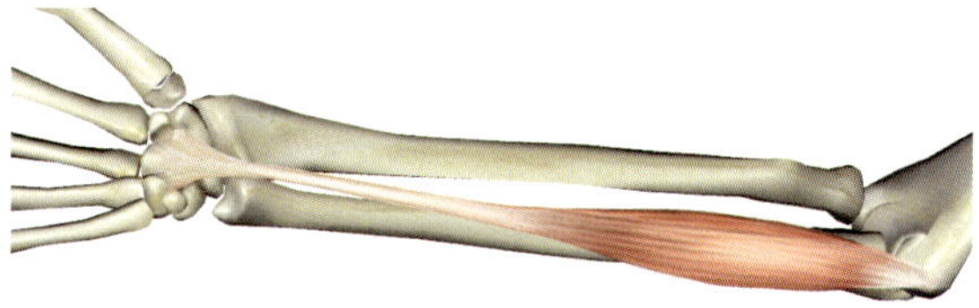

이 는 곳 : 위팔뼈의 안쪽위관절융기(그림 4-14), 아래팔의 근막
닿 는 곳 : 손바닥널힘줄
기　　능 : 손바닥널힘줄의 긴장, 손목관절 굽힘(굴곡)
지배신경 : 정중신경(C7, C8, T1)
협 력 근 : 손목관절 굽힘(노쪽손목굽힘근, 자쪽손목굽힘근)
대 항 근 : 손목관절 굽힘(노쪽손목폄근, 자쪽손목폄근)

시진

힘살은 엄지손가락과 새끼손가락을 대립시켜서 손목관절 굽힘을 일으키고 손목관절 몸쪽부분 힘줄의 융기를 확인한다. 가쪽의 융기는 노쪽손목굽힘근이기 때문에 감별이 필요하다. 이 근육은 선천적으로 결손되어 있는 사람이 많고, 엄지손가락과 새끼손가락의 대립과 손목관절 굽힘에 의해 힘줄의 융기가 확인되지 않을 경우, 결손 가능성이 있다.

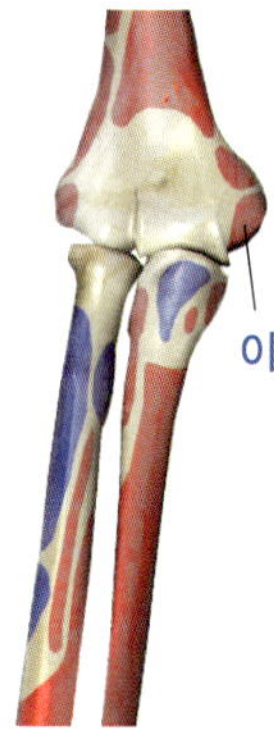

그림 4-14 긴손바닥근 이는곳

촉진

힘　살 : 쥐는 손모양을 만들어서 손목관절의 굽힘과 약간의 노쪽굽힘에 의해 손목관절 몸쪽부분에 융기하는 힘줄의 안쪽모서리를 몸쪽부터 촉진해간다(그림 4-15).

이는곳 · 닿는곳 : 이는곳은 안쪽위관절융기 앞면을 먼쪽에서 촉진한다(그림 4-16). 닿는곳은 뼈와의 부착은 없다.

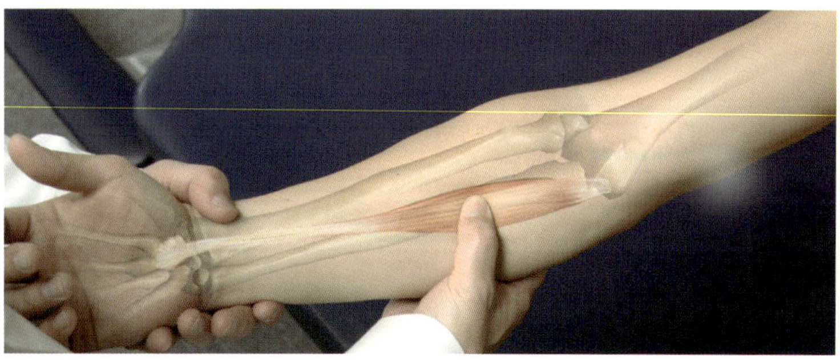

그림 4-15 힘살의 촉진

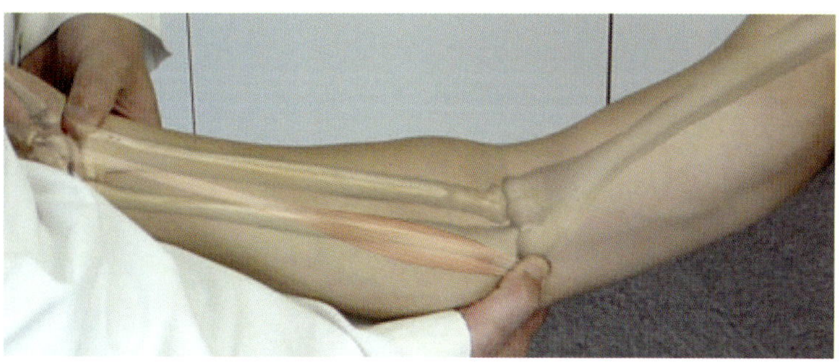

그림 4-16 위팔뼈의 안쪽위관절융기

스트레칭 조작

검 사 자 : 환자의 앞쪽, 조작쪽에 선다.
환　　자 : 앉은자세로, 어깨관절 굽힘자세, 팔꿉관절 폄자세, 손목관절 폄자세
접　　촉 : 손목부위의 손바닥앞면
고　　정 : 팔꿉관절의 뒤면
조　　작 : 팔꿉관절의 최대 폄자세를 유지한 상태에서, 손목관절에 손목관절 폄 방향으로 압력을 가한다.
비　　고 : 노쪽손목굽힘근의 긴장이 강하여 노쪽손목굽힘근이 늘임(신장)되었을 경우 아래팔에 약간 엎침(회내)을 가한다(그림 4-17).

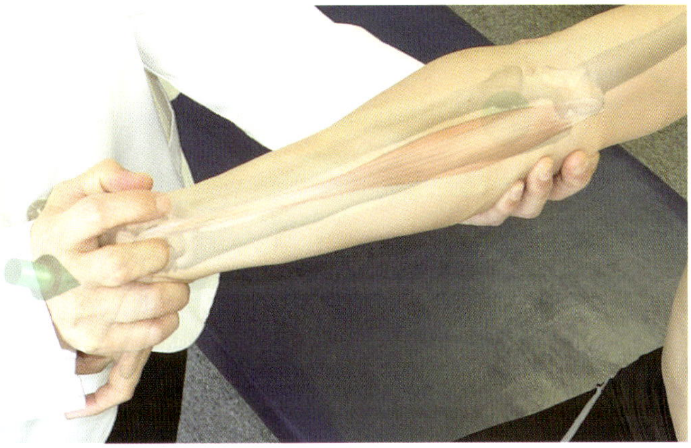

자쪽손목굽힘근, 노쪽손목굽힘근의 긴장 상태에 의해 긴손바닥근이 늘임되지 않는 경우가 있다.

손바닥으로의 접촉은 환자의 손바닥을 펴듯이 접촉한다.

그림 4-17 긴손바닥근 스트레칭 조작

근육 테스트

검 사 자 : 환자의 앞쪽, 검사쪽에 선다.
환　　자 : 앉은자세로, 어깨관절의 최대 폄자세로 엄지손가락과 새끼손가락을 대립시키고 손목관절을 굽힘시킨다.
접　　촉 : 환자의 손목부위에 검사자의 손목부위 앞면을 접촉한다.
고　　정 : 위팔 먼쪽의 뒤면
조　　작 : 손목관절에 폄 방향으로 압력을 가한다.
비　　고 : 손목부위에 가하는 테스트 압력은 긴손바닥근 수축을 유발하기 위한 최소한의 힘으로 한다(그림 4-18).

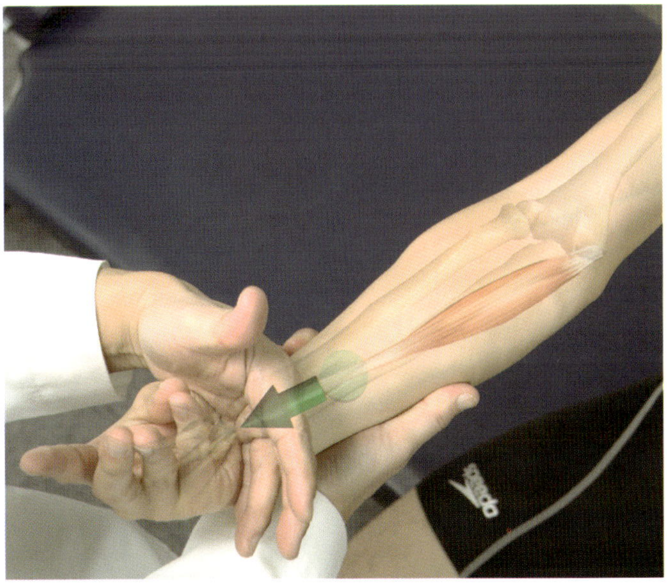

이 근육 테스트는 노쪽손목굽힘근과 자쪽손목굽힘근의 협력작용이 일어나기 쉽기 때문에 테스트 중간에 엄지손가락과 새끼손가락을 대립시킨 상태를 유지하는 것으로 긴손바닥근에 최대한 견인이 가해지도록 한다. 그러나 과도한 압력은 이들 협력근의 작용을 유발하는 것이 된다.

그림 4-18 긴손바닥근 근육 테스트

자쪽손목굽힘근(척측수근신근, flexor carpi ulnaris muscle)

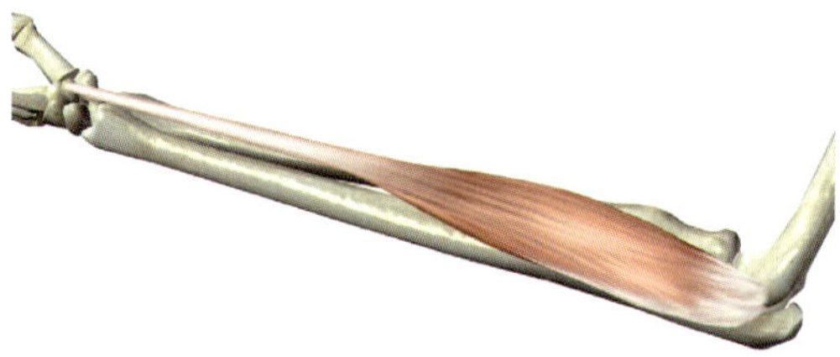

이 는 곳 : [위팔갈래(humeral head)] 위팔뼈의 안쪽위관절융기 (그림 4-19)
[자갈래(ulnar head)] 팔꿈치머리, 자뼈의 등쪽모서리 (그림 4-20)

닿 는 곳 : 콩알뼈(그림 4-19), 갈고리뼈, 다섯째손허리뼈바닥

기　　능 : 손목관절의 굽힘(굴곡)과 자쪽굽힘(척굴), 팔꿉관절 굽힘의 보조

지배신경 : 자신경(C7, C8, T1)

협 력 근 : 손목관절 굽힘(노쪽손목굽힘근, 긴손바닥근)
손목관절 자쪽굽힘(자쪽손목폄근)
팔꿉관절 굽힘(위팔두갈래근, 위팔근, 위팔노근, 원엎침근 위팔갈래)

대 항 근 : 손목관절 굽힘(노쪽손목폄근, 자쪽손목폄근)
손목관절 자쪽굽힘(노쪽손목폄근, 노쪽손목굽힘근)
팔꿉관절 굽힘(위팔세갈래근, 팔꿈치근)

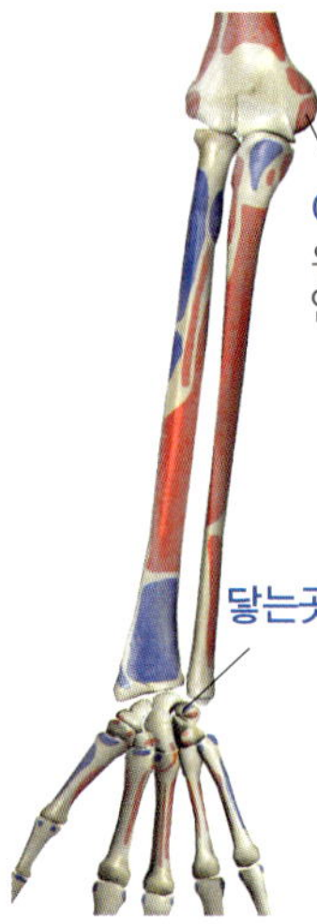

그림 4-19 자쪽손목굽힘근 이는곳 · 닿는곳

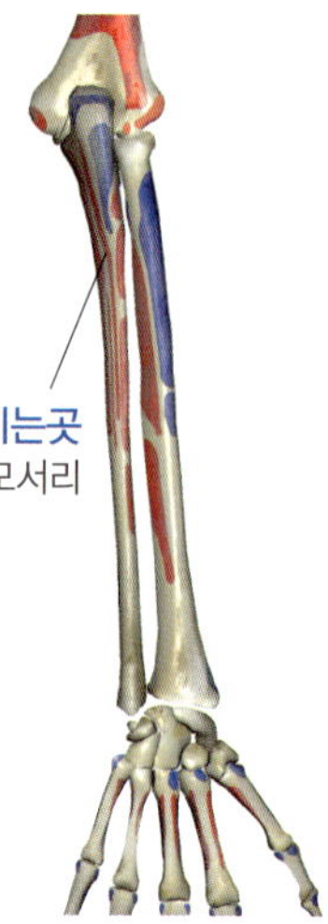

그림 4-20 자쪽손목굽힘근 이는곳

시진

자쪽손목굽힘근은 아래팔 앞면안쪽의 표층에 존재하여 손목관절 자쪽굽힘과 굽힘에 의해 아래팔 앞면에서 안쪽면에 걸쳐서 수축하는 힘줄과 힘살을 확인할 수 있다.

촉진

힘　살 : 아래팔 안쪽(자쪽)에서 앞면에 걸쳐서 촉진하는 것으로, 얕은층에 있는 힘살을 촉진하는 것이 가능하다. 새끼손가락의 손가락뼈사이관절을 폄(신전), 손허리손가락관절을 굽힘 · 벌림(외전)한 상태에서 콩알뼈 몸쪽에 자쪽손목굽힘근의 근육을 촉지한다. 이 상태에서 힘줄을 몸쪽부터 촉진해가는 것으로 힘살을 촉진하는 것도 가능하다.

이는곳 · 닿는곳 : 이는곳의 위팔갈래는 위팔뼈 안쪽위관절융기의 앞면을 아래쪽에서 촉진한다(그림 4-21). 자갈래는 자뼈 뒤면의 몸쪽부분을 자쪽부터 촉진한다. 닿는곳은 손목관절 앞면 자쪽의 먼쪽부분 새끼두덩부위를 손바닥쪽부터 촉진하여 콩알뼈를 촉진하고 다음에는 콩알뼈를 몸쪽 방향부터 촉진한다(그림 4-22).

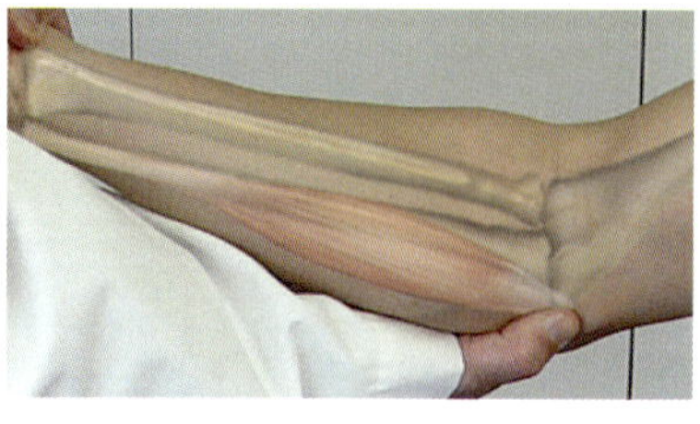

그림 4-21 위팔갈래(위팔뼈 안쪽위관절융기)

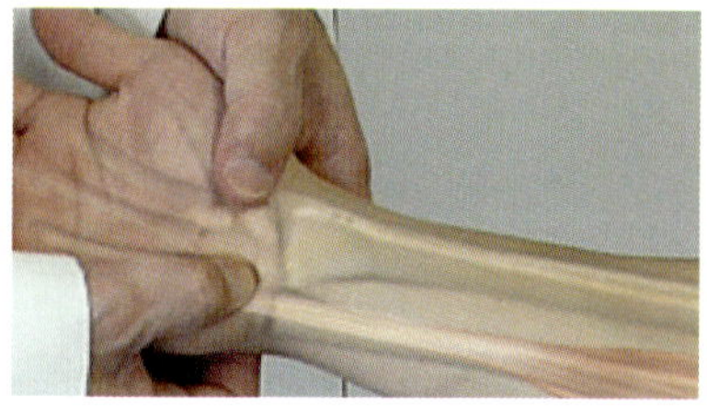

그림 4-22 콩알뼈

스트레칭 조작

검 사 자 : 환자의 앞쪽, 조작쪽에 선다.
환 자 : 앉은자세로, 어깨관절 굽힘자세, 팔꿉관절 폄자세, 손목관절 폄자세
접 촉 : 손목부위 앞면의 콩알뼈
고 정 : 팔꿉관절의 뒤면
조 작 : 팔꿉관절 최대 폄자세를 유지한 상태에서 손목부위의 콩알뼈에 처음에는 노쪽굽힘(요굴), 다음에는 폄 방향으로 압력을 가한다.
비 고 : 손목관절에 폄과 노쪽굽힘으로 압력을 가할 때는 팔꿉관절의 폄을 유지한다(그림 4-23).

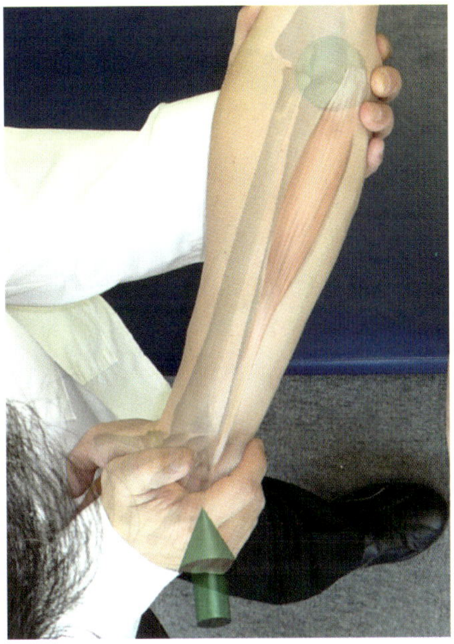

손목관절로 압박의 힘이 커지는 것으로 먼쪽의 노자관절과 손목관절에 손상이 가지 않도록 주의한다.

그림 4-23 자쪽손목굽힘근 스트레칭 조작

아래팔

근육 테스트

검 사 자 : 환자의 앞쪽, 검사쪽에 선다.
환 자 : 앉은자세로, 어깨관절 굽힘자세, 팔꿉관절 폄자세, 아래팔 최대 뒤침자세. 손가락을 약간 굽힘시킨 상태에서 손목관절 자쪽굽힘, 굽힘을 일으킨다.
접 촉 : 손목부위의 노쪽에 검사자의 손목부위를 접촉한다.
고 정 : 아래팔의 뒤면을 고정한다.
조 작 : 손목부위 앞면의 자쪽에 손목관절 노쪽굽힘, 폄 방향으로 압력을 가한다.
비 고 : 인접한 긴손바닥근에 힘이 가해지지 않도록 자쪽굽힘 압력을 가한 후, 폄 압력을 가한다(그림 4-24).

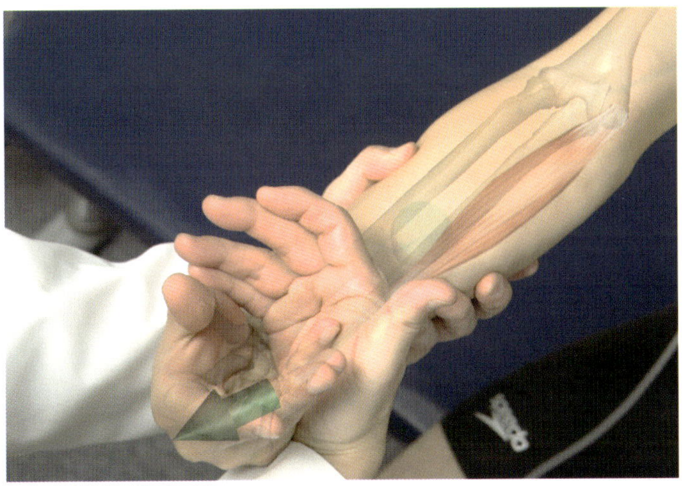

새끼두덩에 압력을 가할 경우에는 손가락이나 다른 부위에 접촉하지 않도록 주의한다.

테스트 중 팔꿉관절은 폄자세를 유지한다.

그림 4-24 자쪽손목굽힘근 근육 테스트

얕은손가락굽힘근(천지굴근, flexor digitorum superficialis muscle)

이 는 곳 : [위팔갈래(humeral head)] 위팔뼈의 안쪽위관절융기(그림 4-25)
[자갈래(ulnar head)] 자뼈의 갈고리돌기(그림 4-25)
[노갈래(radial head)] 노뼈의 비스듬선(그림 4-25)

닿 는 곳 : 둘째-다섯째중간마디뼈바닥의 바닥쪽

기 능 : 둘째-다섯째의 손허리손가락관절과 몸쪽 손가락뼈사이관절의 굽힘(굴곡), 손목관절과 팔꿉관절의 굽힘 보조

지배신경 : 정중신경(C7, C8, T1)

협 력 근 : 손허리손가락관절 굽힘(깊은손가락굽힘근, 벌레근)
몸쪽 손가락뼈사이관절 굽힘(깊은손가락굽힘근)

대 항 근 : 손허리손가락관절 굽힘(온손가락폄근)
몸쪽 손가락뼈사이관절 굽힘(온손가락폄근)

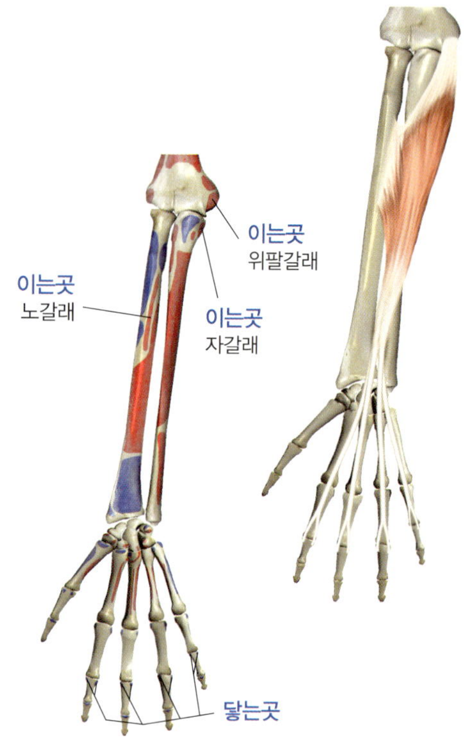

그림 4-25 얕은손가락굽힘근 이는곳 · 닿는곳

시진

힘줄은 손목관절 앞면의 몸쪽에서 긴손바닥근과 자쪽손목굽힘근힘줄의 사이에, 힘살은 원엎침근, 긴손바닥근, 노쪽손목굽힘근 힘살의 깊은층에 있기 때문에 시진에 의한 인식은 어렵다.

촉진

힘 살 : 손목관절의 굽힘과 약간의 자쪽굽힘으로 손목관절 몸쪽부분에서 자쪽손목굽힘근힘줄의 가쪽모서리를 융기시켜서 촉진하고, 아래팔 앞면 중간부분부근에서 이 힘줄 가쪽부분을 촉진한다. 손목관절을 고정시킨 상태에서 손가락의 굽힘 · 폄을 반복하면 수축과 이완을 반복하는 힘살을 확인하는 것도 가능한데 깊은층의 깊은손가락굽힘근과 구별하는 것은 어렵다.

이는곳 · 닿는곳 : 이는곳에서는 위팔갈래를 촉진하기 위하여 위팔뼈 안쪽위관절융기의 앞면을 아래쪽에서 촉진한다(그림 4-26). 갈고리돌기 안쪽은 안쪽위관절융기의 먼쪽부분을 안쪽에서 촉진한다(그림 4-27). 노뼈거친면의 먼쪽부분을 촉진하기 위하여 처음에는 팔꿉관절의 약간 굽힘자세, 최대 뒤침자세로 팔오금부위의 위팔두갈래근힘줄을 촉지하고 힘줄을 먼쪽으로 촉진해간다. 다음에는 반대쪽 손으로 팔꿉관절 뒤면의 가쪽에서 노갈래 위치를 확인하여 위팔두갈래근힘줄을 노갈래 먼쪽의 노뼈 안쪽을 향하여 촉진한다. 노뼈거친면의 위치를 확인한 뒤, 더욱 먼쪽부분에 노뼈 앞면을 촉진한다(그림 4-28). 닿는곳은 집게-새끼손가락의 중간마디뼈바닥의 바닥쪽을 촉진한다(그림 4-29).

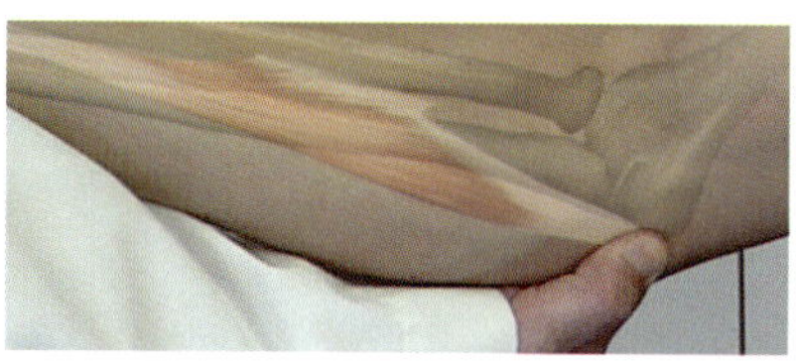

그림 4-26 위팔갈래(위팔뼈 가쪽위관절융기)

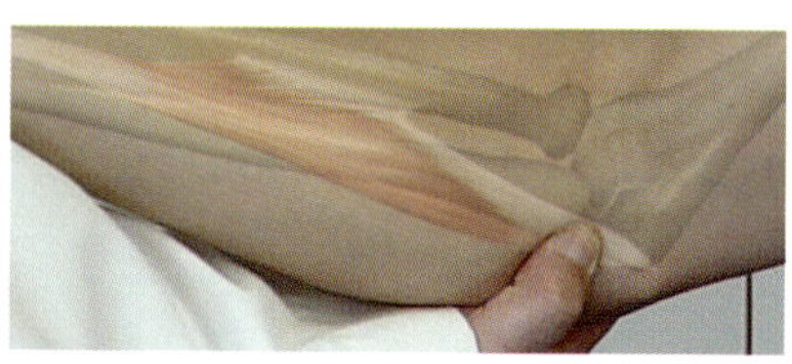

그림 4-27 자갈래(자뼈의 갈고리돌기)

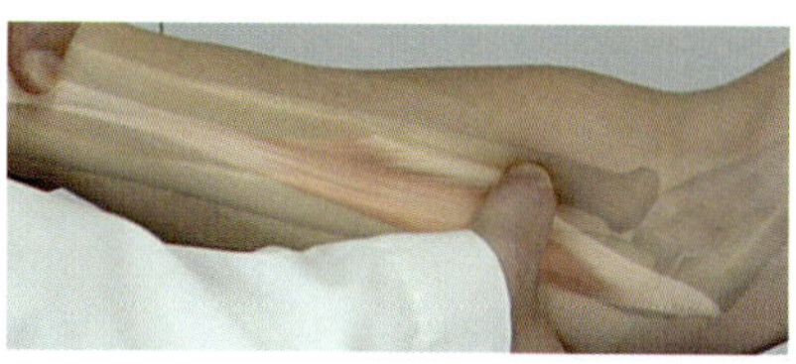

그림 4-28 노갈래(노뼈의 비스듬선)

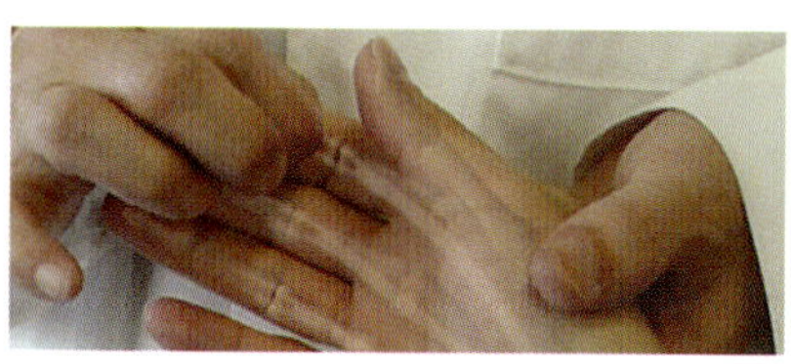

그림 4-29 집게손가락 중간마디뼈바닥의 바닥쪽

스트레칭 조작

검 사 자 : 환자의 앞쪽, 조작쪽에 선다.

환 자 : 앉은자세로, 어깨관절 굽힘자세, 팔꿉관절 폄자세, 팔꿉관절 폄자세, 집게-새끼손가락을 폄자세로 한다.

접 촉 : 집게-새끼손가락 바닥쪽

고 정 : 팔꿉관절의 뒤면

조 작 : 팔꿉관절 최대 폄자세를 유지한 상태에서 손가락 · 손목관절에 폄을 가한다.

비 고 : 깊은손가락굽힘근도 늘임되기 때문에 깊은손가락굽힘근의 늘임(신장) 테스트와 동시에 평가한다. 팔꿉관절 굽힘에 의해 제한이 경감되는 경우, 얕은손가락굽힘근에 의한 제한이다.

반대로, 팔꿉관절의 굽힘에 의해 제한이 변화하지 않는 경우, 그 제한은 깊은손가락굽힘근에 의한 것이다(그림 4-30).

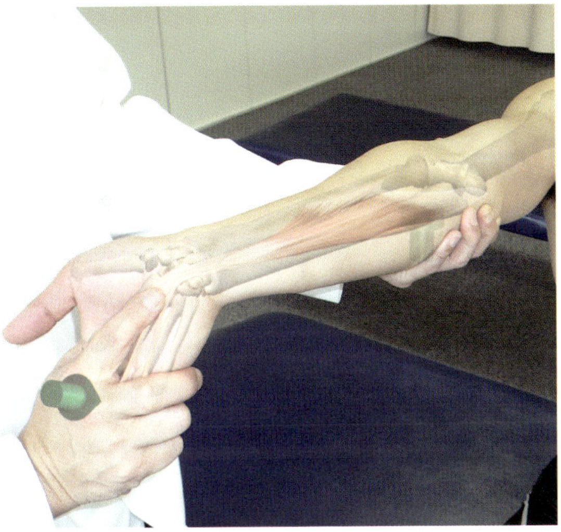

팔꿉관절 굽힘 · 폄으로 깊은손가락굽힘근과 감별한다.

그림 4-30 얕은손가락굽힘근 스트레칭 조작

아래팔

근육 테스트

검 사 자 : 환자의 앞쪽, 검사쪽에 선다.

환 자 : 앉은자세로, 어깨관절 굽힘자세, 팔꿉관절 폄자세, 테스트하는 손가락의 몸쪽 손가락뼈사이관절을 굽힘자세로 두고, 먼쪽 손가락뼈사이관절을 굽힘자세로 유지한다.

접 촉 : 집게손가락으로 중간마디뼈 바닥쪽에 접촉한다.

고 정 : 첫마디뼈 등쪽을 고정한다.

조 작 : 중간마디뼈 바닥쪽에 몸쪽 손가락뼈사이관절의 폄 방향으로 압력을 가한다.

비 고 : 손목관절과 팔꿉관절의 굽힘을 일으키지 않도록 주의한다(그림 4-24).

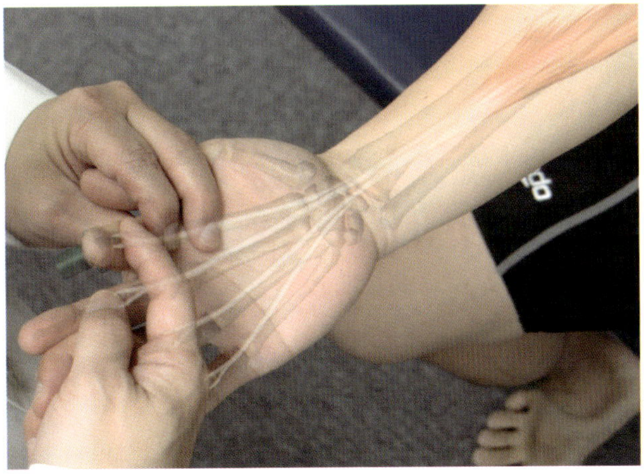

깊은손가락굽힘근의 작용을 유발하지 않도록 끝마디뼈와의 접촉을 피한다.

그림 4-31 얕은손가락굽힘근 근육 테스트

깊은손가락굽힘근(심지굴근, flexor digitorum profundus muscle)

이 는 곳 : 자뼈 앞면과 안쪽면(그림 4-32), 아래팔뼈사이막, 아래팔의 깊은근막

닿 는 곳 : 집게-새끼손가락의 끝마디뼈바닥(그림 4-32)

기 능 : 얕은손가락굽힘근에 의한 몸쪽 손가락뼈사이관절의 굽힘(굴곡) 후, 먼쪽 손가락뼈사이관절의 굽힘, 손목관절 굽힘의 보조

지배신경 : 집게 · 가운데손가락—정중신경의 앞뼈사이신경(C8, T1), 반지 · 새끼손가락—자신경(C8, T1)

협 력 근 : 몸쪽 손가락뼈사이관절 굽힘(얕은손가락굽힘근)
손허리손가락관절 굽힘(얕은손가락굽힘근, 벌레근)

대 항 근 : 먼쪽 손가락뼈사이관절 굽힘(온손가락폄근)
몸쪽 손가락뼈사이관절 굽힘(온손가락폄근)
손허리손가락관절 굽힘(온손가락폄근)

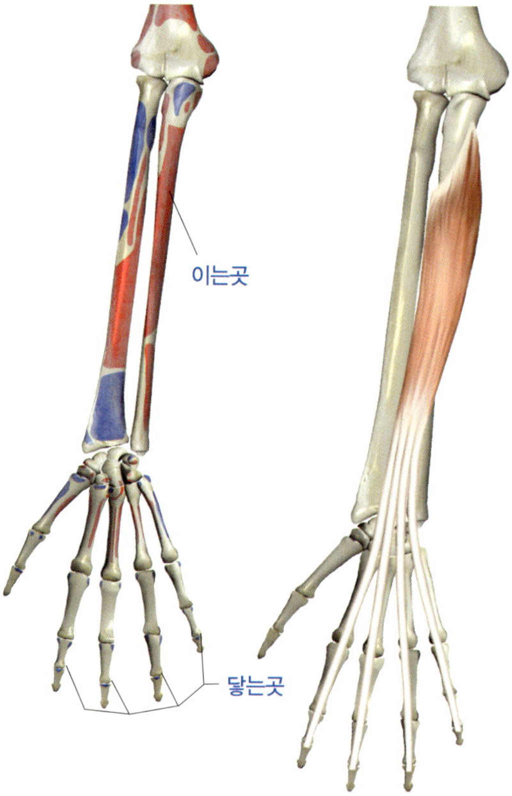

그림 4-32 깊은손가락굽힘근 이는곳 · 닿는곳

시진

아래팔 자쪽의 가장 깊은부분에 존재하는 근육이기 때문에 시진에 의한 인식은 불가능하다. 앞뼈사이신경장애로는 엄지손가락과 집게손가락으로 종이같이 얇은 것을 잡는 동작으로 엄지손가락의 손가락뼈사이관절, 집게손가락의 먼쪽 손가락뼈사이관절의 폄(신전)을 볼 수 있다(위기 테스트).

촉진

힘 살: 반지손가락을 폄, 손허리손가락관절을 굽힘, 벌림(외전)시킨 상태에서 콩알뼈 몸쪽으로 자쪽손목굽힘근의 힘줄을 촉지한다. 이 상태에서 힘줄의 안쪽모서리를 몸쪽에서 촉진하여 자뼈 몸쪽의 앞면 얕은층에 있는 긴손바닥근, 얕은손가락굽힘근을 가쪽으로 늘이면서 자뼈 앞면의 깊은손가락굽힘근을 촉진한다. 이 부위에는 자신경이 통과하기 때문에 무리한 촉진에 의한 신경장애를 유발하지 않도록 주의해야 한다.

이는곳 · 닿는곳 : 이는곳은 힘살을 끼고 자뼈 몸쪽의 앞면을 촉진하기 위하여 힘살의 촉진과 같이 조작으로 촉진한다(그림 4-33). 닿는곳은 집게-새끼손가락의 끝마디뼈바닥 손바닥쪽을 촉진한다(그림 4-34).

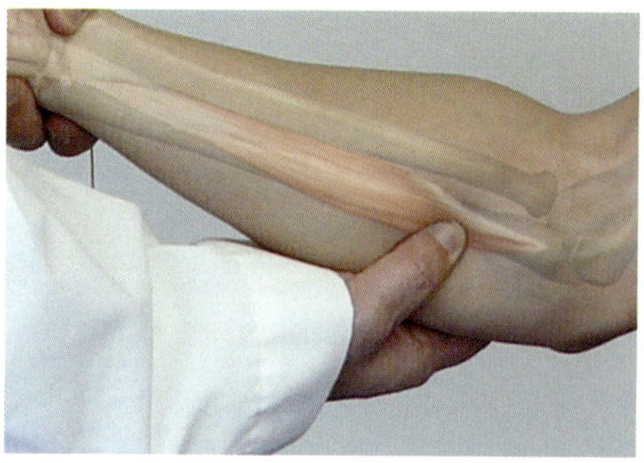
그림 4-33 자뼈 안쪽과 앞면

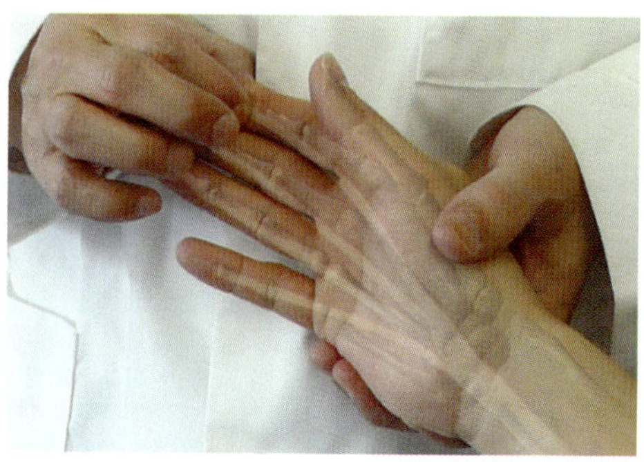
그림 4-34 집게-새끼손가락의 끝마디뼈바닥

아래팔

스트레칭 조작

검 사 자 : 환자의 앞쪽, 조작쪽에 선다.

환　　자 : 앉은자세로, 어깨관절 굽힘자세, 팔꿉관절 굽힘자세, 손목관절 폄자세, 집게-새끼손가락 폄자세로 한다.

접　　촉 : 집게-새끼손가락의 바닥쪽

고　　정 : 팔꿉관절의 뒤면

조　　작 : 팔꿉관절의 굽힘을 유지한 상태에서 손가락의 폄, 손목관절을 폄한다.

비　　고 : 팔꿉관절 폄에 의해 제한이 증가하는 경우 그 제한은 얕은손가락굽힘근에 의한 것이며, 팔꿉관절 폄에 의해 제한이 변하지 않는 경우 제한은 얕은손가락굽힘근에 의한 것이다(그림 4-35).

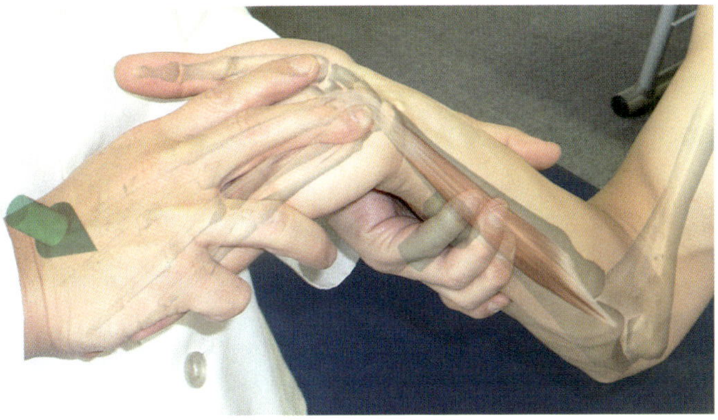

팔꿈관절 굽힘 · 폄으로 깊은손가락굽힘근과 감별한다.

그림 4-35 깊은손가락굽힘근 스트레칭 조작

근육 테스트

검 사 자 : 환자의 앞쪽, 검사쪽에 선다.

환　　자 : 앉은자세로, 어깨관절 굽힘자세, 팔꿉관절 폄자세, 테스트하는 손가락의 몸쪽 손가락뼈사이관절을 굽힘자세, 먼쪽 손가락뼈사이관절을 굽힘자세로 둔다.

접　　촉 : 집게손가락으로 끝마디뼈 바닥쪽에 접촉한다.

고　　정 : 중간마디뼈 등쪽을 고정한다.

조　　작 : 중간마디뼈 등쪽에 먼쪽 손가락뼈사이관절의 폄 방향으로 압력을 가한다.

비　　고 : 손목관절과 팔꿉관절이 굽힘되지 않도록 주의한다(그림 4-36).

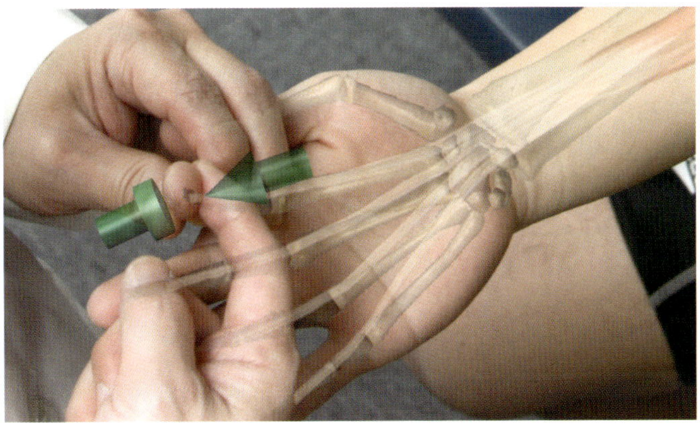

끝마디뼈로 너무 강하게 압력을 가하지 않도록 주의해야 한다. 고령자나 퇴행성 변성 또는 그 밖의 병변이 의심되는 경우, 힘줄 부착부위의 단열이 일어날 가능성이 있기 때문에 강한 힘으로 테스트해서는 안 된다.

그림 4-36 깊은손가락굽힘근 스트레칭 조작

긴엄지굽힘근(장무지굴근, flexor pollicis longus muscle)

이 는 곳 : 노뼈 앞면의 중간부분(그림 4-37), 거기에 인접하는 아래팔뼈사이막
닿 는 곳 : 엄지손가락 끝마디뼈바닥의 바닥쪽(그림 4-37)
기　　능 : 엄지손가락의 손가락뼈사이관절 · 손허리손가락관절 · 손목손허리관절의 굽힘(굴곡)
지배신경 : 정중신경의 앞뼈사이신경(C6, C7)
협 력 근 : 손허리손가락관절 굽힘(짧은엄지굽힘근)
손목손허리관절 굽힘(짧은엄지굽힘근)
대 항 근 : 손가락뼈사이관절 굽힘(긴엄지폄근)
손허리손가락관절 굽힘(긴 · 짧은엄지폄근)
손목손허리관절 굽힘(긴 · 짧은엄지폄근)

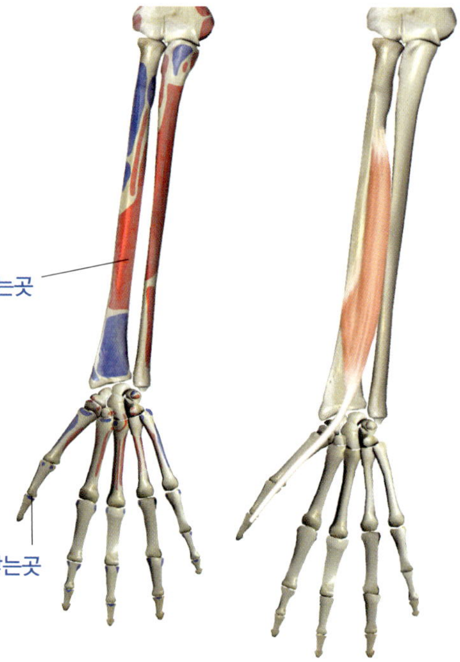

그림 4-37　긴엄지굽힘근 이는곳 · 닿는곳

시진

노뼈 먼쪽의 앞면에 있는 위팔노근힘줄과 노쪽손목굽힘근힘줄의 사이에 존재하는 근육인데 시진으로 확인하기 어렵다. 손목관절을 고정하여 엄지손가락의 굽힘 · 폄(신전) 운동을 하는 것으로 이 부위에 수축과 이완을 나타내는 조직의 움직임이 관찰된다. 앞뼈사이신경장애로는 엄지손가락과 집게손가락으로 종이와 같이 얇은 것을 잡는 동작으로 엄지손가락의 손가락뼈사이관절, 집게손가락의 먼쪽 손가락뼈사이관절의 폄을 볼 수 있다(위기 테스트).

촉진

힘　살 : 힘살은 노뼈 먼쪽의 앞면에 있는 위팔노근힘줄과 노쪽손목굽힘근힘줄 사이에서 촉지할 수 있다. 그리고 몸쪽부분에서는 노뼈 안쪽을 촉진한다. 이것은 얕은층 근육을 끼고 촉진하는 것이 되기 때문에 이들 근육과의 감별이 필요하다.

이는곳 · 닿는곳 : 이는곳은 노뼈 먼쪽의 앞면에 있는 위팔노근힘줄과 노쪽손목굽힘근힘줄의 사이에서 노뼈 앞면에 부착하는 부위를 촉진한다(그림 4-38). 노뼈 앞면 이는곳의 먼쪽부분에는 네모엎침근의 닿는곳이 존재하기 때문에 감별이 필요하다. 감별은 노뼈 먼쪽의 앞면에서 위팔노근과 노쪽손목굽힘근힘줄 사이에 있는 엄지굽힘근힘줄을 엄지손가락의 굽힘 · 폄 운동을 일으키면서 촉진한다. 노뼈 먼쪽끝에서 몸쪽으로 촉진하여 수축과 이완을 반복하는 힘살이 촉지될 때까지 몸쪽 방향으로 이동해간다. 엄지손가락의 운동을 반복하면서 노뼈 중간부분까지, 수축 · 이완의 움직임이 느껴지지 않을 때까지 노뼈의 안쪽을 촉진한다[이 부위에는 앞뼈사이신경(운동가지만)이 통과하기 때문에 강한 힘으로 촉진을 해서는 안 된다]. 닿는 곳은 엄지손가락의 끝마디뼈바닥의 바닥쪽을 촉진한다(그림 4-39).

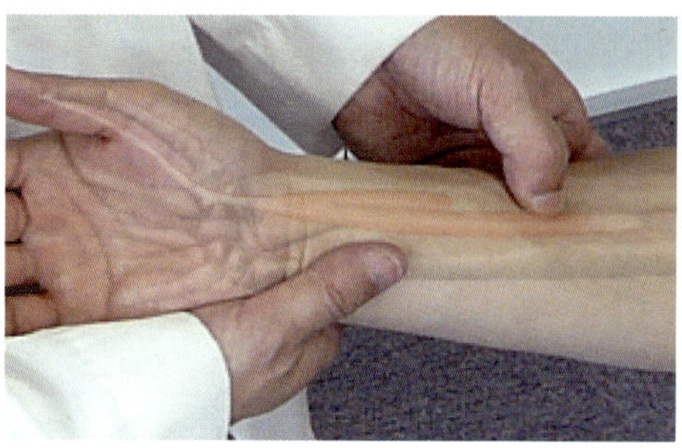
그림 4-38　노뼈 앞면

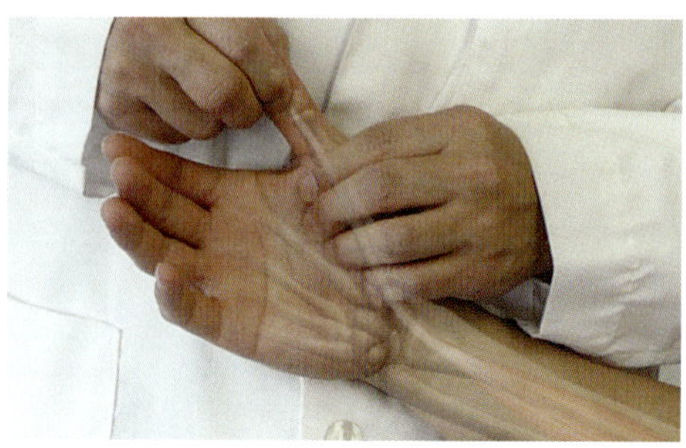
그림 4-39　엄지손가락 끝마디뼈바닥의 바닥쪽

스트레칭 조작

검 사 자 : 환자의 앞쪽, 조작쪽에 선다.

환 자 : 앉은자세로, 엄지손가락의 손목손허리관절, 손허리손가락관절, 손가락뼈사이관절을 폄자세, 손목관절을 손등굽힘자세로 한다.

접 촉 : 엄지손가락 끝마디뼈의 바닥쪽

고 정 : 아래팔 먼쪽의 앞면

조 작 : 엄지손가락 끝마디뼈의 바닥쪽에 접촉하여 손목관절에 최대 손등굽힘(배굴), 엄지손가락의 손목손허리관절, 손허리손가락관절, 손가락뼈사이관절을 편다.

비 고 : 짧은엄지굽힘근과 제한을 쉽게 구별하기 위해서는 손목관절을 최대로 손등굽힘한다(그림 4-40).

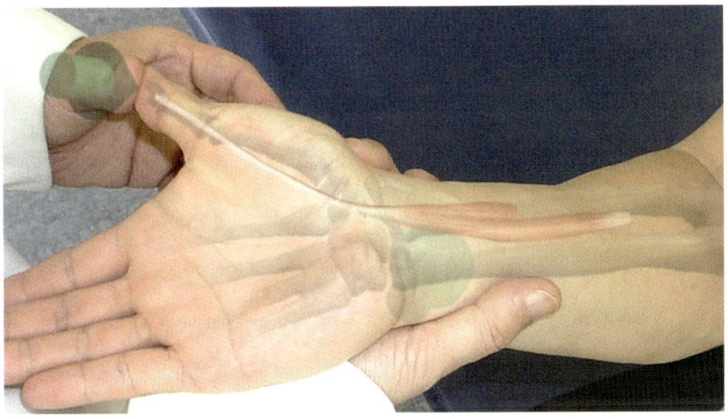

그림 4-40 긴엄지굽힘근 스트레칭 조작

엄지의 폄 제한을 유지하면서 손목관절 폄자세에서 약간 굽힘하는 것으로 엄지손가락의 폄 제한이 경감하는 경우 긴엄지폄근에 의한 제한의 가능성이 커진다. 그러나 손목관절이 약간 굽힘으로 인하여 엄지손가락의 폄 제한에 변화가 없는 경우, 짧은엄지굽힘근에 의한 제한의 가능성이 있다.

근육 테스트

검 사 자 : 환자의 앞쪽, 검사쪽에 선다.

환 자 : 앉은자세로, 엄지손가락의 손가락뼈사이관절을 굽힘자세로 한다.

접 촉 : 집게손가락으로 끝마디뼈의 바닥쪽에 접촉한다.

고 정 : 첫마디뼈의 등쪽을 고정한다.

조 작 : 끝마디뼈의 바닥쪽에 손가락뼈사이관절의 폄 방향으로 압력을 가한다.

비 고 : 첫마디뼈를 고정하여 손허리손가락관절의 굽힘에 의한 힘을 제한한다(그림 4-41).

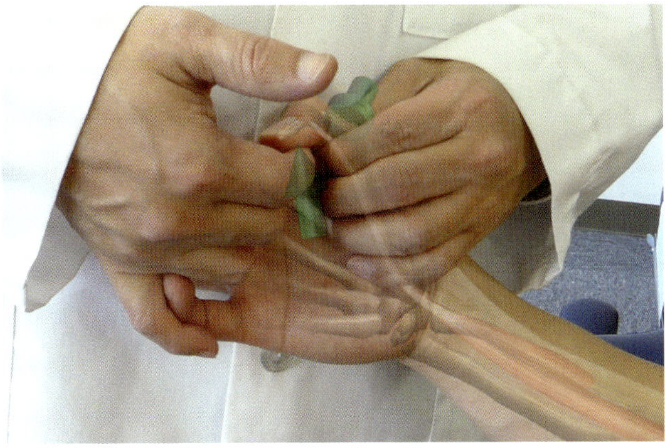

그림 4-41 긴엄지굽힘근 근육 테스트

테스트 시 엄지손가락의 대립이나 짧은엄지굽힘근에 의한 손허리손가락관절을 굽힘시키지 않도록 첫마디뼈를 잘 고정한다.

네모엎침근(방형회내근, pronator quadratus muscle)

이 는 곳 : 자뼈 앞면의 먼쪽 1/4(그림 4-42)
닿 는 곳 : 노뼈 앞면의 먼쪽 1/4(그림 4-42)
기　　능 : 아래팔 엎침(회내)
지배신경 : 정중신경의 앞뼈사이신경(C6, C7, C8, T1)
협 력 근 : 아래팔 엎침(원엎침근)
대 항 근 : 아래팔 엎침(손뒤침근)

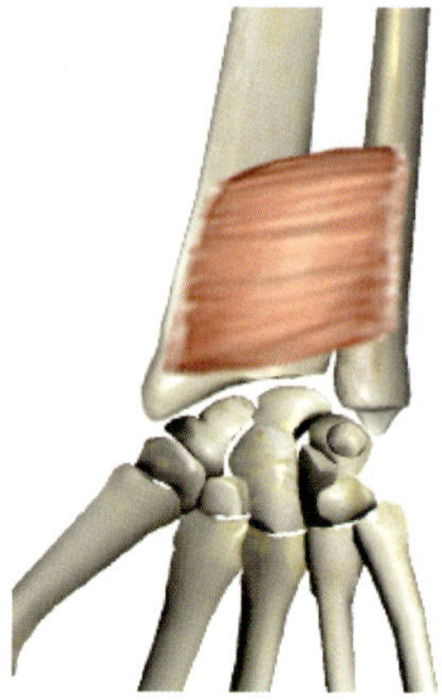

시진

깊은부분의 근육이기 때문에 시진에 의한 인식은 어렵다.

촉진

힘　살 : 노쪽 · 자쪽손목굽힘근의 힘줄을 중심방향으로, 손가락 끝으로 눌러서 피하면서, 노뼈와 자뼈의 먼쪽 앞면을 가쪽과 안쪽에서 촉진한다. 자뼈 먼쪽의 앞면에는 자신경, 자뼈 동맥이 존재하기 때문에 손상을 주지 않도록 주의해야 한다.

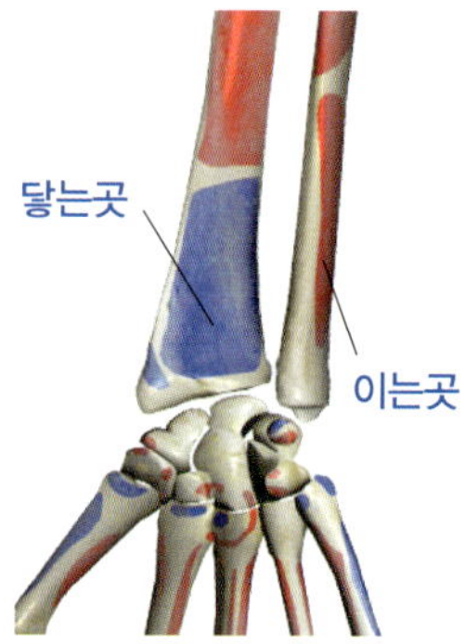

그림 4-42 네모엎침근 이는곳 · 닿는곳

이는곳 · 닿는곳 : 이는곳과 닿는곳은 힘살의 촉진과 같이 손가락끝으로 중심방향으로 눌러, 노쪽 · 자쪽손목굽힘근의 힘줄을 피해가면서 노뼈와 자뼈의 앞면을 촉진한다(그림 4-43, 4-44).

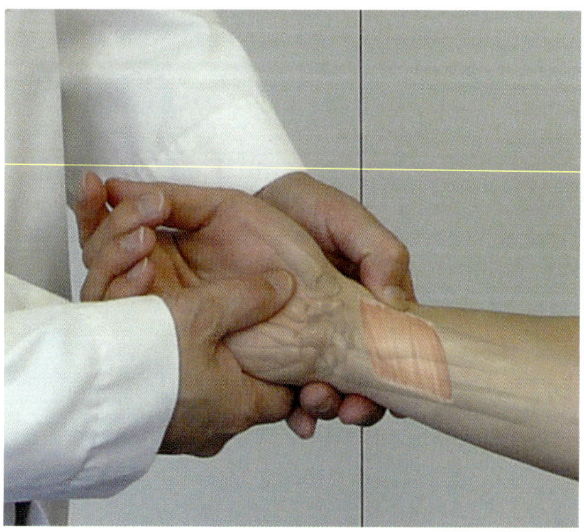

그림 4-43 노뼈 앞면의 먼쪽 1/4

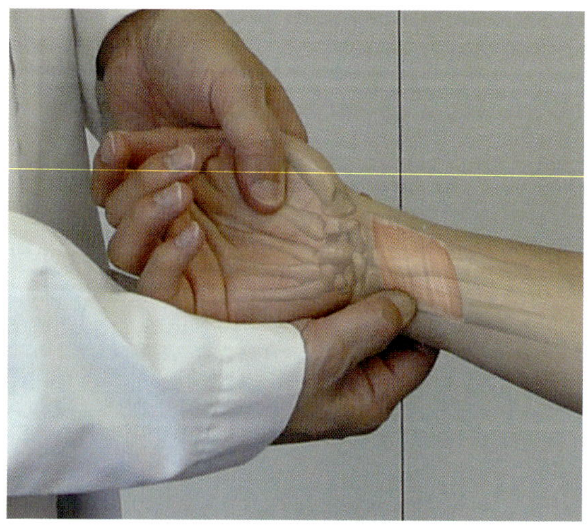

그림 4-44 자뼈 앞면의 먼쪽 1/4

스트레칭 조작

검 사 자 : 환자의 앞쪽, 조작쪽에 선다.
환　　자 : 앉은자세로, 팔꿉관절 최대 굽힘자세, 손목관절 굽힘자세
접　　촉 : 손목부위를 자뼈 먼쪽의 뒤면에, 손가락 속질(digital pulp)을 노뼈 먼쪽의 앞면에 접촉시킨다.
고　　정 : 팔꿉관절의 뒤면
조　　작 : 노뼈 먼쪽의 앞면에 뒤침(회외) 방향으로 압력을 가한다.
비　　고 : 손목관절 굽힘(굴곡)은 힘을 뺀 상태에서 유지해야 한다(그림 4-45).

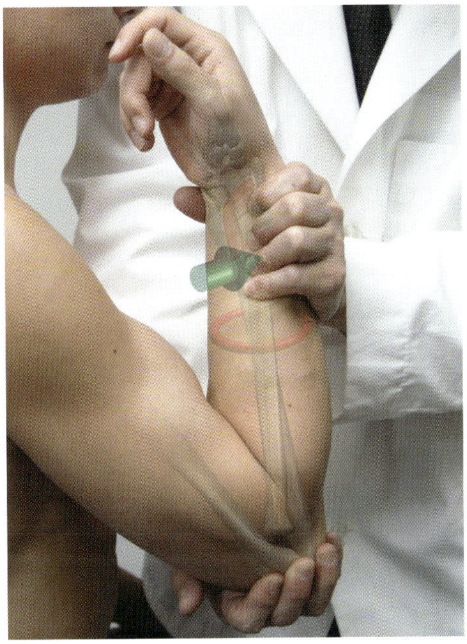

그림 4-45 네모엎침근 스트레칭 조작

자뼈를 축으로 하는 노뼈에 돌림(회선)을 일으키듯이 뒤침 방향으로 압력을 가한다.

아래팔

근육 테스트

검 사 자 : 환자의 앞쪽, 검사쪽에 선다.
환　　자 : 앉은자세로, 팔꿉관절 최대 굽힘자세, 아래팔 최대 엎침자세, 손목관절 폄자세를 잡게 한다.
접　　촉 : 손목관절을 노뼈 먼쪽의 앞면에, 손가락끝을 자뼈 먼쪽의 뒤면에 접촉한다.
고　　정 : 팔꿉관절의 뒤면
조　　작 : 손목부위로 노뼈 먼쪽의 앞면에 뒤침 방향으로 압력을 가한다.
비　　고 : 손목부위에서는 자뼈에 접촉하지 않도록 주의한다. 테스트 중 손목관절 굽힘은 긴손바닥근 또는 노쪽손목굽힘근의 작용을 나타내는 것이 된다(그림 4-46).

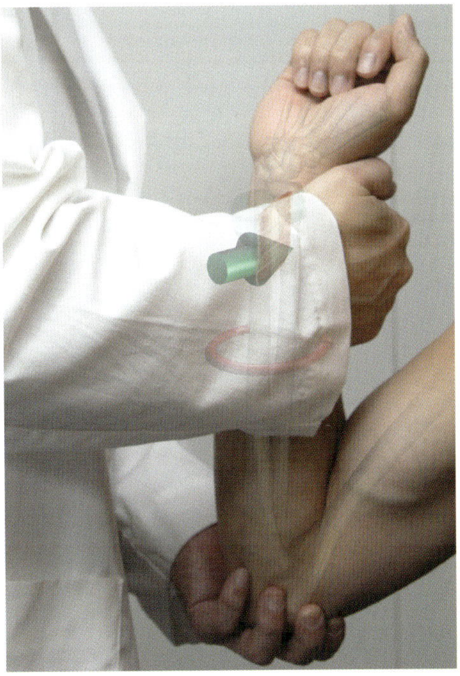

그림 4-46 네모엎침근 근육 테스트

팔꿉관절 최대 굽힘은 원엎침근을 단축시켜서 협력작용을 최소한으로 한다.

팔꿉관절 60° 굽힘으로 원엎침근과 네모엎침근은 같은 정도의 작용을 일으킨다. 60° 이상에서는 네모엎침근, 60° 이하에서는 원엎침근이 주로 작용한다. 이 때문에 굽힘은 60° 이상으로 유지해야 한다.

위팔노근(완요골근, brachioradialis muscle)

이 는 곳 : 위팔뼈 가쪽위관절융기의 위모서리 몸쪽 2/3(그림 4-47), 가쪽위팔근육사이막

닿 는 곳 : 노뼈 붓돌기의 시작부위 가쪽(그림 4-47)

기 능 : 팔꿉관절 굽힘(굴곡), 아래팔 최대 뒤침(회외) 또는 최대 뒤침자세에서 중간자세로의 엎침(회내)과 뒤침 운동의 보조

지배신경 : 노신경(C5, C6)

협 력 근 : 팔꿉관절 굽힘(위팔근, 위팔두갈래근, 원엎침근 위팔갈래)
팔꿉관절 엎침(원엎침근, 네모엎침근)
팔꿉관절 뒤침(손뒤침근)

대 항 근 : 팔꿉관절 굽힘(위팔세갈래근)
팔꿉관절 엎침(손뒤침근)
팔꿉관절 뒤침(원엎침근, 네모엎침근)

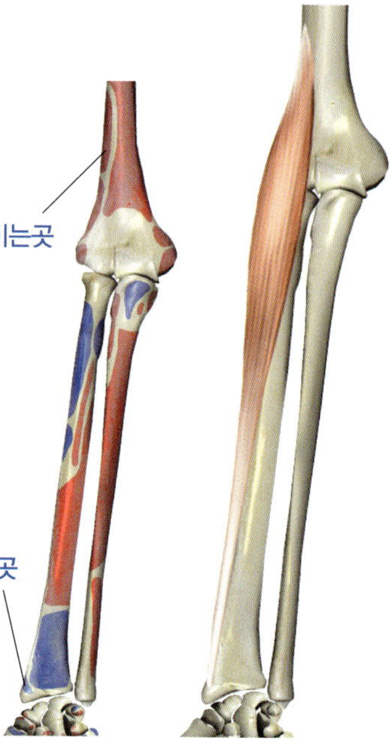

그림 4-47 위팔노근 이는곳 · 닿는곳

시진

아래팔을 최대 엎침자세와 최대 뒤침자세의 중간자세, 팔꿉관절 90° 굽힘자세로 하여, 아래팔 먼쪽의 노쪽에 팔꿉관절 폄(신전) 방향으로 압력을 가하여 저항시키는 것으로 아래팔부위의 수축하는 근육의 융기를 확인할 수 있다.

촉진

힘 살 : 아래팔 앞가쪽의 긴노쪽손목폄근 안쪽의 힘살을 촉진한다(그림 4-48). 시진에서 소개한 위팔노근의 수축을 유발하는 조작을 하여, 힘살의 위치를 확인하고 아래팔 앞가쪽의 힘살을 촉진하는 것도 가능하다.

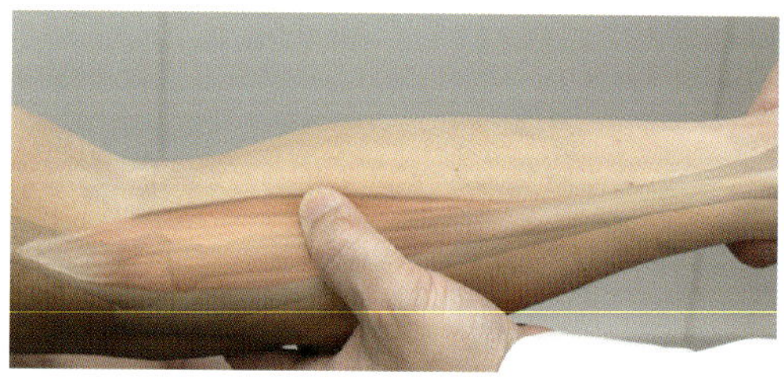
그림 4-48 힘살의 촉진

이는곳 · 닿는곳 : 위팔뼈 가쪽위관절융기의 위모서리 몸쪽 2/3, 긴노쪽손목폄근 이는곳의 몸쪽을 촉진한다(그림 4-49). 긴노쪽손목폄근 이는곳과의 감별은 손목관절 폄에 의해 이는곳의 긴장이 있을 경우, 긴노쪽손목폄근 이는곳을 촉진하고 있을 가능성이 높기 때문에 더욱 몸쪽 방향으로 촉진하여 수축을 느끼지 못하는 부위까지 몸쪽으로 이동한다. 또, 힘살을 확인할 때처럼 위팔노근의 수축을 유발하는 조작을 하여, 이는곳의 긴장을 촉지하여 확인하는 것도 가능하다. 닿는곳은 노뼈 먼쪽끝의 가쪽, 붓돌기의 바로 위를 촉진한다(그림 4-50).

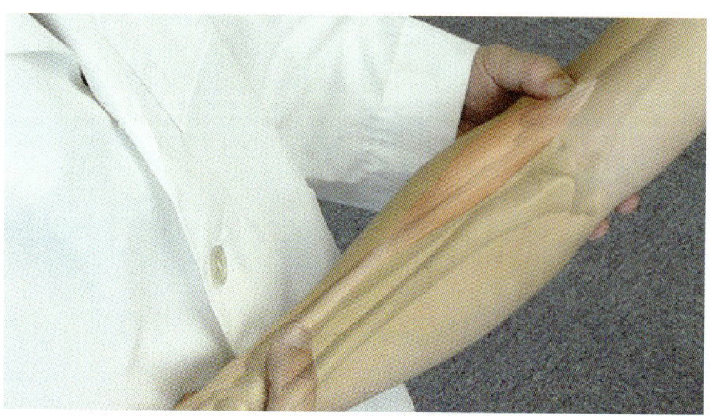
그림 4-49 위팔뼈 가쪽위관절융기의 위모서리 몸쪽 2/3

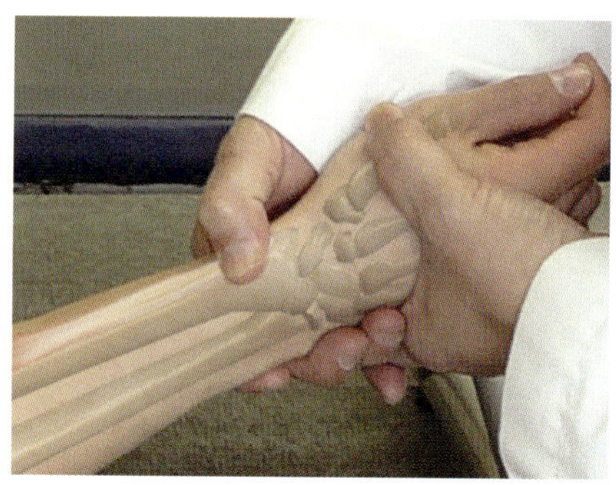
그림 4-50 노뼈 붓돌기의 시작부위 가쪽

스트레칭 조작

검 사 자 : 환자의 앞쪽, 조작쪽에 선다.
환　　자 : 앉은자세로, 팔꿉관절 폄자세, 아래팔을 약간 엎침자세로 한다.
접　　촉 : 노뼈 가쪽에 엄지손가락과 집게손가락 사이의 손샅부위(finger web)로 접촉한다.
고　　정 : 팔꿉관절의 뒤면
조　　작 : 팔꿉관절 최대 폄자세를 유지한 상태에서 노뼈를 긴쪽 방향으로 견인한다.
비　　고 : 손목관절 노쪽굽힘근에 늘임(신장)을 가할 가능성이 있기 때문에 손목부위의 접촉은 피해야 한다(그림 4-51).

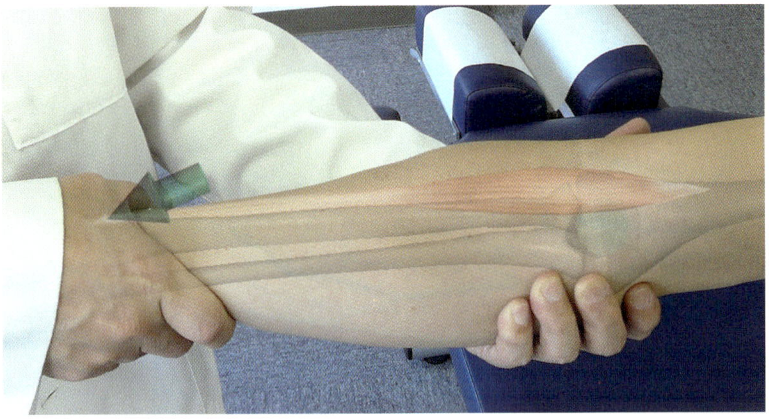

뼈에 대한 긴쪽 방향의 견인은 노자관절이나 위팔노관절에 부하를 가하기 때문에 이 부위에 장애가 있을 경우 과도한 견인을 해서는 안 된다.

그림 4-51 위팔노근 스트레칭 조작

근육 테스트

검 사 자 : 환자의 앞쪽, 검사쪽에 선다.
환　　자 : 앉은자세로, 팔꿉관절 75° 굽힘자세, 아래팔을 최대 엎침자세와 최대 뒤침자세의 중간에 둔다.
접　　촉 : 노뼈 먼쪽의 노쪽
고　　정 : 팔꿉관절의 뒤면
조　　작 : 노뼈 먼쪽의 노쪽에 노뼈의 긴쪽 방향으로 견인을 가하면서 팔꿉관절 폄 방향으로 압력을 가한다.
비　　고 : 손목부위의 접촉에 의해 손목관절노쪽굽힘근의 협력작용이 일어나지 않도록 주의한다(그림 4-52).

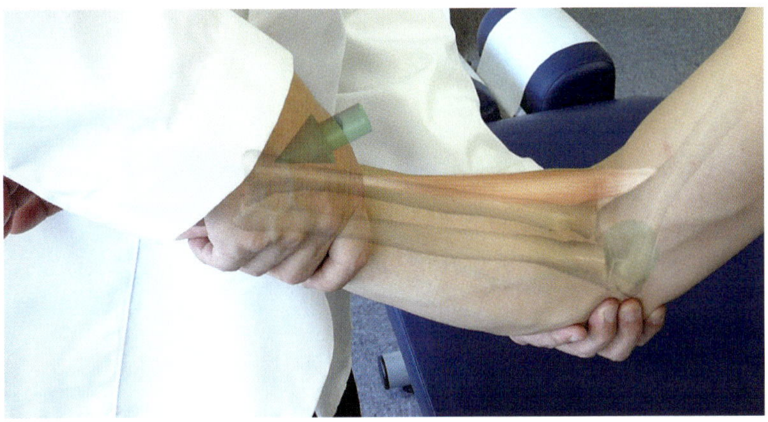

테스트로는 다른 근육의 협력작용이 존재하기 때문에 위팔노근 힘살의 수축을 관찰한다.

과도한 힘으로 검사하는 것은 위팔두갈래근에 의한 반응을 유발하게 된다.

그림 4-52 위팔노근 근육 테스트

아래팔

손뒤침근(회외근, supinator muscle)

이 는 곳 : 위팔뼈의 가쪽위관절융기(그림 4-53), 팔꿉관절 가쪽곁인대, 노뼈머리띠인대, 자뼈의 뒤침근능선(그림 4-53)
닿 는 곳 : 노뼈 몸쪽의 1/3 가쪽면, 앞면, 뒤면(그림 4-53, 4-54)
기 능 : 아래팔 뒤침(회외)
지배신경 : 노신경(C5, C6)
협 력 근 : 위팔뼈 뒤침(위팔두갈래근)
대 항 근 : 위팔뼈 뒤침(원엎침근, 네모엎침근)

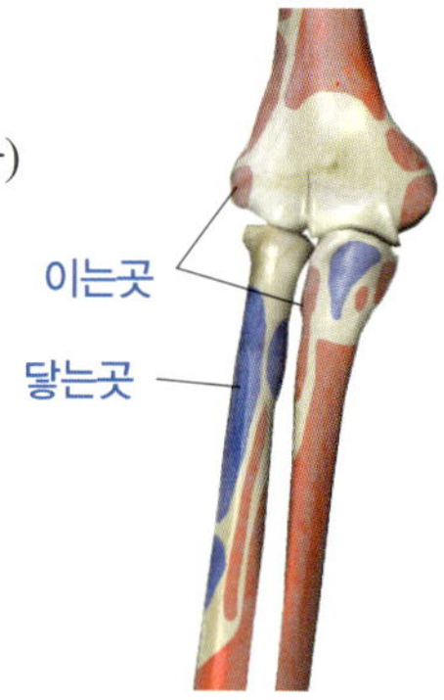

그림 4-53 손뒤침근 이는곳 · 닿는곳

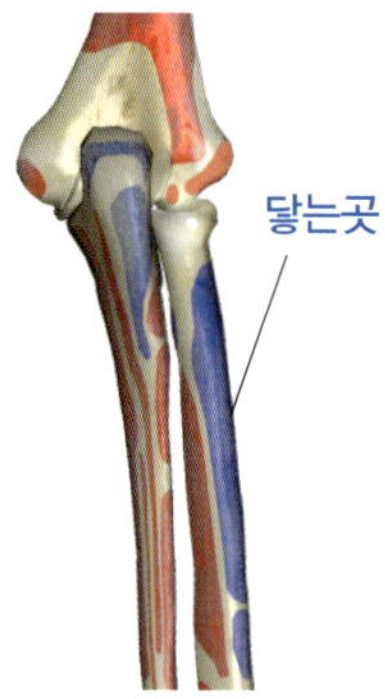

그림 4-54 손뒤침근 닿는곳

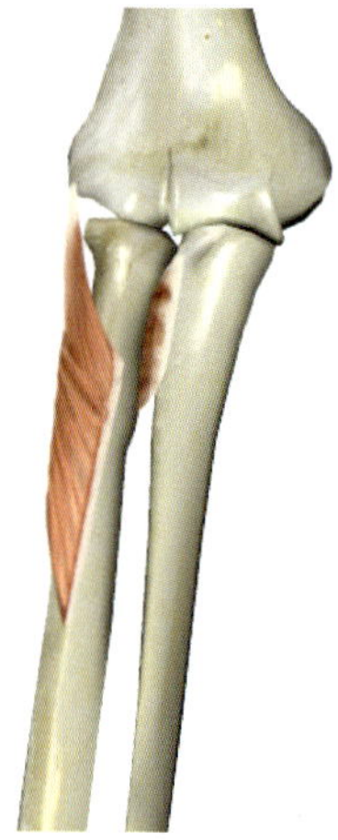

시진

아래팔 몸쪽의 깊은부분에 존재하기 때문에 시진에 의한 인식은 불가능하다.

촉진

힘 살: 힘살은 팔꿈치머리 가쪽에서 노뼈 몸쪽까지 폄근군의 깊은부분을 촉진한다(그림 4-55).

이는곳 · 닿는곳 : 이는곳은 위팔뼈 가쪽위관절융기의 뒤가쪽부분을 아래가쪽에서 촉진한다(그림 4-56). 자뼈의 뒤침근능선은 아래팔 몸쪽의 뒤면에 있는 팔꿈치머리 가쪽면의 깊은부분을 팔꿈치근을 끼고 촉진한다. 닿는곳은 노뼈 몸쪽의 앞면(그림 4-57), 가쪽, 뒤면을 촉진한다.

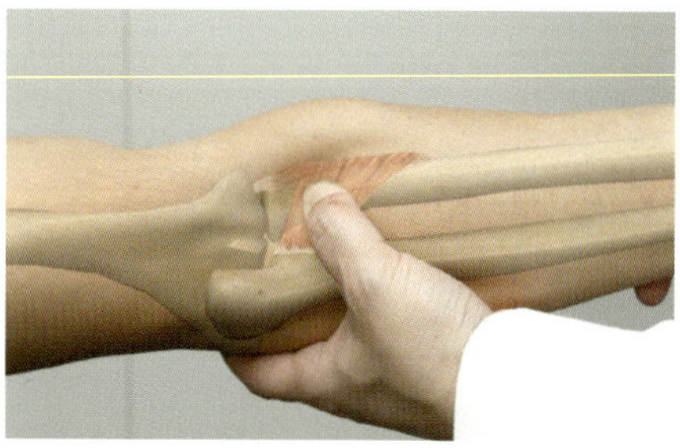

그림 4-55 힘살의 촉진

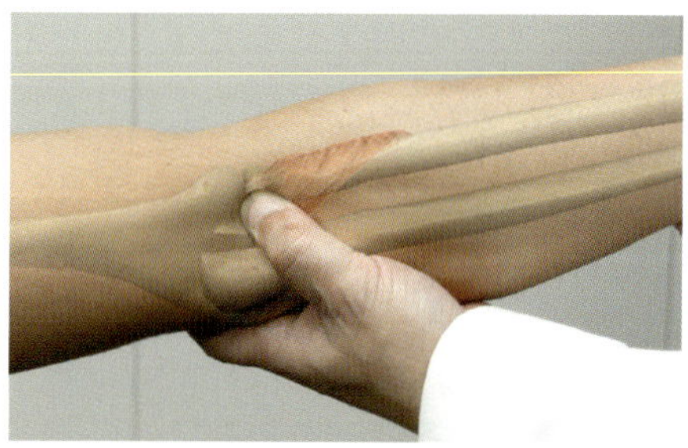

그림 4-56 위팔뼈의 가쪽위관절융기

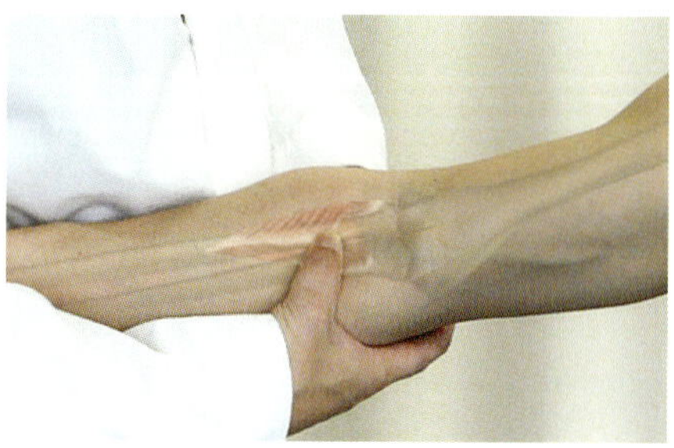

그림 4-57 노뼈의 앞면

스트레칭 조작

검 사 자 : 환자의 앞쪽, 조작쪽에 선다.
환　　자 : 앉은자세로, 팔꿉관절 굽힘자세, 손목관절 폄자세, 아래팔 최대 엎침자세로 한다.
접　　촉 : 손가락끝으로 노뼈 먼쪽의 뒤면, 손목부위로 자뼈 먼쪽의 앞면에 접촉한다.
고　　정 : 팔꿉관절의 뒤면
조　　작 : 자뼈를 축으로 하는 엎침(회내)을 가한다.
비　　고 : 노뼈 뒤면에 접촉한 손가락끝으로 스트레칭을 가하는 것이 되는데, 자뼈를 잘 고정하는 것으로 엎침 방향으로의 스트레칭이 가능해진다(그림 4-58).

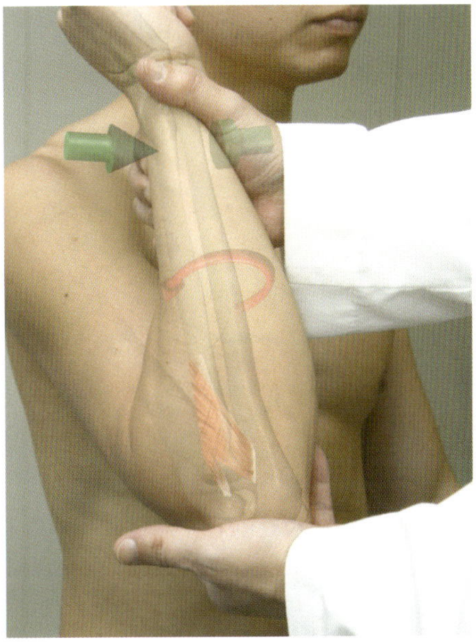

손목관절의 폄근에 늘임(신장)이 가해지기 때문에 손목관절의 굽힘을 일으켜서는 안 된다.

그림 4-58 손뒤침근 근육 테스트

아래팔

근육 테스트

검 사 자 : 환자의 뒤쪽, 검사쪽에 선다.
환　　자 : 앉은자세로, 어깨관절 최대 폄자세, 팔꿉관절 폄자세, 아래팔 최대 엎침자세를 한다.
접　　촉 : 손목부위로 노뼈 먼쪽의 뒤면, 손끝으로 먼쪽 자뼈의 앞면에 접촉한다.
고　　정 : 팔꿉관절을 안쪽에서 잡고, 위팔자관절을 폄자세로 고정한다.
조　　작 : 노뼈 먼쪽의 뒤면에 엎침 방향으로 압력을 가한다.
비　　고 : 손목부위로 노뼈 먼쪽의 뒤면에 접촉할 때는 손목뼈에 힘이 가해지지 않도록 주의해야 한다(그림 4-59).

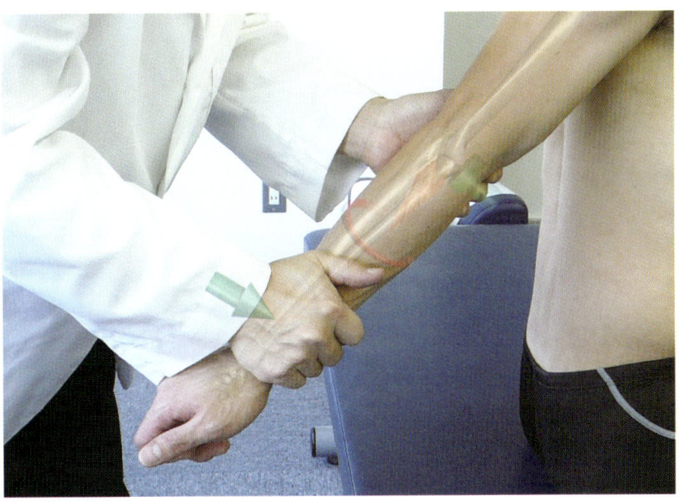

압력을 가하는 것으로 어깨관절의 안쪽돌림(내선)이나 굽힘(굴곡)이 일어나지 않도록 팔꿉관절 안쪽을 잘 고정한다.

손목관절 폄에 의한 협력근의 작용을 일으켜서는 안 된다.

그림 4-59 손뒤침근 근육 테스트

긴 · 짧은노쪽손목폄근(장 · 단요측수근신근, extensor carpi radialis longus · brevis muscle)

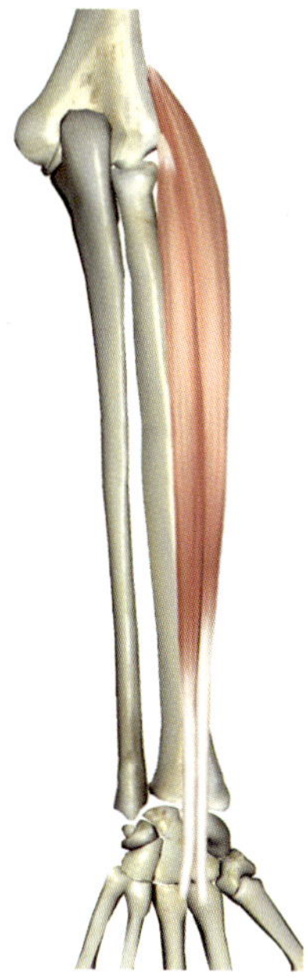

긴노쪽손목폄근(장요측수근신근, extensor carpi radialis longus muscle)
이 는 곳 : 위팔뼈 가쪽위관절융기의 몸쪽, 가쪽위팔근육사이막(그림 4-60)
닿 는 곳 : 둘째손허리뼈바닥의 등쪽(그림 4-61)

짧은노쪽손목폄근(단요측수근신근, extensor carpi radialis brevis muscle)
이 는 곳 : 위팔뼈 가쪽위관절융기(그림 4-61)
닿 는 곳 : 셋째손허리뼈바닥의 등쪽(그림 4-61)

긴 · 짧은노쪽손목폄근
기　　능 : 손목관절 폄(신전)과 노쪽굽힘(요굴)
지배신경 : 노신경(C6, C7, C8)
협 력 근 : 손목관절 폄(자쪽손목폄근)
손목관절 노쪽굽힘(노쪽손목굽힘근)
팔꿉관절 굽힘(위팔두갈래근, 위팔근, 위팔노근, 원엎침근)
대 항 근 : 손목관절 폄(노쪽손목굽힘근, 자쪽손목굽힘근, 긴손바닥근)
손목관절 노쪽굽힘(자쪽손목폄근, 자쪽손목굽힘근)
팔꿉관절 굽힘(위팔세갈래근, 팔꿈치근)

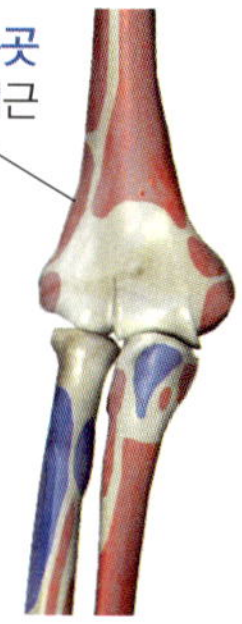

그림 4-60 긴노쪽손목폄근 이는곳

시진

긴노쪽손목폄근은 아래팔 가쪽에 위치하기 때문에 아래팔 가쪽의 형상에 의해 힘살을 확인할 수 있다. 긴 · 짧은노쪽손목폄근은 팔꿉관절 폄, 아래팔 뒤침(회외), 손목관절 폄에 의해 아래팔 뒤면의 가쪽위관절융기에서 뻗어있는 긴노쪽손목폄근과 함께 안쪽의 짧은노쪽손목폄근을 확인하는 것이 가능하다.

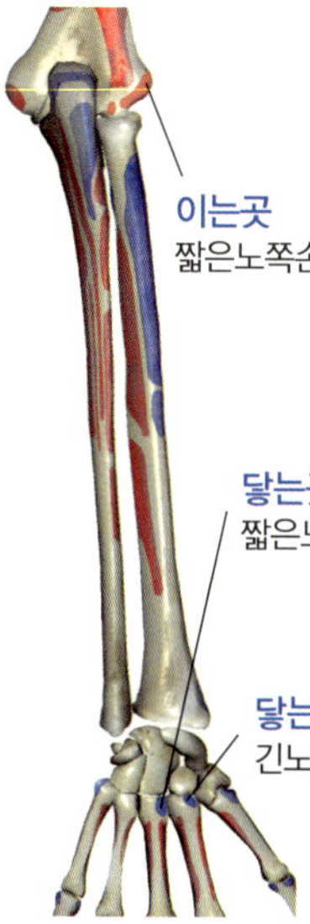

그림 4-61 긴 · 짧은노쪽손목폄근 이는곳 · 닿는곳

촉진

힘 살: 팔꿉관절 폄, 아래팔 뒤침, 팔꿉관절 폄에 의해 아래팔 뒤면의 가쪽위관절융기에서 뻗어있는 긴 · 짧은노쪽손목폄근을 확인할 수 있다. 아래팔 가쪽에서 긴노쪽손목폄근 힘살을, 그 안쪽에서 짧은노쪽손목폄근 힘살을 촉진할 수 있다.

이는곳 · 닿는곳 : 긴노쪽손목폄근의 이는곳은 위팔노근 이는곳의 먼쪽을 촉진한다(그림 4-62). 긴노쪽손목폄근의 이는곳과 위팔노근의 이는곳과의 감별은 손목관절 폄에 의해 촉진하고 있는 이는곳의 긴장이 일어나는 경우, 긴노쪽손목폄근의 이는곳을 촉진하고 있는 것이 된다. 그리고 이 위치에서 몸쪽 방향으로 촉진하여, 수축이 느껴지지 않는 부위에서는 위팔노근의 이는곳을 촉진하고 있는 것이 된다. 또, 위팔노근의 힘살 확인 시처럼 아래팔의 최대 엎침자세와 최대 뒤침자세의 중간자세, 팔꿉관절 90° 굽힘자세에서 굽힘(굴곡)에 저항을 가하고 위팔노근의 수축을 유발하여 위팔노근 이는곳의 긴장을 촉지하여 감별하는 방법도 효과적이다. 짧은노쪽손목폄근의 이는곳은 위팔뼈 가쪽위관절융기의 뒤면 먼쪽끝을 촉진한다(그림 4-63). 닿는곳은 손등에서 둘째 · 셋째손허리뼈사이의 몸쪽을 촉진하여 양손허리뼈의 접합부위를 촉지하고, 그 양쪽의 약간 먼쪽 부위에서 긴노쪽손목폄근의 닿는곳인 둘째손허리뼈바닥(그림 4-64), 짧은노쪽손목폄근의 닿는곳에 있는 셋째손허리뼈바닥(그림 4-65)을 촉진한다. 손목관절의 최대 폄에 의해 둘째 · 셋째손허리뼈바닥 등쪽면의 몸쪽에 있는 힘줄을 촉지하는 것이 가능하다. 이 힘줄을 먼쪽에서 촉진하는 것으로도 닿는곳의 촉진은 가능하다.

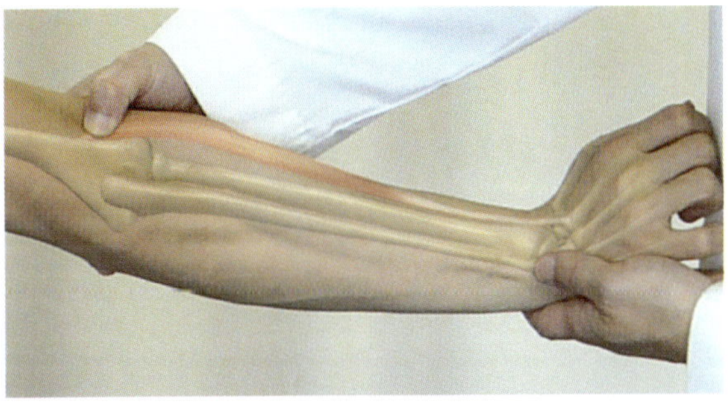

그림 4-62 긴노쪽손목폄근 이는곳(위팔뼈 가쪽위관절융기의 몸쪽)

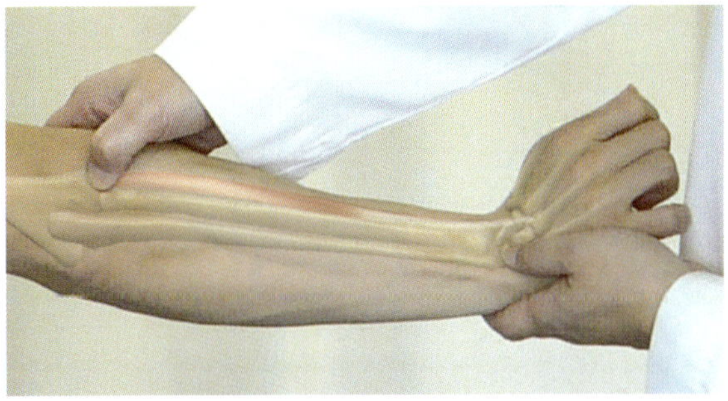

그림 4-63 짧은노쪽손목폄근 이는곳(위팔뼈 가쪽위관절융기)

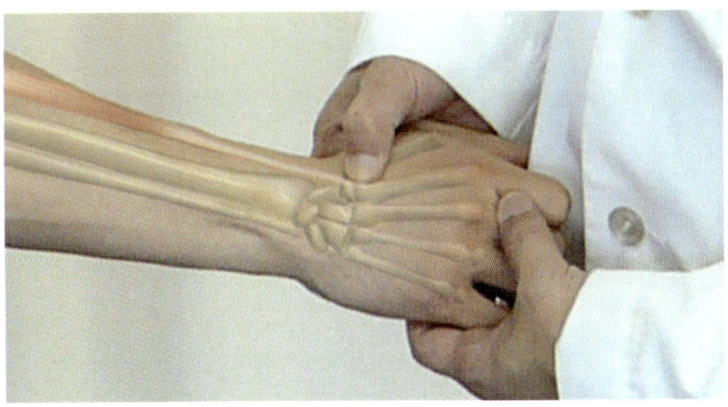

그림 4-64 긴노쪽손목폄근의 닿는곳(둘째손허리뼈바닥의 등쪽)

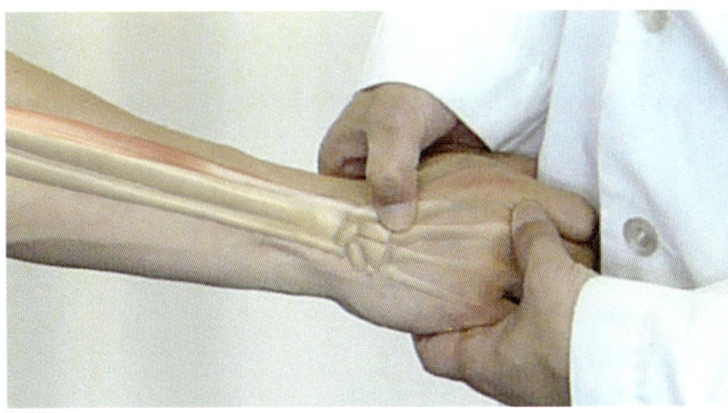

그림 4-65 짧은노쪽손목폄근의 닿는곳(셋째손허리뼈바닥의 등쪽)

스트레칭 조작

검 사 자 : 환자의 앞쪽, 조작쪽에 선다.
환　　자 : 앉은자세로, 팔꿉관절 폄자세, 아래팔 최대 엎침자세, 손목관절 폄자세 · 자쪽 굽힘자세로 한다.
접　　촉 : 손목부위의 뒤면
고　　정 : 팔꿉관절의 뒤면
조　　작 : 팔꿉관절의 최대 폄자세와 아래팔의 최대 엎침자세를 유지한 상태로 손목부위에 처음에는 손목관절 굽힘, 다음에는 자쪽굽힘방향으로 압력을 가한다.
비　　고 : 팔꿉관절 최대 폄, 아래팔의 최대 엎침자세 유지는 중요하다(그림 4-66).

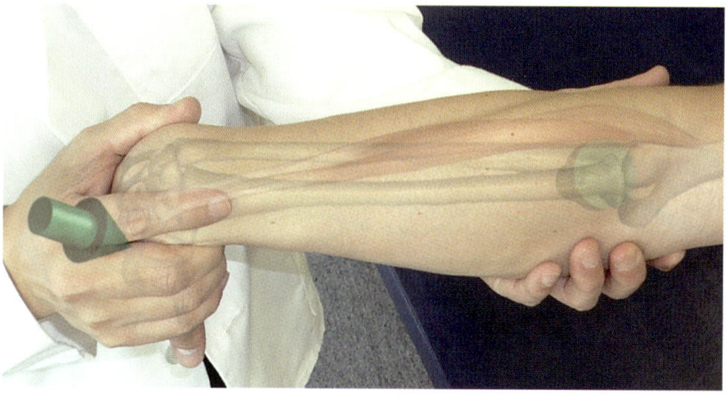

손목관절 굽힘, 자쪽굽힘 시 팔꿉관절의 최대 폄과 최대 엎침을 유지해야 한다.

스트레칭 조작에 의해 통증이 있는 경우 조작을 중지한다.

그림 4-66 긴 · 짧은노쪽손목폄근 스트레칭 조작

근육 테스트

검 사 자 : 환자의 앞쪽, 검사쪽에 선다.
환　　자 : 앉은자세로, 어깨관절의 굽힘, 팔꿉관절의 폄, 아래팔의 엎침 약 80°, 손가락을 약간 굽힘한 상태에서 손목관절을 노쪽굽힘 그리고 폄한다.
접　　촉 : 손등 노쪽에 손목부위를 접촉시킨다.
고　　정 : 아래팔의 자쪽
조　　작 : 손등 노쪽에 손목관절 자쪽굽힘, 굽힘 방향으로 압력을 가한다.
비　　고 : 자쪽굽힘에 압력을 가한 후, 굽힘에 압력을 가한다(그림 4-67).

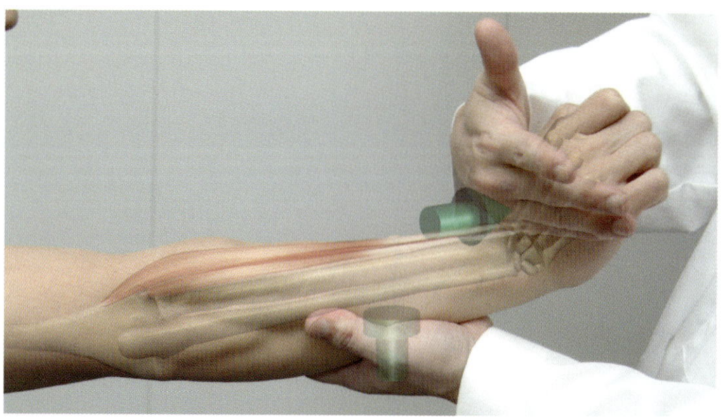

손가락을 릴랙스시킨 상태를 유지시켜서 손허리손가락관절의 폄으로 온손가락폄근의 협력작용을 일으켜서는 안 된다.

그림 4-67 긴 · 짧은노쪽손목폄근 근육 테스트

아래팔

온손가락폄근(총지신근, common extensor digitorum muscle)

이 는 곳 : 위팔뼈 가쪽위관절융기(그림 4-68), 근육사이막
닿 는 곳 : 집게-새끼손가락의 중간마디뼈와 끝마디뼈의 등쪽면(그림 4-68)
기　　능 : 집게-새끼손가락의 폄(신전), 손목관절의 폄
지배신경 : 노신경(C6, C7, C8)
협 력 근 : 손목관절 폄(노쪽 · 자쪽손목폄근)
대 항 근 : 손목관절 폄(노쪽 · 자쪽손목굽힘근)
먼쪽 손가락뼈사이관절 폄(깊은손가락굽힘근)
몸쪽 손가락뼈사이관절 폄(깊은손가락굽힘근, 얕은손가락굽힘근)
손허리손가락관절 폄(깊은손가락굽힘근, 얕은손가락굽힘근, 벌레근)

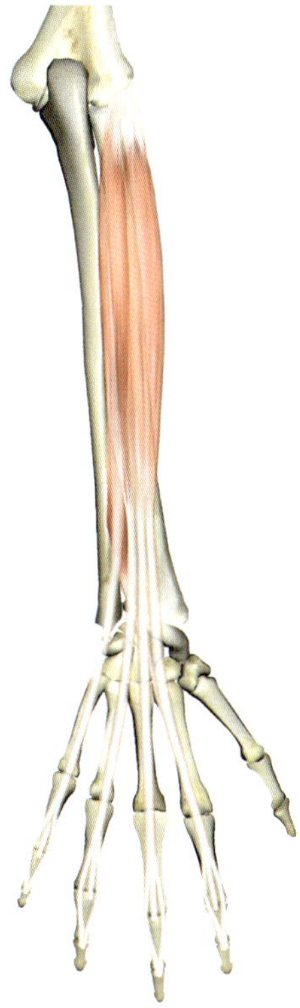

새끼폄근(소지신근, extensor digiti minimi muscle)

이 는 곳 : 위팔뼈 가쪽위관절융기(그림 4-68)
닿 는 곳 : 새끼손가락 등쪽에서 2가지로 나뉘는 손가락등널힘줄에 부착(그림 4-68)
기　　능 : 새끼손가락의 폄
지배신경 : 노신경(C6, C7, C8)

집게폄근(시지신근, extensor indicis muscle)

이 는 곳 : 아래팔뼈사이막, 자뼈 뒤면의 먼쪽(그림 4-68)
닿 는 곳 : 집게손가락의 손가락등널힘줄(그림 4-68)
기　　능 : 집게손가락의 폄
지배신경 : 노신경의 뒤뼈사이신경(C6, C7, C8)

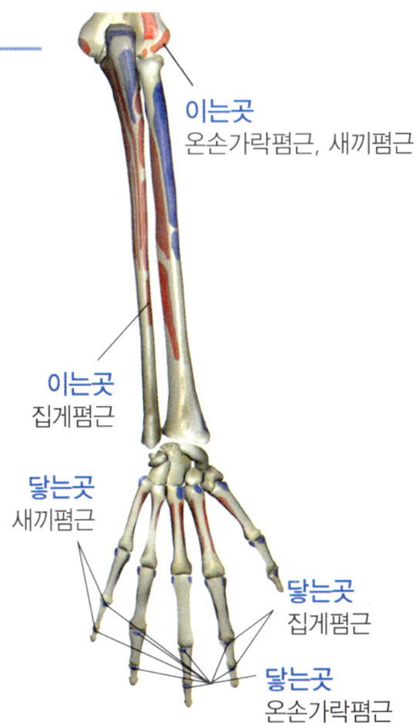

그림 4-68 손가락폄근 이는곳 · 닿는곳

아래팔

시진

팔꿉관절 폄, 손목관절 폄, 손가락 폄에 의해 아래팔 뒤면에서 힘살이 분명해진다.

촉진

힘 살: 팔꿉관절 폄, 손목관절 폄, 손가락 폄근에 의해 아래팔 뒤면의 자쪽손목폄근 안쪽에서 힘살이 분명해진다. 온손가락폄근은 손가락의 굽힘 · 폄 운동을 반복하는 것으로 힘살이 수축과 이완을 일으키기 때문에 촉진이 가능해진다. 온손가락폄근 안쪽에 위치하는 새끼폄근은 손목관절을 고정한 상태에서 새끼손가락의 폄 운동에 의한 힘살의 수축으로 구별하는 것이 가능하다. 집게폄근은 집게손가락의 굽힘 · 폄을 반복시키면서 노뼈 먼쪽끝에서 몸쪽 방향으로 촉진하여 수축하는 힘살을 확인한다.

이는곳 · 닿는곳 : 온손가락폄근과 새끼폄근의 이는곳은 위팔뼈의 가쪽위관절융기를 뒤아래쪽부터 촉진한다(그림 4-69). 집게폄근의 이는곳은 환자에게 집게손가락의 굽힘 · 폄을 반복시키면서 노뼈 먼쪽끝의 뒤면에서 몸쪽으로 촉진하여 수축하는 집게폄근의 힘살을 촉진하는 것으로 이는곳의 먼쪽모서리를 확인한다. 이 부위에서 몸쪽의 부위가 집게폄근의 이는곳이다. 온손가락폄근, 새끼폄근, 집게폄근의 닿는곳은 집게-새끼손가락의 끝마디뼈바닥과 중간마디뼈바닥의 등쪽(그림 4-70)을 촉진한다.

아래팔

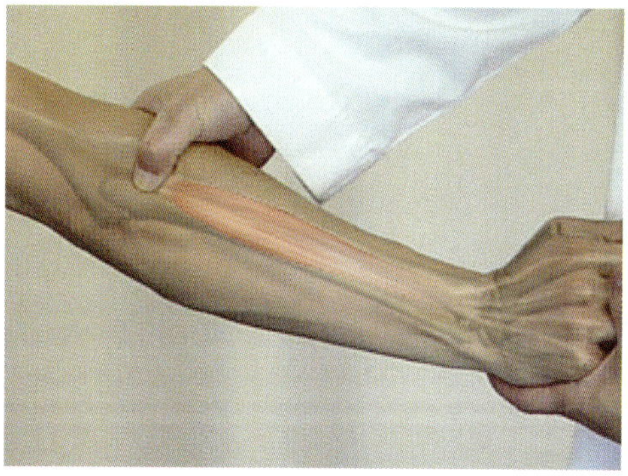

그림 4-69 위팔뼈 가쪽위관절융기

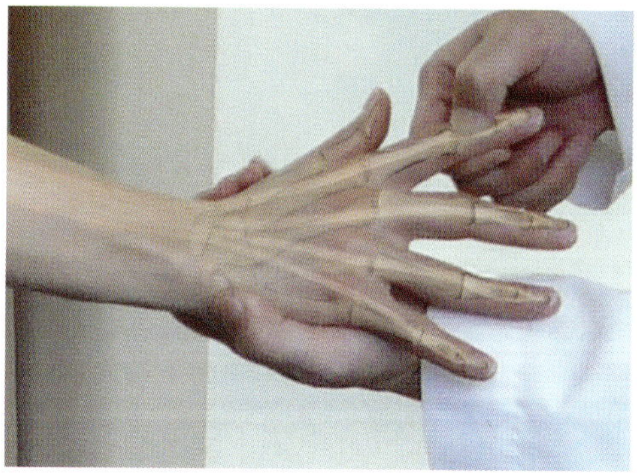

그림 4-70 집게손가락 중간마디뼈바닥의 등쪽

스트레칭 조작

검 사 자 : 환자의 앞쪽, 조작쪽에 선다.
환 자 : 앉은자세로, 팔꿉관절 최대 굽힘자세, 손목관절 굽힘자세, 집게-새끼손가락을 굽힘자세로 둔다.
접 촉 : 굽힘한 집게-새끼손가락 등쪽
고 정 : 팔꿉관절의 뒤면
조 작 : 팔꿉관절 최대 굽힘자세를 유지하여 집게-새끼손가락을 굽힘시킨 상태에서 손목관절 굽힘 방향으로 압력을 가한다.
비 고 : 손목관절 굽힘은 노쪽손목폄근이나 자쪽손목폄근에 늘임이 가해지기 때문에 노쪽굽힘이나 자쪽굽힘이 일어나지 않도록 한다(그림 4-71).

* 이 조작은 온손가락폄근, 새끼폄근, 집게폄근을 동시에 스트레칭한다.

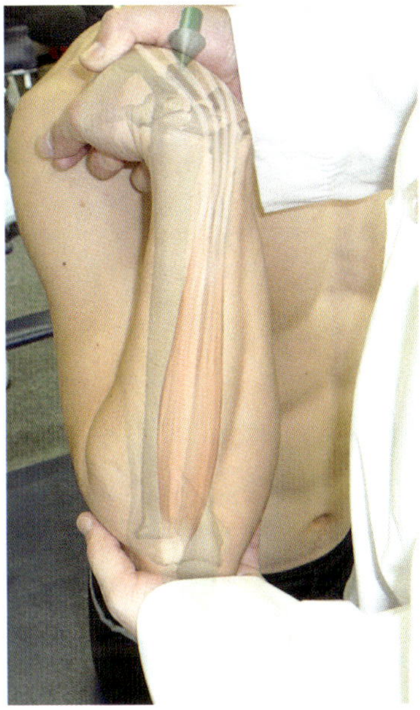

스트레칭 조작을 하는 동안 집게-새끼손가락의 굽힘을 유지한다.

그림 4-71 스트레칭 조작

근육 테스트

검 사 자 : 환자의 앞쪽, 검사쪽에 선다.
환 자 : 앉은자세로, 팔꿉관절 폄자세, 손목관절 약간 폄자세, 먼쪽 · 몸쪽 손가락뼈사이관절을 폄, 손허리손가락관절을 폄한다.
접 촉 : 집게-새끼손가락의 첫마디뼈 등쪽에 검사자의 집게-새끼손가락을 접촉시킨다.
고 정 : 아래팔 먼쪽의 앞면을 고정한다.
조 작 : 집게-새끼손가락의 첫마디뼈에 손허리손가락관절 굽힘 방향으로 압력을 가한다.
비 고 : 손목관절폄근의 작용을 막기 위해서 손목관절의 폄을 허용해서는 안 된다(그림 4-72).

* 이 테스트는 온손가락폄근, 새끼폄근, 집게폄근을 동시에 테스트하는 것이 된다.

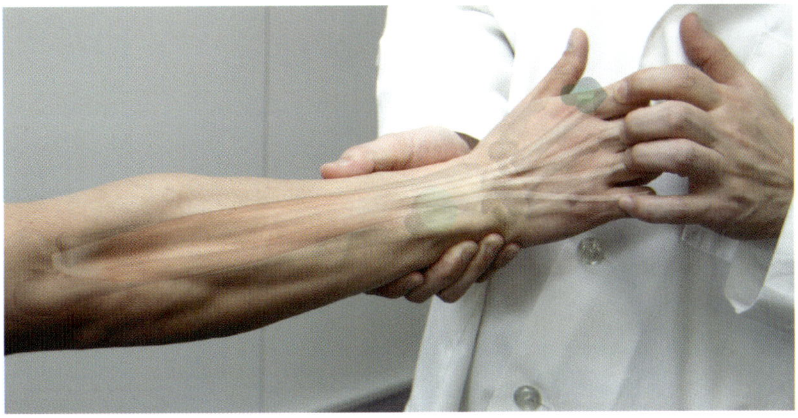

테스트 중 손목관절의 노쪽굽힘과 자쪽굽힘은 노쪽손목폄근과 자쪽손목폄근의 작용을 나타낸다.

그림 4-72 근육 테스트

짧은엄지폄근(단무지신근, extensor pollicis brevis muscle)

이 는 곳 : 노뼈 뒤면의 먼쪽 1/4(그림 4-73), 거기에 인접하는 뼈사이막
닿 는 곳 : 엄지손가락 첫마디뼈바닥의 등쪽(그림 4-73)
기 능 : 엄지손가락 손허리손가락관절의 폄(신전)
지배신경 : 노신경(C6, C7, C8)
협 력 근 : 손허리손가락관절 폄(긴엄지폄근)
대 항 근 : 손허리손가락관절 폄(긴 · 짧은엄지굽힘근)

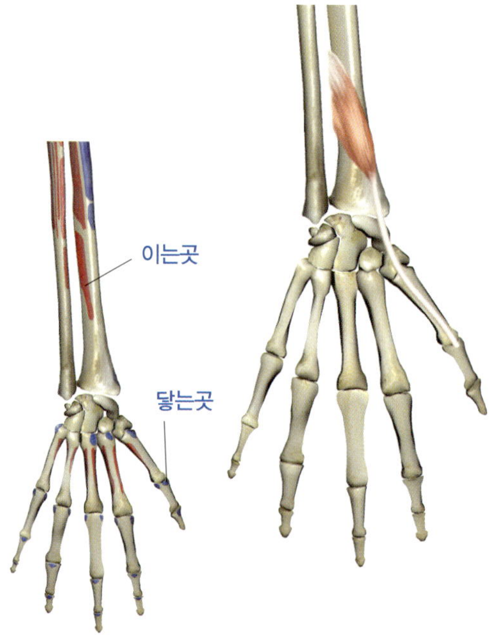

그림 4-73 짧은엄지폄근 이는곳 · 닿는곳

시진

시진에 의한 인식은 어렵지만 근육수축에 의해 아래팔 뒤면의 먼쪽에서 노뼈위를 비스듬하게 뻗어있는 힘살을 확인할 수 있다(그림 4-74). 엄지손가락을 폄하여 해부코담배갑(anatomical snuffbox)의 가쪽모서리를 구성하는 힘줄을 확인할 수 있다.

촉진

힘 살 : 노뼈 먼쪽부분의 뒤면을 몸쪽 방향으로 촉진하여 비스듬하게 뻗어있는 힘살을 촉진한다. 손허리손가락관절의 굽힘 · 폄 운동을 반복시켜서 수축하는 힘살을 촉진한다.

이는곳 · 닿는곳 : 이는곳의 촉진은 손허리손가락관절의 굽힘 · 폄 운동을 반복시키면서 힘살을 노뼈 뒤면의 먼쪽까지 촉진해간다(그림 4-75). 닿는곳은 엄지손가락 첫마디뼈바닥의 등쪽면을 촉진한다(그림 4-76).

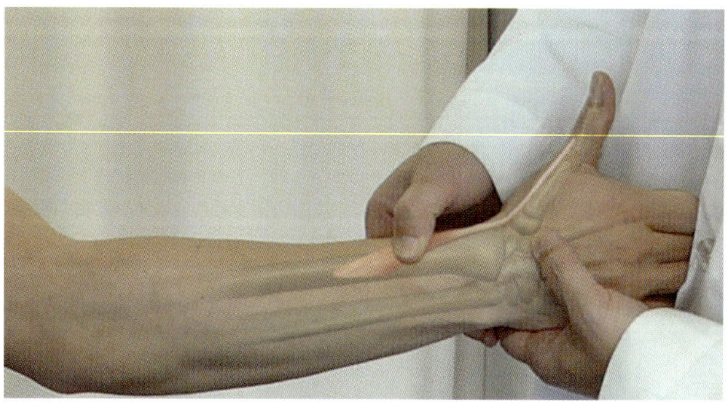
그림 4-74 힘살의 촉진

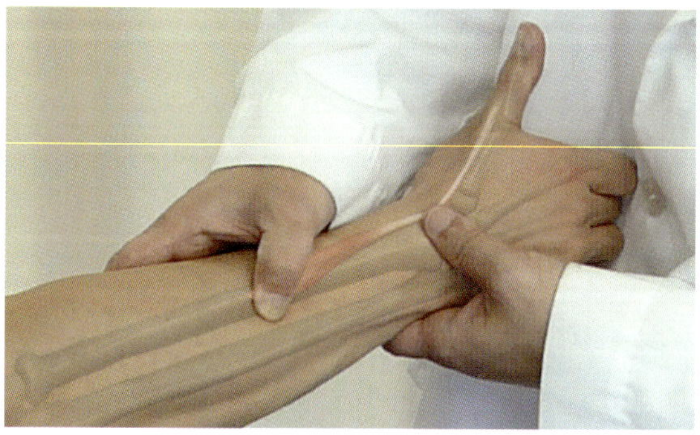
그림 4-75 노뼈 뒤면의 먼쪽 1/4

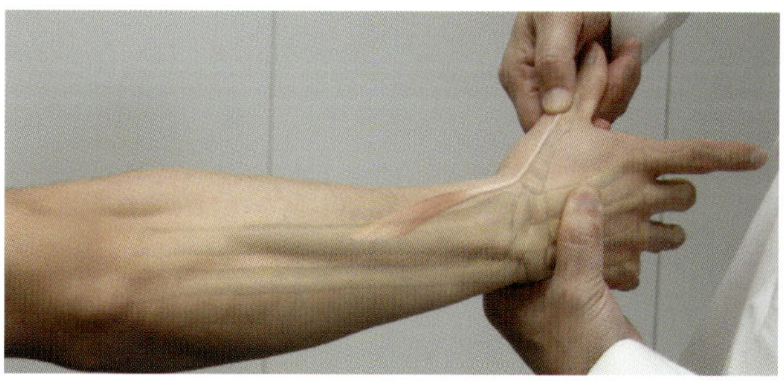
그림 4-76 엄지손가락 첫마디뼈바닥의 등쪽

스트레칭 조작

검 사 자 : 환자의 앞쪽, 조작하는 쪽에 선다.

환　　자 : 앉은자세로, 팔꿉관절을 굽힘자세, 아래팔을 최대 엎침자세와 뒤침자세의 중간자세로 둔다. 엄지손가락을 굽힘시킨 상태에서 다른 손가락으로 덮고, 주먹 모양으로 만든다. 그리고 손목관절을 약간 굽힘자세와 최대 자쪽굽힘자세로 둔다.

접　　촉 : 손바닥부위로 집게-새끼손가락의 손등쪽에 접촉하여 주먹을 잡는다.

고　　정 : 아래팔 먼쪽의 자쪽을 잡는다.

조　　작 : 손목관절 굽힘(굴곡)과 자쪽굽힘 방향으로 압력을 가한다.

비　　고 : 짧은엄지폄근힘줄의 주행을 참고하여 굽힘과 자쪽굽힘 방향을 조절한다(그림 4-77).

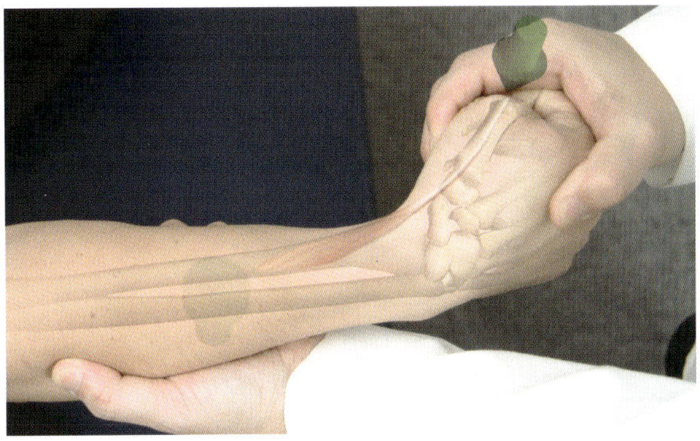

그림 4-77 짧은엄지폄근 스트레칭 조작

긴엄지벌림근에 늘임(신장)이 가해지지 않도록 한다.

주먹과 접촉 시 엄지손가락의 굽힘을 유지한다.

근육 테스트

검 사 자 : 환자의 앞쪽, 검사하는 쪽에 선다.

환　　자 : 앉은자세로, 엄지손가락의 손가락뼈사이관절을 굽힘시킨 상태에서 손허리손가락관절을 폄자세로 둔다.

접　　촉 : 집게손가락으로 첫마디뼈 등쪽에 접촉한다.

고　　정 : 손허리뼈의 바닥쪽을 고정한다.

조　　작 : 첫마디뼈의 등쪽에 손허리손가락관절의 굽힘 방향으로 압력을 가한다.

비　　고 : 엄지손가락 손가락뼈사이관절의 폄을 일으키지 않도록 주의한다(그림 4-78).

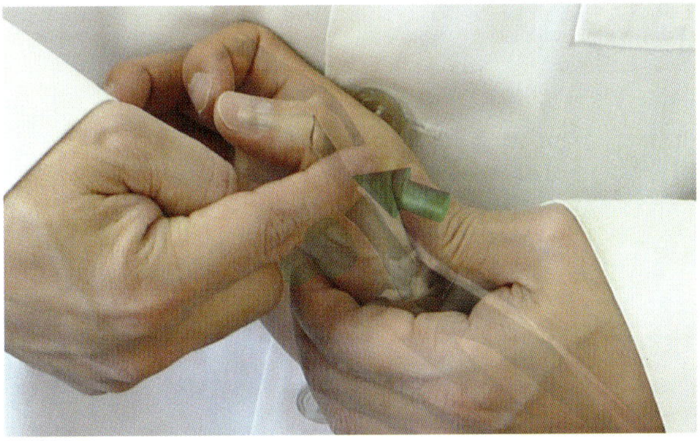

그림 4-78 짧은엄지폄근 근육 테스트

테스트의 압력 방향은 테스트 시 인식 가능한 힘줄의 주행에 따라서 가한다.

긴엄지폄근(장무지신근, extensor pollicis longus muscle)

이 는 곳 : 자뼈 뒤면의 중간부분 1/3(그림 4-79)
닿 는 곳 : 엄지손가락 끝마디뼈바닥의 등쪽(그림 4-79)
기　 능 : 엄지손가락의 손가락뼈사이관절 · 손허리손가락관절 · 손목손허리관절의 폄(신전)
지배신경 : 노신경(C6, C7, C8)
협 력 근 : 손허리손가락관절 폄(짧은엄지폄근)
손목손허리관절 폄(짧은엄지폄근)
대 항 근 : 손가락뼈사이관절 폄(긴엄지굽힘근)
손허리손가락관절 폄(긴엄지굽힘근, 짧은엄지굽힘근)
손목손허리관절 폄(긴엄지굽힘근, 짧은엄지굽힘근)

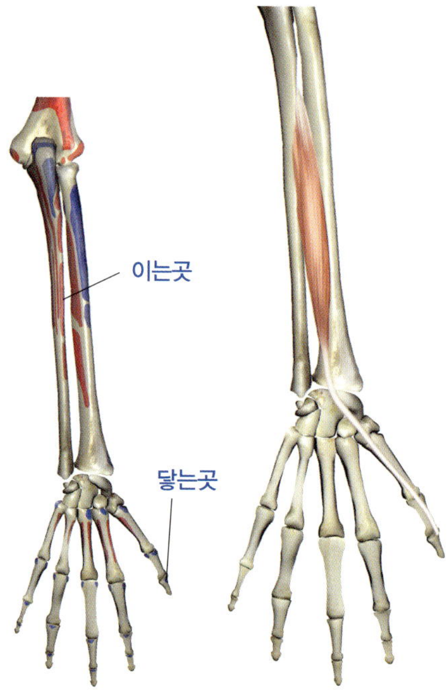

그림 4-79 긴엄지폄근 이는곳 · 닿는곳

시진

시진에 의한 힘살의 인식은 어렵다. 엄지손가락을 폄하여 해부코담배갑(anatomical snuffbox)의 안쪽모서리를 구성하는 힘줄을 인식할 수 있다.

촉진

힘　살 : 아래팔 뒤면의 먼쪽부분에서 자뼈 노쪽을 따라서 몸쪽에서 촉진한다. 엄지손가락뼈사이관절의 굽힘 · 폄 운동을 일으킨 상태로 자뼈 노쪽에서 힘살이 수축과 이완을 반복하는 부위를 촉진한다.

이는곳 · 닿는곳 : 이는곳은 힘살의 촉진과 같이 엄지손가락뼈사이관절의 굽힘 · 폄 운동에 의해 힘살의 수축과 이완을 반복시키는 것으로 자뼈위의 부착부위를 확인한다(그림 4-80). 닿는곳은 엄지손가락 끝마디뼈바닥의 등쪽을 촉진한다(그림 4-81).

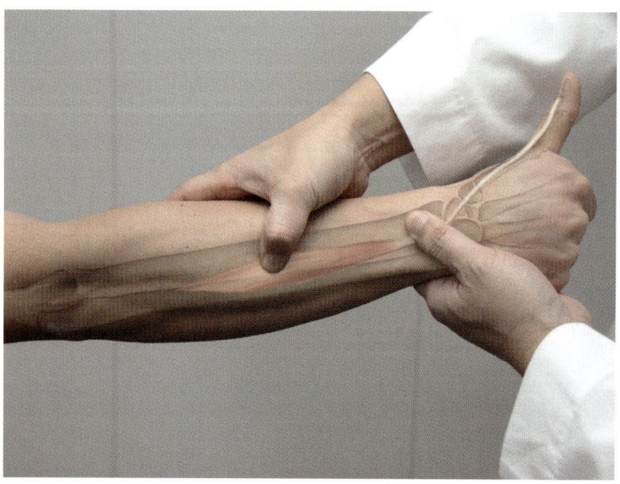
그림 4-80 자뼈 뒤면의 중간부분 1/3

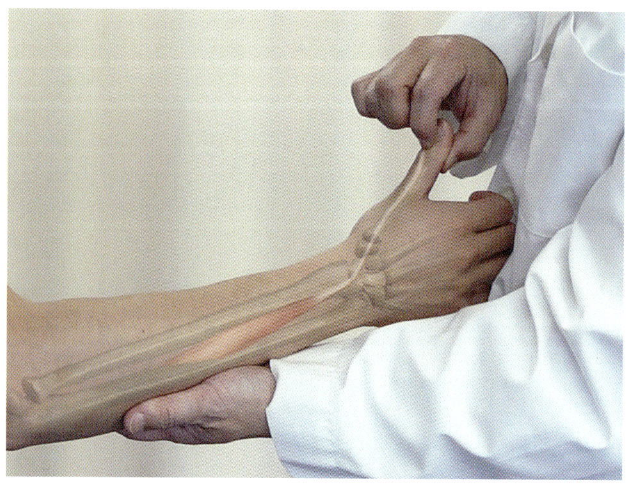
그림 4-81 엄지손가락 끝마디뼈바닥의 등쪽

스트레칭 조작

검 사 자 : 환자의 앞쪽, 조작하는 쪽에 선다.

환　　자 : 앉은자세로, 팔꿉관절을 굽힘자세, 아래팔을 최대 엎침자세와 뒤침자세의 중간자세로 하여, 엄지손가락을 다른 손가락의 중간에 넣어 주먹을 만들고 손목관절을 굽힘과 최대 자쪽굽힘자세로 둔다.

접　　촉 : 손바닥부위로 집게-새끼손가락의 등쪽에 접촉하여 주먹을 잡는다.

고　　정 : 아래팔 먼쪽부분을 잡는다.

조　　작 : 손목관절 굽힘, 자쪽굽힘 방향으로 압력을 가한다.

비　　고 : 긴엄지폄근 힘줄의 주행을 고려하여 굽힘과 자쪽굽힘의 방향을 조정한다. 엄지손가락을 다른 손가락의 아래로 잘 고정한다(그림 4-82).

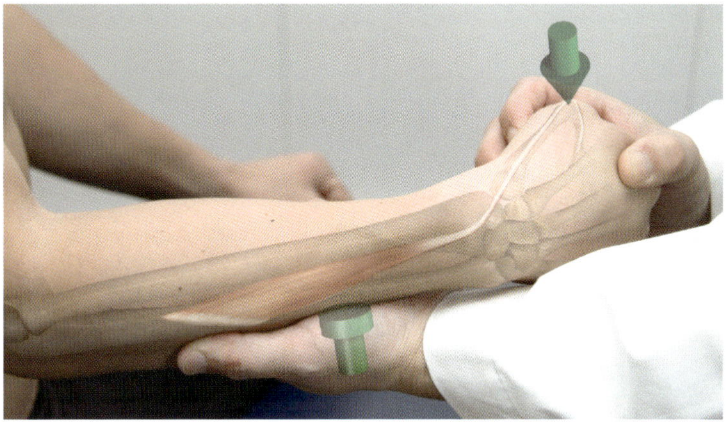

그림 4-82 긴엄지폄근 스트레칭 조작

스트레칭 조작 도중 통증이 있을 경우, 스트레칭을 무리하게 하지 않는다.

손목관절 굽힘이 작은 경우, 짧은엄지폄근에 스트레칭이 가해지기 때문에 주의한다.

아래팔

근육 테스트

검 사 자 : 환자의 앞쪽, 검사하는 쪽에 선다.

환　　자 : 앉은자세로, 엄지손가락의 손가락뼈사이관절, 손허리손가락관절, 손목손허리관절을 폄자세로 둔다.

접　　촉 : 집게손가락으로 끝마디뼈의 등쪽에 접촉한다.

고　　정 : 첫마디뼈의 바닥쪽을 고정한다.

조　　작 : 끝마디뼈의 등쪽에 손가락뼈사이관절의 굽힘방향으로 압력을 가한다.

비　　고 : 검사자는 손목관절 자쪽굽힘 같은 것에 의한 영향을 막기 위해 손바닥부위로 환자의 손바닥부위를 고정한다(그림 4-83).

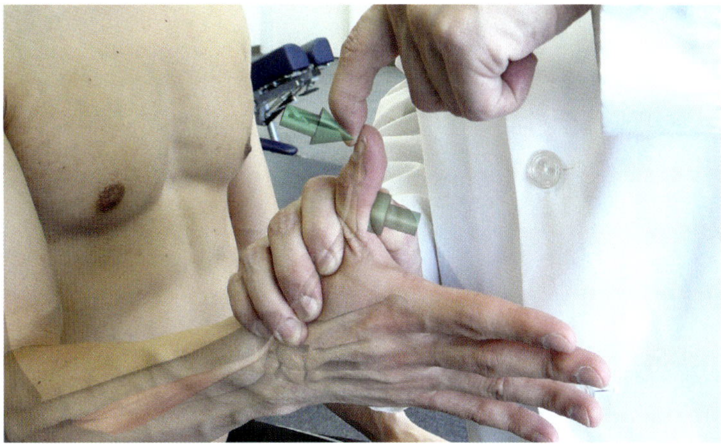

그림 4-83 긴엄지폄근 근육 테스트

고령자, 특히 퇴행성 변성이나 손가락뼈사이관절의 관절 병변이 진행되고 있는 사람에 대해서는 절대로 강한 압력을 가해서는 안 된다. 강한 압력은 힘줄이나 인대의 파열을 일으킬 가능성이 있다.

긴엄지벌림근(장무지외전근, abductor pollicis longus muscle)

이 는 곳 : 자뼈과 노뼈의 뒤면 중간부분 1/3(그림 4-84), 아래팔뼈사이막
닿 는 곳 : 엄지손가락 손허리뼈바닥의 노쪽(그림 4-84)
기 능 : 엄지손가락의 벌림(외전) · 폄(신전) · 노쪽굽힘의 보조
지배신경 : 노신경(C6, C7, C8)
협 력 근 : 손목손허리관절 폄(긴 · 짧은엄지폄근)
대 항 근 : 손목손허리관절 벌림(엄지벌림근)

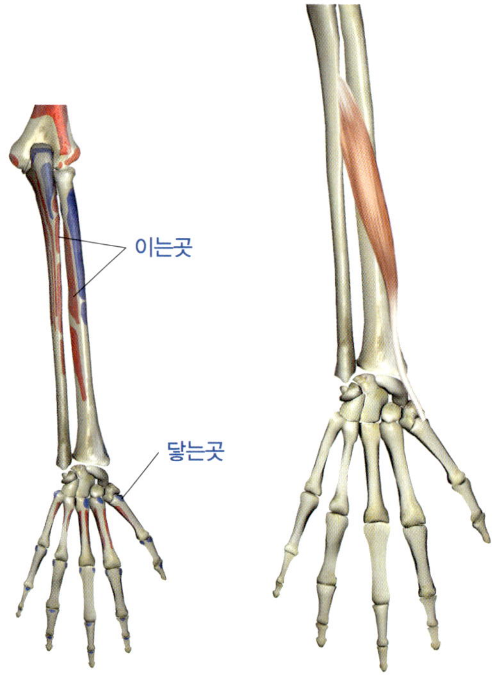

그림 4-84 긴엄지벌림근 이는곳 · 닿는곳

시진

시진에 의한 힘살의 인식은 어렵지만 아래팔 뒤면의 먼쪽부분에서 노뼈위에 비스듬하게 뻗어있는 힘살을 확인할 수 있는 경우도 있다.

촉진

힘 살 : 아래팔 뒤면의 먼쪽부분에서 노뼈위에 비스듬하게 뻗어있는 짧은엄지폄근의 힘살을 촉진하여 엄지손가락의 굽힘 · 폄 운동에 의해 긴엄지벌림근의 먼쪽에 늘어서 있는 짧은 엄지폄근의 힘살을 촉지한다. 그리고 몸쪽의 힘살을 촉진하면서 엄지손가락의 손가락뼈사이관절 또는 손허리손가락관절을 굽힘시킨 상태에서 손허리뼈의 벌림 · 모음(내전) 운동을 일으키고 긴엄지벌림근 힘살의 수축 · 이완을 확인한다(그림 4-85).

이는곳 · 닿는곳 : 이는곳은 엄지손가락의 벌림 · 모음 운동을 일으키면서 노뼈 · 자뼈의 몸쪽 뒤면에 있는 온손가락폄근의 깊은부분을 촉진한다(그림 4-86). 닿는곳은 엄지손가락 손허리뼈바닥의 노쪽을 촉진한다(그림 4-87).

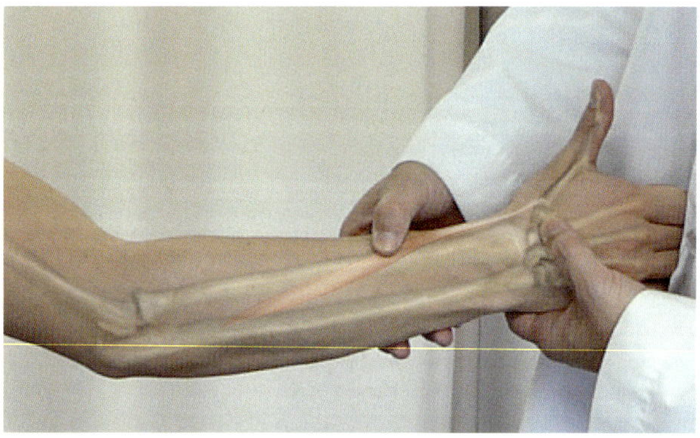

그림 4-85 힘살의 촉진

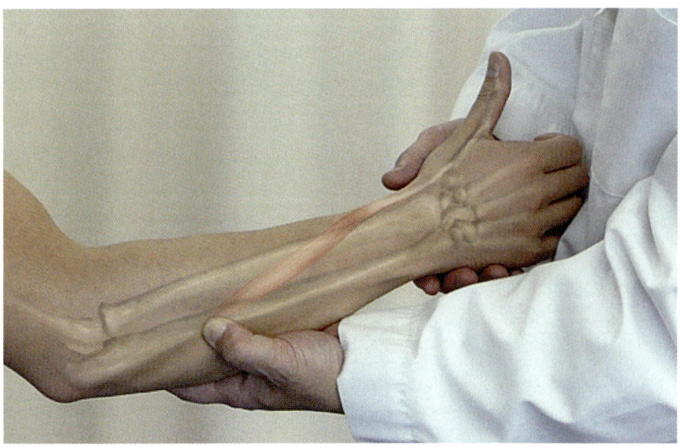

그림 4-86 자뼈과 노뼈의 뒤면 중간부분 1/3

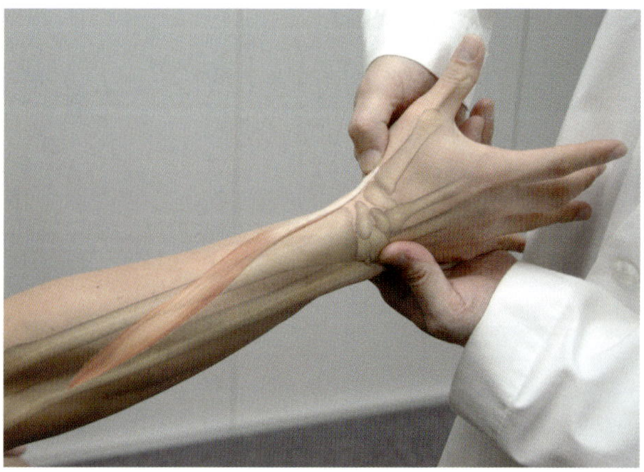

그림 4-87 엄지손가락 손허리뼈바닥의 노쪽

스트레칭 조작

검 사 자 : 환자의 앞쪽, 조작쪽에 선다.

환　　자 : 앉은자세로, 팔꿉관절을 굽힘자세, 아래팔을 최대 엎침자세와 뒤침자세의 중간자세로 하여 엄지손가락을 다른 손가락 안에 넣어 주먹을 만들고 손목관절을 최대 자쪽굽힘자세로 둔다.

접　　촉 : 손바닥부위로 집게-새끼손가락의 등쪽에 접촉하여 주먹을 잡는다.

고　　정 : 아래팔의 먼쪽부분을 잡는다.

조　　작 : 손목관절의 자쪽굽힘 방향으로 압력을 가한다.

비　　고 : 긴엄지벌림근힘줄의 주행을 고려하여 자쪽굽힘(척굴)을 가한다. 굽힘에 의해 짧은엄지폄근 또는 긴엄지폄근에 늘임(신장)이 가해지지 않도록 한다. 힘줄의 주행을 고려하면 엄지손가락의 손허리뼈를 다른 손가락 아래에 잘 고정하는 것으로 긴 · 짧은엄지폄근으로의 늘임(신장)을 막을 수 있다(그림 4-88).

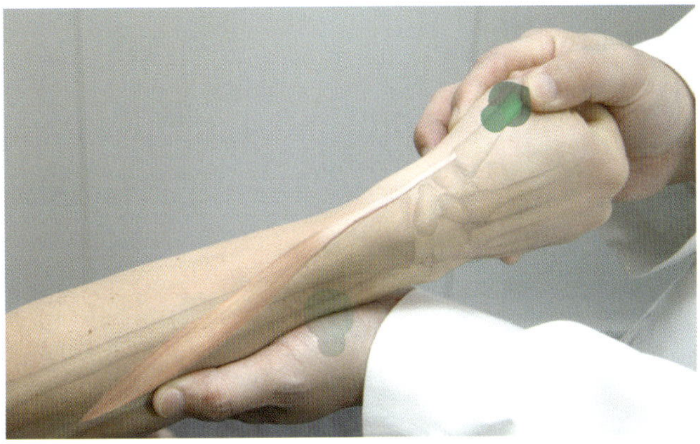

손목관절 굽힘이 너무 큰 경우 짧은엄지폄근에 늘임이 가해진다.

그림 4-88 긴엄지벌림근 스트레칭 조작

근육 테스트

검 사 자 : 환자의 앞쪽, 검사쪽에 선다.

환　　자 : 앉은자세로, 엄지손가락의 손허리손가락관절과 손가락뼈사이관절을 굽힘시킨 상태에서 손목손허리관절을 벌림자세로 둔다.

접　　촉 : 집게손가락으로 손허리뼈의 노쪽에 접촉한다.

고　　정 : 손목관절의 자쪽을 고정한다.

조　　작 : 손허리뼈의 노쪽에 손목손허리관절 모음 방향으로 압력을 가한다.

비　　고 : 엄지손가락의 손가락뼈사이관절과 손허리손가락관절의 폄을 일으키지 않도록 주의한다(그림 4-89).

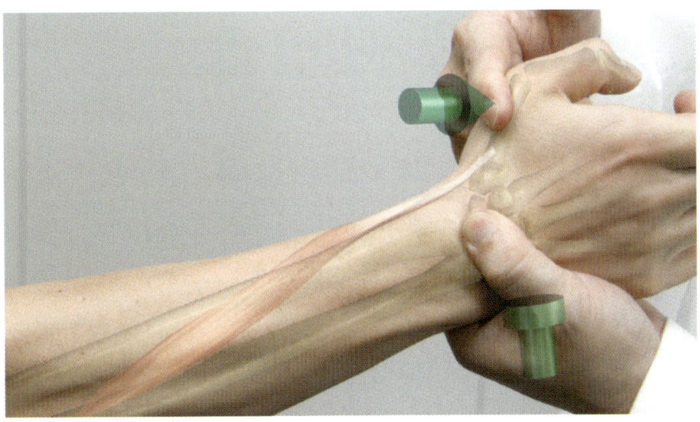

테스트 시 손목관절의 노쪽굽힘이나 폄이 일어나지 않도록 손목관절을 잘 고정한다.

그림 4-89 긴엄지벌림근 근육 테스트

자쪽손목폄근(척측수근신근, extensor carpi ulnaris muscle)

이 는 곳 : [위팔갈래(humeral head)] 위팔뼈 가쪽위관절융기에서의 온손가락폄근힘줄(그림 4-90)
[자갈래(ulnar head)] 자뼈의 뒤면(그림 4-90)

닿 는 곳 : 새끼손가락 손허리뼈바닥의 자쪽

기　　능 : 손목관절의 폄(신전)과 자쪽굽힘(척굴)

지배신경 : 노신경(C6, C7, C8)

협 력 근 : 손목관절 폄(노쪽손목폄근)
손목관절 자쪽굽힘(자쪽손목굽힘근)
팔꿉관절 폄(위팔세갈래근, 팔꿈치근)

대 항 근 : 손목관절 폄(노쪽손목굽힘근, 자쪽손목굽힘근, 긴손바닥근)
손목관절 자쪽굽힘(노쪽손목폄근, 노쪽손목굽힘근)
팔꿉관절 폄(위팔두갈래근, 위팔근, 위팔노근, 원엎침근 위팔갈래)

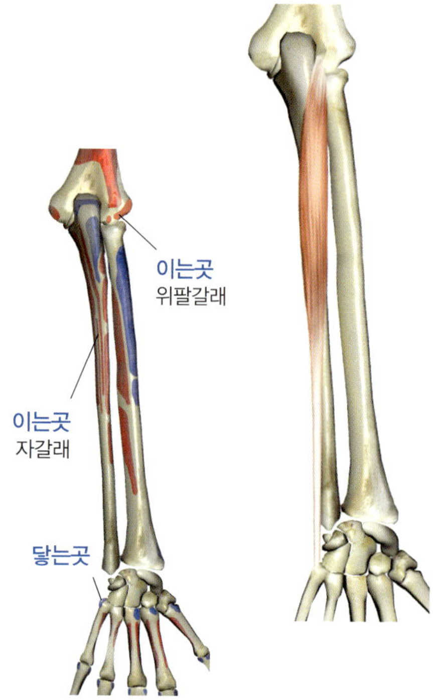

그림 4-90 자쪽손목폄근 이는곳 · 닿는곳

시진

팔꿉관절 폄, 손목관절 굽힘에 의해 아래팔 뒤면의 가쪽에서 힘살이 분명해진다.

촉진

힘　살 : 팔꿉관절 폄, 손목관절 폄으로 자쪽손목폄근을 수축시킨 상태에서 아래팔 뒤면의 자뼈 뒤모서리의 가쪽에서 힘살을 촉지하고 자뼈 가쪽을 자뼈를 따라서 촉진한다. 온손가락폄근의 힘살과 구별하기 위해서는 앞에 설명한 상태에서 손가락의 굽힘 · 폄을 가하여 수축과 이완을 일으키는 온손가락폄근의 힘살을 확인한다.

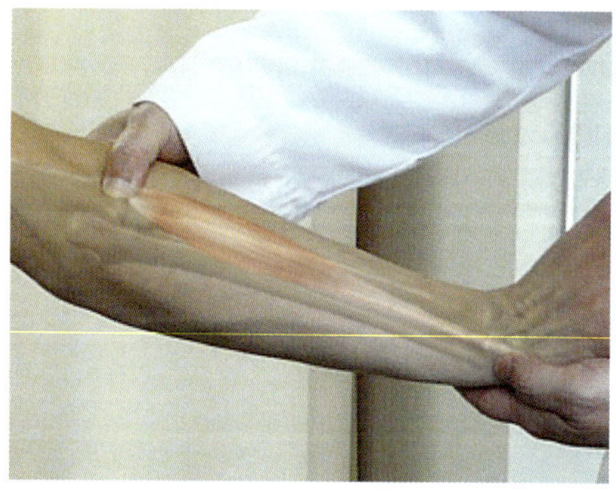

그림 4-91 위팔뼈 가쪽위관절융기

이는곳 · 닿는곳 : 이는곳은 위팔뼈 가쪽위관절융기의 아래모서리를 뒤아래쪽에서 촉진하여(그림 4-91), 자뼈 뒤면의 중간부분을 촉진한다(그림 4-92). 자쪽손목굽힘근 자갈래와의 감별은 손목관절 폄과 굽힘(굴곡)으로 부착부위 근육의 긴장(굽힘에서는 자쪽손목굽힘근, 폄에서는 자쪽손목폄근이 긴장한다)을 확인하는 것으로 가능하다. 닿는곳은 손등에서 넷째 · 다섯째손허리뼈사이를 몸쪽부터 촉진하여 넷째 · 다섯째손허리뼈 접합부에 인접하는 새끼손가락의 손허리뼈바닥의 등쪽부터 자쪽에 걸쳐서 촉진한다(그림 4-93).

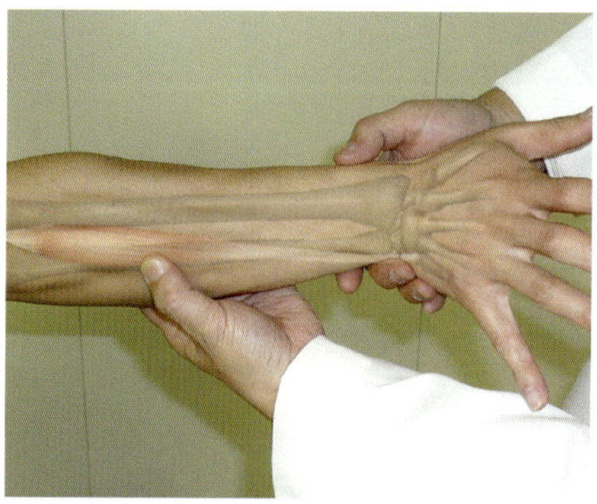

그림 4-92 자뼈의 뒤면

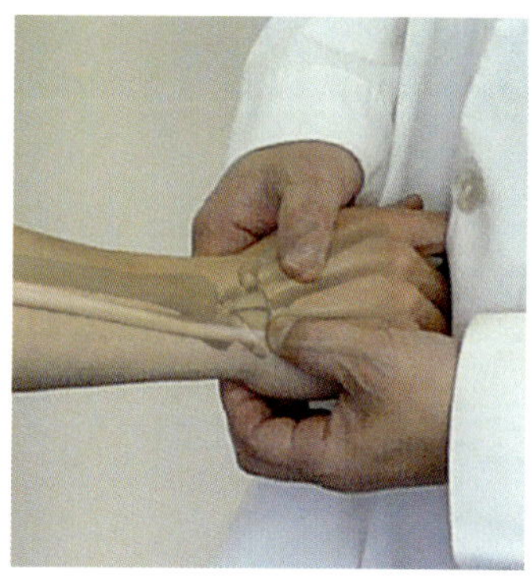

그림 4-93 새끼손가락 손허리뼈바닥의 자쪽

스트레칭 조작

검 사 자 : 환자의 앞쪽, 조작쪽에 선다.

환 자 : 앉은자세로, 팔꿉관절의 굽힘, 아래팔의 최대 뒤침, 손목관절의 굽힘 · 노쪽굽힘

접 촉 : 손목부위 뒤면의 자쪽

고 정 : 팔꿉관절의 뒤면

조 작 : 팔꿉관절의 최대 굽힘자세와 아래팔의 최대 뒤침자세를 유지한 상태로 처음에는 손목관절에 노쪽굽힘을 가하여 이것을 유지한 상태에서 굽힘 방향으로 압력을 가한다.

비 고 : 자쪽손목폄근에 늘임(신장)을 가하기 위해서는 굽힘을 가할 때 노쪽굽힘을 느슨하게 하면 자쪽손목폄근으로 늘임을 가하기 어려워진다(그림 4-94).

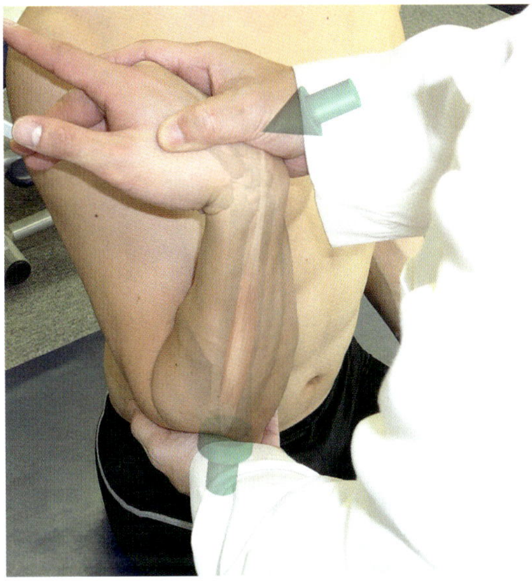

그림 4-94 자쪽손목폄근 스트레칭 조작

가락을 쥐는 것으로 온손가락폄근에 늘임이 가해지므로 손가락이 릴랙스한 상태에서 조작할 수 있다.

아래팔

근육 테스트

검 사 자 : 환자의 앞쪽, 검사쪽에 선다.

환 자 : 앉은자세로, 팔꿉관절의 폄, 아래팔을 최대 엎침, 집게-새끼손가락을 약간 굽힌 상태에서 손목관절을 자쪽굽힘, 폄한다.

접 촉 : 손목부위 뒤면의 자쪽에 검사자의 손목부위를 접촉한다.

고 정 : 아래팔의 앞면을 고정한다.

조 작 : 손목부위 뒤면의 자쪽에 손목관절 노쪽굽힘(요굴) · 굽힘 방향으로 압력을 가한다.

비 고 : 노쪽굽힘에 압력을 가한 후, 굽힘에 압력을 가한다(그림 4-95).

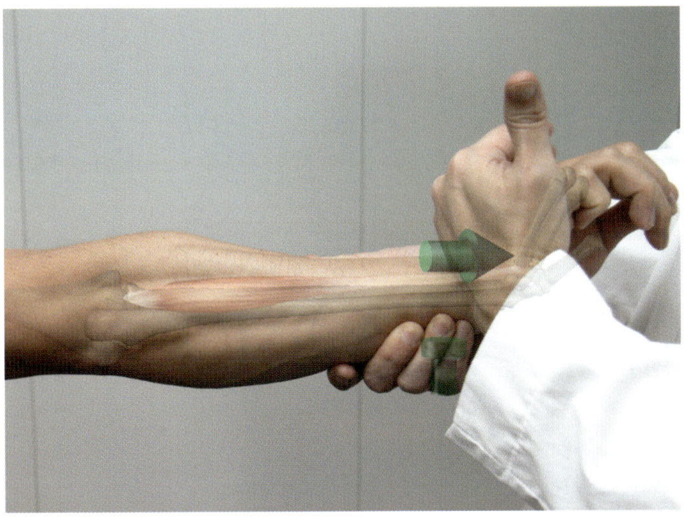

그림 4-95 자쪽손목폄근 근육 테스트

집게-새끼손가락을 릴랙스시킨 상태를 유지하고, 손허리손가락관절의 폄에 의한 온손가락폄근의 협력작용을 일으켜서는 안 된다.

Chapter 5

손 근육
(muscles of the hand)

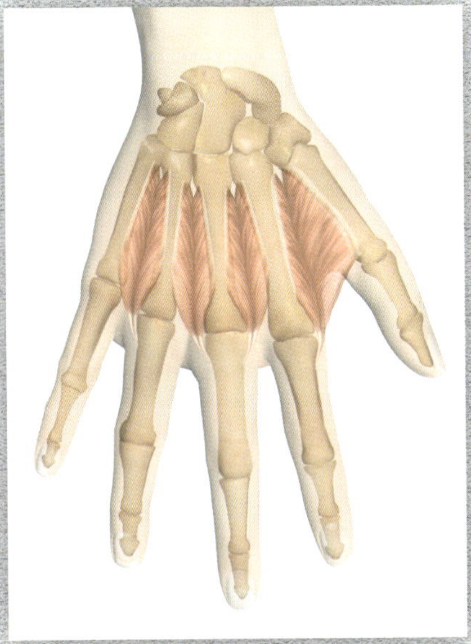

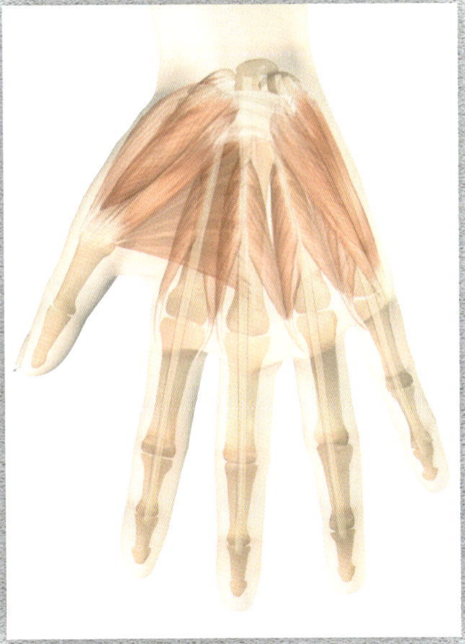

엄지모음근(무지내전근, adductor pollicis muscle)

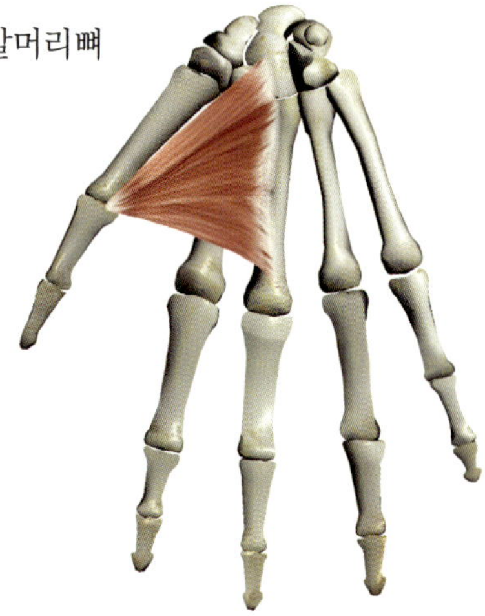

이 는 곳 : [빗갈래(oblique head)] 집게 · 가운데손가락의 손허리뼈바닥(그림 5-1), 알머리뼈
[가로갈래(transverse head)] 가운데손가락의 손허리뼈바닥쪽(그림 5-1)

닿 는 곳 : 엄지손가락 첫마디뼈바닥의 자쪽(그림 5-1)

기 능 : 엄지손가락 손목손허리관절 모음(내전)

지배신경 : 자신경(C8, T1)

협 력 근 : 손목손허리관절 모음(짧은엄지모음근)

대 항 근 : 손목손허리관절 모음(긴 · 짧은엄지벌림근, 긴 · 짧은엄지폄근)

시진

엄지손가락과 집게손가락 사이의 손샅부위(finger web) 앞면의 근육이기 때문에 극도의 위축에서는 좌우차이가 현저해진다. 또 벌림(외전) 제한 같은 것에 의해서도 긴장도의 추측은 가능하지만 엄지두덩(짧은엄지굽힘근, 짧은엄지벌림근, 엄지맞섬근)의 관여도 고려해야 한다.

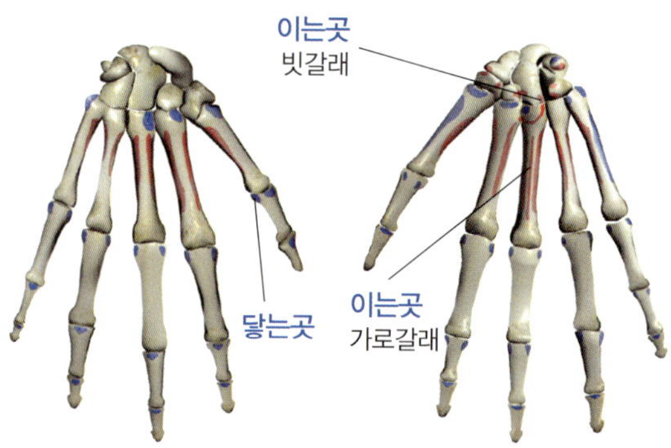

그림 5-1 엄지모음근 이는곳 · 닿는곳

촉진

힘 살: 엄지손가락과 집게손가락 사이의 손샅부위(finger web)의 앞면을 촉진한다.

이는곳 · 닿는곳 : 이는곳은 손등쪽에서 위치를 특정한 후 반대쪽의 바닥쪽면을 촉진한다. 빗갈래의 이는곳은 손등쪽에서 둘째 · 셋째손허리뼈바닥을 촉진한다. 이 위치를 촉진하여 손바닥쪽에서 반대쪽의 손허리뼈바닥부위를 촉진한다(그림 5-2). 알머리뼈는 손등쪽에서 셋째손허리뼈의 바닥부위를 촉진한다. 그리고 몸쪽의 알머리뼈를 촉진한 후 그 바닥쪽을 촉진한다. 가로갈래의 이는곳은 손등쪽에서 셋째손허리뼈몸통을 촉진하여 반대쪽 셋째손허리뼈바닥의 바닥쪽을 촉진한다(그림 5-3). 닿는곳은 첫째첫마디뼈바닥의 자쪽을 촉진한다(그림 5-4).

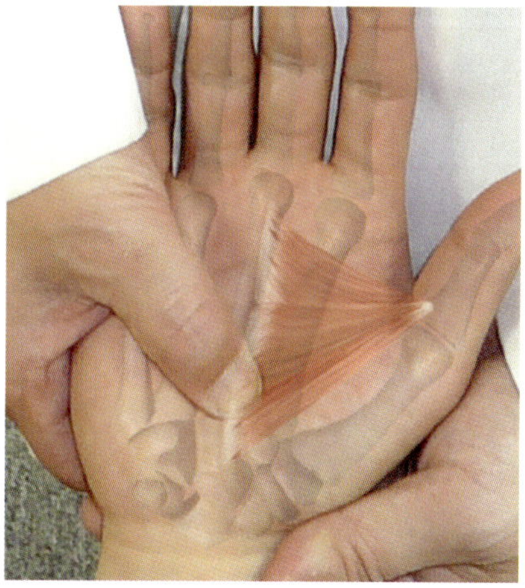

그림 5-2 집게 · 가운데손가락의 손허리뼈바닥

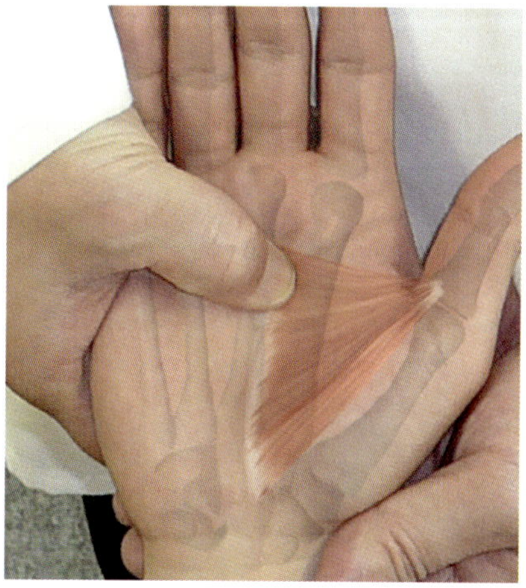

그림 5-3 가운데손가락 손허리뼈의 바닥쪽

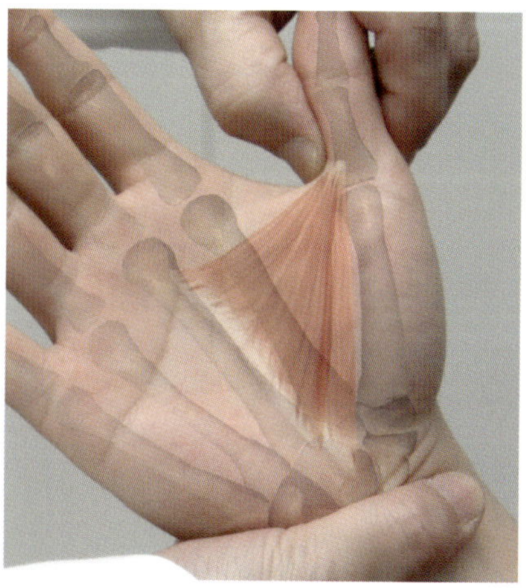

그림 5-4 엄지손가락 첫마디뼈바닥의 자쪽

스트레칭 조작

검 사 자 : 환자의 앞쪽, 조작하는 쪽에 선다.
환 자 : 앉은자세로, 엄지손가락의 손허리손가락관절, 손가락뼈사이관절을 폄(신전)시킨 상태에서 벌림한다.
접 촉 : 엄지손가락의 첫마디뼈를 잡는다.
고 정 : 셋째손허리뼈머리 바닥쪽에 검사자의 엄지손가락을 접촉하면서 집게-새끼손가락과 손바닥을 잡는다.
조 작 : 첫마디뼈의 접촉부위를 엄지손가락의 벌림 방향으로 잡아당긴다.
비 고 : 과도한 폄(신전) 방향으로의 압력은 짧은엄지굽힘근에 늘임(신장)을 가하는 것이 되기 때문에 피해야 한다(그림 5-5).

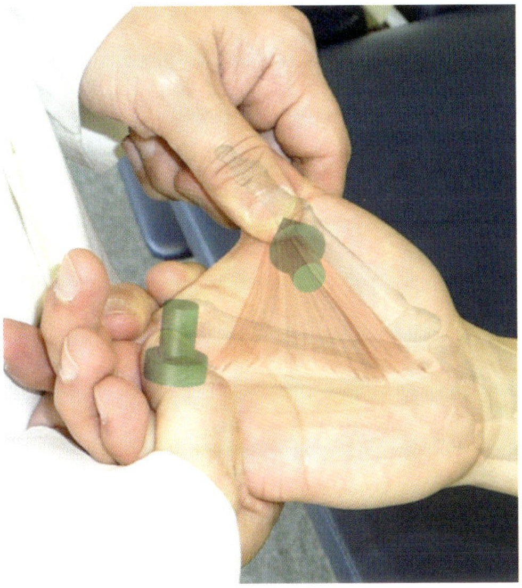

엄지모음근에 늘임을 가하기 위해서는 셋째손허리뼈머리를 잘 고정한다.

그림 5-5 엄지모음근 스트레칭 조작

근육 테스트

검 사 자 : 환자의 앞쪽, 검사하는 쪽에 선다.
환 자 : 앉은자세로, 엄지손가락의 손가락뼈사이관절을 폄, 손허리손가락관절을 굽힘(굴곡), 손목손허리관절을 모음시킨다.
접 촉 : 엄지손가락 첫마디뼈의 자쪽
고 정 : 손목관절, 손목부위를 잡는다.
조 작 : 엄지손가락의 손목손허리관절에 벌림 방향으로 압력을 가한다.
비 고 : 테스트 중 엄지손가락의 손가락뼈사이관절, 손허리손가락관절을 굽힘해서는 안 된다(그림 5-6).

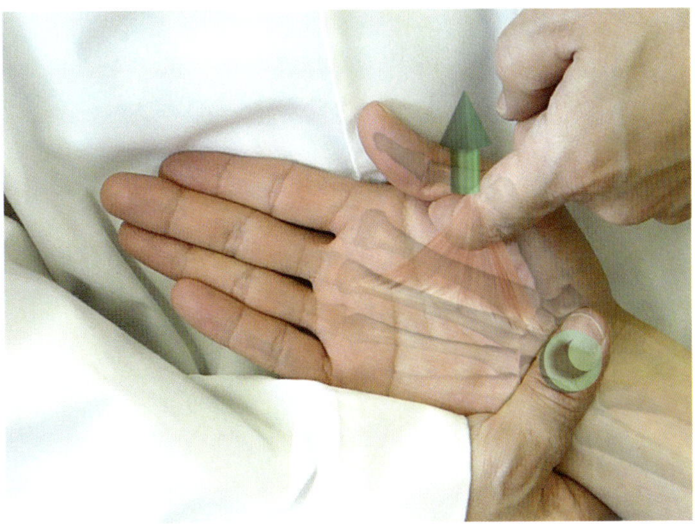

그림 5-6 엄지모음근 근육 테스트

바닥쪽면에서 압력을 가하는 것으로 짧은엄지의 굽힘근, 등쪽면에서 압력을 가하는 것으로 짧은엄지폄근의 협력작용이 일어나기 때문에, 손가락끝으로 엄지손가락 첫마디뼈의 자쪽에 접촉하여 정확하게 벌림 방향으로 압력을 가해야한다.

손목관절의 자쪽굽힘 또는 팔에서의 저항을 피하기 위하여, 손목부위를 제대로 고정한다.

짧은엄지벌림근(단무지외전근, abductor pollicis brevis muscle)

이 는 곳 : 굽힘근지지띠, 손배뼈(그림 5-7), 큰마름뼈(그림 5-7)
닿 는 곳 : 엄지손가락 첫마디뼈바닥의 노쪽(그림 5-7)
기　　능 : 엄지손가락 손목손허리관절의 벌림(외전)
지배신경 : 정중신경(C6, C7)
협 력 근 : 손목손허리관절(긴엄지벌림근)
대 항 근 : 손목손허리관절(엄지모음근)

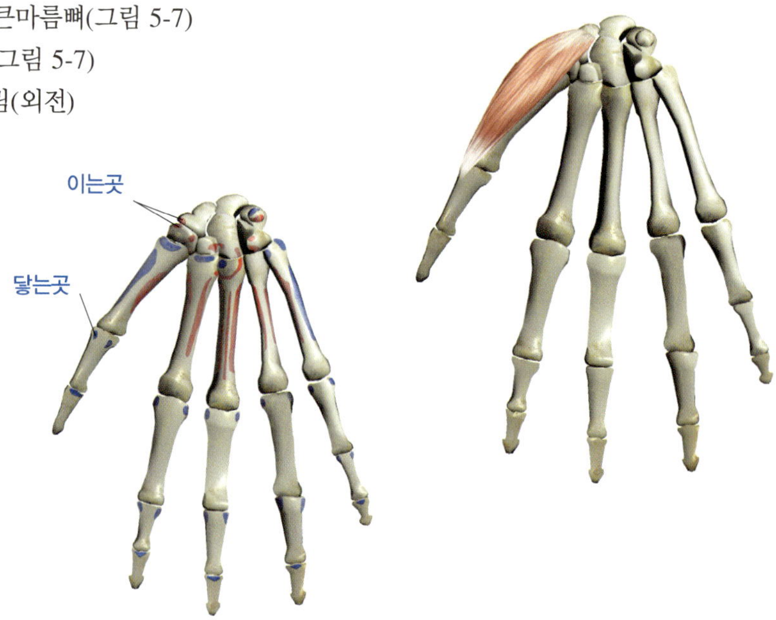

그림 5-7 짧은엄지벌림근 이는곳 · 닿는곳

시진

짧은엄지벌림근은 엄지두덩 얕은층의 노쪽부분을 구성한다. 심각한 정중신경 장애의 경우, 위축이 발견된다.

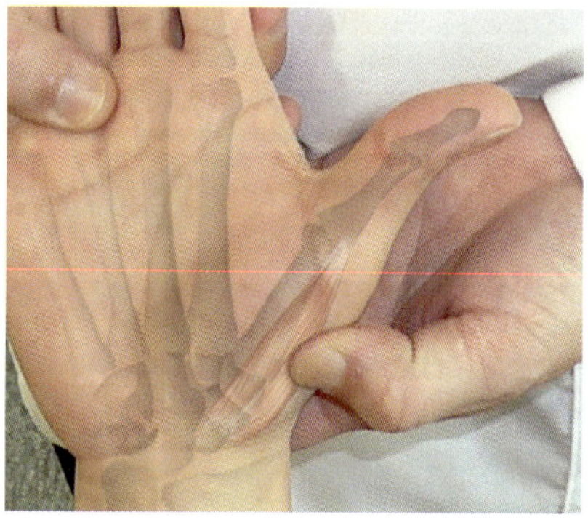

그림 5-8 힘살의 촉진

촉진

힘　살: 엄지두덩의 노쪽을 촉진하여, 엄지손가락의 손허리뼈를 벌리고 힘살을 긴장시켜서 촉진한다(그림 5-8). 짧은엄지벌림근의 자쪽에 짧은엄지굽힘근이 존재하기 때문에 손허리손가락관절의 굽힘(굴곡)을 일으키지 않도록 벌림시킨다.

이는곳 · 닿는곳 : 이는곳은 엄지손가락의 손허리뼈바닥부분과 손목손허리관절을 구성하는 큰마름뼈와 그 몸쪽에 있는 손배뼈 바닥쪽을 촉진한다(그림 5-9). 엄지손가락의 손목손허리관절은 손등면에서 촉진하는 것으로 촉지하기 쉬워진다. 닿는곳은 엄지손가락 첫마디뼈바닥의 노쪽을 촉진한다(그림 5-10).

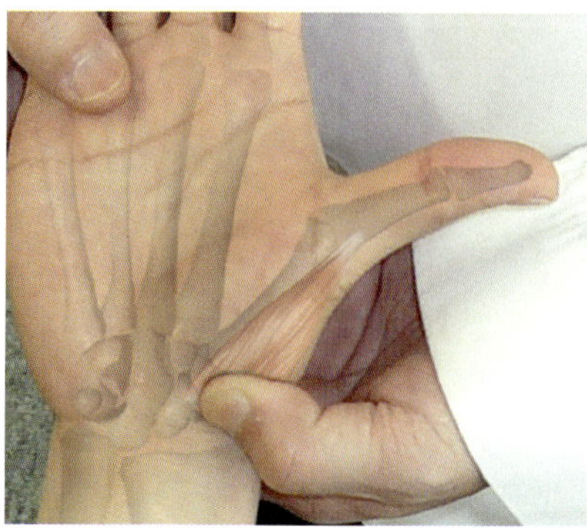

그림 5-9 손배뼈과 큰마름뼈

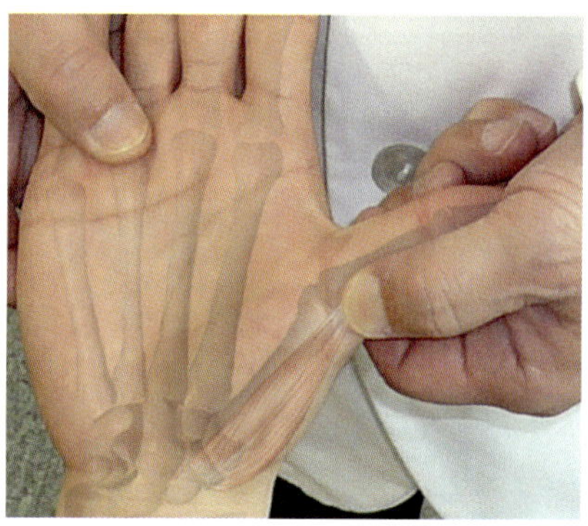

그림 5-10 엄지손가락 첫마디뼈바닥의 노쪽

손

스트레칭 조작

검 사 자 : 환자의 앞쪽, 조작하는 쪽에 선다.
환　　자 : 앉은자세로, 엄지손가락의 손허리손가락관절을 폄(신전)한다.
접　　촉 : 엄지손가락 첫마디뼈의 노쪽에 접촉하여 엄지손가락을 잡는다.
고　　정 : 손목부위를 잡는다.
조　　작 : 첫마디뼈의 접촉부위에 긴쪽 방향으로 가볍게 견인을 가하면서, 엄지손가락을 폄, 모음(내전)시킨다.
비　　고 : 엄지두덩의 가쪽부분에 짧은엄지벌림근의 근육섬유를 잡아 늘이는 방향으로 당긴다(그림 5-11).

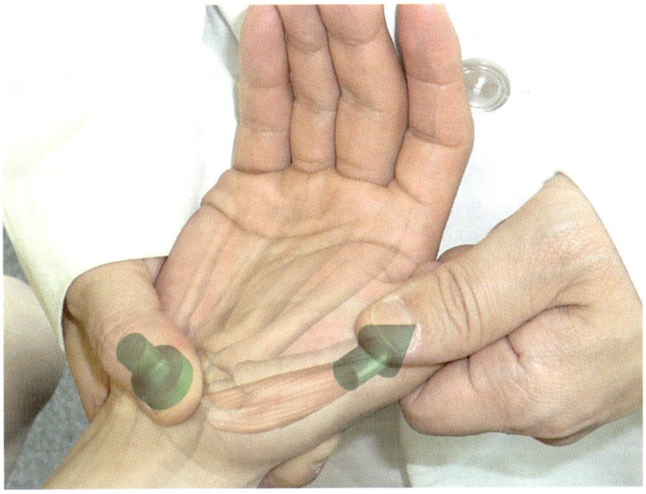

그림 5-11 짧은엄지벌림근 스트레칭 조작

짧은엄지굽힘근에 늘임(신장)이 가해지지 않도록 엄지손가락의 노쪽으로 늘임하듯이 한다.

근육 테스트

검 사 자 : 환자의 앞쪽, 검사하는 쪽에 선다.
환　　자 : 앉은자세로, 엄지손가락의 손가락뼈사이관절 · 손허리손가락관절을 폄하고, 손목손허리관절을 벌림하여 약간의 굽힘을 일으킨다.
접　　촉 : 엄지손가락 첫마디뼈의 노쪽에 집게손가락으로 접촉한다.
고　　정 : 손목관절과 손목부위를 잡는다.
조　　작 : 엄지손가락의 손목손허리관절에 모음 방향과 약간의 폄 방향으로 압력을 가한다.
비　　고 : 테스트 중 손가락뼈사이관절, 손허리손가락관절의 폄을 유지시킨다. 엄지손가락의 굽힘에 의한 작용이 일어나지 않도록 첫마디뼈의 노쪽에 접촉하여 모음 방향과 약간의 폄 방향으로 압력을 가한다(그림 5-12).

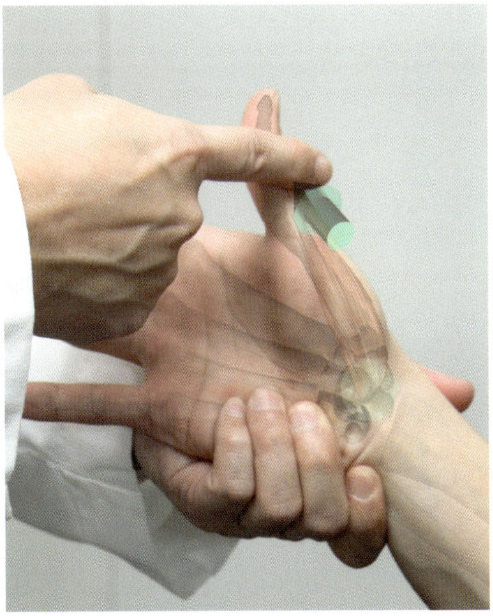

그림 5-12 짧은엄지벌림근 근육 테스트

손허리뼈의 벌림과 굽힘에 의하여 긴엄지벌림근의 작용을 제한하기 때문에, 테스트 중에도 이 자세가 유지되고 있는 것을 확인한다.

폄 방향의 압력이 강한 경우, 짧은엄지굽힘근의 작용이 커지기 때문에 주의해야한다.

짧은엄지굽힘근(단무지굴근, flexor pollicis brevis muscle)

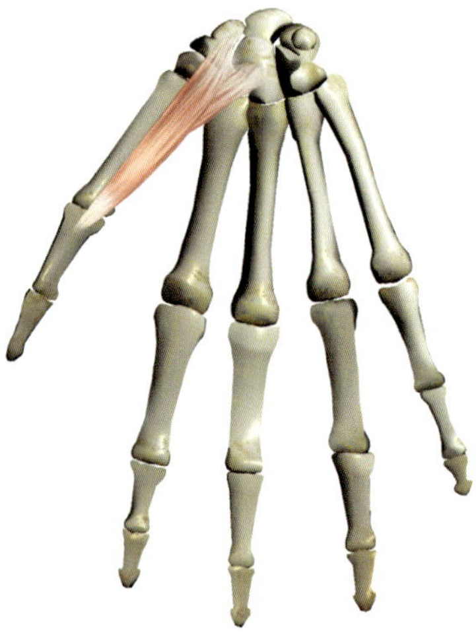

이 는 곳 : [얕은갈래(superficial head)] 굽힘근지지띠, 큰마름뼈(그림 5-13)
[깊은갈래(deep head)] 작은마름뼈(그림 5-13), 알머리뼈

닿 는 곳 : 엄지손가락 첫마디뼈바닥의 노쪽(그림 5-13)

기　　능 : 엄지손가락 손허리손가락관절과 손목손허리관절의 굽힘(굴곡)

지배신경 : [얕은갈래] 정중신경(C6, C7)
[깊은갈래] 자신경(C8, T1)

협 력 근 : 손허리손가락관절 굽힘(짧은엄지모음근, 엄지맞섬근, 긴엄지굽힘근)
손목손허리관절 굽힘(긴엄지굽힘근)

대 항 근 : 손허리손가락관절 굽힘(긴 · 짧은엄지폄근)
손목손허리관절 굽힘(긴 · 짧은엄지폄근)

시진

짧은엄지굽힘근은 엄지두덩 얕은층의 노쪽부분을 구성한다. 위축이 존재하는 경우, 좌우를 비교하는 것으로 확인할 수 있다.

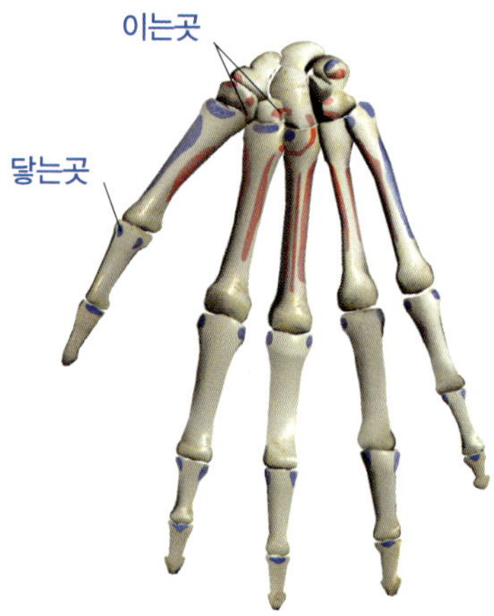

그림 5-13 짧은엄지굽힘근 이는곳 · 닿는곳

손

촉진

힘　살 : 엄지두덩의 자쪽을 촉진하여, 엄지손가락의 손허리손가락관절을 굽힘시키고 힘살을 긴장시켜 확인한다(그림 5-14). 짧은엄지굽힘근의 노쪽에 짧은엄지벌림근이 존재하기 때문에 손목손허리관절의 벌림(외전)을 일으키지 않도록 굽힘시킨다.

이는곳 · 닿는곳 : 이는곳은 엄지손가락 손허리뼈의 바닥부분과 관절을 구성하는 큰마름뼈, 작은마름뼈, 알머리뼈의 바닥쪽면을 촉진한다(그림 5-15).

큰마름뼈와 작은마름뼈의 바닥쪽면은 각각 손등쪽에서 첫째손허리뼈, 둘째손허리뼈의 몸쪽끝의 더욱 몸쪽부분을 촉진하여 등쪽과 바닥쪽 사이에 끼듯이 하면 촉진하기 쉽다. 닿는곳은 엄지손가락 첫마디뼈바닥의 노쪽을 촉진한다(그림 5-16).

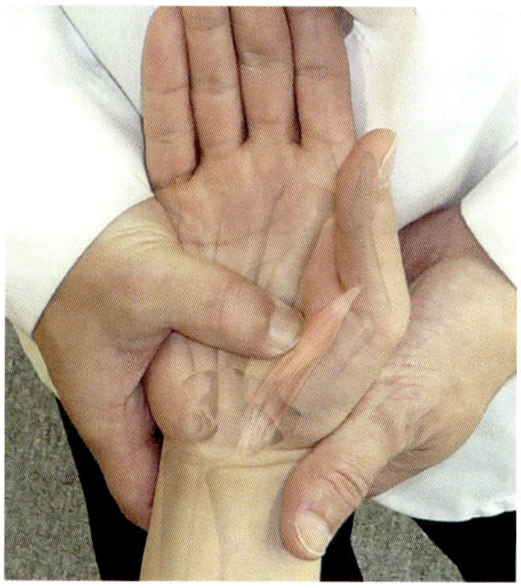

그림 5-14 힘살의 촉진

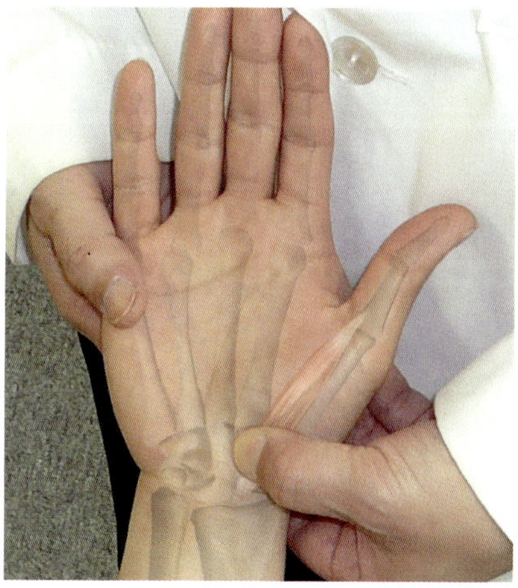

그림 5-15 큰마름뼈

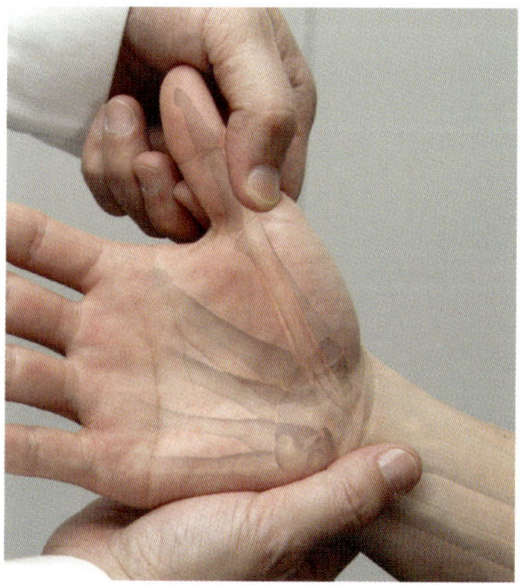

그림 5-16 엄지손가락 첫마디뼈바닥의 노쪽

스트레칭 조작

검 사 자 : 환자의 앞쪽, 조작하는 쪽에 선다.

환　　자 : 앉은자세로, 엄지손가락의 손허리손가락관절을 폄(신전)한다.

접　　촉 : 엄지손가락 첫마디뼈의 바닥쪽에 접촉하여 엄지손가락을 잡는다.

고　　정 : 손목부위를 잡는다.

조　　작 : 첫마디뼈의 접촉부위에 긴쪽 방향으로 가볍게 견인을 가하여 엄지손가락을 폄 방향으로 당긴다.

비　　고 : 엄지두덩 안쪽부분의 짧은엄지굽힘근 근육섬유를 잡아 늘이는 방향으로 당긴다(그림 5-17).

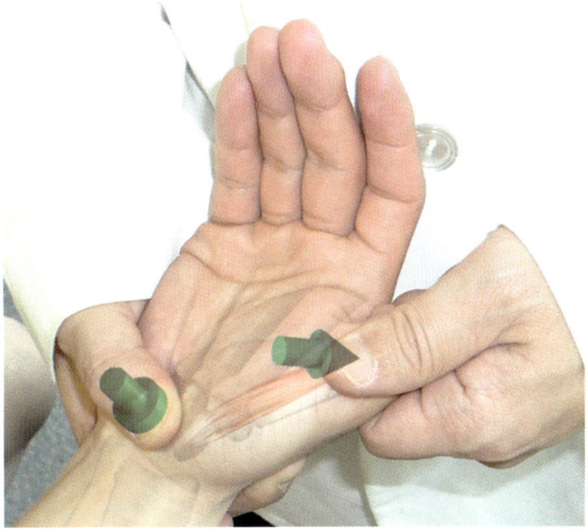

그림 5-17 짧은엄지굽힘근 스트레칭 조작

짧은엄지벌림근이나 엄지모음근에 늘임(신장)이 가해지지 않도록 엄지손가락의 바닥쪽을 따라서 늘임을 가한다. 손허리손가락관절과 손목손허리관절의 폄에 의해 늘임을 가한다.

긴엄지폄근의 늘임을 막기 위하여 손목관절의 폄, 손가락뼈사이관절의 폄을 가해야 한다.

근육 테스트

검 사 자 : 환자의 앞쪽, 검사하는 쪽에 선다.

환　　자 : 앉은자세로, 엄지손가락의 손가락뼈사이관절을 폄자세로 유지한 상태에서 손허리손가락관절과 손목손허리관절을 굽힘시킨다.

접　　촉 : 엄지손가락 첫마디뼈의 바닥쪽

고　　정 : 손목관절과 손목부위를 잡는다.

조　　작 : 엄지손가락의 손허리손가락관절과 손목손허리관절에 폄 방향으로 압력을 가한다.

비　　고 : 테스트 중 손가락뼈사이관절의 폄을 유지시킨다. 엄지모음근, 짧은엄지벌림근의 작용을 피하기 위해서 엄지손가락에 폄 방향으로 압력을 가한다(그림 5-18).

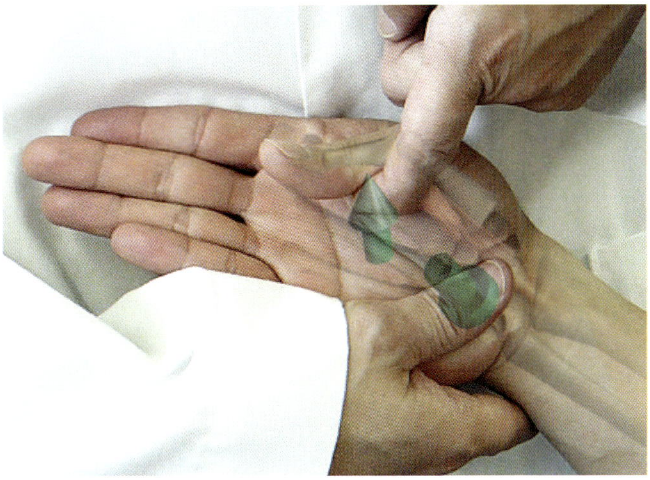

그림 5-18 짧은엄지굽힘근 근육 테스트

압력을 가할 때 엄지손가락의 끝마디뼈에 접촉해서는 안 된다.

손가락뼈사이관절의 굽힘을 허용해서는 안 된다. 손가락뼈사이관절의 굽힘은 긴엄지굽힘근의 협력작용을 의미한다.

손

엄지맞섬근(무지대립근, opponens pollicis muscle)

이 는 곳 : 굽힘근지지띠, 큰마름뼈(그림 5-19)
닿 는 곳 : 엄지손가락 손허리뼈의 노쪽(그림 5-19)
기 능 : 엄지손가락의 대립
지배신경 : 정중신경(C6, C7)
협 력 근 : 없음
대 항 근 : 없음

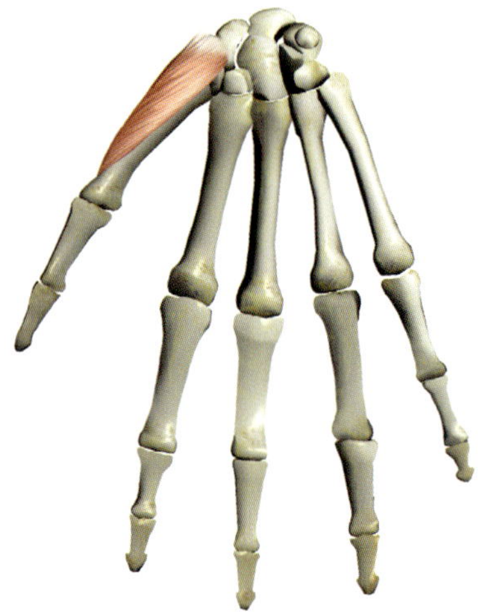

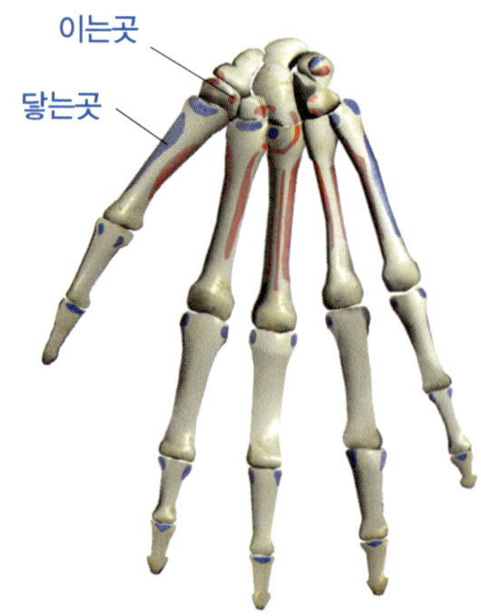

그림 5-19 엄지맞섬근 이는곳 · 닿는곳

시진

엄지두덩근의 깊은층에 위치하기 때문에 시진에 의한 인식은 어렵다.

촉진

힘 살 : 엄지두덩의 깊은층에서 촉지할 수 있다. 얕은층의 짧은엄지굽힘근, 짧은엄지벌림근의 깊은층에 위치하기 때문에, 이들 얕은층의 근육과 감별이 필요하다. 힘살은 엄지손가락 손허리뼈의 노쪽모서리에서 엄지두덩의 조직을 안쪽으로 누르면서 엄지손가락 손허리뼈의 앞면을 촉지하면 가능하다.

이는곳 · 닿는곳 : 이는곳은 엄지손가락 손허리뼈의 몸쪽에 위치하는 큰마름뼈를 촉진한다(그림 5-20). 닿는곳은 엄지손가락 손허리뼈의 노쪽을 촉진한다(그림 5-21).

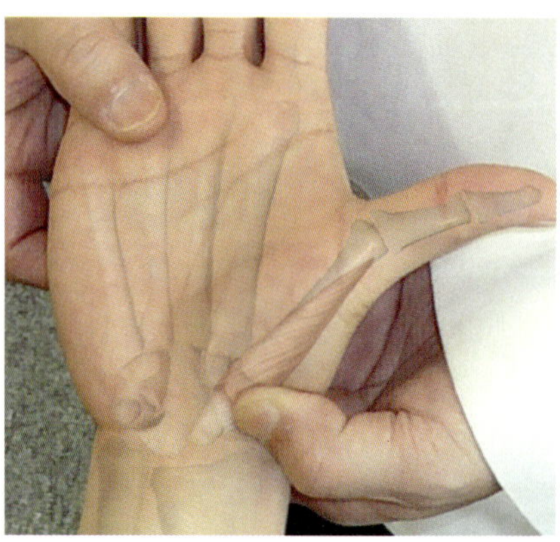

그림 5-20 큰마름뼈의 결절

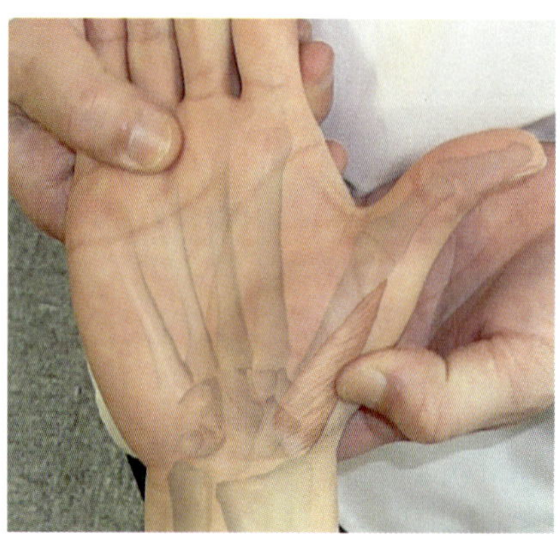

그림 5-21 엄지손가락 손허리뼈의 노쪽

손

스트레칭 조작

검 사 자 : 환자의 앞쪽, 테스트하는 쪽에 선다.
환 자 : 앉은자세로, 힘을 빼고 손을 벌린다.
접 촉 : 엄지손가락 손허리뼈의 바닥쪽에 접촉하여 그 손허리뼈를 잡는다.
고 정 : 손목부위를 잡는다.
조 작 : 손허리뼈의 접촉부위를 가볍게 긴쪽 방향으로 견인을 가하면서 엄지손가락을 폄(신전), 벌림(외전)한다.
비 고 : 짧은엄지굽힘근이나 짧은엄지벌림근을 늘임(신장)하지 않도록 또는 엄지손가락 첫마디뼈에 압력을 가하지 않도록 한다(그림 5-22)

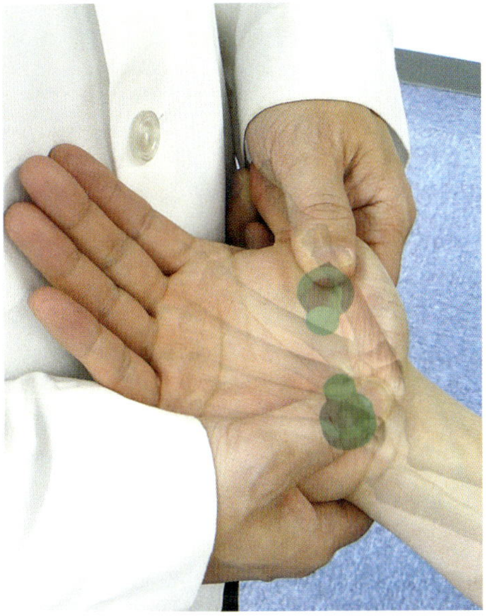

그림 5-22 엄지맞섬근 스트레칭 조작

근육의 이는곳과 닿는곳 그리고 근육섬유의 주행을 이미지화하여 스트레칭 조작을 한다.

근육 테스트

검 사 자 : 환자의 앞쪽, 검사하는 쪽에 선다.
환 자 : 앉은자세로, 엄지손가락의 손가락뼈사이관절, 손허리손가락관절을 폄자세로 유지한 상태에서 엄지손가락을 대립시킨다.
접 촉 : 엄지손가락의 손허리뼈 먼쪽의 바닥쪽
고 정 : 손목관절과 손목부위를 잡는다.
조 작 : 엄지손가락의 손목손허리관절에 벌림 · 폄 방향으로, 손바닥을 펼치듯이 압력을 가한다.
비 고 : 테스트 중 손가락뼈사이관절, 손허리손가락관절의 폄을 유지시킨다(그림 5-23).

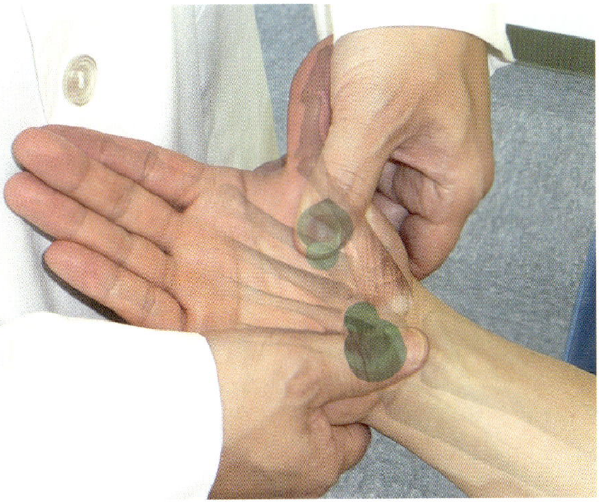

그림 5-23 엄지맞섬근의 근육 테스트

압력을 가할 때, 손허리손가락관절이나 첫마디뼈에 접촉하지 않도록 주의한다. 첫마디뼈에 접촉하는 것으로 짧은엄지굽힘근과 짧은엄지벌림근에 힘이 가해지게 된다.

테스트 중 이러한 근육이 작용하는 경우, 엄지손가락의 손허리손가락관절의 굽힘(굴곡)이 일어난다.

손

새끼벌림근(소지외전근, abductor digiti minimi muscle)

이 는 곳 : 자쪽손목굽힘근힘줄, 콩알뼈(그림 5-24)
닿 는 곳 : 새끼손가락 첫마디뼈바닥의 자쪽(그림 5-24)
기 능 : 새끼손가락 손허리손가락관절의 벌림(외전)
지배신경 : 자신경(C8, T1)
협 력 근 : 없음
대 항 근 : 손허리손가락관절 벌림(셋째바닥쪽뼈사이근)

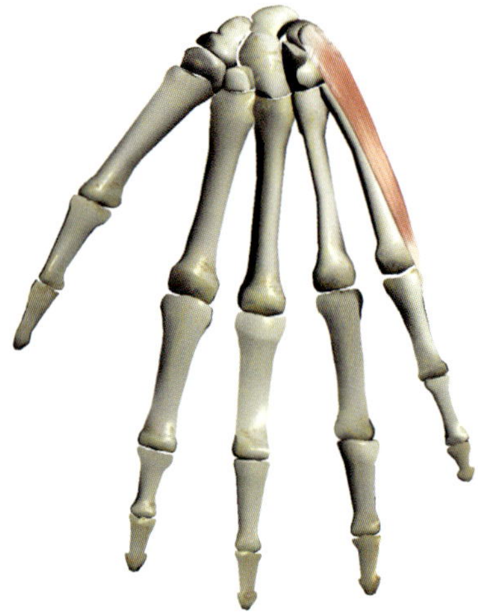

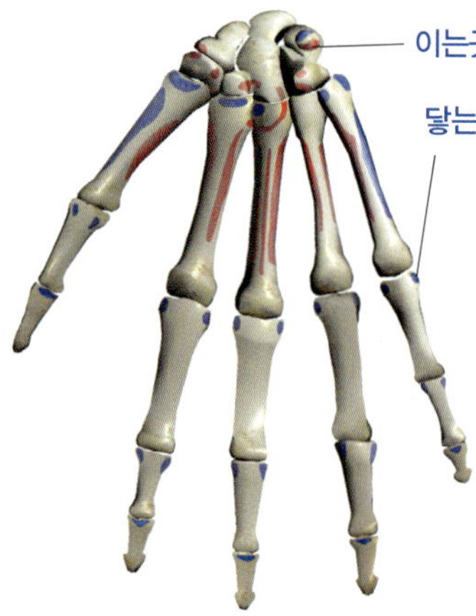

그림 5-24 새끼벌림근 이는곳 · 닿는곳

시진

새끼두덩의 자쪽에 위치한다. 새끼손가락을 손허리손가락관절에 대하여 벌림시키는 것으로 인식할 수 있다.

촉진

힘 살: 새끼두덩의 자쪽에서 촉지할 수 있다. 새끼손가락을 손허리손가락관절에 대해 벌림시키는 것으로 긴장하는 힘살을 촉진하는 것도 가능하다(그림 5-25). 새끼손가락 손허리손가락관절의 굽힘(굴곡)과 벌림을 일으켜 새끼두덩의 짧은새끼벌림근과 짧은새끼굽힘근을 판별해야 한다.

이는곳 · 닿는곳 : 이는곳은 엄지두덩 몸쪽의 콩알뼈를 촉진한다(그림 5-26). 콩알뼈는 손목관절 자쪽굽힘자세에서 자쪽손목굽힘근힘줄을 먼쪽으로 촉진해 나가는 것으로 촉지할 수 있다. 닿는곳은 새끼손가락의 첫마디뼈 자쪽을 촉진한다(그림 5-27).

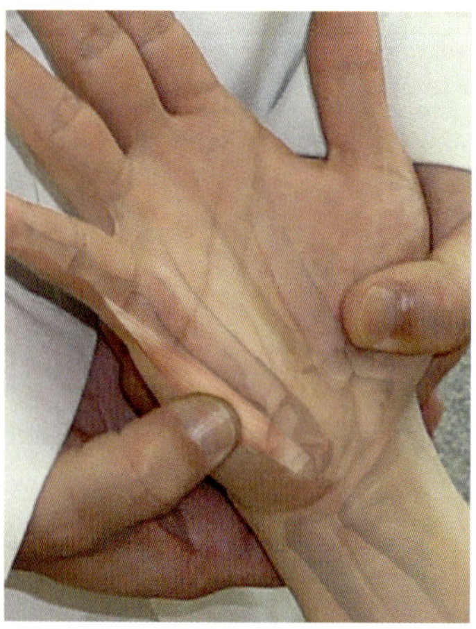
그림 5-25 힘살의 촉진

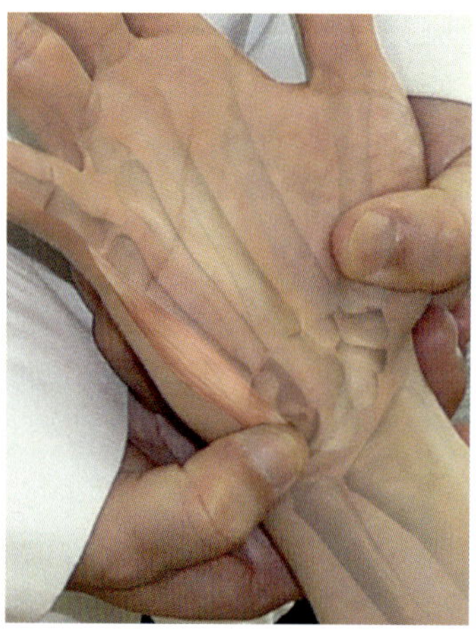
그림 5-26 콩알뼈

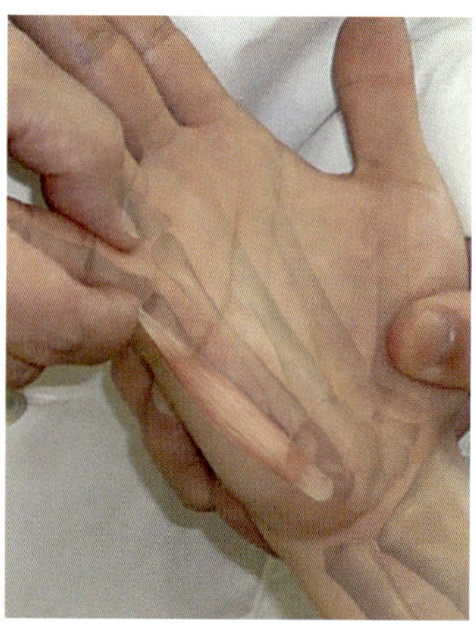
그림 5-27 새끼손가락 첫마디뼈바닥의 자쪽

스트레칭 조작

검 사 자 : 환자의 앞쪽, 조작쪽에 선다.

환　　자 : 앉은자세로, 새끼손가락의 손허리손가락관절을 편한다.

접　　촉 : 새끼손가락의 첫마디뼈를 잡는다.

고　　정 : 손목부위를 잡는다.

조　　작 : 첫마디뼈의 접촉부위에 긴쪽 방향으로 가볍게 견인을 가하면서 새끼손가락를 폄(신전) · 모음(내전)한다.

비　　고 : 새끼두덩 가쪽부분에 있는 새끼벌림근의 근육섬유를 잡아 늘이는 방향으로 당긴다(그림5-28).

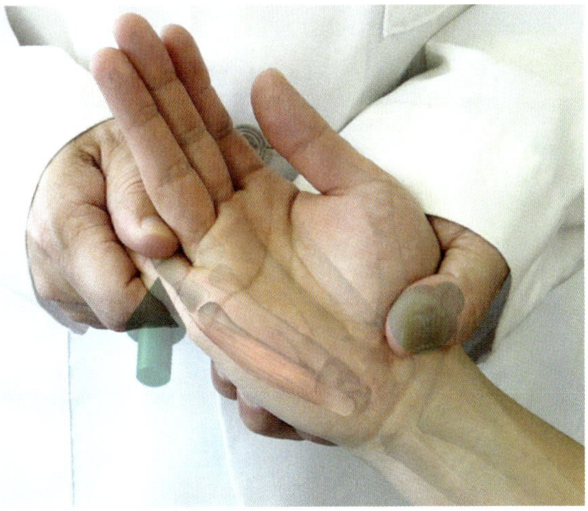

그림 5-28 새끼벌림근 스트레칭 조작

새끼손가락의 과도한 폄은 새끼굽힘근에 늘임이 가해지기 때문에 피해야 한다.

근육 테스트

검 사 자 : 환자의 앞쪽, 검사하는 쪽에 선다.

환　　자 : 앉은자세로, 새끼손가락의 몸쪽 · 먼쪽 손가락뼈사이관절의 폄을 유지한 상태에서, 손허리손가락관절을 벌림한다.

접　　촉 : 새끼손가락의 첫마디뼈 자쪽의 약간 바닥쪽

고　　정 : 손목관절, 손목부위를 잡는다.

조　　작 : 새끼손가락의 손허리손가락관절에 모음, 과다폄 방향으로 약간의 압력을 가한다.

비　　고 : 테스트 중 손가락뼈사이관절의 폄을 유지시킨다. 폄 방향으로 가볍게 압력을 가하고, 폄 방향의 벡터가 너무 큰 경우, 짧은새끼굽힘근의 작용이 커진다(그림 5-29).

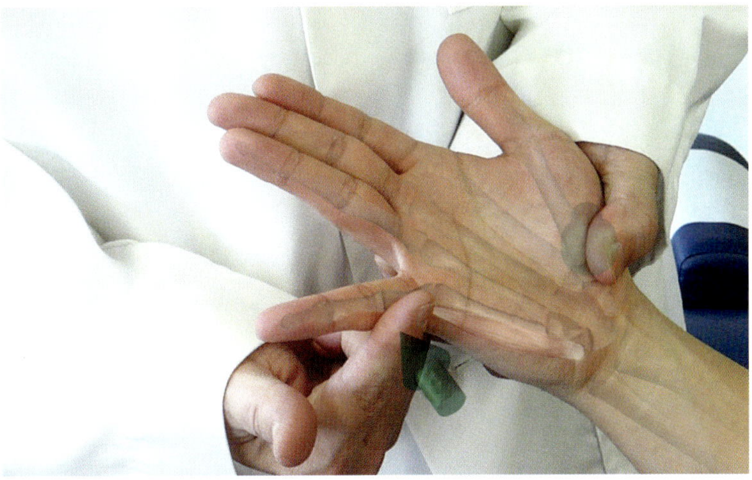

그림 5-29 새끼벌림근 근육 테스트

작은 근육이기 때문에 테스트의 압력이 과도하지 않도록 한다.

손

짧은새끼굽힘근(단소지굴근, flexor digiti minimi brevis muscle)

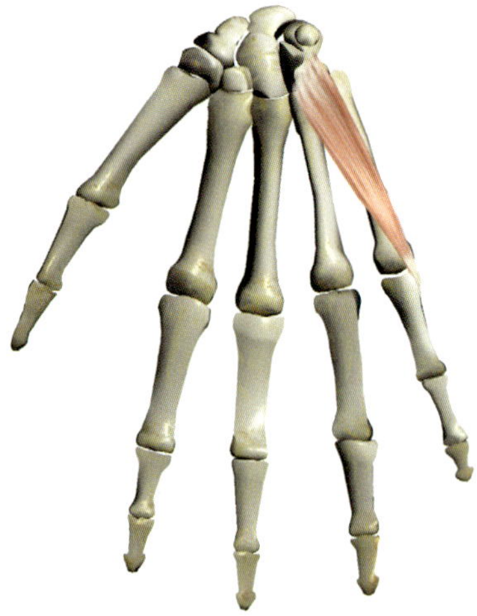

이 는 곳 : 굽힘근지지띠, 갈고리뼈갈고리(그림 5-30)
닿 는 곳 : 새끼손가락 첫마디뼈바닥의 자쪽(그림 5-30)
기 능 : 새끼손가락 손허리손가락관절의 굽힘(굴곡)
지배신경 : 자신경(C8, T1)
협 력 근 : 손허리손가락관절 굽힘(깊은 · 얕은손가락굽힘근)
대 항 근 : 손허리손가락관절 굽힘(온손가락폄근, 새끼폄근)

시진

새끼두덩의 노쪽에 위치하기 때문에 새끼손가락을 손허리손가락관절에서 굽힘시키는 것으로 새끼두덩의 노쪽에서 확인할 수 있다. 심각한 자신경장애에 의해 위축을 확인할 수 있다.

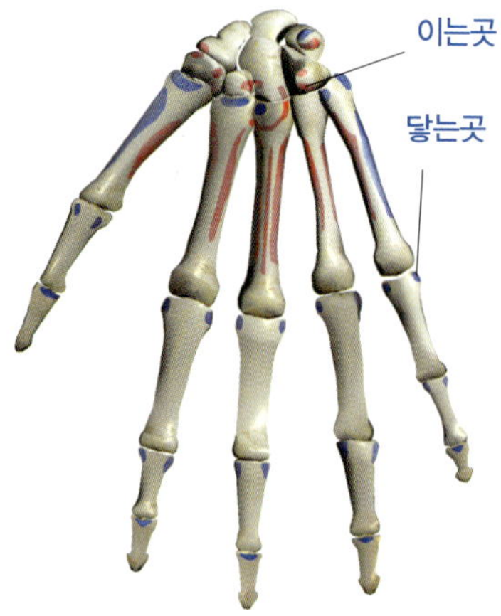

그림 5-30 짧은새끼굽힘근 이는곳 · 닿는곳

촉진

힘 살: 새끼두덩의 노쪽에서 촉지할 수 있다. 새끼손가락을 손허리손가락관절에 대해 굽힘시키는 것으로 긴장하는 힘살을 촉진하는 것이 가능하다(그림 5-31). 새끼손가락 손허리손가락관절의 굽힘과 벌림(외전)을 일으켜서 새끼두덩의 짧은새끼벌림근과 짧은새끼굽힘근을 판별해야 한다.

이는곳 · 닿는곳 : 먼저 새끼두덩 몸쪽의 콩알뼈를 촉진한다. 콩알뼈는 손목관절 폄자세 또는 자쪽굽힘자세로 자쪽손목굽힘근힘줄을 먼쪽에서 촉진해 나가는 것으로 촉지 가능하다. 콩알뼈를 촉지한 후, 콩알뼈 먼쪽으로 더욱 약간 노쪽에 있는 돌기, 갈고리뼈갈고리를 촉진한다(그림 5-32). 닿는곳은 새끼손가락 첫마디뼈의 자쪽을 촉진한다(그림 5-33).

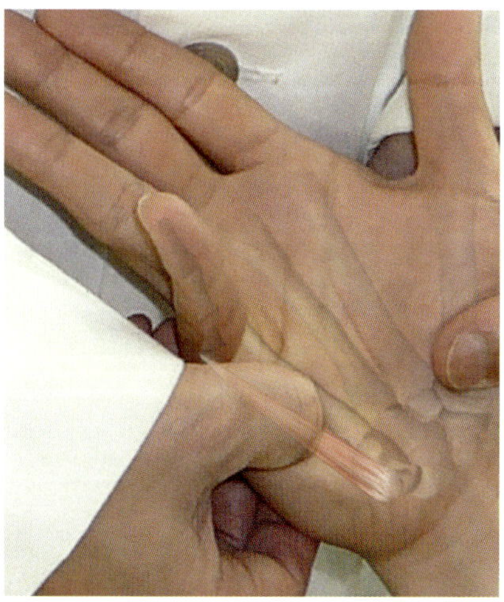

그림 5-31 힘살의 촉진

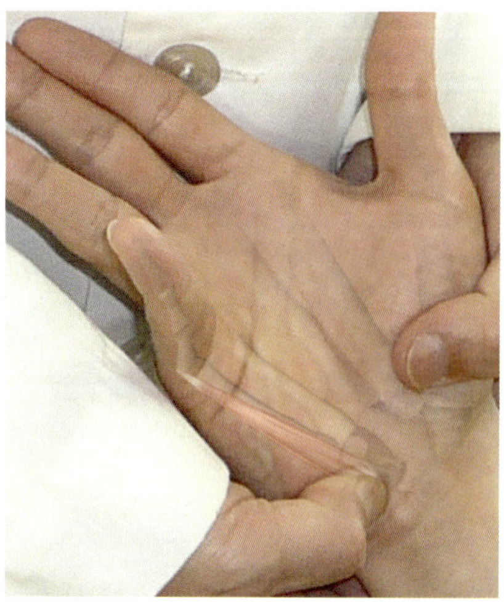

그림 5-32 갈고리뼈

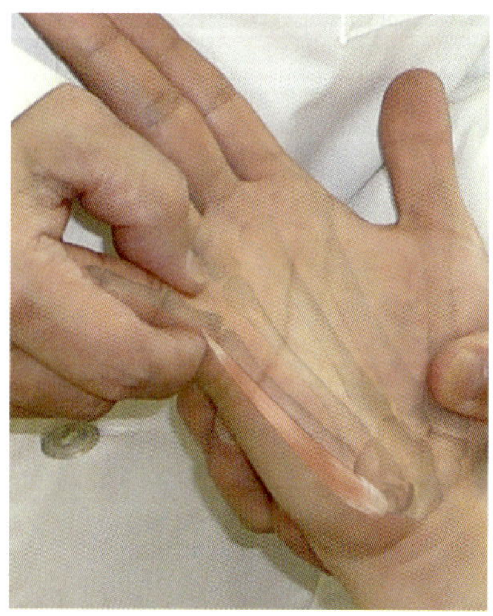

그림 5-33 새끼손가락 첫마디뼈바닥의 자쪽

스트레칭 조작

검 사 자 : 환자의 앞쪽, 테스트하는 쪽에 선다.
환　　자 : 앉은자세로, 새끼손가락의 손허리손가락관절을 폄한다.
접　　촉 : 새끼손가락의 첫마디뼈를 잡는다.
고　　정 : 손목부위를 잡는다.
조　　작 : 첫마디뼈의 접촉부위를 가볍게 긴쪽 방향으로 견인을 가하면서 새끼손가락를 폄한다.
비　　고 : 새끼두덩 안쪽부분에 있는 짧은새끼굽힘근의 근육섬유를 잡아 늘이는 방향으로 당긴다 (그림 5-34).

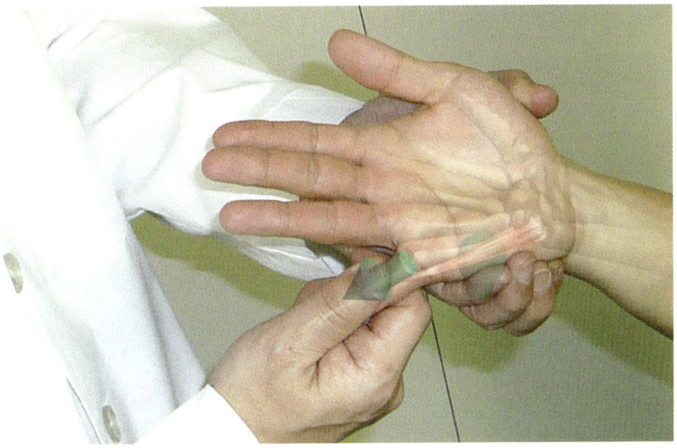

깊은 · 얕은손가락굽힘근에 늘임(신장)이 가해지는 경우 손목관절을 굽힘자세로 둔 것처럼 조작한다.

그림 5-34 짧은새끼굽힘근 스트레칭 조작

손

근육 테스트

검 사 자 : 환자의 앞쪽, 검사하는 쪽에 선다.
환　　자 : 앉은자세로, 새끼손가락의 몸쪽 · 먼쪽 손가락뼈사이관절을 폄자세로 유지한 상태에서 손허리손가락관절을 굽힘시킨다.
접　　촉 : 새끼손가락 첫마디뼈의 바닥쪽
고　　정 : 손목관절, 손목부위를 잡는다.
조　　작 : 새끼손가락에 손허리손가락관절의 폄 방향으로 압력을 가한다.
비　　고 : 테스트 중 손가락뼈사이관절의 폄을 유지시킨다(그림 5-35).

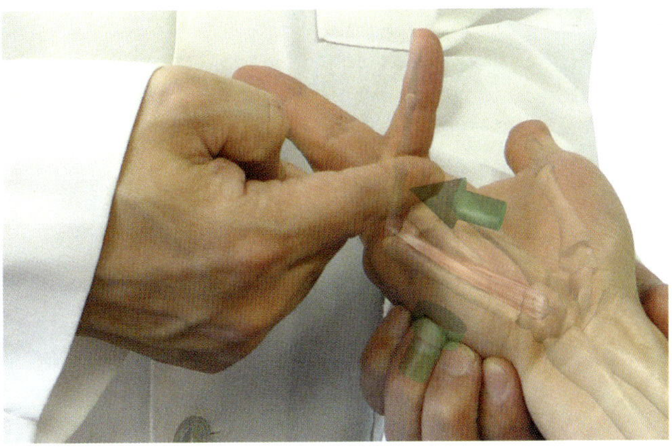

테스트 중 새끼손가락의 몸쪽 · 먼쪽 손가락뼈사이관절의 굽힘을 허용해서는 안 된다.

그림 5-35 짧은새끼굽힘근 근육 테스트

새끼맞섬근(소지대립근, opponens digiti minimi muscle)

이 는 곳 : 굽힘근지지띠, 갈고리뼈갈고리(그림 5-36)
닿 는 곳 : 새끼손가락 손허리뼈의 자쪽(그림 5-36)
기　　능 : 새끼손가락의 맞섬
지배신경 : 자신경(C7, C8, T1)
협 력 근 : 없음
대 항 근 : 없음

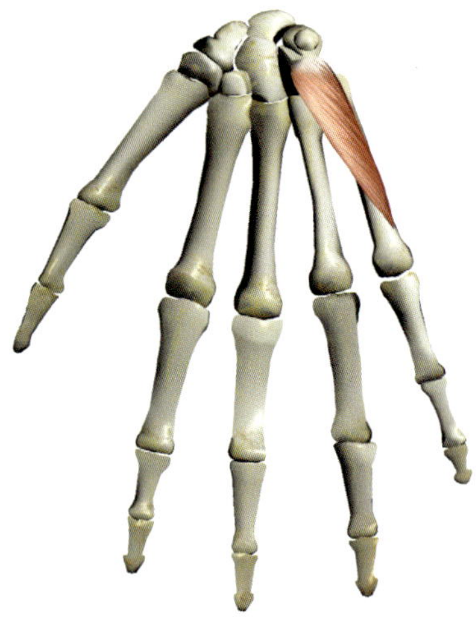
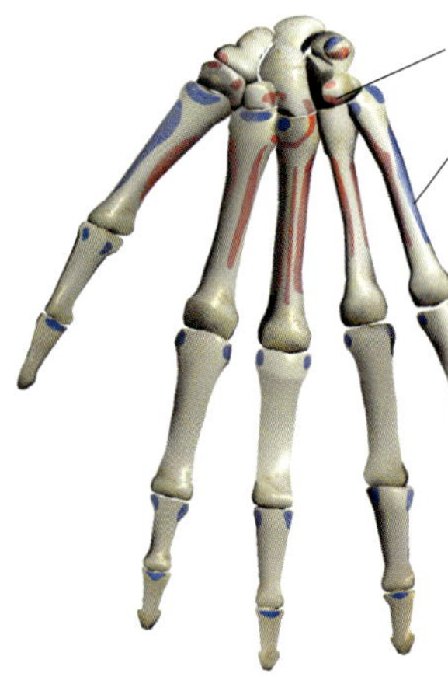

그림 5-36 새끼맞섬근 이는곳 · 닿는곳

시진

새끼두덩의 깊은부분에 존재하기 때문에 다른 새끼두덩과 함께 새끼두덩으로서 인식은 가능하지만 새끼맞섬근 단독으로는 인식하기 어렵다. 심각한 자신경장애에 의해 새끼두덩의 위축을 확인할 수 있다.

촉진

힘　살 : 새끼두덩의 깊은층에서 촉지하는 것이 가능하다. 얕은층의 짧은새끼굽힘근, 새끼벌림근의 깊은층에 위치하기 때문에 이들 얕은층 근육과의 감별이 필요하다. 힘살은 다섯째손허리뼈의 자쪽모서리에서 새끼두덩의 조직을 안쪽으로 누르면서 다섯째손허리뼈 앞면을 촉진한다.

이는곳 · 닿는곳 : 이는곳은 처음에 새끼두덩의 콩알뼈를 찾고, 그 먼쪽에서 약간 노쪽에 있는 작은 뼈의 융기를 촉진한다. 그곳이 갈고리뼈이다(그림 5-37). 닿는곳은 새끼손가락 손허리뼈의 자쪽을 촉진한다(그림 5-38).

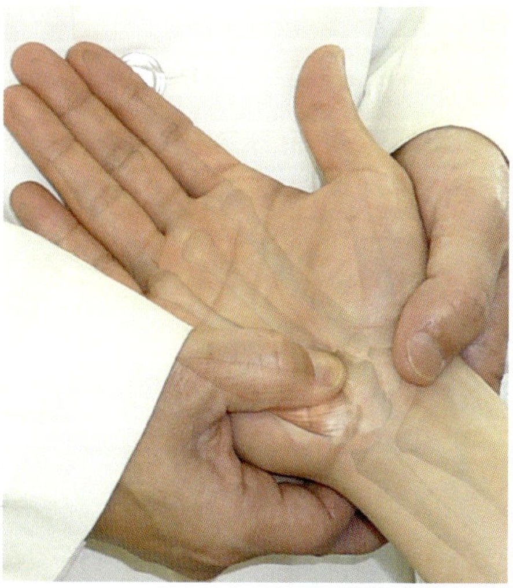
그림 5-37 갈고리뼈갈고리

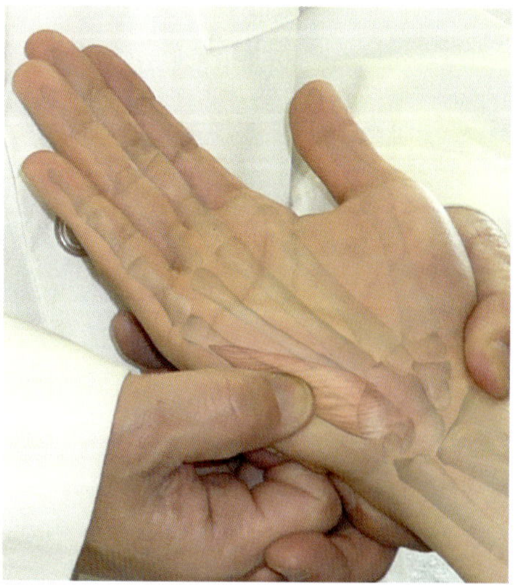
그림 5-38 새끼손가락 손허리뼈의 자쪽

스트레칭 조작

검 사 자 : 환자의 앞쪽, 조작하는 쪽에 선다.
환　　자 : 앉은자세로, 힘을 빼고 손을 벌린다.
접　　촉 : 새끼손가락의 손허리뼈 바닥쪽에 접촉하여 새끼손가락를 잡는다.
고　　정 : 손목부위를 잡는다.
조　　작 : 손허리뼈의 접촉부위에 긴쪽 방향으로 가볍게 당기면서 새끼손가락을 폄(신전), 벌림(외전)한다.
비　　고 : 짧은새끼굽힘근을 늘임(신장)하지 않도록, 새끼손가락의 첫마디뼈에 압력을 가하지 않도록 한다(그림 5-39).

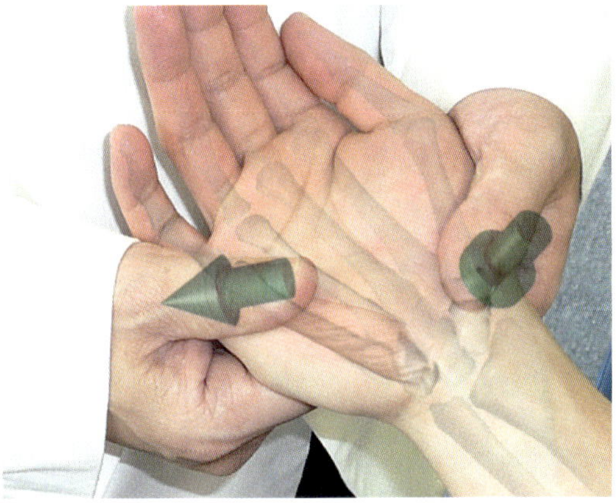

늘임을 가할 때는 손목관절을 잘 고정한다.

그림 5-39 새끼맞섬근 스트레칭 조작

근육 테스트

검 사 자 : 환자의 앞쪽, 검사쪽에 선다.
환　　자 : 앉은자세로, 새끼손가락의 몸쪽 · 먼쪽 손가락뼈사이관절을 폄자세로 유지한 상태로, 새끼손가락을 대립한다.
접　　촉 : 새끼손가락 손허리뼈의 먼쪽 바닥쪽
고　　정 : 손목관절, 손목부위를 잡는다.
조　　작 : 새끼손가락의 손목손허리관절에 벌림 · 폄 방향으로, 손바닥을 펼치듯이 압력을 가한다.
비　　고 : 테스트 중 손가락뼈사이관절의 폄을 유지시킨다(그림 5-40).

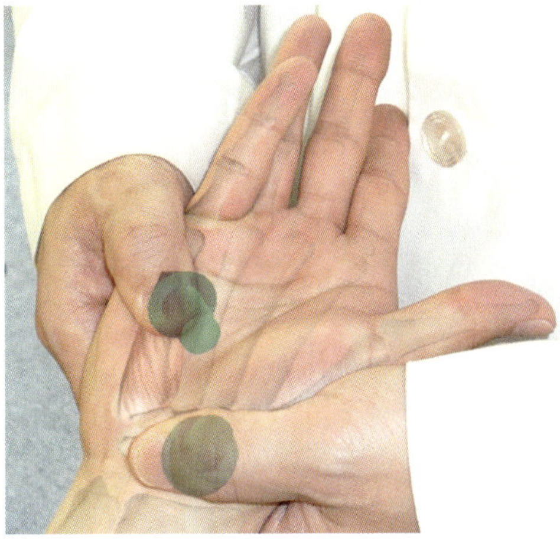

압력은 첫마디뼈에 가하는 것으로 짧은새끼굽힘근의 작용을 유발하는 것이 되므로 다섯째손허리뼈 먼쪽부분에만 가한다.

그림 5-40 새끼맞섬근 근육 테스트

벌레근(충양근, lumbrical muscles)

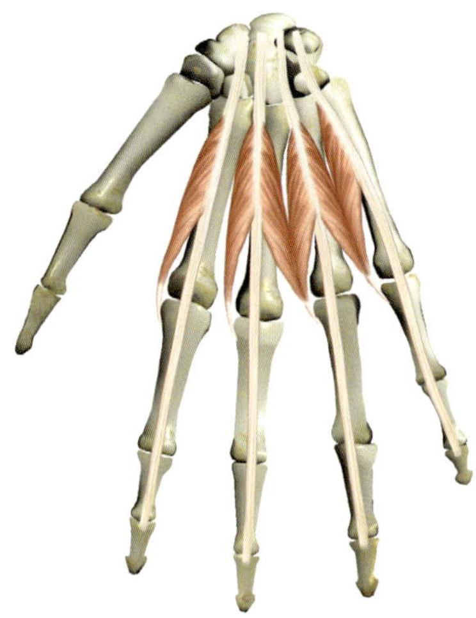

이 는 곳 : [첫째벌레근] 집게손가락 굽힘근힘줄의 노쪽
[둘째벌레근] 가운데손가락 굽힘근힘줄의 노쪽
[셋째벌레근] 가운데손가락 굽힘근힘줄의 자쪽, 반지손가락 굽힘근힘줄의 노쪽
[넷째벌레근] 반지손가락 굽힘근힘줄의 자쪽, 새끼손가락 굽힘근힘줄의 노쪽

닿 는 곳 : [첫째벌레근] 집게손가락 첫마디뼈바닥의 노쪽(그림 5-41)
[둘째벌레근] 가운데손가락 첫마디뼈바닥의 노쪽(그림 5-41)
[셋째벌레근] 반지손가락 첫마디뼈바닥의 노쪽(그림 5-41)
[넷째벌레근] 새끼손가락 첫마디뼈바닥의 노쪽(그림 5-41)

기　　능 : 집게-새끼손가락 손허리손가락관절의 굽힘(굴곡) 및 먼쪽 · 몸쪽 손가락뼈사이관절의 폄(신전)

지배신경 : 첫째, 둘째벌레근[정중신경 (C6, C7)]
셋째, 넷째벌레근[자신경(C8, T1)]

협 력 근 : 손허리손가락관절의 굽힘(얕은 · 깊은손가락굽힘근)
몸쪽 손가락뼈사이관절의 폄(온손가락폄근)
먼쪽 손가락뼈사이관절의 폄(온손가락폄근)

대 항 근 : 손허리손가락관절의 굽힘(온손가락폄근)
몸쪽 손가락뼈사이관절의 폄(얕은손가락굽힘근)
먼쪽 손가락뼈사이관절의 폄(깊은손가락굽힘근)

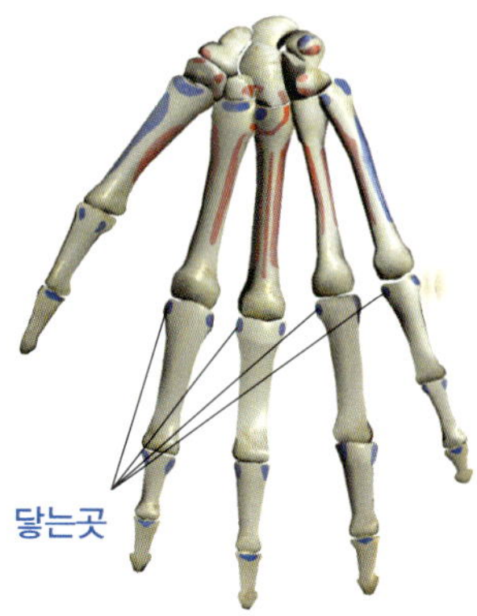

그림 5-41 벌레근 닿는곳

시진

손바닥 얕은부분의 근육이지만 시진에 의한 인식은 어렵다.

촉진

힘　살 : 몸쪽 · 먼쪽 손가락뼈사이관절의 굽힘(굴곡), 손허리손가락관절의 폄(신전)을 일으킨 상태에서 손바닥부위에서 각 손가락을 향하여 뻗어있는 힘줄을 인식하여 힘줄의 사이를 촉진한다.

이는곳 · 닿는곳 : 이는곳은 몸쪽 · 먼쪽 손가락뼈사이관절의 굽힘, 손허리손가락관절의 폄을 일으킨 상태로 손바닥부위에서 각 손가락을 향하여 뻗어있는 힘줄을 촉진하여, 첫째벌레근은 집게손가락 굽힘근힘줄의 노쪽, 둘째벌레근은 가운데손가락 굽힘근힘줄의 노쪽, 셋째벌레근은 가운데손가락 굽힘근힘줄의 자쪽과 반지손가락 굽힘근힘줄의 노쪽, 넷째벌레근은 반지손가락 굽힘근힘줄의 자쪽과 새끼손가락 굽힘근힘줄의 노쪽을 각각 촉진한다. 닿는곳의 촉진은 집게-새끼손가락의 첫마디뼈바닥 노쪽을 촉진한다(그림 5-42~5-45).

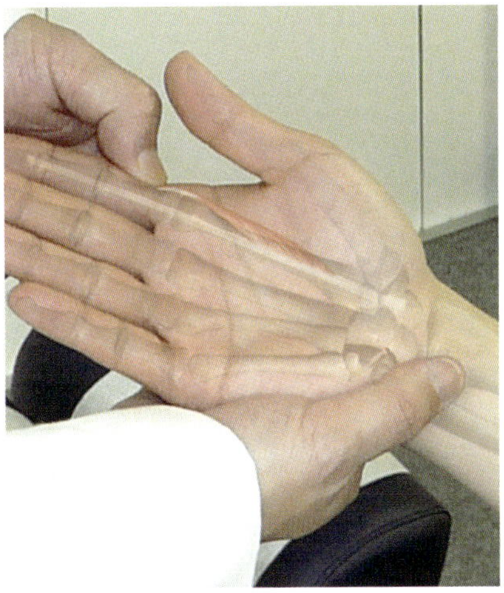

그림 5-42 첫째벌레근(집게손가락 첫마디뼈바닥의 노쪽)

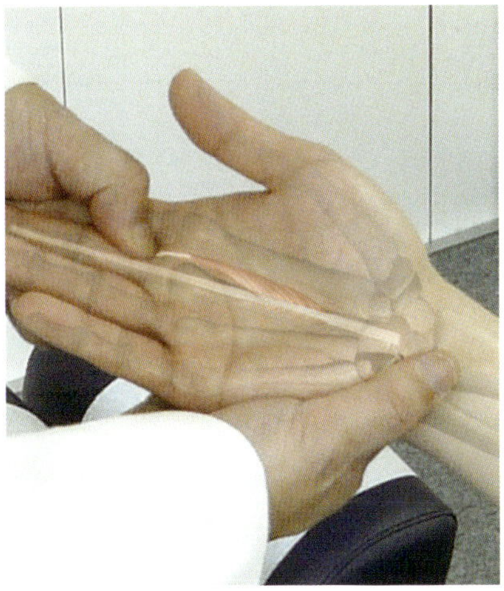

그림 5-43 둘째벌레근(가운데손가락 첫마디뼈바닥의 노쪽)

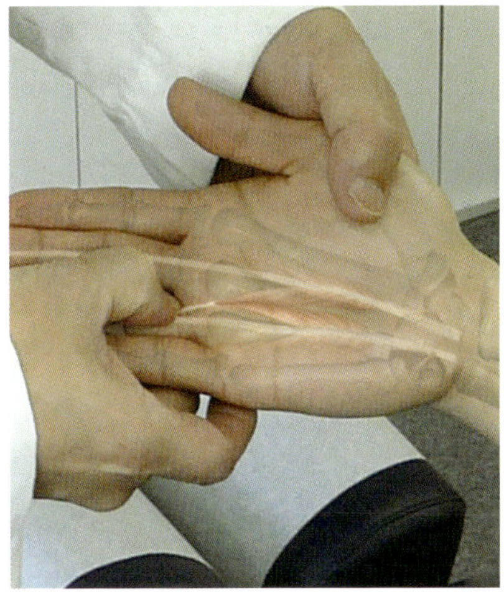

그림 5-44 셋째벌레근(반지손가락 첫마디뼈바닥의 노쪽)

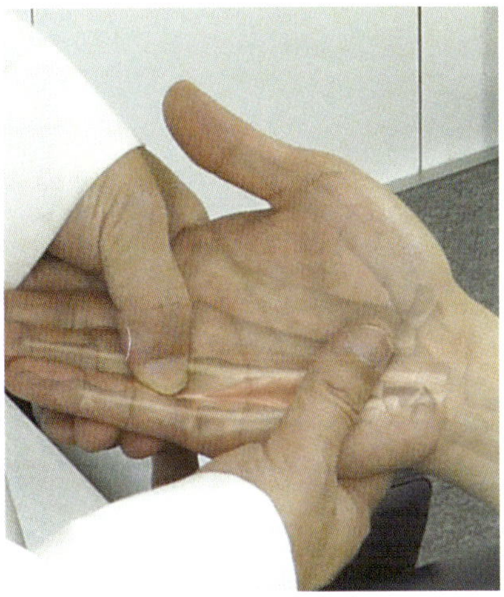

그림 5-45 넷째벌레근(새끼손가락 첫마디뼈바닥의 노쪽)

스트레칭 조작

스트레칭 조작은 손허리손가락관절에 대하여 타동적인 모음(내전) · 벌림(외전)과 약간의 폄을 가하는데 이는곳 굽힘근의 힘줄이기 때문에 효과적인 늘임을 가하는 스트레칭은 어렵다.

근육 테스트

근육 테스트 I

검 사 자 : 환자의 앞쪽, 검사하는 쪽에 선다.

환 자 : 앉은자세로, 집게손가락의 먼쪽 · 몸쪽 손가락뼈사이관절을 폄, 손허리손가락관절을 약 90° 굽힌다.

접 촉 : 집게손가락 첫마디뼈앞면의 노쪽

고 정 : 다른 손가락을 잡는다.

조 작 : 집게손가락에 손허리손가락관절 폄 · 모음 방향으로 압력을 가한다.

비 고 : 테스트 중 먼쪽 · 몸쪽 손가락뼈사이관절의 폄을 유지시킨다. 손가락굽힘근군의 작용을 최소로 하기 위해서 모음 방향으로 압력을 가하면서 폄 방향으로 압력을 가한다(그림 5-46).

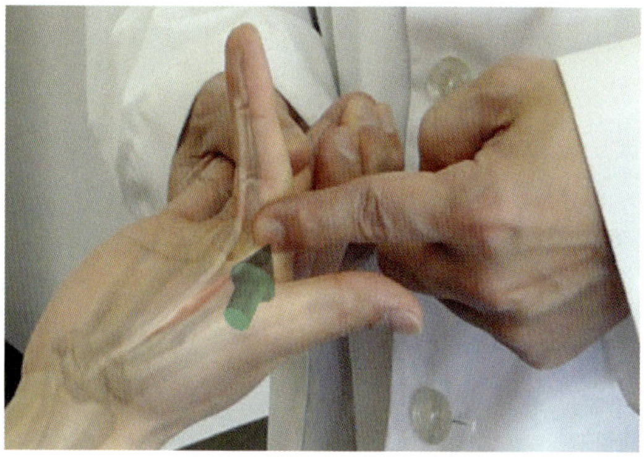

테스트 중 몸쪽 · 먼쪽 손가락뼈사이관절의 굽힘을 허용해서는 안 된다.

그림 5-46 첫째벌레근 근육 테스트

손

근육 테스트 II

검 사 자 : 환자의 앞쪽, 검사하는 쪽에 선다.

환 자 : 앉은자세로, 가운데손가락의 먼쪽 · 몸쪽 손가락뼈사이관절을 폄, 손허리손가락관절을 약 90° 굽힌다.

접 촉 : 가운데손가락 첫마디뼈앞면의 노쪽

고 정 : 다른 손가락을 잡는다.

조 작 : 가운데손가락에 손허리손가락관절의 폄 · 모음방향으로 압력을 가한다.

비 고 : 테스트 중 먼쪽 · 몸쪽 손가락뼈사이관절의 폄을 유지시킨다. 손가락굽힘근군의 작용을 최소로 하기 위하여, 모음 방향으로 압력을 가하면서 폄 방향으로 압력을 가한다(그림 5-47).

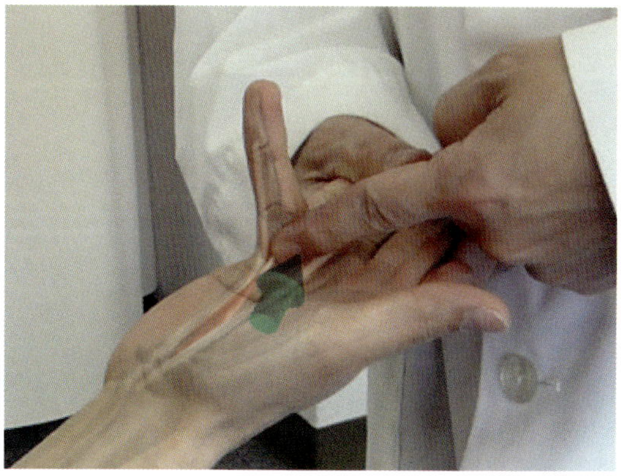

등쪽뼈사이근의 작용을 막기 위해서 안쪽의 압력은 최소로 한다.

그림 5-47 둘째벌레근 근육 테스트

근육 테스트 III

검 사 자: 환자의 앞쪽, 검사하는 쪽에 선다.

환 자: 앉은자세로, 가운데손가락의 먼쪽 · 몸쪽 손가락뼈사이관절을 폄, 손허리손가락관절을 약 90° 굽힌다.

접 촉: 가운데손가락 첫마디뼈앞면의 노쪽

고 정: 다른 손가락을 잡는다.

조 작: 가운데손가락에 손허리손가락관절 폄 · 벌림방향으로 압력을 가한다.

비 고: 테스트 중 먼쪽 · 몸쪽 손가락뼈사이관절의 폄을 유지시킨다. 손가락굽힘근군의 작용을 최소로 하기 위하여, 벌림 방향으로 압력을 가하면서 폄 방향으로 압력을 가한다(그림 5-48).

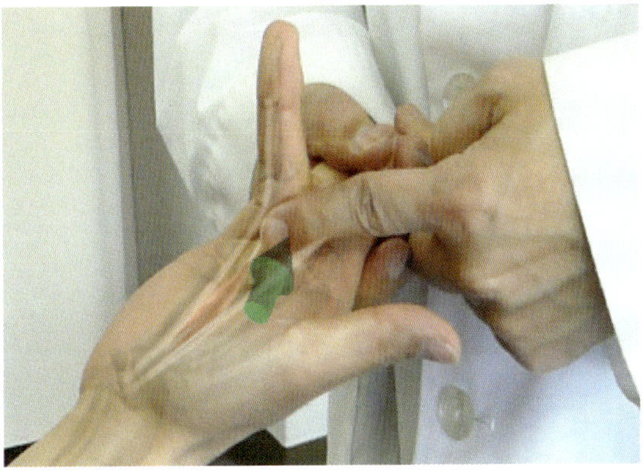

손목관절 굽힘에 의한 협력작용을 막기 위해서 테스트하는 손가락 이외의 손가락에 접촉하여 잘 고정한다.

그림 5-48 셋째벌레근 근육 테스트

근육 테스트 IV

검 사 자: 환자의 앞쪽, 검사하는 쪽에 선다.

환 자: 앉은자세로, 반지손가락의 먼쪽 · 몸쪽 손가락뼈사이관절을 폄, 손허리손가락관절을 약 90° 굽힌다.

접 촉: 반지손가락 첫마디뼈앞면의 노쪽

고 정: 다른 손가락을 잡는다.

조 작: 반지손가락에 손허리손가락관절 폄 · 벌림 방향으로 압력을 가한다.

비 고: 테스트 중 먼쪽 · 몸쪽 손가락뼈사이관절의 폄을 유지시킨다. 손가락굽힘근군의 작용을 최소로 하기 위하여, 벌림 방향으로 압력을 가하면서 폄 방향으로 압력을 가한다(그림 5-49).

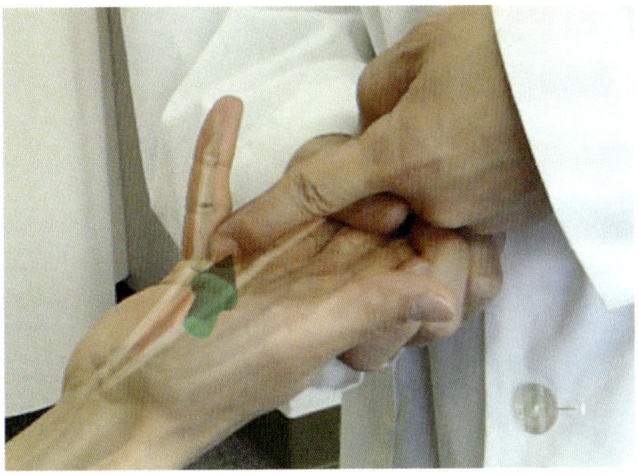

바닥쪽뼈사이근의 작용을 막기 위하여 가쪽으로의 압력은 최소로 한다.

그림 5-49 넷째벌레근 근육 테스트

등쪽뼈사이근(배측골간근, dorsal interossei muscles)

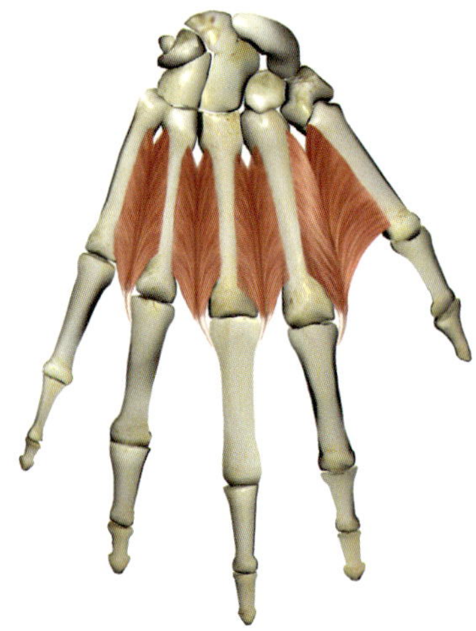

이 는 곳 : (그림 5-50)

[첫째등쪽뼈사이근] 엄지손가락 손허리뼈의 자쪽, 집게손가락 손허리뼈의 노쪽

[둘째등쪽뼈사이근] 집게손가락 손허리뼈의 자쪽, 가운데손가락 손허리뼈의 노쪽

[셋째등쪽뼈사이근] 가운데손가락 손허리뼈의 자쪽, 반지손가락 손허리뼈의 노쪽

[넷째등쪽뼈사이근] 반지손가락 손허리뼈의 자쪽, 다섯째손가락 손허리뼈의 노쪽

닿 는 곳 : (그림 5-50)

[첫째등쪽뼈사이근] 집게손가락 첫마디뼈의 노쪽

[둘째등쪽뼈사이근] 가운데손가락 첫마디뼈의 노쪽

[셋째등쪽뼈사이근] 가운데손가락 첫마디뼈의 자쪽

[넷째등쪽뼈사이근] 반지손가락 첫마디뼈의 자쪽

기 능 : 집게 · 가운데 · 반지손가락의 벌림(외전)

지배신경 : 자신경(C8, T1)

협 력 근 : 없음

대 항 근 : 손허리손가락관절 벌림

[첫째등쪽뼈사이근] 첫째바닥쪽뼈사이근,

[넷째등쪽뼈사이근] 둘째바닥쪽뼈사이근

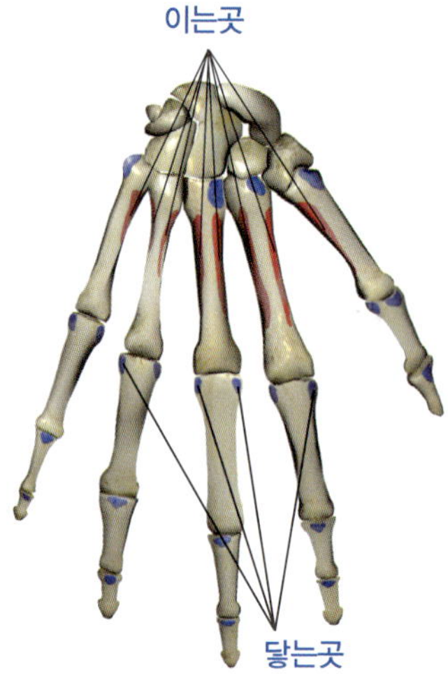

그림 5-50 등쪽뼈사이근 이는곳 · 닿는곳

시진

손등의 손허리뼈사이 함몰을 확인하는 것으로, 위축의 유무를 확인할 수 있다. 한쪽이 약간 위축되었을 경우, 반대쪽과 비교할 필요가 있다.

촉진

힘 살: 손등쪽에서 첫째-다섯째손허리뼈사이를 촉진한다(그림 5-51).

이는곳 · 닿는곳 : 이는곳은 손등쪽에서 첫째손가락 손허리뼈의 자쪽, 집게손가락에서 반지손가락에는 손허리뼈의 노쪽과 자쪽, 다섯째손가락에서는 손허리뼈의 노쪽을 각각 촉진한다(그림 5-52). 닿는곳은 집게손가락에서는 첫마디뼈의 노쪽, 가운데손가락은 첫마디뼈의 노쪽과 자쪽, 반지손가락에서는 첫마디뼈의 자쪽을 각각 촉진한다(그림 5-53).

손

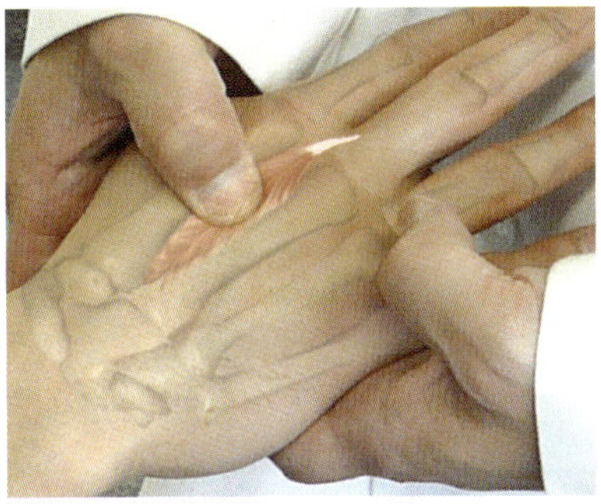

그림 5-51 둘째등쪽뼈사이근 힘살의 촉진

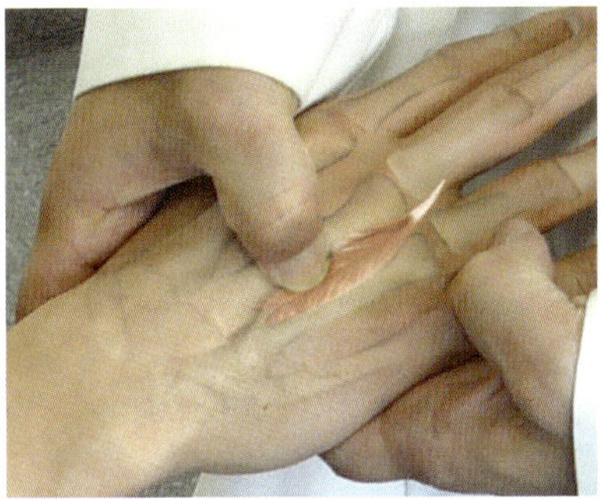

그림 5-52 셋째등쪽뼈사이근의 이는곳인 가운데손가락 손허리뼈의 자쪽

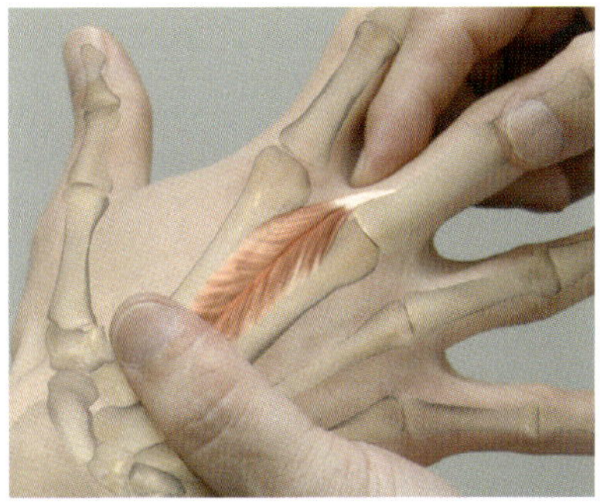

그림 5-53 둘째등쪽뼈사이근의 닿는곳인 가운데손가락 손허리뼈의 노쪽

스트레칭 조작

스트레칭 조작은 둘째-반지손가락의 손허리손가락관절에 모음(내전)과 폄(신전)을 가하는데 관절의 가동역 제한을 넘어서 관절에 늘임(신장)을 가하지 않도록 한다. 보통, 상당한 정도의 과긴장이 존재하지 않는 한, 근육의 스트레칭은 어렵다.

근육 테스트

근육 테스트 I

검 사 자 : 환자의 앞쪽, 검사하는 쪽에 선다.

환 자 : 앉은자세로, 집게손가락의 먼쪽 · 몸쪽 손가락뼈사이관절, 손허리손가락관절을 폄 · 벌림(외전)시킨다.

접 촉 : 집게손가락 첫마디뼈의 뒤면 노쪽

고 정 : 다른 손가락을 잡는다.

조 작 : 집게손가락 손허리손가락관절에 굽힘(굴곡) · 모음 방향으로 압력을 가한다.

비 고 : 테스트 중 먼쪽 · 몸쪽 손가락뼈사이관절의 폄을 유지시킨다. 손가락 폄근의 작용을 최소로 하기 위하여, 모음 방향으로 압력을 가하면서 굽힘 방향으로 압력을 가한다(그림 5-54).

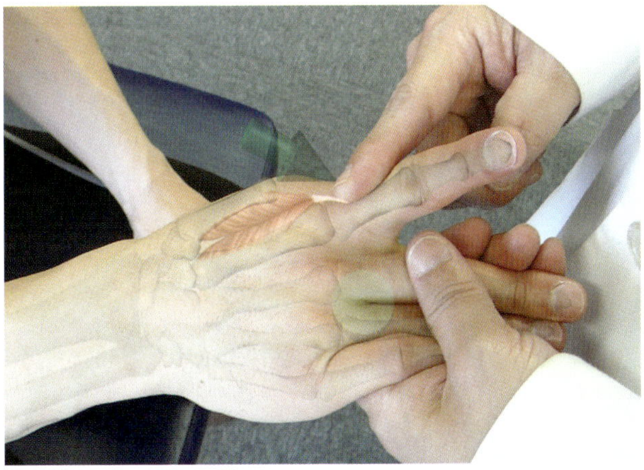

테스트 중 몸쪽 · 먼쪽 손가락뼈사이근의 굽힘을 허용해서는 안 된다.

그림 5-54 첫째등쪽뼈사이근 근육 테스트

손

근육 테스트 II

검 사 자 : 환자의 앞쪽, 검사하는 쪽에 선다.

환 자 : 앉은자세로, 가운데손가락 먼쪽 · 몸쪽 손가락뼈사이관절, 손허리손가락관절을 폄 · 벌림(노쪽)한다.

접 촉 : 가운데손가락 첫마디뼈의 뒤면 노쪽

고 정 : 다른 손가락을 잡는다.

조 작 : 가운데손가락에 손허리손가락관절 굽힘 · 모음 방향으로 압력으로 가한다.

비 고 : 테스트 중 몸쪽 · 먼쪽 손가락뼈사이관절의 폄을 유지시킨다. 손가락 폄근의 작용을 최소로 하기 위하여, 모음 방향으로 압력을 가하면서 굽힘 방향으로 압력을 가한다(그림 5-55).

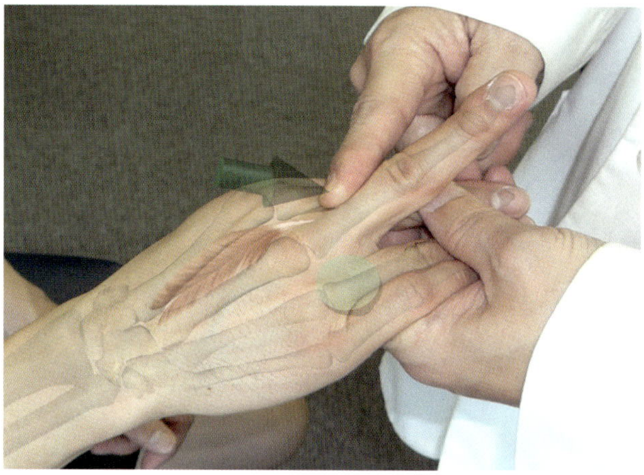

손목관절 폄과 노쪽굽힘에 의한 협력작용을 막기 위하여 테스트하는 손가락 이외의 손가락에 접촉하여 잘 고정한다.

그림 5-55 둘째등쪽사이근 근육 테스트

근육 테스트 III

검 사 자 : 환자의 앞쪽, 검사하는 쪽에 선다.

환 자 : 앉은자세로, 가운데손가락의 먼쪽 · 몸쪽 손가락뼈사이관절, 손허리손가락관절을 폄 · 벌림(자쪽)한다.

접 촉 : 가운데손가락 첫마디뼈의 뒤면 자쪽

고 정 : 다른 손가락을 잡는다.

조 작 : 가운데손가락에 손허리손가락관절의 굽힘 · 모음 방향으로 압력을 가한다.

비 고 : 테스트 중 몸쪽 · 먼쪽 손가락뼈사이관절의 폄을 유지시킨다. 손가락 폄근의 작용을 최소로 하기 위하여, 모음 방향으로 압력을 가하면서 굽힘 방향으로 압력을 가한다(그림 5-56).

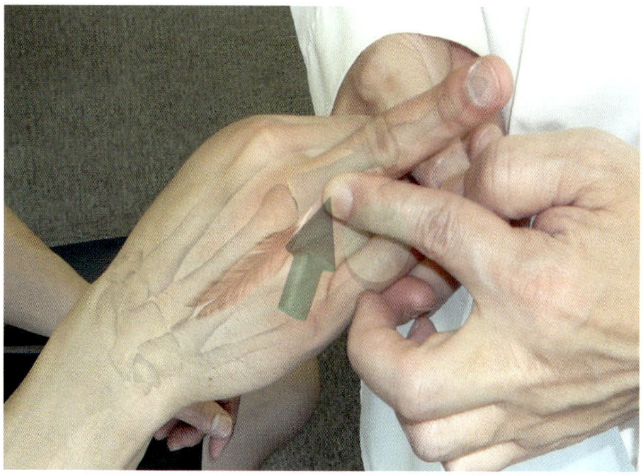

테스트 중 몸쪽 · 먼쪽 손가락뼈사이관절 관절의 굽힘을 허용해서는 안 된다.

테스트하는 근육은 작기 때문에 근육 테스트의 압력이 과도해서는 안 된다.

그림 5-56 셋째등쪽뼈사이근 근육 테스트

근육 테스트 IV

검 사 자 : 환자의 앞쪽, 검사하는 쪽에 선다.

환 자 : 앉은자세로, 반지손가락의 몸쪽 · 먼쪽 손가락뼈사이관절, 손허리손가락관절을 폄, 벌림한다.

접 촉 : 반지손가락 첫마디뼈의 뒤면 자쪽

고 정 : 다른 손가락을 잡는다.

조 작 : 반지손가락에 손허리손가락관절의 굽힘 · 모음 방향으로 압력을 가한다.

비 고 : 테스트 중 몸쪽 · 먼쪽 손가락뼈사이관절의 폄을 유지시킨다. 손가락 폄근의 작용을 최소로 하기 위하여, 모음 방향으로 압력을 가하면서 굽힘 방향으로 압력을 가한다(그림 5-57).

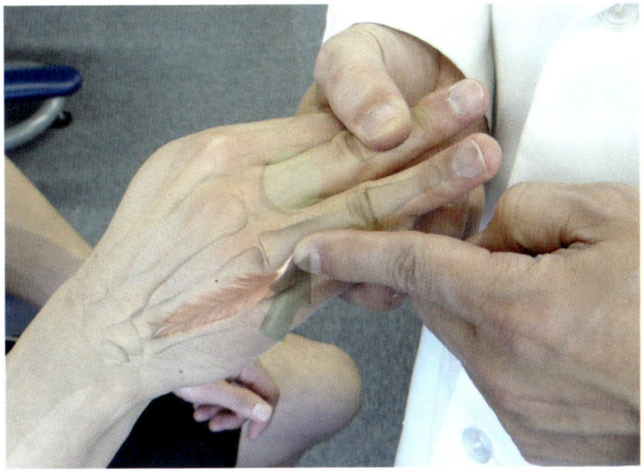

손목관절 자쪽굽힘에 의한 협력작용을 피하기 위하여 테스트하는 손가락 이외의 손가락에 접촉하여 잘 고정한다.

그림 5-57 넷째등쪽뼈사이근 근육 테스트

바닥쪽뼈사이근(장측골간근, palmar interossei muscles)

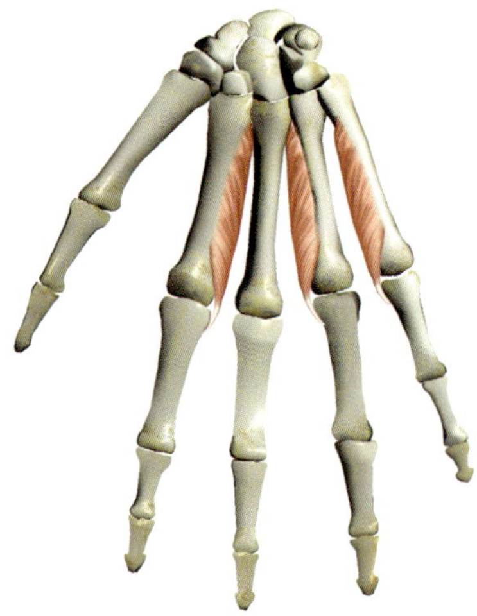

이 는 곳 : (그림 5-58)
[첫째바닥쪽뼈사이근] 집게손가락 손허리뼈의 자쪽
[둘째바닥쪽뼈사이근] 반지손가락 손허리뼈의 노쪽
[셋째바닥쪽뼈사이근] 새끼손가락 손허리뼈의 노쪽

닿 는 곳 : (그림 5-58)
[첫째바닥쪽뼈사이근] 집게손가락 첫마디뼈의 자쪽, 손가락등널힘줄
[둘째바닥쪽뼈사이근] 반지손가락 첫마디뼈의 노쪽, 손가락등널힘줄
[셋째바닥쪽뼈사이근] 새끼손가락 첫마디뼈의 노쪽, 손가락등널힘줄

기 능 : 둘째 · 넷째 · 다섯째손가락의 모음(내전)

지배신경 : 자신경(C8, T1)

협 력 근 : 없음

대 항 근 : 손허리손가락관절모음
[첫째바닥쪽뼈사이근] 첫째등쪽뼈사이근,
[둘째바닥쪽뼈사이근] 넷째등쪽뼈사이근,
[셋째바닥쪽뼈사이근] 새끼손가락벌림근

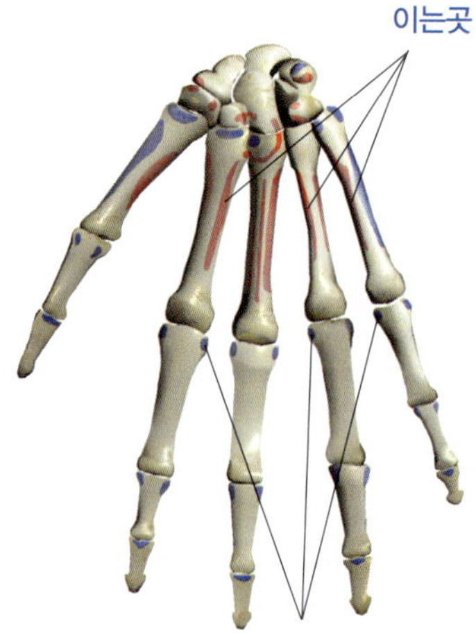

그림 5-58 바닥쪽뼈사이근 이는곳 · 닿는곳

손

시진

손바닥 깊은부분에 존재하기 때문에 시진에 의한 인식은 불가능하다.

촉진

힘 살 : 손바닥쪽에서 촉진 가능하지만, 얕은층 근육과의 감별이 필요하다(그림 5-59).

이는곳 · 닿는곳 : 첫째바닥쪽사이근은 집게손가락 손허리뼈의 자쪽, 둘째바닥쪽사이근은 넷째손허리뼈의 노쪽, 셋째바닥쪽사이근은 다섯째손허리뼈의 노쪽(그림 5-60)을 각각 촉진한다. 닿는곳은 첫째바닥쪽사이뼈근은 둘째첫마디뼈의 자쪽, 둘째바닥쪽뼈사이근은 넷째첫마디뼈의 노쪽(그림 5-61), 셋째바닥쪽뼈사이근은 다섯째첫마디뼈의 노쪽을 촉진한다. 바닥쪽에서 손허리뼈 촉진이 어려운 경우, 손등쪽에서도 동시에 촉진을 하여 손허리뼈를 손바닥쪽과 손등쪽에서 사이에 끼듯이 촉진하는 것으로 위치를 특정한다.

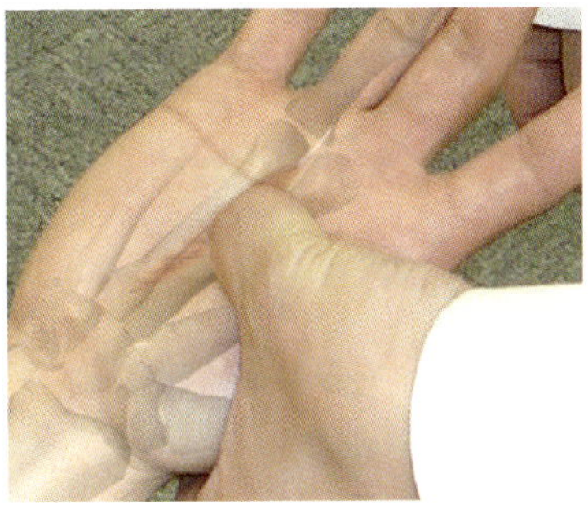
그림 5-59 둘째바닥쪽뼈사이근 힘살의 촉진

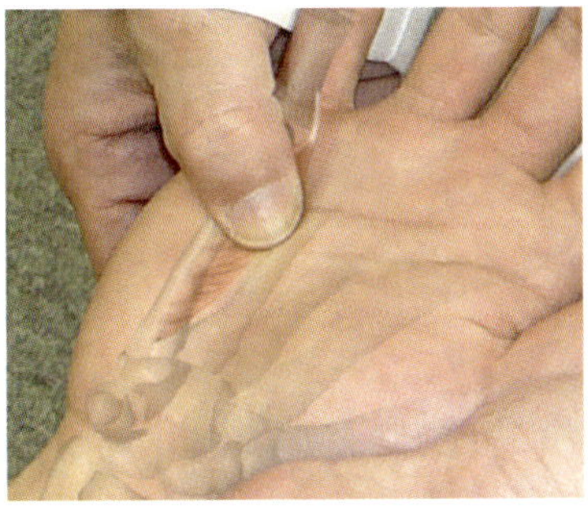
그림 5-60 셋째바닥쪽뼈사이근 이는곳(다섯째손허리뼈 노쪽)의 촉진

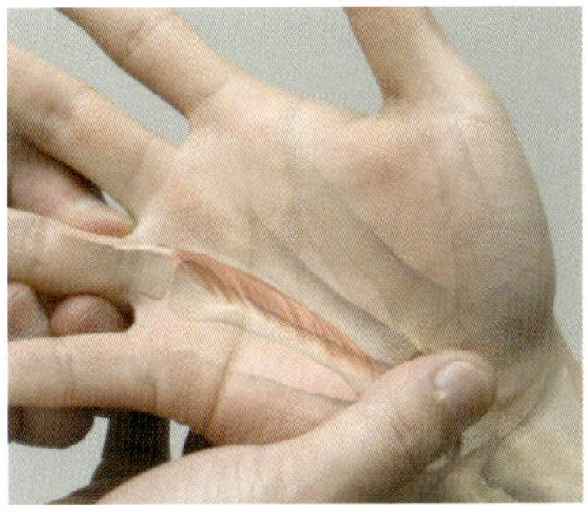
그림 5-61 둘째바닥쪽뼈사이근 닿는곳(넷째첫마디뼈 노쪽)의 촉진

스트레칭 조작

스트레칭 조작은 집게 · 반지 · 새끼손가락의 손허리손가락관절에 벌림(외전)과 폄(신전)을 가하는데, 손허리손가락관절의 가동역 제한을 넘어 관절에 늘임(신장)을 가하지 않도록 한다. 보통, 상당한 정도의 과긴장이 존재하지 않는 한, 근육의 스트레칭은 어렵다.

근육 테스트

근육 테스트 I

김 사 자 : 환자의 앞쪽, 검사하는 쪽에 선다.
환 자 : 앉은자세로, 집게손가락의 먼쪽 · 몸쪽 손가락뼈사이관절을 폄, 손허리손가락관절을 굽힘(굴곡) · 모음시킨다.
접 촉 : 집게손가락 첫마디뼈의 앞면 자쪽
고 정 : 다른 손가락을 잡는다.
조 작 : 집게손가락에 손허리손가락관절의 폄, 벌림 방향으로 압력을 가한다.
비 고 : 테스트 중 몸쪽 · 먼쪽 손가락뼈사이관절의 폄을 유지시킨다. 손가락굽힘근의 작용을 최소로 하기 위하여, 벌림 방향으로 압력을 가하면서 폄 방향으로 압력을 가한다(그림 5-62).

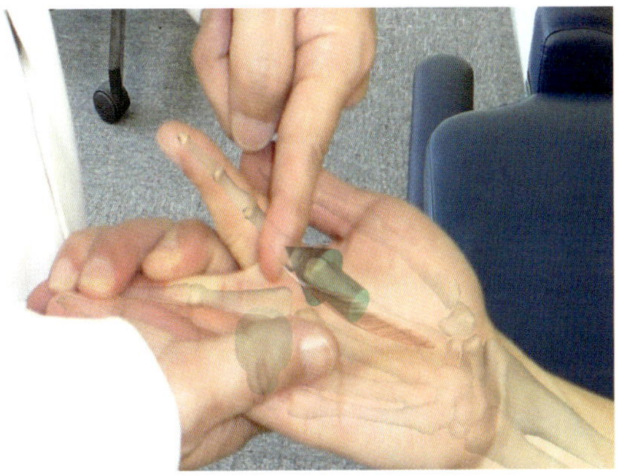

테스트 중 몸쪽 · 먼쪽 손가락뼈사이관절의 굽힘을 허용해서는 안 된다.

손목관절 굽힘, 자쪽굽힘에 의한 협력작용을 피하기 위하여 테스트 하는 손가락 이외의 손가락에 접촉하여 잘 고정한다.

그림 5-62 첫째바닥쪽뼈사이근 근육 테스트

손

근육 테스트 II

검 사 자 : 환자의 앞쪽, 검사하는 쪽에 선다.

환　　자 : 앉은자세로, 반지손가락의 몸쪽 · 먼쪽 손가락뼈사이관절을 폄, 손허리손가락관절을 굽힘, 모음시킨다.

접　　촉 : 반지손가락 첫마디뼈의 앞면 노쪽

고　　정 : 다른 손가락을 잡는다.

조　　작 : 반지손가락에 손허리손가락관절 폄 · 벌림방향으로 압력을 가한다.

비　　고 : 테스트 중 먼쪽 · 몸쪽 손가락뼈사이관절의 폄을 유지시킨다. 손가락 굽힘근의 작용을 최소로 하기 위하여, 벌림 방향으로 압력을 가하면서 폄 방향으로 압력을 가한다(그림 5-63).

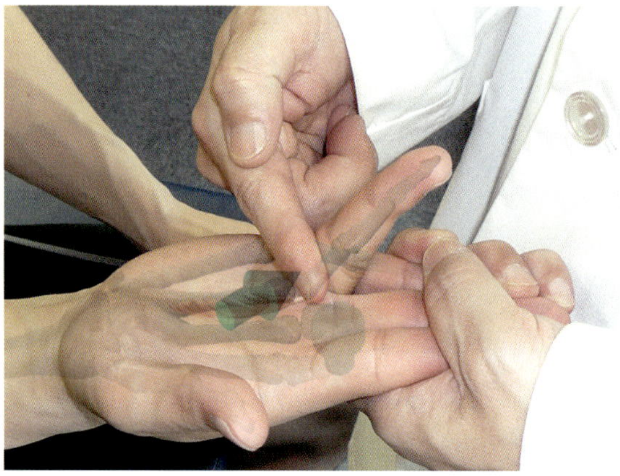

그림 5-63 둘째바닥쪽뼈사이근 근육 테스트

테스트하는 근육은 작기 때문에 근육 테스트의 압력이 과도해서는 안 된다.

손

근육 테스트 III

검 사 자 : 환자의 앞쪽, 검사하는 쪽에 선다.

환　　자 : 앉은자세로, 다섯째손가락의 몸쪽 · 먼쪽 손가락뼈사이관절을 폄, 손허리손가락관절을 굽힘, 모음시킨다.

접　　촉 : 다섯째손가락 첫마디뼈의 앞면 노쪽

고　　정 : 다른 손가락을 잡는다.

조　　작 : 다섯째손가락에 손허리손가락관절의 폄, 벌림 방향으로 압력을 가한다.

비　　고 : 테스트 중 먼쪽 · 몸쪽 손가락뼈사이관절의 폄을 유지시킨다. 손가락 굽힘근의 작용을 최소로 하기 위하여, 벌림 방향으로 압력을 가하면서 폄 방향으로 압력을 가한다(그림 5-64).

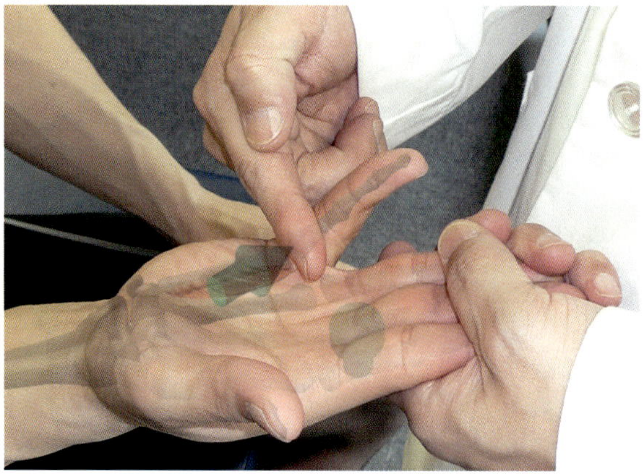

그림 5-64 셋째바닥쪽사이뼈근 근육 테스트

테스트 중 몸쪽 · 먼쪽 손가락사이 관절의 굽힘을 허용해서는 안 된다.

Chapter 6

다리이음부위 근육
(muscles of the pelvic girdle)

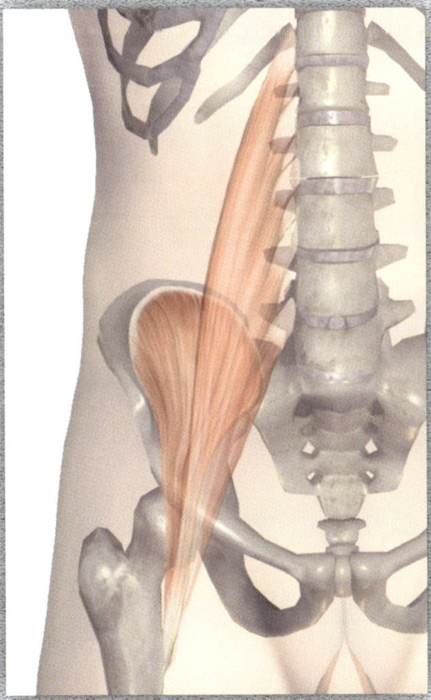

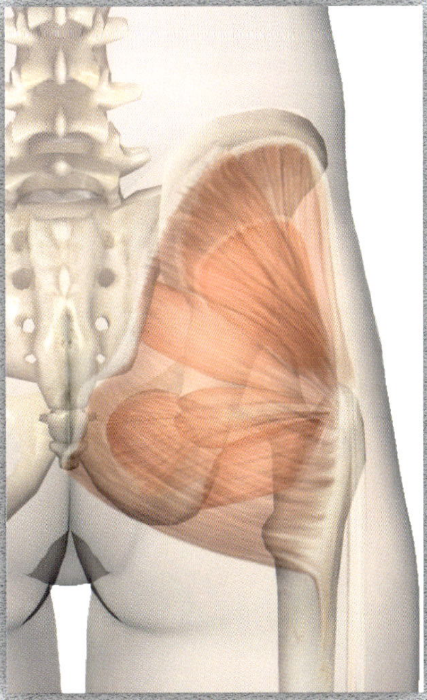

큰볼기근(대둔근, gluteus maximus muscle)

이 는 곳 : 엉덩뼈의 뒤볼기근선과 엉치뼈 뒤면(그림 6-1), 꼬리뼈, 엉치가시근힘줄, 엉치결절인대

닿 는 곳 : 넙다리뼈의 볼기근거친면(그림 6-1), 엉덩정강띠

기 능 : 엉덩관절의 폄(신전), 가쪽돌림(외선)

지배신경 : 아래볼기신경(L4, L5, S1, S2)

협 력 근 : 엉덩관절 폄(넓적다리뒤근육)
엉덩관절 가쪽돌림(큰허리근, 엉덩근, 속폐쇄근, 바깥폐쇄근, 궁둥구멍근, 큰볼기근, 모음근군, 위 · 아래쌍동근, 넙다리네모근, 넙다리빗근)

대 항 근 : 엉덩관절 폄(큰허리근, 엉덩근, 넙다리곧은근, 두덩근, 넙다리빗근, 넙다리근막긴장근, 모음근군)
엉덩관절 가쪽돌림(넙다리근막긴장근)

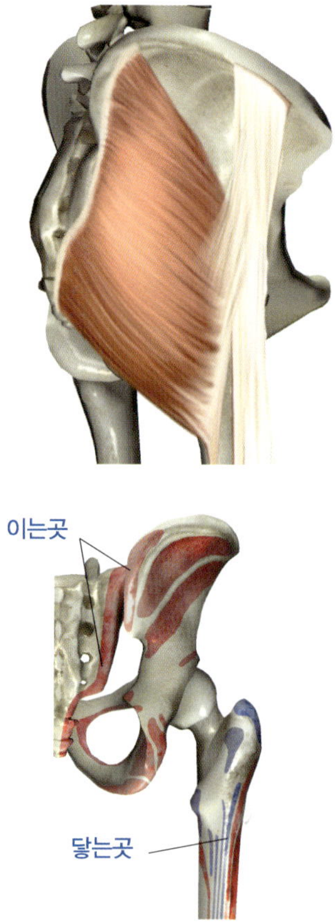

그림 6-1 큰볼기근 이는곳 · 닿는곳

시진

좌우의 볼기고랑을 비교한다. 수축력 저하가 존재하면 볼기고랑이 아래에 위치한다. 위축이 존재하면 발쪽에서 머리쪽으로 시진하여 볼기부위의 높이를 비교한 경우, 위축된 쪽이 낮아진 것을 알 수 있다.

촉진

힘 살: 힘살은 이는곳과 닿는곳을 연결하는 선상을 촉진하는 것으로 용이하게 촉진할 수 있다. 엎드린자세에서 엉덩관절을 펴하면, 수축한 큰볼기근의 근육섬유를 촉지할 수 있다(그림 6-2).

이는곳 · 닿는곳 : 이는곳은 위뒤엉덩뼈가시의 가쪽에서 엉치뼈 가쪽모서리, 꼬리뼈 가쪽모서리까지를 가쪽에서 촉진한다. 닿는곳은 엎드린자세에서 큰돌기를 촉진하여, 넙다리뼈 뒤면의 가쪽을 아래쪽에서 촉진한다(그림 6-3, 6-4, 6-5).

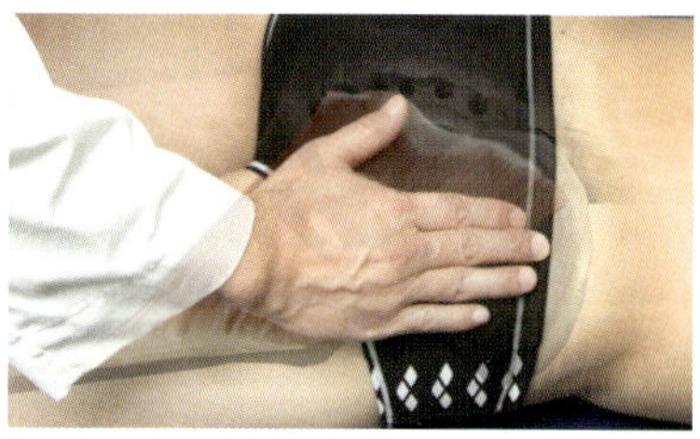
그림 6-2 힘살의 촉진

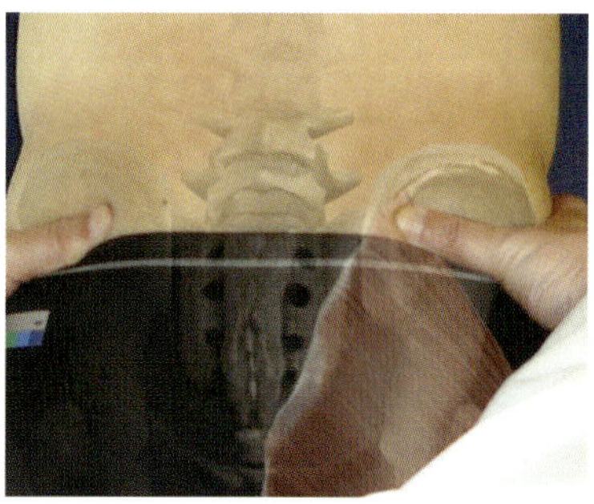
그림 6-3 엉덩뼈의 뒤볼기근선

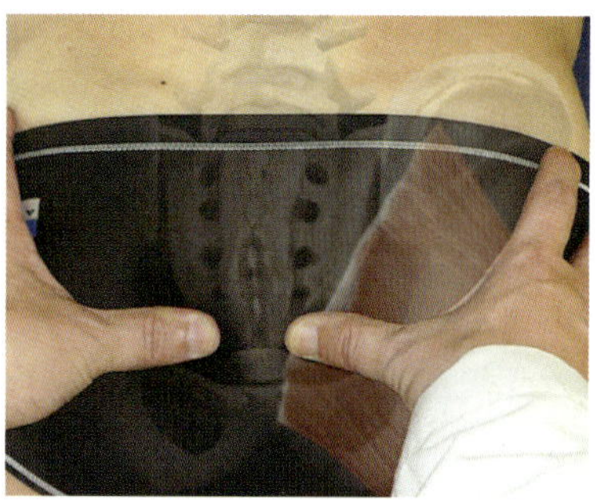
그림 6-4 엉치뼈 뒤면과 꼬리뼈

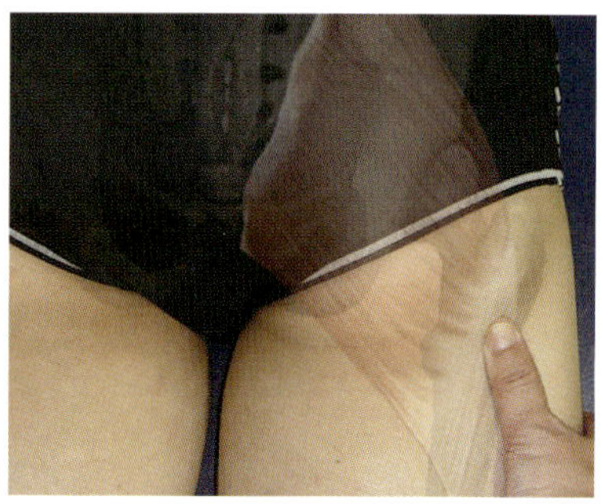
그림 6-5 넙다리뼈의 볼기근거친면

스트레칭 조작

검 사 자 : 환자의 가쪽, 검사하는 검사쪽의 반대쪽에 선다.
환 자 : 바로누운자세로, 엉덩관절 80° 굽힘자세, 무릎관절 굽힘자세로 둔다.
접 촉 : 무릎관절의 앞가쪽면
고 정 : 반대쪽 골반의 앞면
조 작 : 엉덩관절을 굽힘(굴곡) · 모음(내전)시킨다.
비 고 : 엉덩관절의 모음에서는 굽힘을 가하는 것으로 아래부분 섬유에, 폄을 가하는 것으로 위부분 섬유에 늘임(신장)을 가하는 것이 가능해진다(그림 6-6).

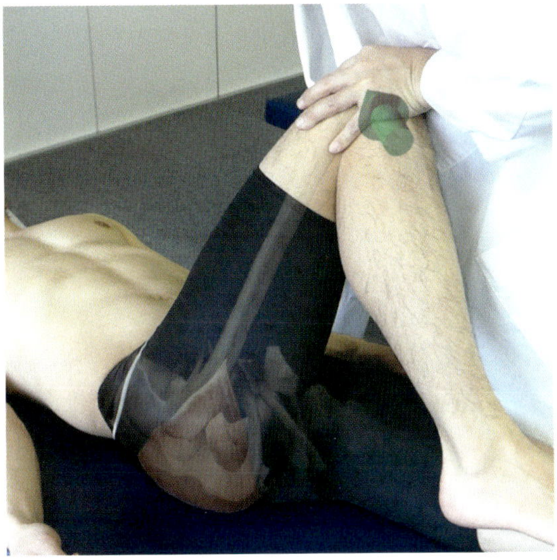

넙다리 조작에 의해 골반이 테이블에서 들려서는 안 된다.

그림 6-6 큰볼기근 스트레칭 조작

근육 테스트

검 사 자 : 환자의 가쪽, 검사하는 쪽에 선다.
환 자 : 엎드린자세로, 무릎관절 최대 굽힘, 엉덩관절 폄, 약간의 벌림(외전), 가쪽돌림을 일으킨다.
접 촉 : 넙다리 먼쪽의 뒤면
고 정 : 반대쪽 엉덩뼈의 뒤면
조 작 : 엉덩관절 굽힘 · 벌림 방향으로 압력을 가한다.
비 고 : 테스트 자세에서는 검사쪽의 골반이 테이블에서 들리지 않도록 한다(그림 6-7).

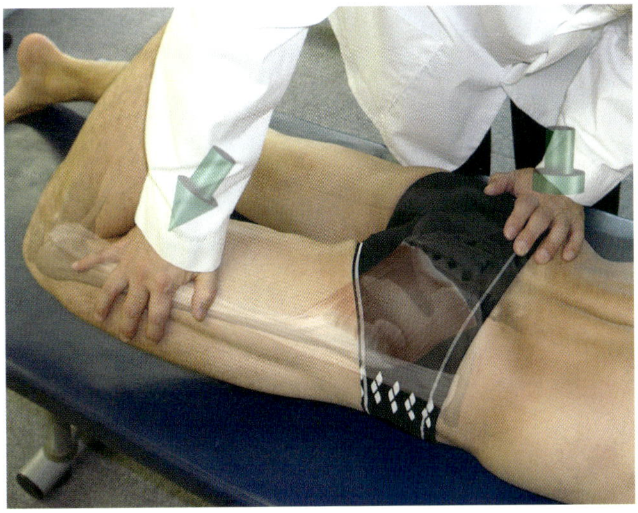

넓적다리뒤근육 테스트로의 영향을 최소화하기 위해서 무릎관절의 굽힘은 필수이다.

대항근인 큰허리근이나 엉덩근의 단축은 엉덩관절의 폄을 어렵게 한다.

그림 6-7 큰볼기근 근육 테스트

넙다리근막긴장근(대퇴근막장근, tensor fasciae latae muscle)

이 는 곳 : 엉덩뼈바깥능선의 앞부분, 엉덩뼈 앞모서리(그림 6-8)
닿 는 곳 : 엉덩정강띠의 중간부분 1/3
기　　능 : 엉덩관절의 굽힘(굴곡), 벌림(외전), 안쪽돌림(내선), 무릎관절의 폄(신전)
지배신경 : 위볼기신경(L4, L5, S1)
협 력 근 : 엉덩관절 굽힘(큰허리근, 엉덩근, 넙다리곧은근, 두덩근, 넙다리빗근)
엉덩관절 벌림(중간 · 작은볼기근, 궁둥구멍근, 넙다리빗근)
엉덩관절 안쪽돌림(없음)
무릎관절 폄(넙다리네갈래근)
대 항 근 : 엉덩관절 굽힘(큰볼기근, 넓적다리뒤근육)
엉덩관절 벌림(모음근군, 두덩정강근)
엉덩관절 안쪽돌림(큰허리근, 엉덩근, 속폐쇄근, 바깥폐쇄근, 궁둥구멍근, 큰볼기근, 모음근군, 위 · 아래쌍동근, 넙다리네모근, 넙다리빗근)
무릎관절 폄(넓적다리뒤근육, 두덩정강근, 넙다리빗근, 장딴지근, 오금근, 발바닥근)

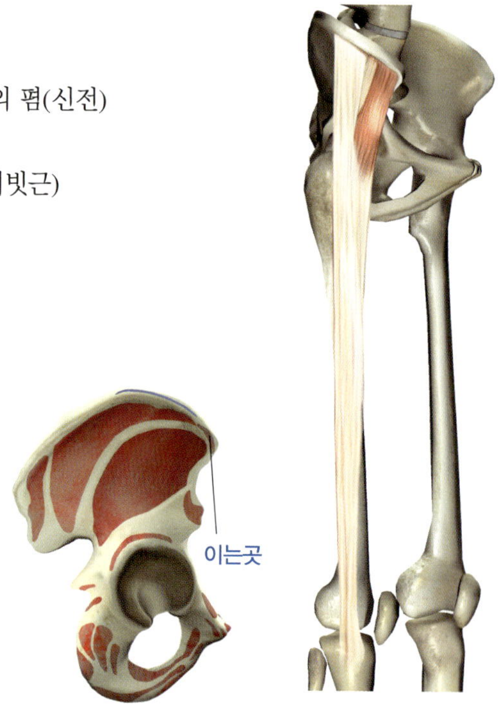

그림 6-8 넙다리근막긴장근 이는곳

시진

과긴장에서는 선자세에서 엉덩뼈를 앞아래쪽으로 당김과 동시에, 엉덩정강띠를 긴장시킨다.

촉진

힘　살: 위앞엉덩뼈가시 뒤부분의 엉덩뼈능선 아래쪽으로 용이하게 촉진 가능하다(그림 6-9).

이는곳 · 닿는곳 : 이는곳은 위앞엉덩뼈가시 뒤쪽의 엉덩뼈능선 아래가쪽모서리를 아래쪽에서 촉진한다(그림 6-10). 해부학적으로 닿는곳은 엉덩정강띠이지만, 기능적으로는 엉덩정강띠 부착부위의 관여가 크기 때문에 정강뼈거친면 가쪽의 촉진은 의의가 있다(그림 6-11).

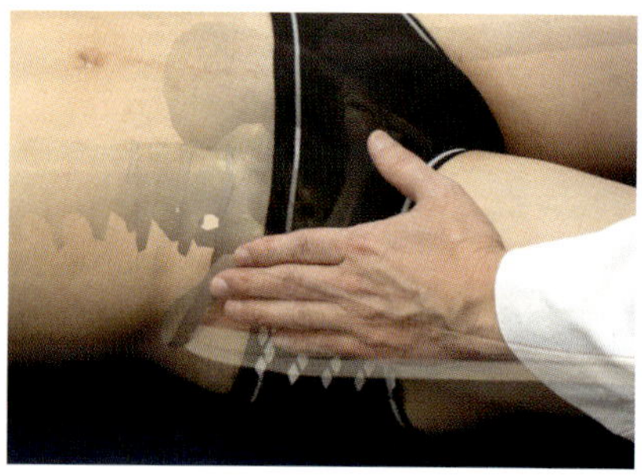

그림 6-9 힘살의 촉진

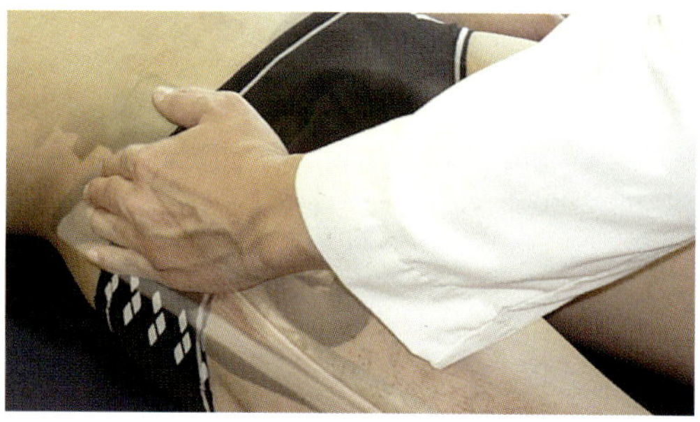

그림 6-10 엉덩뼈바깥능선의 앞부분

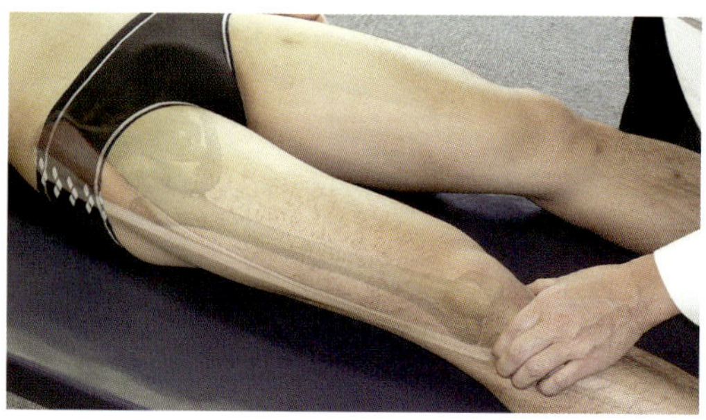

그림 6-11 엉덩정강띠의 부착부위

스트레칭 조작

검 사 자 : 환자의 가쪽, 검사하는 쪽에 선다.
환 자 : 엎드린자세로, 무릎관절 30° 굽힘자세로 한다.
접 촉 : 종아리의 먼쪽을 잡는다.
고 정 : 없음
조 작 : 넓적다리를 긴쪽 방향으로 당기면서, 약간 가쪽돌림(외선) · 모음(내전) 방향으로 당긴다.
비 고 : 조작에서는 골반이 테이블에서 들리지 않도록 주의한다(그림 6-12).

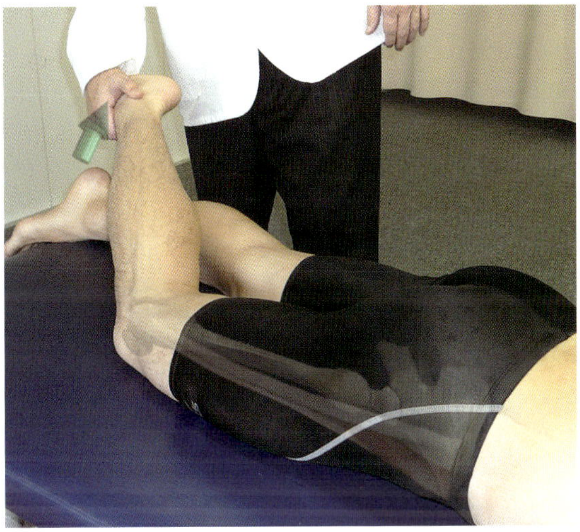

긴쪽 방향으로 당기는 것은 골반이 아래쪽으로 이동할 정도로 강하면 안 된다.

그림 6-12 넙다리근막긴장근 스트레칭 조작

근육 테스트

검 사 자 : 환자의 발쪽에 선다.
환 자 : 바로누운자세로, 엉덩관절 굽힘 · 벌림 · 안쪽돌림을 일으킨다.
접 촉 : 종아리 먼쪽의 앞가쪽
고 정 : 반대쪽 종아리의 먼쪽 앞면을 테이블에 고정한다.
조 작 : 엉덩관절 모음 · 폄 방향으로 압력을 가한다.
비 고 : 중간볼기근 · 작은볼기근과 넙다리곧은근의 작용을 막아야 한다(그림 6-13).

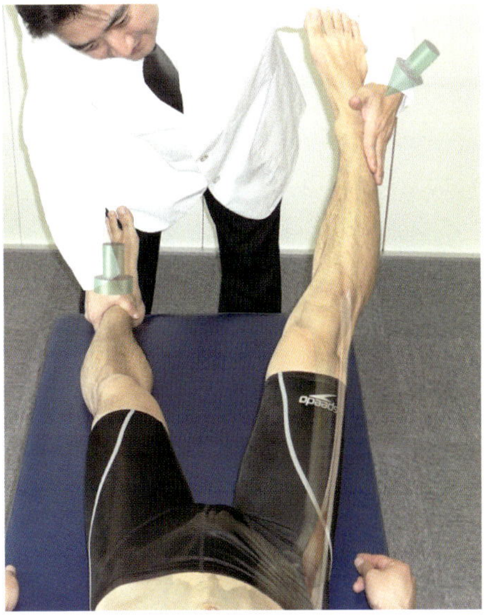

중간볼기근을 보상적으로 작용시키기 위해서 테스트쪽의 골반이 들리면 안 된다.

엉덩관절 모음 방향에서는 중간·작은볼기근, 폄 방향에서는 넙다리곧은근에 늘임을 가하기 쉬워진다.

그림 6-13 넙다리근막긴장근 근육 테스트

중간 · 작은볼기근(중 · 소둔근, gluteus medius · minimus muscle)

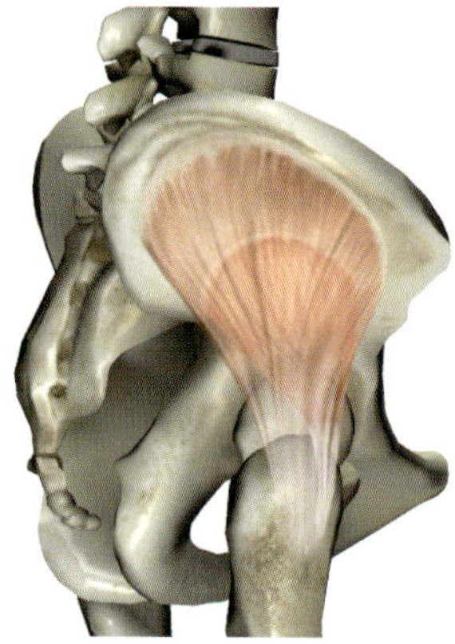

중간볼기근(중둔근, gluteus medius muscle)

이 는 곳 : 엉덩뼈능선, 뒤볼기근선, 앞볼기근선에 둘러싸인 엉덩뼈 가쪽면과 볼기근 널힘줄(그림 6-14)

닿 는 곳 : 큰돌기 뒤가쪽면(그림 6-14)

작은볼기근(소둔근, gluteus minimus muscle)

이 는 곳 : 앞볼기근선, 뒤볼기근선 사이의 엉덩뼈 가쪽면과 큰궁둥구멍패임모서리(그림 6-14)

닿 는 곳 : 큰볼기 앞면(그림 6-15)

중간볼기근근 · 작은볼기근

기 능 : 엉덩관절의 벌림(외전)

지배신경 : 위볼기신경(L4, L5, S1)

협 력 근 : 엉덩관절 벌림(넙다리근막긴장근, 궁둥구멍근, 넙다리빗근)

대 항 근 : 엉덩관절 벌림(큰허리근, 엉덩근, 모음근군, 두덩정강근, 넙다리네모근, 바깥폐쇄근)

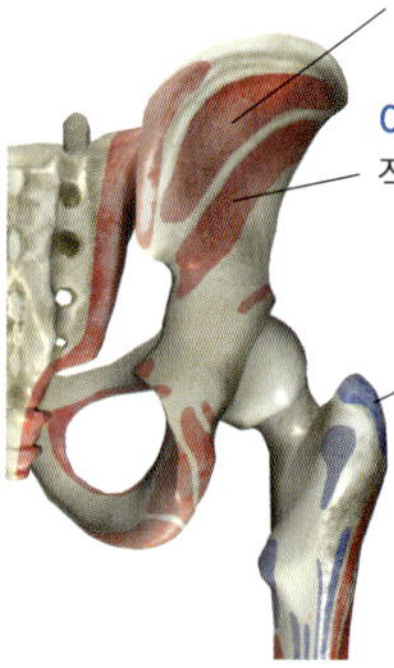

그림 6-14 중간볼기근 · 작은볼기근 이는곳 · 닿는곳

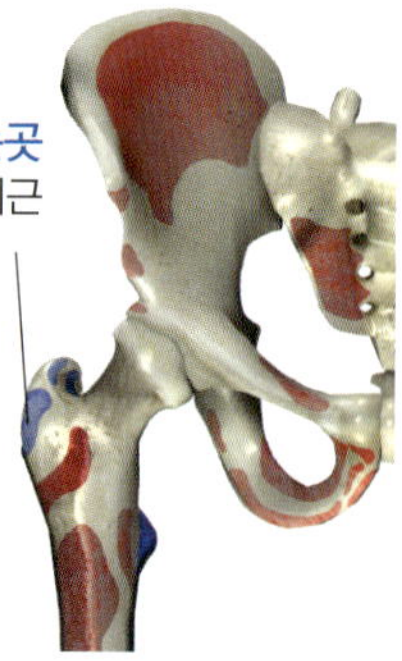

그림 6-15 작은볼기근 닿는곳

시진

과긴장에서는 선자세에서 엉덩뼈를 아래가쪽으로 당기는데, 엉덩근 수축력 저하와 감별해야 한다. 위축이 있는 경우 큰볼기의 뒤위쪽, 볼기부위의 엉덩뼈능선 아래쪽에서 관찰할 수 있다.

촉진

힘 살 : 중간볼기근은 볼기부위 뒤가쪽부분 엉덩뼈능선의 아래쪽을 촉진한다. 작은볼기근은 더 아래쪽, 큰볼기 뒤위쪽을 촉진한다. 이 부분은 중간볼기근의 깊은부분에 이른다(그림 6-16).

이는곳 · 닿는곳 : 이는곳은 힘살과 같이 촉진한다. 닿는곳은 중간볼기근에서는 큰볼기 뒤가쪽면(그림 6-17) 작은볼기근에서는 큰볼기의 앞면을 촉진한다.

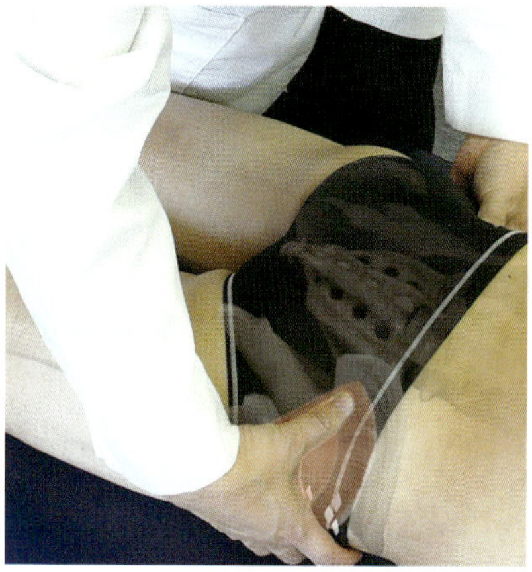

그림 6-16 엉덩뼈능선, 뒤볼기근선, 앞볼기근선에 둘러싸이는부위

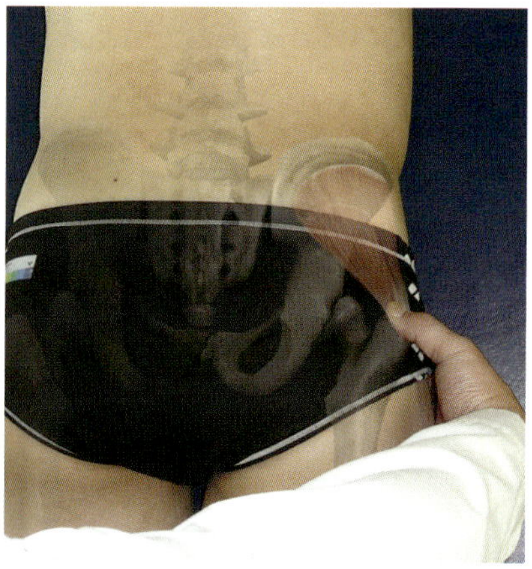

그림 6-17 큰볼기의 뒤가쪽면

스트레칭 조작

검 사 자 : 환자의 가쪽, 검사하는 반대쪽에 선다.
환　 자 : 바로누운자세로, 엉덩관절 70° 굽힘자세, 무릎관절 굽힘자세로 둔다.
접　 촉 : 무릎관절의 앞면
고　 정 : 반대쪽 골반의 앞가쪽면
조　 작 : 무릎관절 앞면에 대해서 넙다리의 긴쪽 방향으로 압박을 가한 상태에서, 엉덩관절에 모음(내전)을 일으킨다.
비　 고 : 중간볼기근 · 작은볼기근의 근육섬유 주행을 고려하여 굽힘(굴곡) · 폄(신전)의 각도를 약간 조정하면 각각의 근육섬유를 늘임(신장)하는 것이 가능하다(그림 6-18).

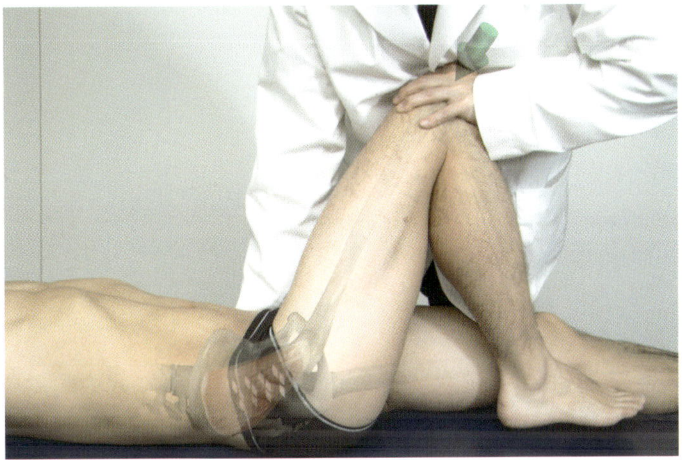

긴쪽 방향의 압력과 함께 모음을 가하는 것으로 볼기근 깊은부분 근육으로의 스트레칭이 가능해진다.

그림 6-18 중간볼기근 · 작은볼기근 스트레칭 조작

근육 테스트

검 사 자 : 환자의 발쪽에 선다.
환　 자 : 바로누운자세로, 엉덩관절을 벌림한다.
접　 촉 : 종아리 먼쪽의 가쪽
고　 정 : 반대쪽 종아리의 먼쪽 앞면을 테이블에 대해서 고정한다.
조　 작 : 엉덩관절 모음과 약간의 굽힘 방향으로 압력을 가한다.
비　 고 : 가쪽 넓적다리뒤근육의 작용을 막기 위하여, 과도하게 굽힘 방향으로 압력을 가해서는 안 된다(그림 6-19).

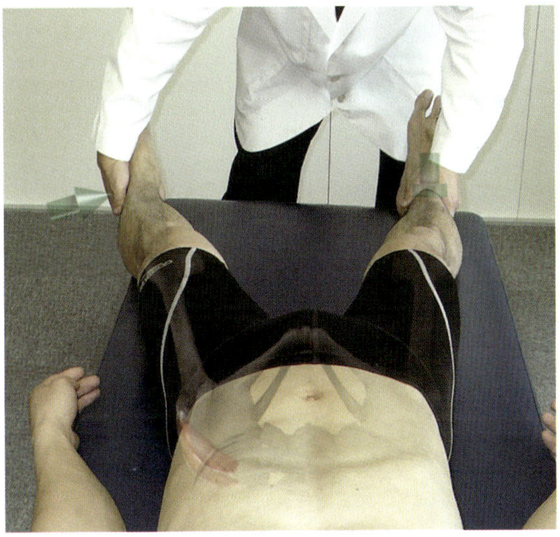

엉덩관절의 굽힘, 골반의 앞쪽 기울기는 넙다리근막긴장근의 작용을 나타낸다.

그림 6-19 중간볼기근 · 작은볼기근 근육 테스트

다리이음부위

궁둥구멍근(이상근, piriformis muscle)

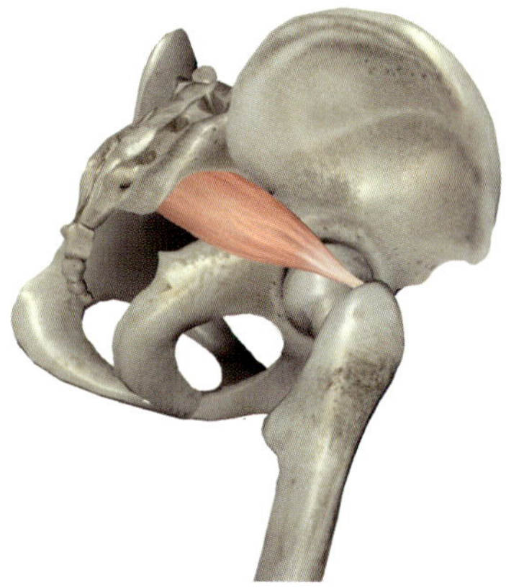

이 는 곳 : 엉치뼈 앞면(그림 6-20), 엉치엉덩관절 관절주머니, 큰궁둥구멍모서리, 엉치결절인대

닿 는 곳 : 넙다리뼈 큰볼기의 위모서리(그림 6-21)

기　　능 : 엉덩관절의 가쪽돌림(외선) · 벌림(외전)

지배신경 : 엉치신경얼기(S1, S2)

협 력 근 : 엉덩관절 가쪽돌림(큰허리근, 엉덩근, 속폐쇄근, 바깥폐쇄근, 큰볼기근, 모음근군, 위 · 아래쌍동근, 넙다리네모근, 넙다리빗근)
엉덩관절 벌림(중간 · 작은볼기근, 넙다리근막긴장근, 넙다리빗근)

대 항 근 : 엉덩관절 가쪽돌림(넙다리근막긴장근)
엉덩관절 벌림(큰허리근, 엉덩근, 모음근군, 두덩정강근, 넙다리네모근, 바깥폐쇄근)

시진

깊은부분의 근육이며, 같은 작용을 하는 근육이 다수 존재하기 때문에 궁둥구멍근에서 특이적으로 진찰할 수 있는 시진에 의한 정보는 없다.

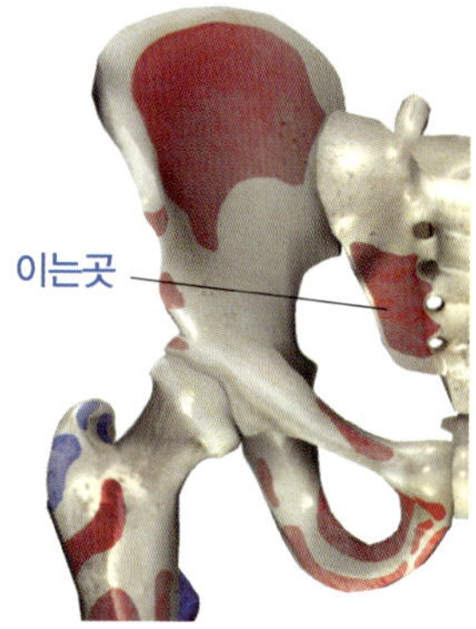

그림 6-20 궁둥구멍근 이는곳

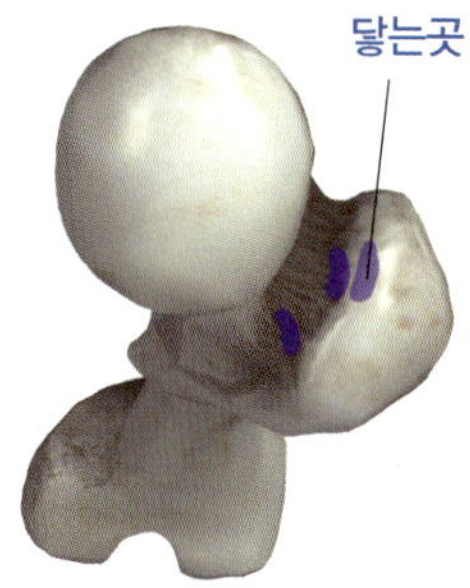

그림 6-21 궁둥구멍근 닿는곳 (넙다리뼈를 위에서 본 그림)

촉진

힘　살 : 아래뒤엉덩뼈가시 아래쪽의 엉치뼈 가쪽모서리와 큰볼기의 위부분을 잇는 선상에서 큰볼기근의 깊은부분에 있는 힘살을 촉지한다(그림 6-22).

이는곳 · 닿는곳 : 이는곳인 엉치뼈 앞면의 촉진은 불가능하다. 큰볼기의 촉진은 큰볼기 안쪽면을 촉진할 수 있는 경우도 있지만, 대부분의 경우 중간볼기근 · 작은볼기근의 힘줄에 의해 촉진이 불가능하다.

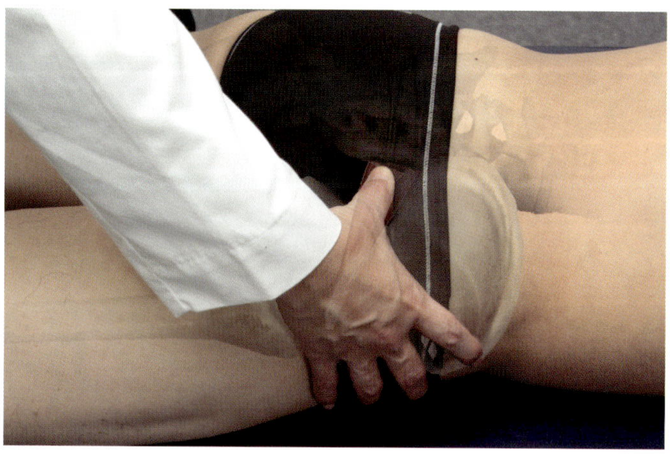

그림 6-22 힘살의 촉진

스트레칭 조작

검 사 자 : 환자의 가쪽, 조작하는 반대쪽에 선다.
환　　자 : 바로누운자세로, 엉덩관절 80° 굽힘자세, 무릎관절 굽힘자세로 한다.
접　　촉 : 무릎관절의 앞면
고　　정 : 반대쪽 골반의 앞면
조　　작 : 무릎관절 앞면의 접촉에 의해 넙다리의 긴쪽 방향으로 압력을 가한 상태에서 엉덩관절을 모음(내전)한다.
비　　고 : 궁둥구멍근 근육섬유의 주행을 고려하여 굽힘(굴곡)·폄(신전)의 각도를 약간 조정하는 것으로 궁둥구멍근, 위·아래쌍동근, 안·가쪽관절근, 작은·큰볼기근 등의 근육섬유를 늘임(신장)하는 것이 가능하다(그림 6-23).

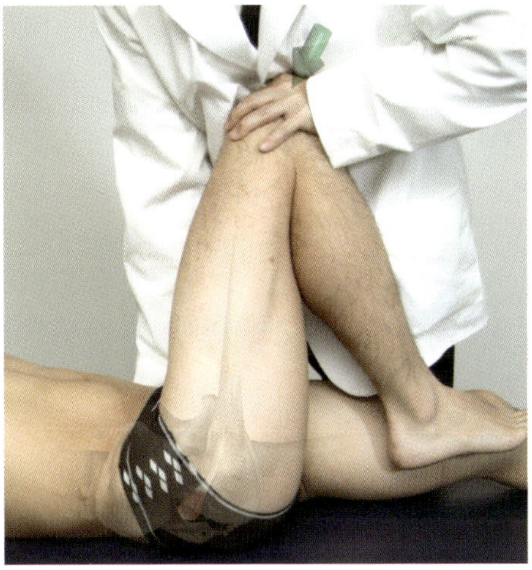

그림 6-23 궁둥구멍근 스트레칭 조작

스트레칭 조작에서는 근섬유의 주행을 고려하여 큰볼기와 아래뒤엉덩뼈가시 아래쪽의 엉치뼈 가쪽모서리을 잇는 직선을 스트레칭하는 방향으로 엉덩관절 굽힘의 각도를 이동시켜서 모음을 가해야 한다.

근육 테스트

검 사 자 : 환자의 가쪽, 검사하는 쪽에 선다.
환　　자 : 바로누운자세로, 엉덩관절 80° 굽힘, 무릎관절 100° 굽힘, 약간의 가쪽돌림자세를 잡는다.
접　　촉 : 종아리 먼쪽의 안쪽
고　　정 : 무릎관절의 가쪽
조　　작 : 엉덩관절을 약간 모음시킨 상태에서 종아리 먼쪽의 안쪽에 가쪽으로 압력을 가하여 엉덩관절을 안쪽돌림(내선)시킨다.
비　　고 : 종아리 먼쪽으로의 압력에서는 무릎관절의 폄에 의한 안쪽 넓적다리뒤근육의 작용을 막아야 한다(그림 6-24).

종아리로의 압력을 무릎관절 폄 방향으로 가해서는 안 된다.

무릎관절 가쪽의 고정은 엉덩관절 모음 방향으로 약간 압력을 가하면서, 종아리에 엉덩관절의 가쪽돌림 방향으로 압력을 가해야 한다.

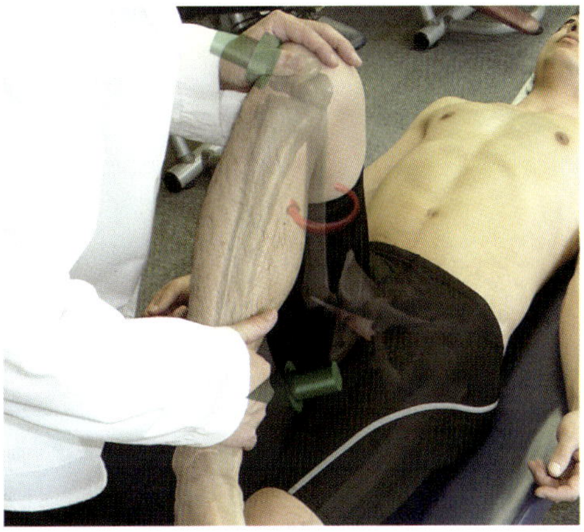

그림 6-24 궁둥구멍근 근육 테스트

엉덩관절의 굽힘이 90° 이상이면 궁둥구멍근이 엉덩관절 안쪽돌림근으로서 움직이기 때문에 90° 이하로 유지한다. 또한, 무릎관절의 굽힘이 90° 이하인 경우, 안쪽 넓적다리뒤근육의 작용이 크기 때문에 90° 이상으로 유지한다.

다리이음부위

속폐쇄근(내폐쇄근, obturator internus muscle)

이 는 곳 : 볼기뼈 안쪽면의 폐쇄막, 폐쇄구멍 주위(그림 6-25)
닿 는 곳 : 넙다리뼈 돌기오목(그림 6-26)
기　　능 : 엉덩관절의 가쪽돌림(외선)
지배신경 : 엉치신경얼기(L5, S1, S2, S3)
협 력 근 : 엉덩관절 가쪽돌림(큰허리근, 엉덩근, 바깥폐쇄근, 궁둥구멍근, 큰볼기근, 모음근군, 위 · 아래쌍동근, 넙다리네모근, 넙다리빗근)
대 항 근 : 엉덩관절 가쪽돌림(넙다리근막긴장근)

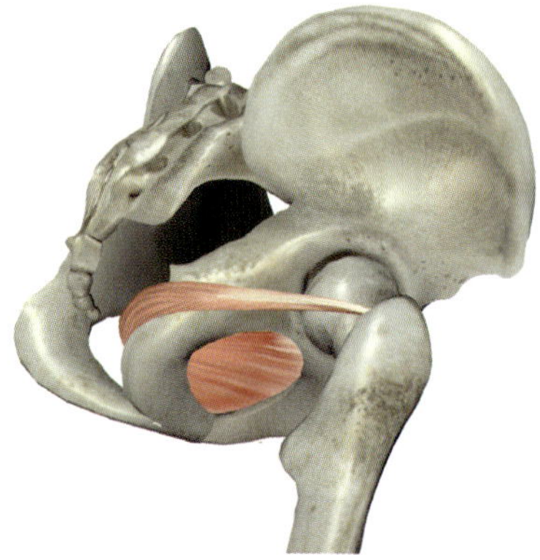

시진

깊은부분의 근육이며, 같은 작용을 하는 근육이 존재하기 때문에 시진으로 속폐쇄근에서 특이적으로 진찰할 수 있는 정보는 없다.

촉진

힘　살 : 궁둥뼈 결절의 위안쪽에 위치하는 궁둥뼈가시를 뒤쪽에서 앞쪽으로, 안쪽에서 바깥쪽으로 궁둥뼈가시의 끝을 찾듯이 촉진한다. 궁둥뼈가시와 큰볼기를 잇는 선상에서 큰볼기근의 깊은부분을 촉진하여 위쌍동근을 특정한 후, 그 약간 아래쪽을 촉진한다. 이 근육에 인접하는 위 · 아래쌍동근과의 판별은 불가능하다.

이는곳 · 닿는곳 : 이는곳의 촉진은 해부학적으로 불가능하다. 닿는곳은 돌기오목을 촉진해야 하는데, 보통 이 부위에는 강고한 중간볼기근힘줄 · 작은볼기근힘줄이 얇은층에 존재하기 때문에 촉진은 어렵다.

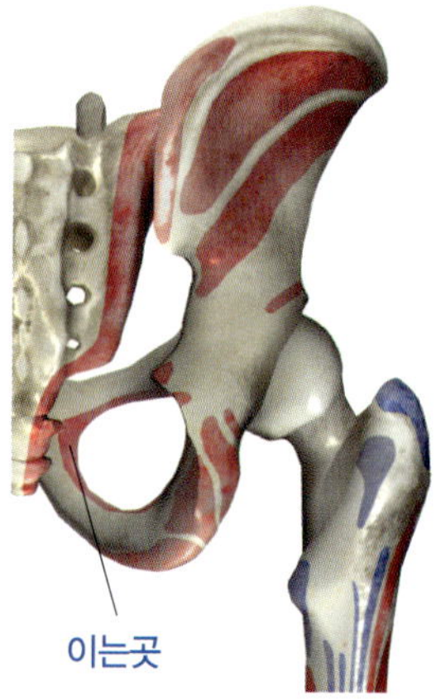

그림 6-25 속폐쇄근 이는곳

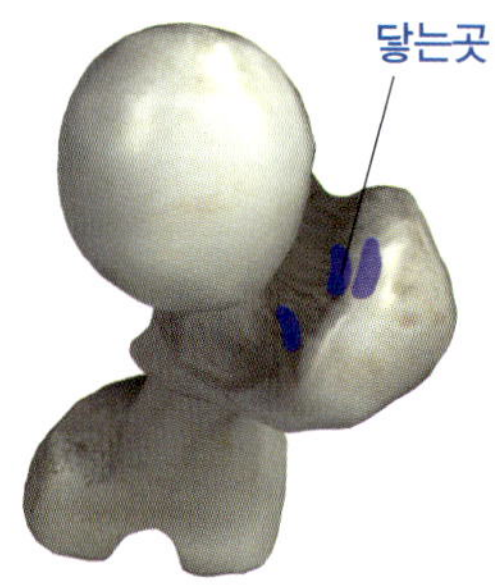

그림 6-26 속폐쇄근 닿는곳
(넙다리뼈를 위에서 본 그림)

스트레칭 조작

검 사 자 : 환자의 가쪽, 검사하는 반대쪽에 선다.

환　　자 : 바로누운자세로, 무릎관절 100° 굽힘자세, 무릎관절 굽힘자세

접　　촉 : 무릎관절의 앞면

고　　정 : 반대쪽 골반 앞의 가쪽면

조　　작 : 무릎관절 앞면에 대하여 넙다리에 긴쪽 방향으로 압박을 가한 상태에서 엉덩관절의 모음(내전)을 일으킨다.

비　　고 : 바깥폐쇄근, 위 · 아래쌍동근과의 감별은 어렵다(그림 6-27).

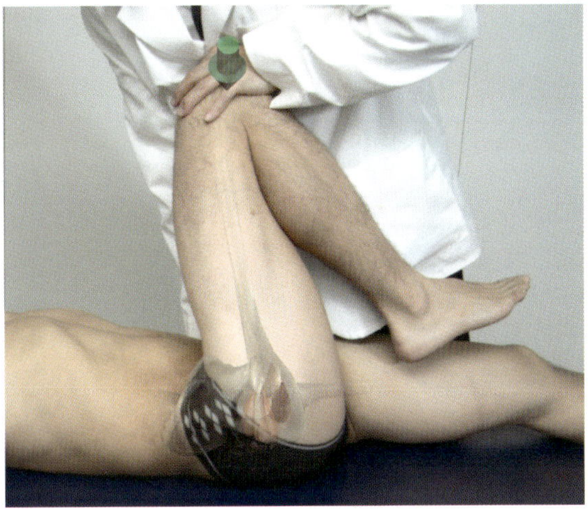

그림 6-27 속폐쇄근 스트레칭 조작

속폐쇄근, 바깥폐쇄근, 위 · 아래쌍동근의 스트레칭 조작은 동시에 실시한다. 해부학적, 기능적으로 이들 근육의 감별은 어렵다.

엉덩관절의 굽힘(굴곡) 각도를 변화시켜서 모음을 가한다.

근육 테스트

검 사 자 : 환자의 가쪽, 검사하는 쪽에 선다.

환　　자 : 바로누운자세로, 엉덩관절 100° 굽힘자세로 한 후, 약간의 가쪽돌림과 무릎관절 굽힘을 가한다.

접　　촉 : 종아리 먼쪽의 안쪽

고　　정 : 무릎관절의 가쪽

조　　작 : 무릎관절 가쪽에 대하여 엉덩관절 모음을 가한 상태에서, 종아리 먼쪽의 안쪽에 가쪽으로 압력을 가하고 엉덩관절에 안쪽돌림을 일으킨다(그림 6-28).

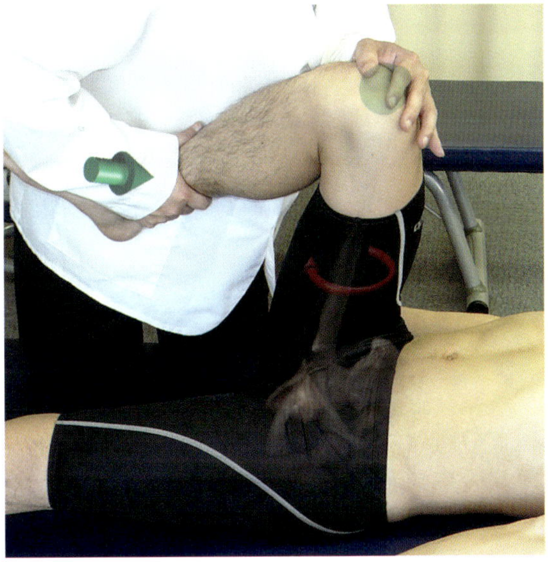

그림 6-28 속폐쇄근 근육 테스트

근육 테스트도 스트레칭 조작처럼 속폐쇄근, 바깥폐쇄근, 위 · 아래쌍동근 네 개의 근육을 동시에 한다.

테스트는 모음에 의한 속폐쇄근으로의 늘임(신장)을 유지한 상태에서 엉덩관절을 안쪽돌림한다.

쌍동근(쌍자근, gemellus muscles)

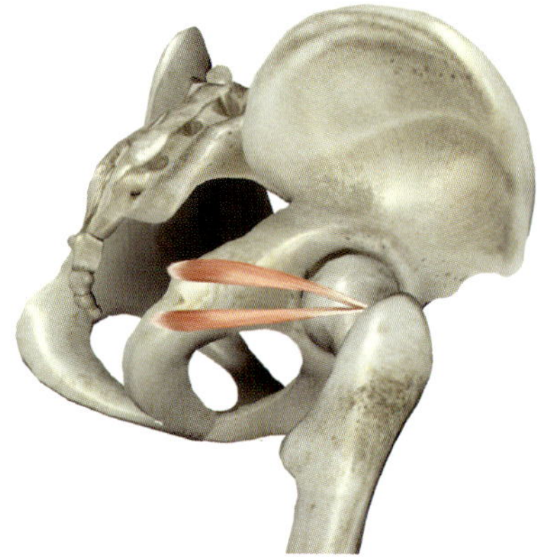

위쌍동근(상쌍자근, superior gemellus muscle)
이 는 곳 : 궁둥뼈가시(그림 6-29)
닿 는 곳 : 속폐쇄근힘줄과 함께 넙다리뼈 돌기오목에 부착(그림 6-30)

아래쌍동근(하쌍자근, inferior gemellus muscle)
이 는 곳 : 궁둥뼈결절의 위쪽(그림 6-29)
닿 는 곳 : 속폐쇄근힘줄과 함께 넙다리뼈 돌기오목에 부착(그림6-30)

위쌍동근 · 아래쌍동근
기　　능 : 엉덩관절 가쪽돌림(외선)
지배신경 : 엉치신경얼기(L4, L5, S1)
협 력 근 : 엉덩관절 가쪽돌림(큰허리근, 엉덩근, 속폐쇄근, 바깥폐쇄근, 궁둥구멍근, 큰볼기근, 모음근군, 넙다리네모근, 넙다리빗근)
대 항 근 : 엉덩관절 가쪽돌림(넙다리근막긴장근)

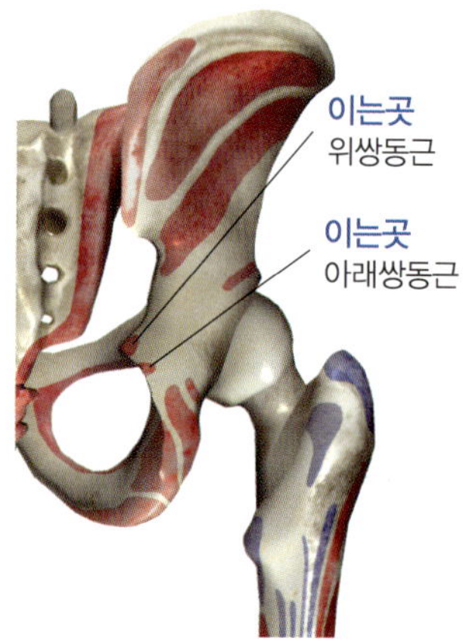

그림 6-29 쌍동근 이는곳

시진

깊은부분의 근육이며, 같은 작용을 하는 근육이 존재하기 때문에 쌍동근에서 특이적으로 진찰할 수 있는 정보는 없다.

촉진

힘　살 : 궁둥뼈결절의 위안쪽에 위치하는 궁둥뼈가시를 안쪽에서 가쪽으로 궁둥뼈가시의 끝을 찾듯이 촉진한다. 궁둥뼈가시와 큰볼기를 잇는 선상에서 큰볼기근의 깊은 부분에서 촉진하여 위쌍동근을 특정한 후, 약간 아래쪽에서 속폐쇄근을 끼고 아래쌍동근을 촉진한다. 이 근육에 인접하는 속폐쇄근과의 판별은 불가능하다.

이는곳 · 닿는곳 : 이는곳은 위쌍동근은 궁둥뼈가시, 아래쌍동근은 궁둥뼈가시의 아래쪽을 촉진한다(그림 6-31). 닿는곳은 돌기오목을 촉진해야 하는데, 보통 이 부위는 강고한 중간볼기근힘줄, 작은볼기근힘줄이 얕은층에 존재하기 때문에 촉진은 어렵다.

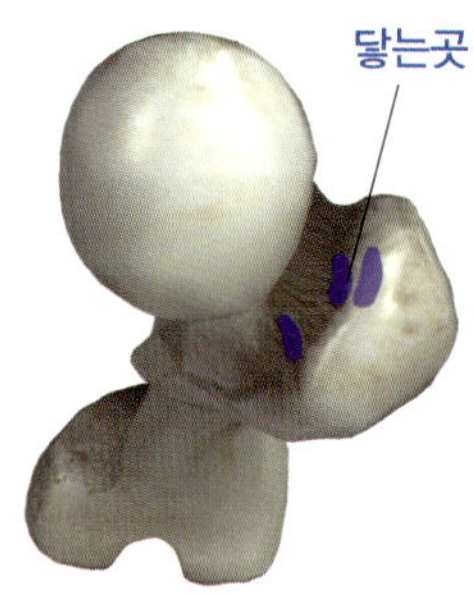

그림 6-30 쌍동근 닿는곳
(넙다리뼈를 위에서 본 그림)

스트레칭 조작 · 근육 테스트

속폐쇄근(p.155)을 참고

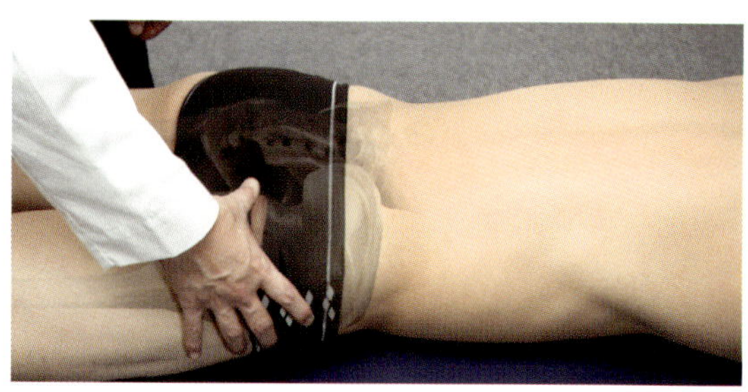
그림 6-31 궁둥뼈가시, 궁둥뼈결절의 위쪽

바깥폐쇄근(외폐쇄근, obturator externus muscle)

이 는 곳 : 볼기뼈 가쪽면의 폐쇄막과 폐쇄구멍의 주위(그림 6-32)
닿 는 곳 : 넙다리뼈 돌기오목(그림 6-33)
기 능 : 엉덩관절의 가쪽돌림(외선) · 모음(내전)
지배신경 : 폐쇄신경(L3, L4)
협 력 근 : 엉덩관절 가쪽돌림(큰허리근, 엉덩근, 속폐쇄근, 궁둥구멍근, 큰볼기근, 모음근군, 위 · 아래쌍동근, 넙다리네모근, 넙다리빗근)
엉덩관절 모음(큰허리근, 엉덩근, 모음근군, 두덩정강근, 넙다리네모근)
대 항 근 : 엉덩관절 가쪽돌림(넙다리근막긴장근)
엉덩관절 모음(중간 · 작은볼기근, 넙다리근막긴장근, 궁둥구멍근, 넙다리빗근)

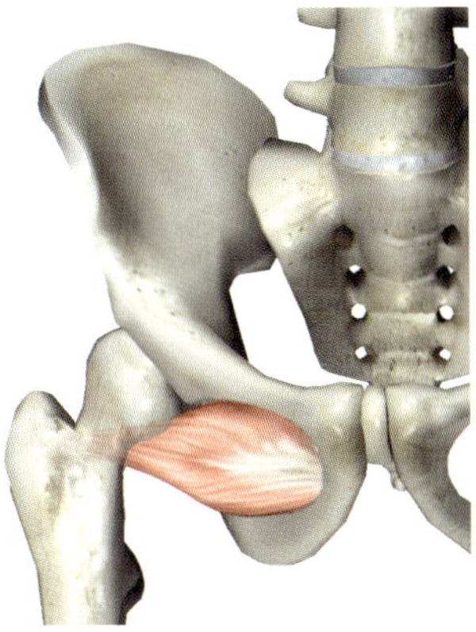

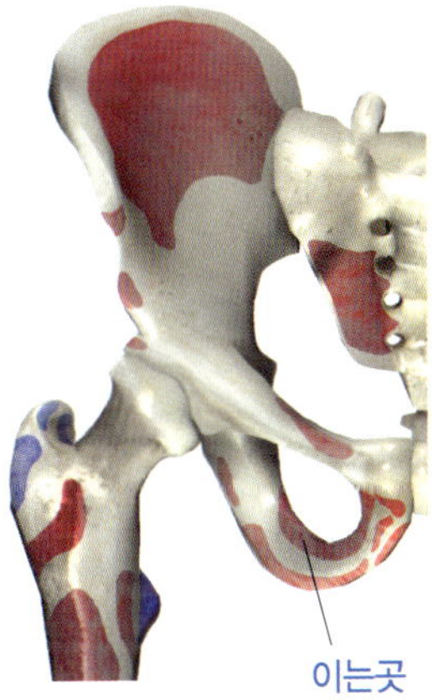

그림 6-32 바깥폐쇄근 이는곳

시진

깊은부분의 근육이며 같은 작용을 하는 근육이 존재하기 때문에 바깥폐쇄근에서 특이적으로 진찰할 수 있는 시진의 정보는 없다. 이 때문에, 근육 테스트와 같은 다른 평가법이 중요하다.

촉진

힘 살 : 힘살의 촉진은 어렵다.
이는곳 · 닿는곳 : 이는곳의 촉진은 모음근군의 깊은부분에 있기 때문에 어렵다. 닿는곳은 골반 가쪽에서 큰볼기 위모서리를 촉진하여 그곳부터 뒤아래쪽으로 촉진하여 돌기오목의 뒤부분을 촉진한다.

스트레칭 조작 · 근육 테스트

해부학적으로 스트레칭 조작 및 근육 테스트는 어렵다.

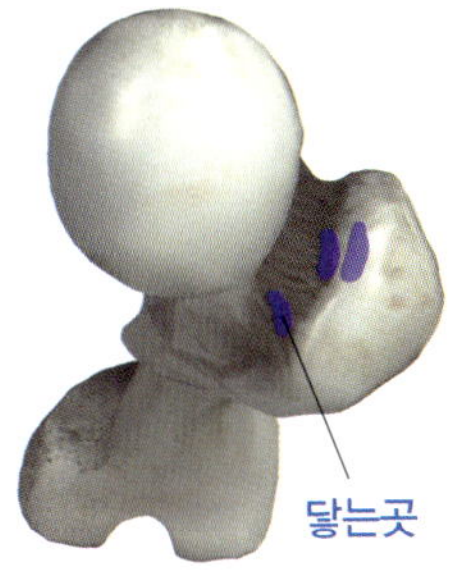

그림 6-33 바깥폐쇄근 닿는곳
(넙다리뼈를 위에서 본 그림)

넙다리네모근(대퇴방형근, quadratus femoris muscle)

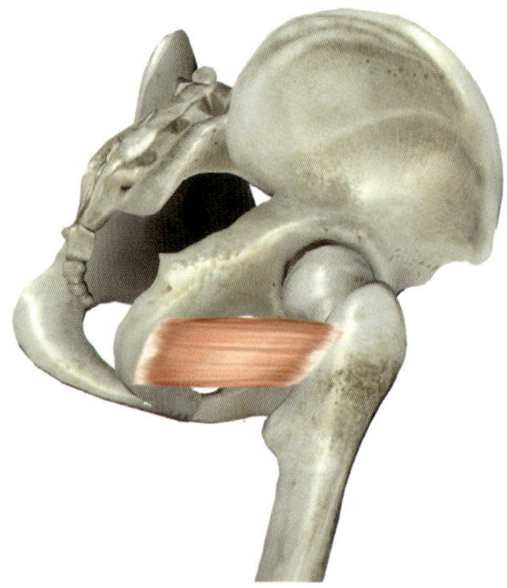

이 는 곳 : 궁둥뼈결절의 가쪽(그림 6-34)
닿 는 곳 : 넙다리뼈 큰볼기의 아래, 돌기사이능선(그림 6-34)
기　　능 : 엉덩관절의 가쪽돌림(외선) · 모음(내전)
지배신경 : 궁둥뼈신경(L4, L5, S1)
협 력 근 : 엉덩관절 가쪽돌림(큰허리근, 엉덩근, 속폐쇄근, 바깥폐쇄근, 궁둥구멍근, 큰볼기근, 모음근군, 위 · 아래쌍동근, 넙다리빗근)
엉덩관절 모음(큰허리근, 엉덩근, 모음근군, 두덩정강근, 바깥폐쇄근)
대 항 근 : 엉덩관절 가쪽돌림(넙다리근막긴장근)
엉덩관절 모음(중간 · 작은볼기근, 넙다리근막긴장근, 궁둥구멍근, 넙다리빗근)

시진

깊은부분의 근육이며, 같은 작용을 하는 근육이 존재하기 때문에 넙다리네모근에서 특이적으로 진찰할 수 있는 시진에 의한 정보는 없다.

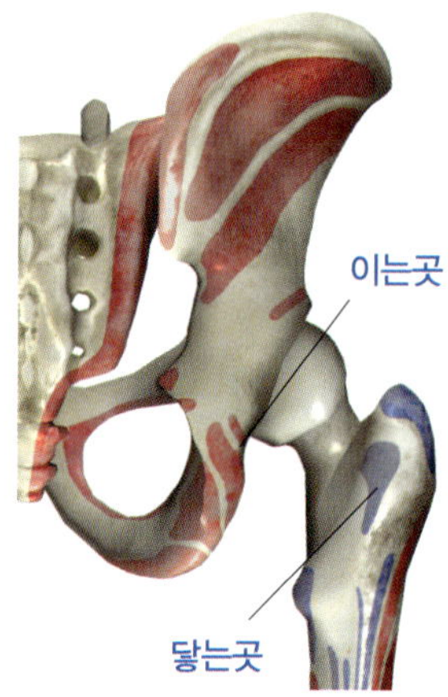

그림 6-34 넙다리네모근 이는곳 · 닿는곳

촉진

힘　살 : 궁둥뼈결절과 큰볼기와 작은볼기의 사이를 잇는 선상의 깊은부분을 촉진한다(그림 6-35).

이는곳 · 닿는곳 : 이는곳은 궁둥뼈결절을 촉진하고 그 가쪽면을 촉진한다(그림 6-36). 닿는곳은 큰볼기와 작은볼기를 특정하여 이들 사이를 뒤쪽에서 촉진한다(그림 6-37).

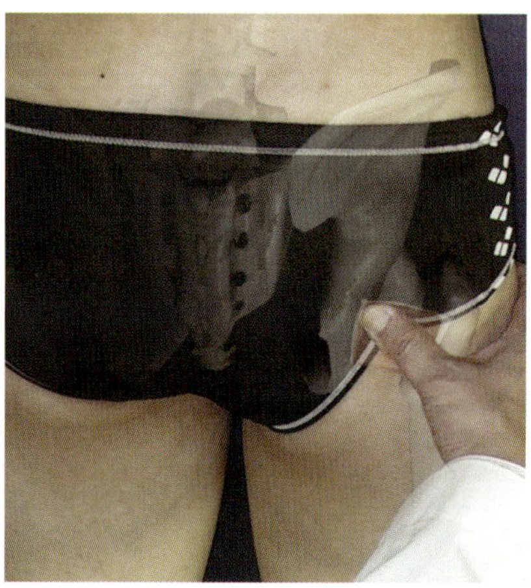
그림 6-35 힘살의 촉진

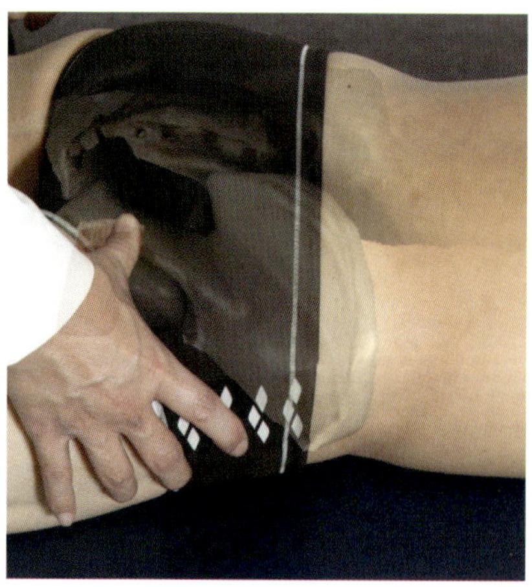
그림 6-36 궁둥뼈결절의 가쪽

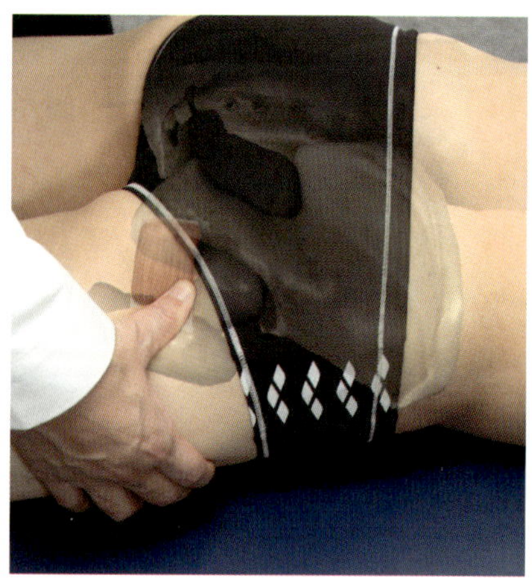
그림 6-37 돌기사이능선

스트레칭 조작

검 사 자 : 환자의 가쪽, 검사하는 반대쪽에 선다.
환　　자 : 바로누운자세로, 엉덩관절 100° 굽힘자세, 무릎관절 굽힘자세 · 최대 안쪽돌림자세로 한다.
접　　촉 : 무릎관절의 앞면
고　　정 : 반대쪽 골반의 앞가쪽면
조　　작 : 엉덩관절 안쪽돌림을 유지한 상태에서 굽힘(굴곡) · 모음한다.
비　　고 : 바깥폐쇄근과의 감별을 위하여 엉덩관절 안쪽돌림을 유지한다(그림 6-38).

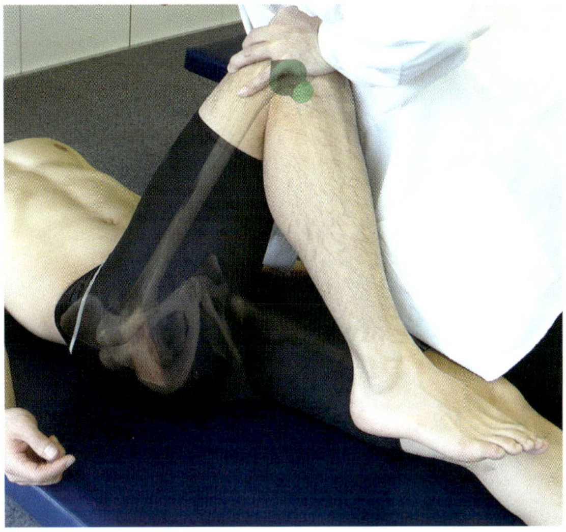

그림 6-38 넙다리네모근 스트레칭 조작

모음 방향으로 압력이 큰 경우, 중간볼기근, 작은볼기근에 늘임(신장)이 가해지기 때문에 주의해야 한다.

근육 테스트

검 사 자 : 환자의 가쪽, 검사하는 쪽에 선다.
환　　자 : 바로누운자세로, 엉덩관절 75° 굽힘과 약간의 안쪽돌림을 가한다.
접　　촉 : 종아리 먼쪽의 안쪽
고　　정 : 무릎관절의 가쪽
조　　작 : 종아리 먼쪽의 안쪽에 대하여 가쪽으로 압력을 가하고, 엉덩관절의 안쪽돌림 방향으로 움직인다.
비　　고 : 고정손으로 엉덩관절에 모음 방향으로 약간의 압력을 가하여 테스트 중 유지한다(그림 6-39).

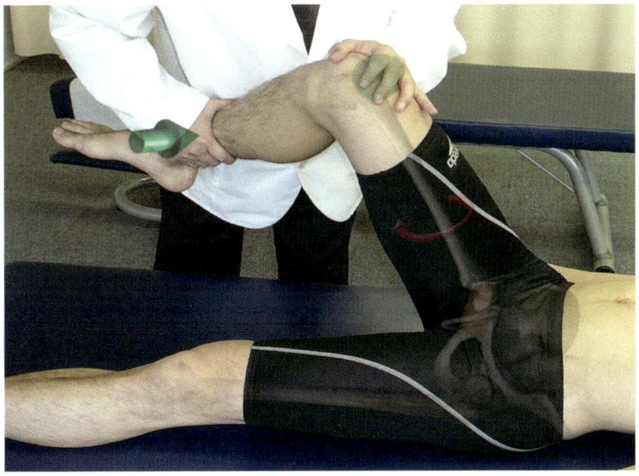

그림 6-39 넙다리네모근 근육 테스트

넓적다리뒤근육의 작용을 피하기 위하여 테스트의 압력은 무릎관절 박굽이(외반)와 폄(신전) 방향으로 가해서는 안 된다.

다리이음부위

큰허리근(대요근, psoas major muscle)

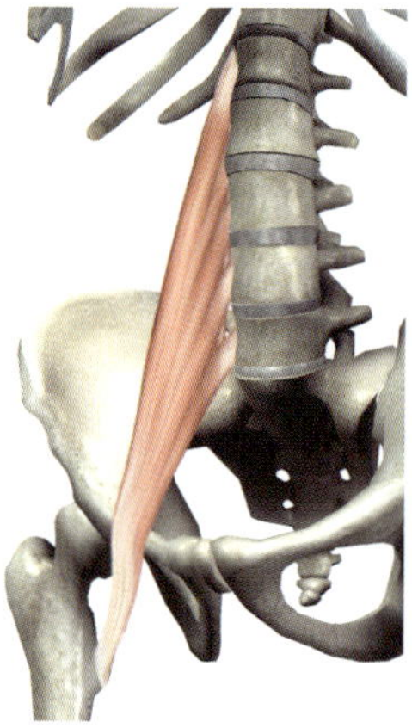

이 는 곳 : T12-L5 가로돌기 앞면, 척추몸통 가쪽면, 척추사이원반(그림 6-40)
닿 는 곳 : 넙다리뼈의 작은볼기(그림 6-41)
기 능 : 엉덩관절의 굽힘(굴곡) · 모음(내전) · 가쪽돌림(외선)
지배신경 : 허리신경얼기(L1, L2, L3, L4)
협 력 근 : 엉덩관절 굽힘(엉덩근, 넙다리곧은근, 두덩근, 넙다리빗근, 넙다리근막긴장근)
엉덩관절 모음(엉덩근, 모음근군, 넙다리네모근, 바깥폐쇄근)
엉덩관절 가쪽돌림(엉덩근, 속폐쇄근, 바깥폐쇄근, 궁둥구멍근, 큰볼기근, 모음근군, 위 · 아래쌍동근, 넙다리네모근, 넙다리빗근)
대 항 근 : 엉덩관절 굽힘(큰볼기근, 넓적다리뒤근육)
엉덩관절 모음(중간 · 작은볼기근, 넙다리근막긴장근, 궁둥구멍근, 넙다리빗근)
엉덩관절 가쪽돌림(넙다리근막긴장근)

시진

깊은부분의 근육이기 때문에 시진에 의한 인식은 어렵다. 선 자세에서 과긴장쪽에 허리뼈가 가쪽과 앞쪽으로 끌려 허리뼈 전체가 돌림(회선)을 일으키는데, 다른 요인에 의해서도 이러한 상태가 일어나기 때문에 허리뼈 전체의 돌림뿐만 아니라 힘살이나 이는곳 · 닿는곳의 촉진, 스트레칭, 근육 테스트 등에 의한 검사를 참고해야 한다.

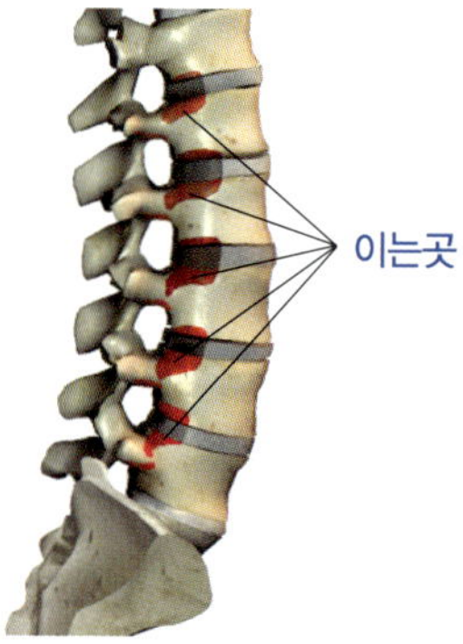

그림 6-40 큰허리근 이는곳

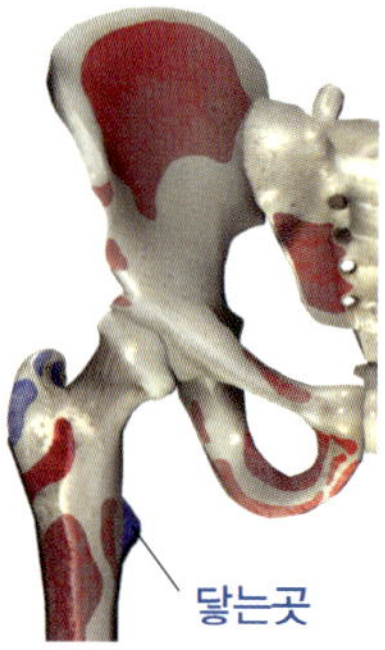

그림 6-41 큰허리근 닿는곳

촉진

힘 살 : 샅고랑부위의 힘살은 넙다리신경, 넙다리동맥, 넙다리정맥의 깊은부분에 존재하지만 촉지가 가능하다(그림 6-42). 다만, 넙다리신경, 넙다리동맥, 넙다리정맥에 손상을 주지 않도록 주의해야 한다.

이는곳 · 닿는곳 : 이는곳은 깊은부분, 허리뼈 앞면이기 때문에 물리적으로 촉진이 불가능하다. 닿는곳은 엎드린자세로 궁둥뼈결절 가쪽의 깊은부분에 접촉한 상태에서 넙다리뼈의 안쪽돌림과 가쪽돌림을 일으키면 깊은부분에서 움직이는 작은볼기를 촉지하는 것이 가능하다(그림 6-43).

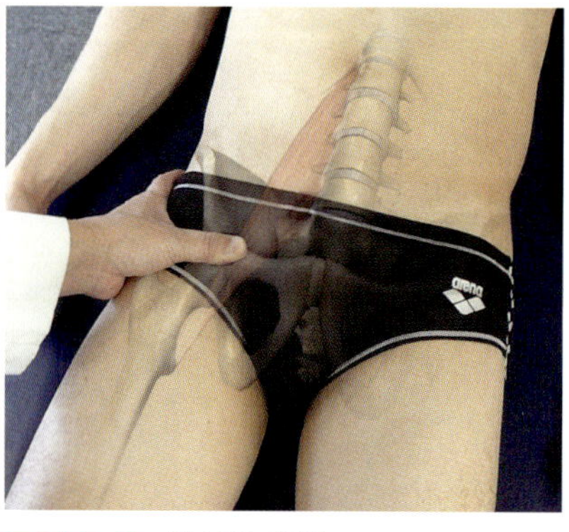

그림 6-42 힘살의 촉진

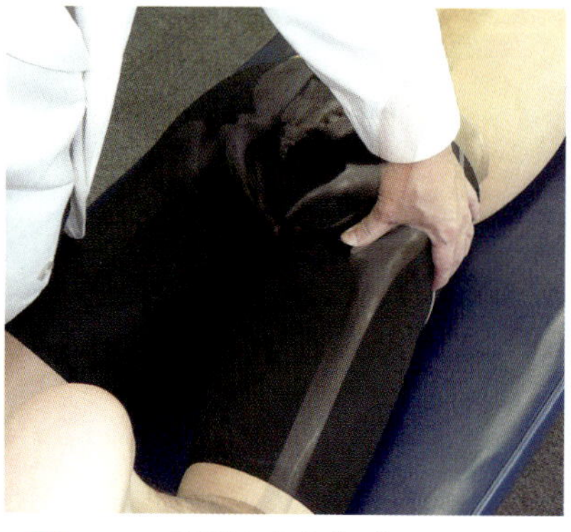

그림 6-43 작은볼기의 촉진

다리이음부위

스트레칭 조작

검 사 자 : 환자의 가쪽, 검사하는 쪽에 선다.
환 자 : 엎드린자세로, 엉덩관절 30° 벌림자세, 무릎관절 굽힘자세로 한다.
접 촉 : 넙다리 먼쪽의 앞면
고 정 : 엉덩관절의 뒤면
조 작 : 넙다리 앞면의 접촉에 의해 넙다리를 올림(거상)하여 엉덩관절을 폄한다.
비 고 : 엉덩관절 뒤면의 고정은 엉덩관절 앞면이 테이블에서 떨어지지 않도록 한다. 엉덩관절의 벌림(외전)은 큰허리근 주행의 연장선상에 넙다리가 위치하는 각도에 맞춘다(그림 6-44).

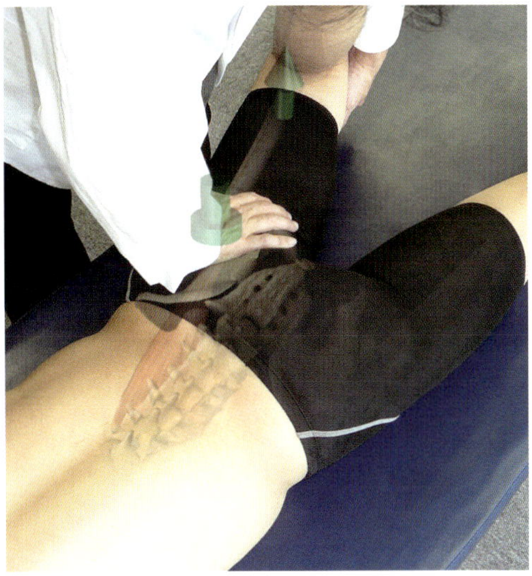

그림 6-44 큰허리근 스트레칭 조작

스트레칭 조작에서는 엉덩관절 뒤면을 잘 고정하는 것으로 골반 전체가 테이블로부터 올림하는 것으로 인한 허리뼈의 폄을 막을 수 있다.

근육 테스트

검 사 자 : 환자의 가쪽, 검사하는 쪽에 선다.
한 자 : 바로누운자세로, 엉덩관절 굽힘 · 벌림 · 가쪽돌림에 의해 다리를 엉덩관절 앞면과 허리뼈를 잇는 선상에 위치시킨다.
접 촉 : 종아리 먼쪽의 앞안쪽
고 정 : 반대쪽의 위앞엉덩뼈가시
조 작 : 엉덩관절 벌림 · 폄(신전) 방향으로 압력을 가한다.
비 고 : 모음근군과 넙다리곧은근의 작용을 피해야 한다(그림 6-45).

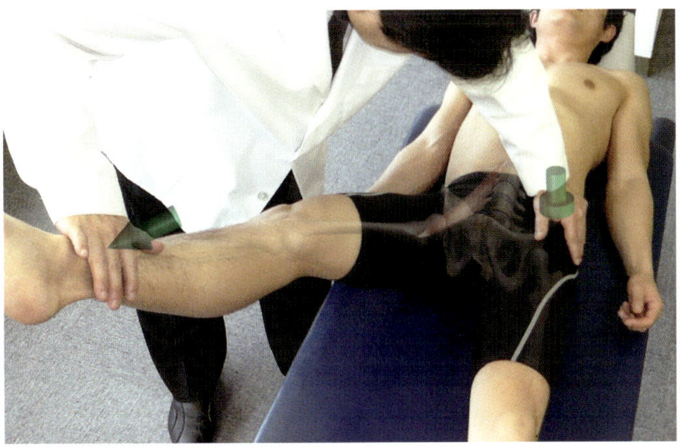

그림 6-45 큰허리근 근육 테스트

넙다리곧은근이 작용하는 경우, 엉덩관절의 모음과 안쪽돌림이 일어난다.

모음근군이 작용하는 경우, 반대쪽의 골반이 테이블에서 올림한다.

엉덩근(장골근, Iliacus muscle)

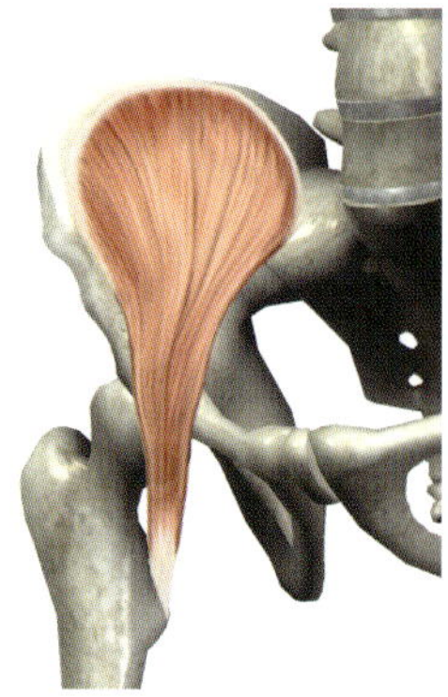

이 는 곳 : 엉덩뼈오목의 위부분 2/3(그림 6-46), 엉덩뼈능선의 안쪽모서리, 앞엉치엉덩인대, 허리엉치인대, 엉덩허리인대, 엉치뼈의 엉덩뼈날개

닿 는 곳 : 넙다리뼈의 작은돌기(그림 6-46).

기　　능 : 엉덩관절의 굽힘(굴곡) · 모음(내전) · 가쪽돌림(외선)

지배신경 : 넙다리신경(L2, L3, L4)

협 력 근 : 엉덩관절 굽힘(큰허리근, 넙다리곧은근, 두덩근, 넙다리빗근, 넙다리근막긴장근)
엉덩관절 모음(큰허리근, 모음근군, 넙다리네모근, 바깥폐쇄근)
엉덩관절 가쪽돌림(큰허리근, 속폐쇄근, 바깥폐쇄근, 궁둥구멍근, 큰볼기근, 모음근군, 위 · 아래쌍동근, 넙다리네모근, 넙다리빗근)

대 항 근 : 엉덩관절 굽힘(큰볼기근, 넓적다리뒤근육)
엉덩관절 모음(중간 · 작은볼기근, 넙다리근막긴장근, 궁둥구멍근, 넙다리빗근)
엉덩관절 가쪽돌림(넙다리근막긴장근)

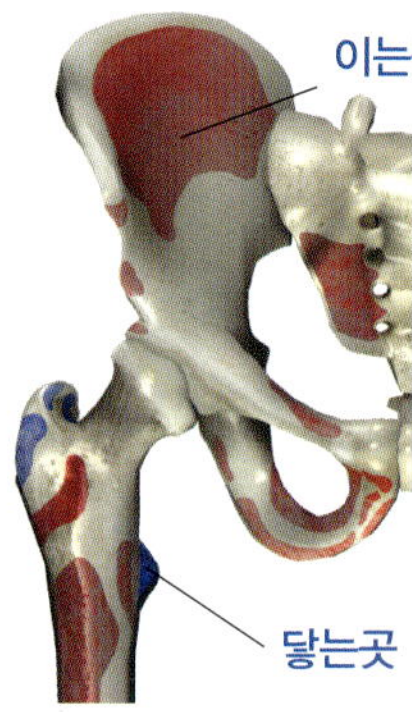

그림 6-46 엉덩근 이는곳 · 닿는곳

시진

수축력이 저하하는 것으로, 볼기뼈 위부분이 뒤가쪽으로 이동된 것을 볼 수 있다. 중간볼기근 과긴장에 의한 것과 감별이 필요하다.

촉진

힘　살 : 힘살은 샅고랑부위에서 촉진이 가능하다. 바로누운자세로, 위앞엉덩뼈가시를 촉진한 후, 샅고랑인대에 따라 안쪽아래에서 엉덩근의 힘살을 촉진한다(그림 6-47).

이는곳 · 닿는곳 : 이는곳은 복강 내에 있기 때문에 촉진은 어렵다. 닿는곳은 엎드린자세로 궁둥뼈결절의 가쪽 깊은부분에 접촉한 상태에서 넙다리뼈 안쪽돌림과 가쪽돌림을 일으켜, 깊은부분에서 움직이는 작은돌기를 촉지하는 것이 가능하다(그림 6-48).

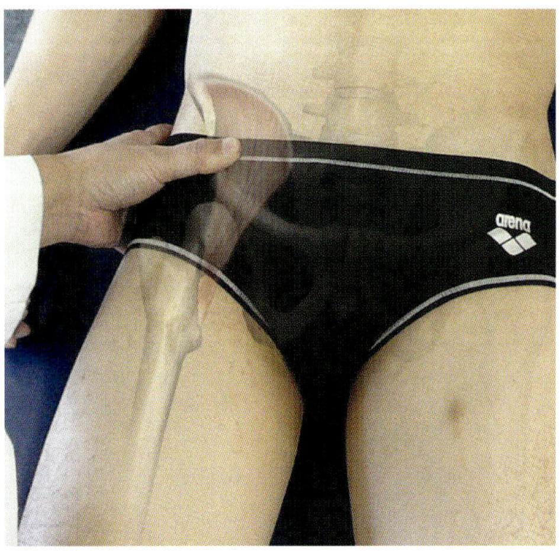

그림 6-47 힘살의 촉진

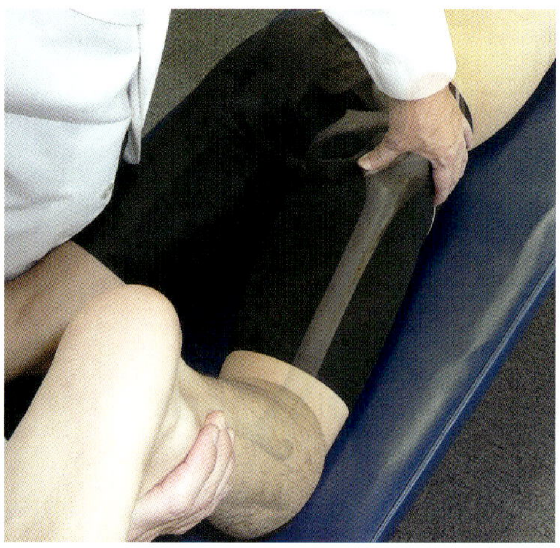

그림 6-48 넙다리뼈의 작은돌기

스트레칭 조작

검 사 자 : 환자의 가쪽, 검사하는 쪽에 선다.
환 자 : 엎드린자세로, 엉덩관절의 중간자세 또는 약간의 모음자세, 무릎관절 굽힘자세로 둔다.
접 촉 : 넙다리 먼쪽의 앞면
고 정 : 엉덩관절의 뒤면
조 작 : 넙다리 앞면의 접촉에 의해 넙다리를 올림(거상)하여 엉덩관절을 폄한다.
비 고 : 엉덩관절 뒤면은 엉덩관절 앞면이 테이블에서 떨어지지 않도록 고정한다(그림 6-49).

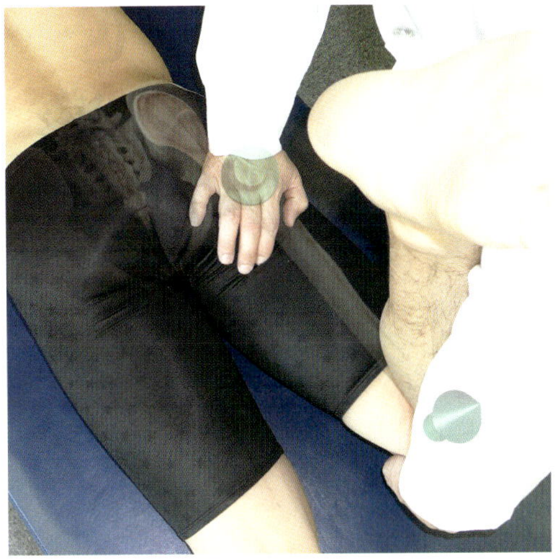

그림 6-49 엉덩근 스트레칭 조작

스트레칭 조작에서는 엉덩관절 뒤면의 고정을 잘 하는 것으로, 골반 전체가 테이블에서 올림하는 것에 의한 허리뼈의 폄을 막을 수 있다.

엉덩관절의 과도한 모음에 의해 넙다리근막긴장근에 늘임(신장)이 가해지는 경우 중간자세로 폄(신전)을 가한다.

근육 테스트

안쪽섬유

검 사 자 : 환자의 가쪽, 검사하는 쪽에 선다.
환 자 : 누운자세로, 엉덩관절의 굽힘 · 벌림(외전) · 가쪽돌림에 의해 다리를 엉덩관절 앞면과 엉치엉덩관절의 가쪽을 잇는 선상에 위치시킨다.
접 촉 : 종아리 먼쪽의 앞안쪽
고 정 : 반대쪽의 위앞엉덩뼈가시
조 작 : 엉덩관절 벌림 · 폄 방향으로 압력을 가한다.
비 고 : 골반은 테이블에 대해서 평행으로 고정해야 한다(그림 6-50).

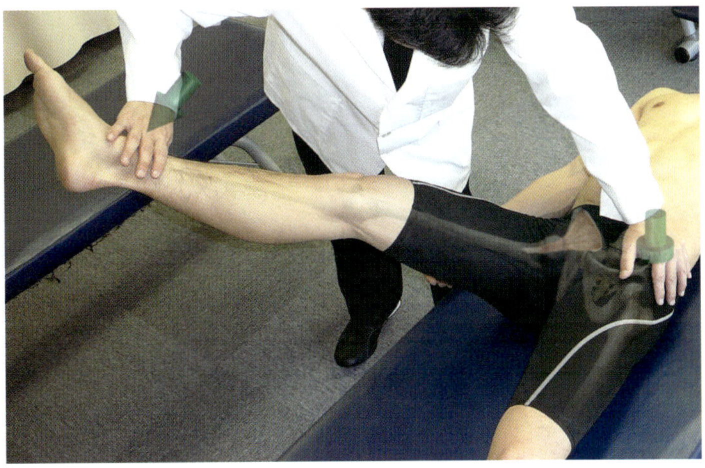

그림 6-50 엉덩근 안쪽섬유 근육 테스트

안쪽 섬유, 가쪽 섬유의 테스트에서는 모음근군, 넙다리곧은근의 협력작용을 피해야 한다.

테스트의 압력에 의해 무릎관절에 통증이나 불쾌감이 일어나는 경우, 넙다리 먼쪽의 안쪽에 접촉하여 테스트를 한다.

가쪽섬유

검 사 자 : 환자의 가쪽, 검사하는 쪽에 선다.

환 자 : 바로누운자세로, 엉덩관절 굽힘 · 모음 · 가쪽돌림에 의해 다리를 엉덩관절 앞면과 위앞엉덩뼈가시의 안쪽을 잇는 선상에 위치시킨다.

접 촉 : 종아리 먼쪽의 앞안쪽

고 정 : 반대쪽의 위앞엉덩뼈가시

조 작 : 엉덩관절 벌림 · 폄 방향으로 압력을 가한다.

비 고 : 테스트 중 반대쪽 골반의 올림은 모음근군을 작용시키고 있을 가능성이 있다(그림 6-51).

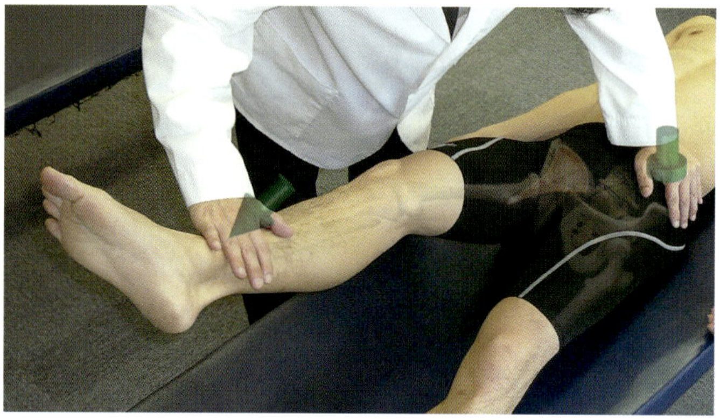

압력을 가할 때, 다리에 긴쪽 방향으로 견인을 가하는 것으로, 근육섬유에 늘임을 가하는 것이 가능해진다.

그림 6-51 엉덩근 가쪽 섬유 근육 테스트

다리이음부위

Chapter 7

넓적다리 근육
(muscles of the thigh)

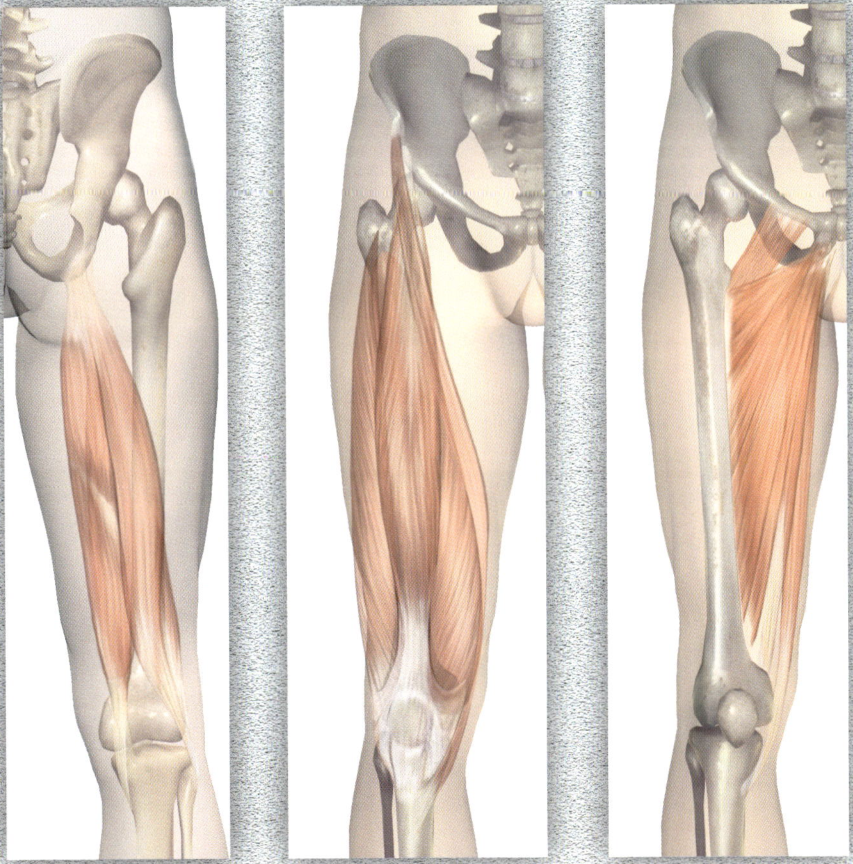

넓적다리뒤근육(hamstring muscle)

반힘줄근(반건양근, emitendinosus muscle)-안쪽 넓적다리뒤근육
이 는 곳 : 궁둥뼈결절(그림 7-1), 넙다리두갈래근힘줄
닿 는 곳 : 정강뼈 몸쪽의 앞면 안쪽부분(그림 7-3), 다리의 깊은근막

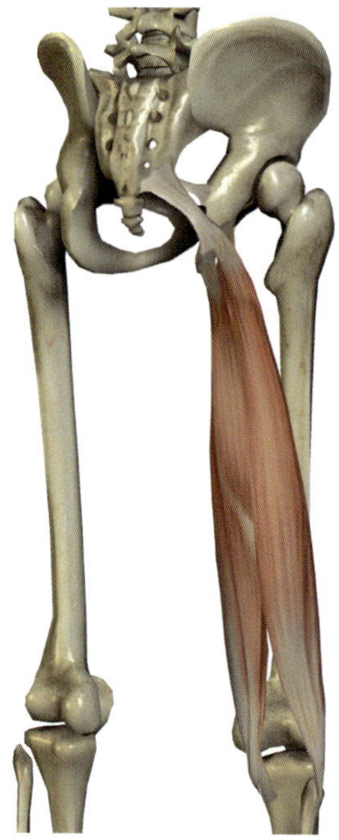

반막근(반막상근, semimembranosus muscle)-안쪽 넓적다리뒤근육
이 는 곳 : 궁둥뼈결절 위가쪽부분(그림 7-1)
닿 는 곳 : 정강뼈 몸쪽의 뒤면 안쪽부분(그림 7-2)

넙다리두갈래근(대퇴이두근, biceps femoris muscle)-가쪽 넓적다리뒤근육
이 는 곳 : [긴갈래(long head)] 궁둥뼈결절(그림 7-1), 엉치결절인대
[짧은갈래(short head)] 거친선의 가쪽선, 넙다리뼈의 가쪽위관절융기, 가쪽넙다리근육사이막(그림 7-2)
닿 는 곳 : 종아리뼈머리의 가쪽(그림 7-3), 정강뼈의 가쪽관절융기, 다리의 깊은근막 가쪽부분

넓적다리뒤근육
기 능 : 엉덩관절의 폄(신전), 무릎관절의 굽힘(굴곡) · 안쪽돌림(안쪽 넓적다리뒤근육) · 가쪽돌림(가쪽 넓적다리뒤근육)
지배신경 : [반힘줄근] 궁둥뼈신경의 정강뼈가지(L4, L5, S1, S2)
[반막근] 궁둥뼈신경의 정강뼈가지(L4, L5, S1)
[넙다리두갈래근 긴갈래] 궁둥뼈신경의 정강뼈가지(L5, S1, S2)
[넙다리두갈래근 짧은갈래] 궁둥뼈신경의 종아리뼈가지(L4, L5, S1)
협 력 근 : 엉덩관절 폄(큰볼기근)
무릎관절 굽힘(두덩정강근, 넙다리빗근, 장딴지근, 오금근, 발바닥근)
무릎관절 안쪽돌림(오금근, 두덩정강근, 넙다리빗근)
무릎관절 가쪽돌림(넙다리근막긴장근)
대 항 근 : 엉덩관절 폄(큰허리근, 엉덩근, 넙다리곧은근, 두덩근, 넙다리빗근, 넙다리근막긴장근, 모음근군)
무릎관절 굽힘(넙다리네갈래근, 넙다리근막긴장근)
무릎관절 안쪽돌림(가쪽 넓적다리뒤근육, 넙다리근막긴장근)
무릎관절 가쪽돌림(안쪽 넓적다리뒤근육, 오금근, 두덩정강근, 넙다리빗근)

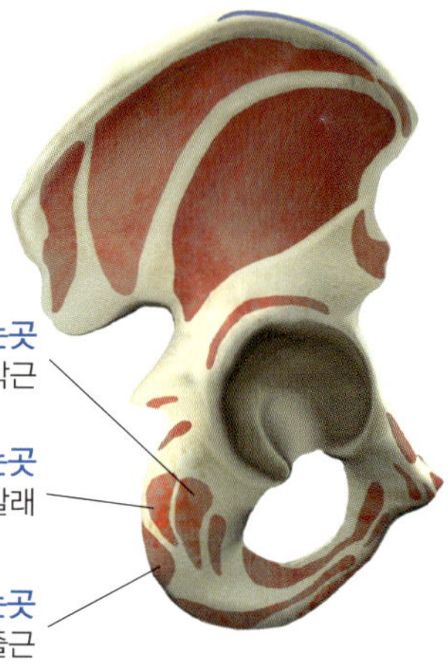

그림 7-1 넓적다리뒤근육 이는곳

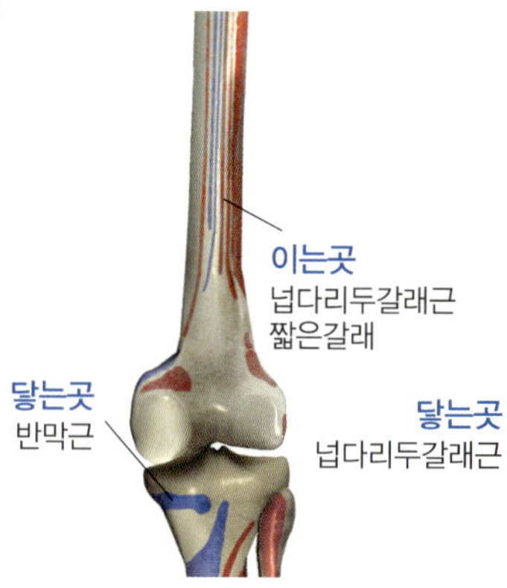

그림 7-2 넓적다리뒤근육 이는곳 · 닿는곳

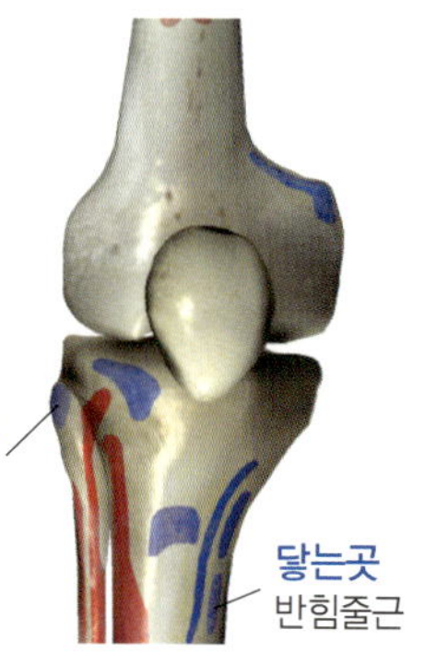

그림 7-3 넓적다리뒤근육 닿는곳

시진

선자세에서는 골반을 뒤쪽으로 당기는 근육이며, 수축력이 저하하면 골반의 앞쪽 기울기를 볼 수 있다. 엎드린자세로 환자에게 무릎관절 굽힘을 유지시키는 것으로, 넙다리 뒤면의 중간부분에서 힘살을 확인하는 것이 가능하다.

촉진

힘 살: 엎드린자세로, 넙다리 뒤면의 중간부분에 뻗어있는 힘살을 촉지할 수 있다. 힘살의 촉지가 어려운 경우, 무릎관절의 굽힘을 유지시킨 상태에서 하여, 넙다리 뒤면에서 수축하는 넓적다리뒤근육 힘살을 촉지할 수 있다(그림 7-4).

이는곳 · 닿는곳 : 이는곳은 궁둥뼈결절과 엉치뼈끝사이를 위가쪽으로 촉진하여 엉치결절인대를 촉진한다. 엉치결절인대를 아래가쪽으로 촉진하여, 궁둥뼈결절에 부착하는 부위를 촉진한다. 이 부위가 넙다리두갈래근 긴갈래의 이는곳이다(그림 7-5). 이 부위를 랜드마크로서, 이 부위 위가쪽은 반막근의 이는곳(그림 7-6), 아래안쪽은 반힘줄근의 이는곳(그림 7-7)이 된다. 넙다리두갈래근 짧은갈래의 이는곳은 넙다리뼈 뒤면의 먼쪽 가쪽부분을 촉진하면 거친선의 가쪽선에 이른다(그림 7-8). 반힘줄근의 닿는곳은 정강뼈의 앞쪽으로 돌아 들어가서, 거위발(pes anserinus)이 되어 정강뼈거친면의 안쪽에 부착한다. 이 부위는 두덩정강근, 넙다리빗근 닿는곳의 촉진과 같이 정강뼈 앞안쪽면의 중간부분에서 손가락을 슬라이드하듯이 위쪽으로 촉진하여, 거위발의 아래모서리인 비대부분을 촉지한다(그림 7-9). 거위발 중에서도 반힘줄근 닿는곳은 안쪽의 먼쪽이다. 반막근의 닿는곳은 정강뼈 뒤면의 장딴지근 깊은부분에 존재하기 때문에 엎드린자세에서 무릎관절 굽힘을 유지시켜, 무릎관절 뒤면 안쪽의 힘줄을 정강뼈 뒤면의 안쪽까지 더듬어서 닿는곳을 촉진한다(그림 7-10). 넙다리두갈래근의 닿는곳은 종아리 몸쪽의 가쪽에 있는 종아리뼈 가쪽면을 촉진한다(그림 7-11).

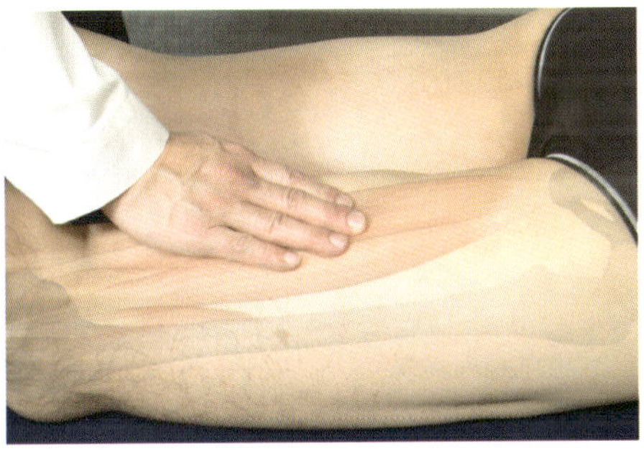

그림 7-4 힘살의 촉진

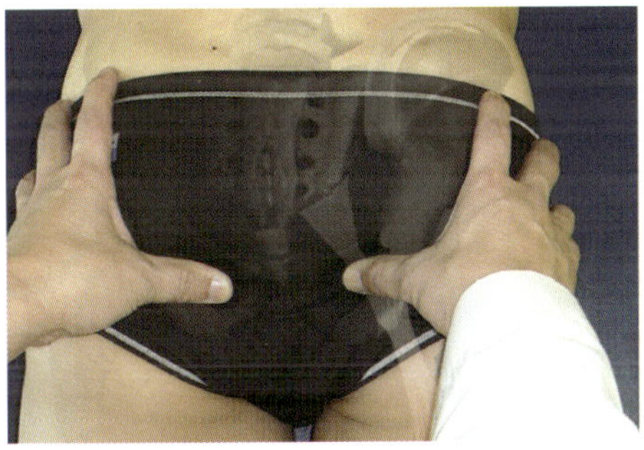

그림 7-5 넙다리두갈래근 긴갈래의 이는곳 (궁둥뼈결절의 엉치결절인대 부착부위)

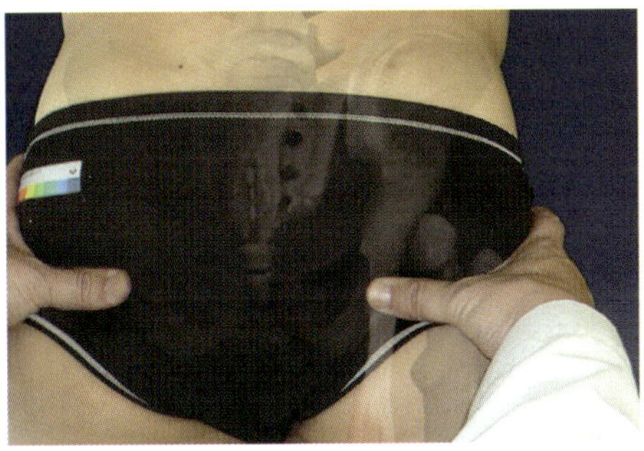

그림 7-6 반막근의 이는곳(궁둥뼈결절 위가쪽부분)

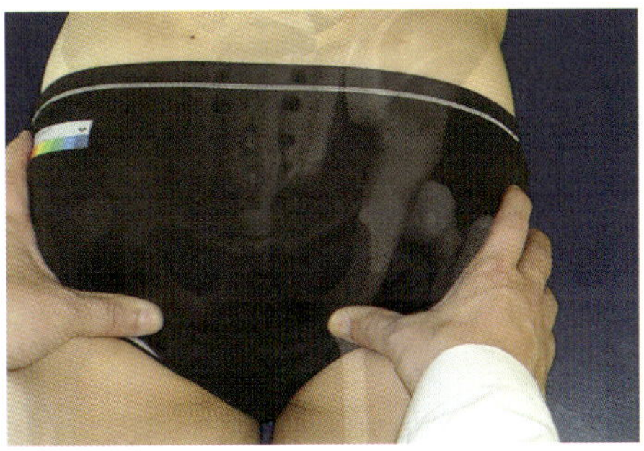

그림 7-7 반힘줄근의 이는곳(궁둥뼈결절 아래안쪽부분)

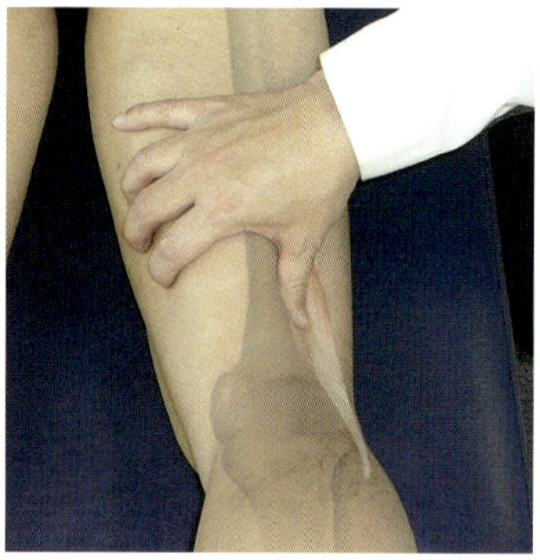

그림 7-8 넙다리두갈래근 짧은갈래의 이는곳(거친선 가쪽선)

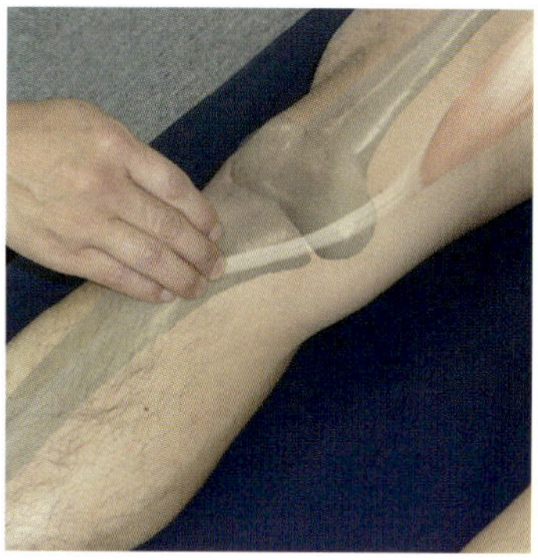

그림 7-9 반힘줄근의 닿는곳(몸쪽 정강뼈의 앞면 안쪽부분)

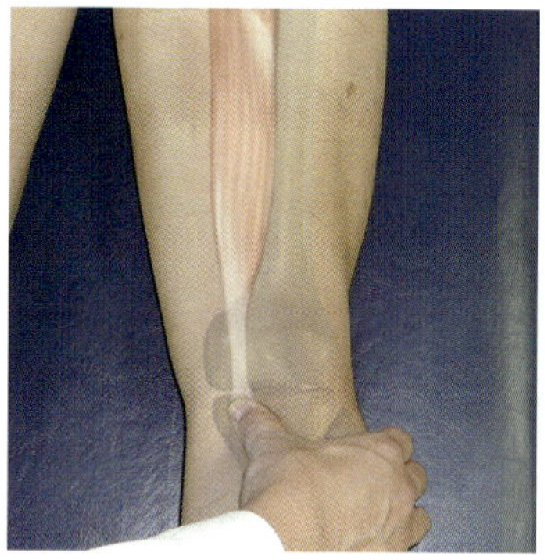

그림 7-10 반힘줄근의 닿는곳(정강뼈 안쪽관절융기의 뒤면 안쪽부분)

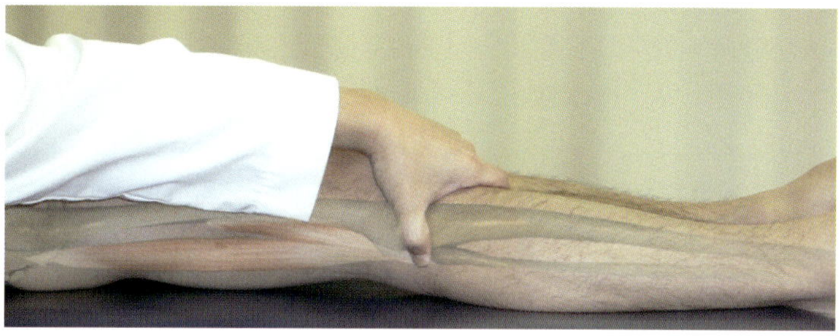

그림 7-11 넙다리두갈래근의 닿는곳(종아리뼈머리 가쪽)

스트레칭 조작

검 사 자 : 환자의 가쪽, 조작하는 쪽에 선다.

환　　자 : 바로누운자세

접　　촉 : 종아리 먼쪽의 뒤면을 잡는다.

고　　정 : 무릎관절의 앞면

조　　작 : 무릎관절의 앞면을 고정하여 무릎관절을 폄자세로 유지한 상태로, 엉덩관절에 굽힘을 가한다. 안쪽 넓적다리뒤근육은 엉덩관절을 안쪽돌림시킨 상태로 굽힘을 가하고, 가쪽 넓적다리뒤근육에서는 엉덩관절을 가쪽돌림시킨 상태로 굽힘을 가한다.

비　　고 : 무릎관절의 굽힘이 일어나지 않도록 무릎관절 앞면을 고정하여 무릎관절 폄자세를 유지한다(그림 7-12~7-14).

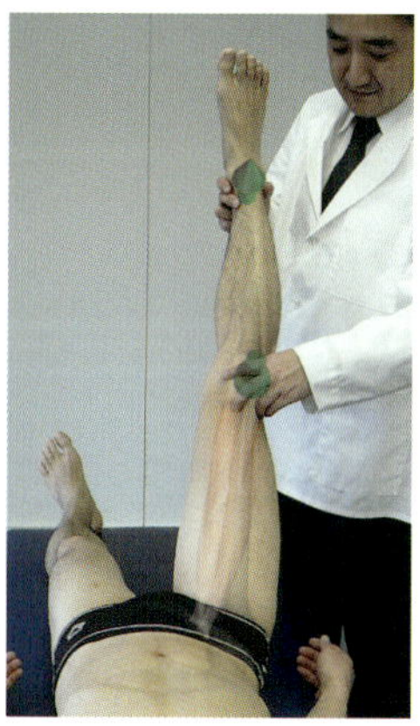

그림 7-12 넓적다리뒤근육의 스트레칭 조작

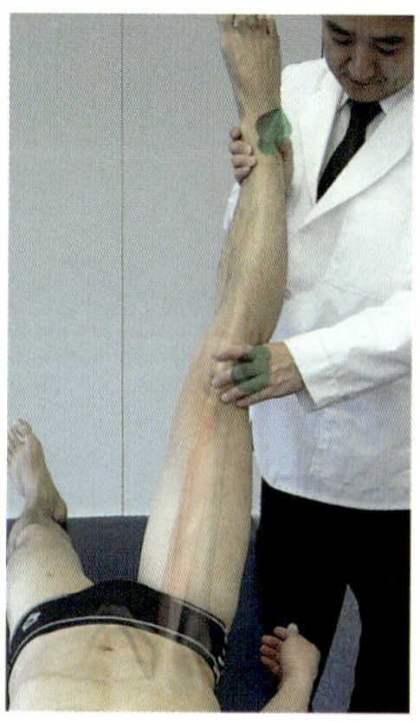

그림 7-13 안쪽 넓적다리뒤근육의 스트레칭 조작

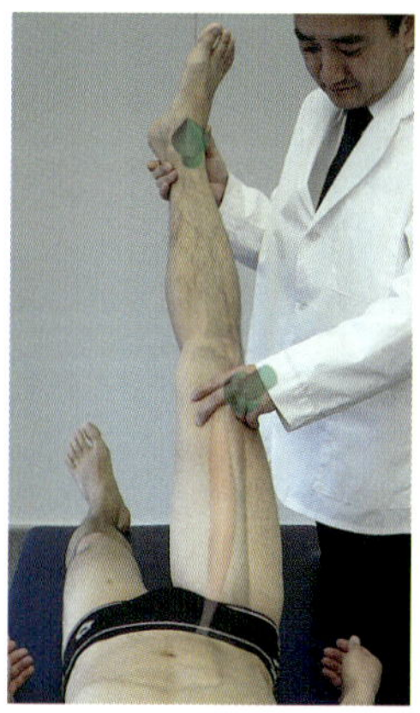

그림 7-14 가쪽 넓적다리뒤근육의 스트레칭 조작

과도한 엉덩관절의 굽힘에 의해 골반이 움직이지 않도록 엉덩관절 굽힘의 조작은 천천히 한다.

안쪽 넓적다리뒤근육과 가쪽 넓적다리뒤근육 스트레칭 조작에서는, 안쪽에서는 벌림, 가쪽에서는 모음을 약간 가하는 방법도 가능하다.

근육 테스트

넓적다리뒤근육

검 사 자 : 환자의 가쪽, 검사하는 반대쪽에 선다.

환 자 : 엎드린자세로, 발목관절 최대 발바닥굽힘자세, 무릎관절 30° 굽힘자세로 유지시킨다.

접 촉 : 종아리 먼쪽의 뒤면

고 정 : 엉덩뼈의 뒤면

조 작 : 무릎관절의 폄 방향으로 압력을 가한다.

비 고 : 테스트 중 발목관절 발등굽힘에 의한 장딴지근의 무릎관절 굽힘작용을 일으키지 않도록 주의해야한다(그림 7-15).

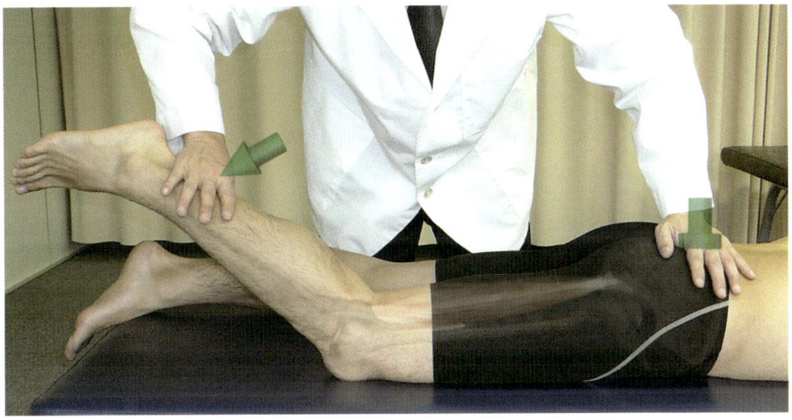

장딴지근에 의한 무릎관절 굽힘작용을 유발시키기 때문에 발꿈치뼈로 접촉해서는 안 된다.

근육 테스트의 반응이 일정하지 않은 경우, 가쪽·안쪽 넓적다리뒤근육 각각 테스트해야 한다.

그림 7-15 넓적다리뒤근육 근육으로서의 근육 테스트

안쪽 넓적다리뒤근육

검 사 자 : 환자의 가쪽, 검사하는 반대쪽에 선다.

환 자 : 엎드린자세로, 발목관절 최대 발바닥굽힘, 무릎관절 30° 굽힘, 엉덩관절 안쪽돌림을 가한다.

접 촉 : 종아리 먼쪽의 뒤면 안쪽

고 정 : 엉덩뼈의 뒤면

조 작 : 무릎관절 폄 · 밖굽이 방향으로 압력을 가한다.

비 고 : 테스트 중 발목관절 발등굽힘에 의한 장딴지근 안쪽갈래의 무릎관절 굽힘작용을 일으키지 않도록 주의해야 한다(그림 7-16).

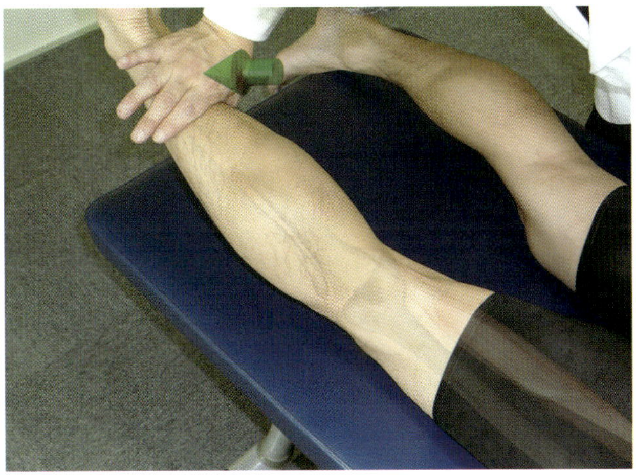

가쪽 · 안쪽 넓적다리뒤근육의 근육 테스트에서는 근육섬유 주행의 연장 방향을 향하여 압력을 가한다.

그림 7-16 안쪽 넓적다리뒤근육 근육 테스트

넓적다리

가쪽 넓적다리뒤근육

검 사 자 : 환자의 가쪽, 검사하는 반대쪽에 선다.

환　　자 : 엎드린자세로, 발목관절의 최대 발바닥굽힘, 무릎관절의 30° 굽힘, 엉덩관절에 가쪽돌림을 가한다

접　　촉 : 종아리 먼쪽의 뒤면 가쪽

고　　정 : 엉덩뼈의 뒤면

조　　작 : 무릎관절 폄 · 안굽이 방향으로 압력을 가한다.

비　　고 : 테스트 중 발목관절 발등굽힘에 의한 장딴지근 가쪽갈래의 무릎관절 굽힘작용을 일으키지 않도록 주의해야 한다(그림 7-17).

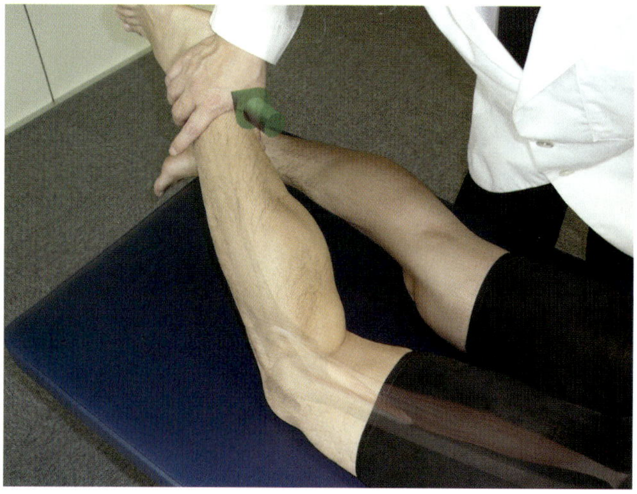

그림 7-17 가쪽 넓적다리뒤근육 근육 테스트

테스트 중 무릎관절 뒤면의 가쪽에 가쪽 넓적다리뒤근육 힘줄의 융기를 확인한다.

먼쪽 정강종아리관절에 장애가 있는 경우, 신중하게 테스트 해야 한다.

넙다리네갈래근(대퇴사두근, quadriceps femoris muscle)

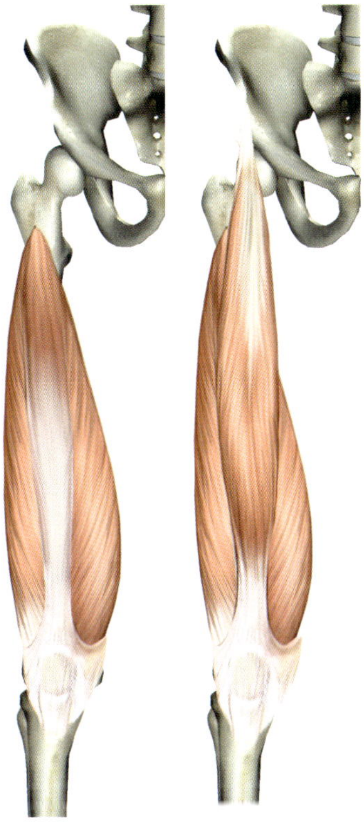

넙다리곧은근(대퇴직근, rectus femoris muscle)

이 는 곳 : [곧은갈래(straight head)] 아래앞엉덩뼈가시(그림 7-18)
[접힌갈래(reflected head)] 볼기뼈절구모서리의 위부분(그림 7-18)

닿 는 곳 : 무릎뼈의 위모서리, 무릎인대 옆 정강뼈거친면에 부착한다(그림 7-18).

안쪽넓은근(내측광근, vastus medialis muscle)

이 는 곳 : 아래부분 돌기사이능선, 거친선, 안쪽관절융기위선, 안쪽넙다리근육사이막(그림 7-18), 큰모음근과 긴모음근의 힘줄

닿 는 곳 : 무릎뼈 안쪽과 무릎인대 옆 정강뼈거친면에 부착한다(그림 7-18).

중간넓은근(중간광근, vastus intermedius muscle)

이 는 곳 : 넙다리뼈 앞가쪽면의 몸쪽 2/3, 거친선의 아래 1/2,
위부분 가쪽관절융기위선, 가쪽넙다리근육사이막(그림 7-18)

닿 는 곳 : 무릎뼈 위모서리와 무릎인대 옆 정강뼈거친면에 부착한다(그림 7-18).

가쪽넓은근(외측광근, vastus lateralis muscle)

이 는 곳 : 돌기사이능선, 큰볼기, 볼기근거친면, 거친선, 가쪽넙다리근육사이막,
엉덩관절 관절주머니(그림 7-18)

닿 는 곳 : 뿌리뼈 가쪽과 무릎인대 옆 정강뼈거친면에 부착한다
(그림 7-18).

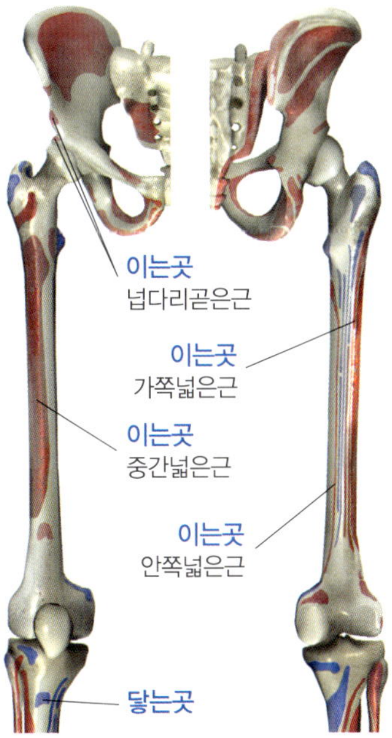

그림 7-18 넙다리네갈래근 이는곳 · 닿는곳

넙다리네갈래근

기 능 : 엉덩관절의 굽힘(굴곡)[넙다리곧은근], 무릎관절의 폄(신전)

지배신경 : 넙다리신경(L2, L3, L4)

협 력 근 : 엉덩관절 굽힘(큰허리근, 엉덩근, 두덩근, 넙다리빗근,
넙다리근막긴장근, 모음근군)
무릎관절 폄(넙다리근막긴장근)

대 항 근 : 엉덩관절 굽힘 (넓적다리뒤근육, 큰볼기근)
무릎관절 폄(넓적다리뒤근육, 두덩정강근, 넙다리빗근, 장딴지근,
오금근, 발바닥근)

시진

선자세의 자세 분석에서 넙다리네갈래근의 수축력 저하는 무릎관절에 과다폄을 일으킨다. 이것은 넙다리네갈래근 기능장애를 가진 사람은 무릎관절을 움직이지 않게 하기 위해서, 최대 폄자세로 두기 때문이다. 무릎관절 중간자세나 굽힘자세에서는 넙다리네갈래근의 지속적인 수축이 필요하기 때문에 보상적으로 과다폄이 일어난다. 무릎관절장애는 대부분의 경우 안쪽넓은근 먼쪽부분의 위축을 확인할 수 있다.

촉진

힘　살: 힘살의 촉진은 넓적다리 앞면에서 용이하게 촉지할 수 있다. 힘살의 수축이 필요한 경우, 무릎관절의 폄을 지시하는 것으로 넙다리네갈래근의 수축을 얻을 수 있기 때문에 힘살을 촉진할 수 있다.

이는곳 · 닿는곳 : 다리곧은근의 이는곳인 아래앞엉덩뼈가시는 처음에 위앞엉덩뼈가시를 촉진하여, 이 아래안쪽 깊은부분의 돌기를 촉진하여 확인한다(그림 7-19). 중간넓은근의 이는곳은 넙다리뼈 몸쪽의 앞가쪽면에 있는 넙다리곧은근, 중간넓은근 힘살의 깊은부분에 있기 때문에 힘살을 끼고 촉진하게 된다(그림 7-20). 안쪽넓은근 이는곳의 촉진은 먼저 환자를 엎드린자세로 하여 넙다리 뒤면에서 넓적다리뒤근육의 힘살을 촉진한다(그림 7-21). 힘살의 확인이 어려운 경우, 무릎관절의 굽힘자세를 유지시키는 것으로 넓적다리뒤근육을 수축시키고 힘살을 확인한다. 넓적다리뒤근육이 확인되면 힘살의 안쪽모서리에서 넙다리뼈 깊은부분을 넙다리뼈 먼쪽에서 작은볼기에 걸쳐서 촉진한다. 안쪽넓은근 이는곳의 촉진은 모음근군을 개입시키는 것이며, 이 넙다리뼈 뒤면의 좁은부위에는 많은 근육의 부착이 있기 때문에 다른 근육의 관여도 고려해야 한다. 가쪽넓은근도 이와 같이 넓적다리뒤근육 힘살의 가쪽모서리에서 넙다리뼈 뒤면을 넙다리뼈 먼쪽에서 큰볼기에 걸쳐 촉진한다(그림 7-22). 닿는곳은 무릎뼈 위모서리와 정강뼈거친면을 촉진한다(그림 7-23).

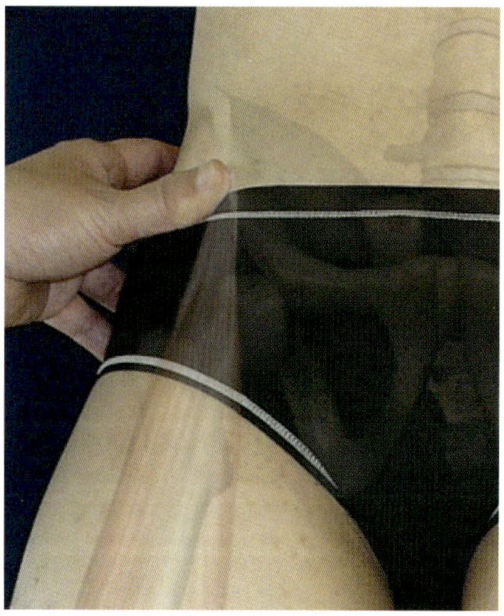

그림 7-19 넙다리곧은근 이는곳(아래앞엉덩뼈가시)

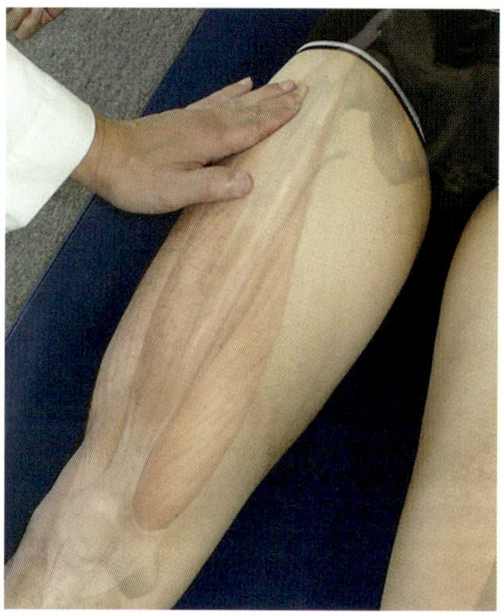

그림 7-20 중간넓은근 이는곳(넙다리뼈 앞가쪽면의 몸쪽 2/3)

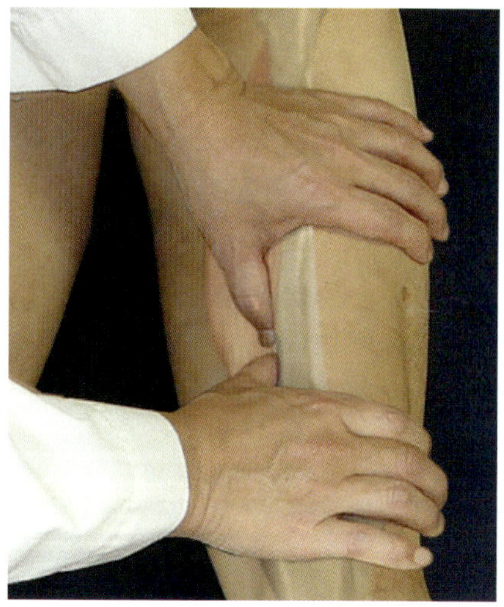

그림 7-21 안쪽넓은근 이는곳(거친선)

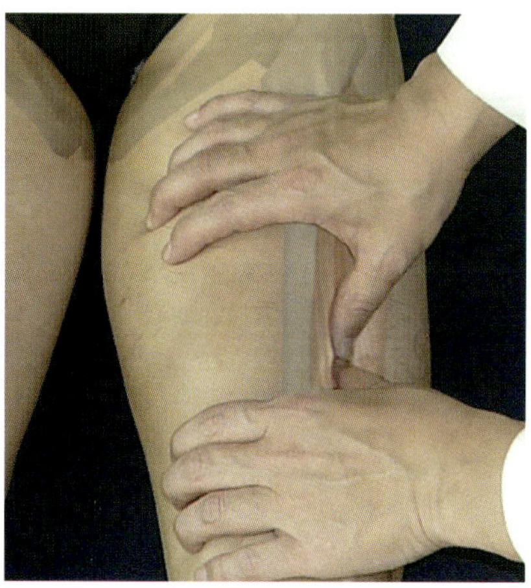

그림 7-22 가쪽넓은근 이는곳(볼기근거친면)

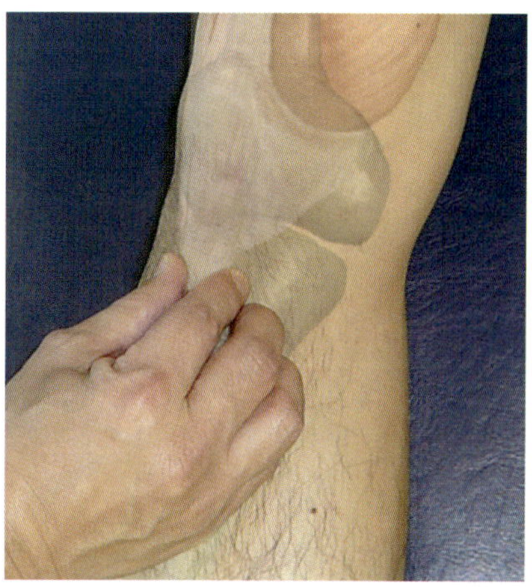

그림 7-23 닿는곳(정강뼈거친면)

넓적다리

스트레칭 조작

넙다리곧은근

검 사 자 : 환자의 가쪽, 검사하는 쪽에 선다.

환　　자 : 엎드린자세로, 무릎관절 최대 굽힘자세

접　　촉 : 넙다리 먼쪽의 앞면

고　　정 : 엉덩관절의 뒤면

조　　작 : 넙다리 앞면에 접촉한 위팔로 무릎관절 최대 굽힘자세를 유지하면서, 엉덩관절에 폄을 가한다.

비　　고 : 무릎관절의 최대 굽힘 유지가 적절하지 않은 경우, 다른 엉덩관절 굽힘근에 늘임(신장)이 가해지게 된다(그림 7-24).

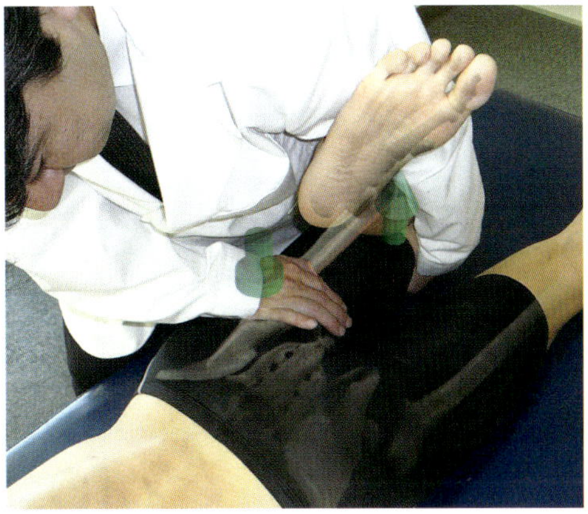

그림 7-24 넙다리곧은근 스트레칭 조작

넙다리곧은근의 스트레칭에서는 무릎관절의 최대 굽힘을 유지하지 않는 경우, 큰허리근, 엉덩근, 두덩근에 늘임을 가하게 된다.

넓은근군(광근군)

검 사 자 : 환자의 가쪽, 검사하는 쪽에 선다.

환　　자 : 바로누운자세로, 엉덩관절 90° 굽힘자세, 무릎관절 굽힘자세

접　　촉 : 종아리 먼쪽의 앞면을 잡는다.

고　　정 : 무릎관절의 앞면

조　　작 : 중간넓은근에서는 무릎관절 굽힘을 가하고, 안쪽넓은근에서는 무릎관절 굽힘과 밖굽이(외반), 가쪽넓은근에서는 무릎관절 굽힘과 안굽이(내반)를 가한다.

비　　고 : 스트레칭을 할 때, 가능한 한 엉덩관절의 안쪽돌림(내선) · 가쪽돌림(외선)이나 모음(내전) · 벌림(외전)이 일어나지 않도록 한다(그림 7-25~7-27).

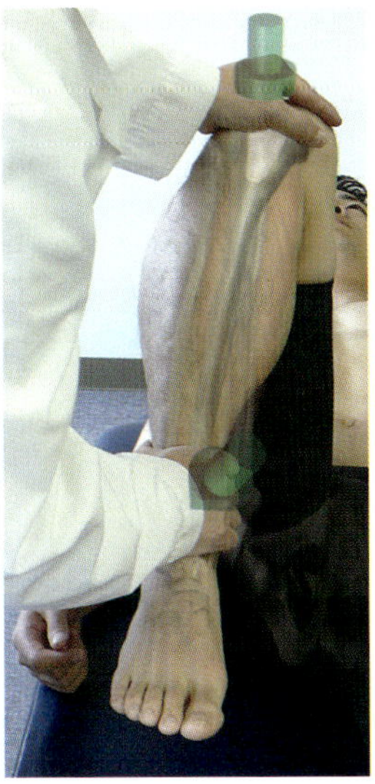

그림 7-25 안쪽넓은근 스트레칭 조작

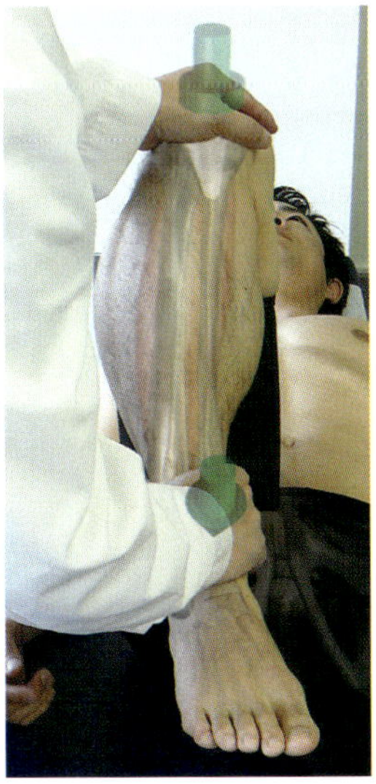

그림 7-26 중간넓은근 스트레칭 조작

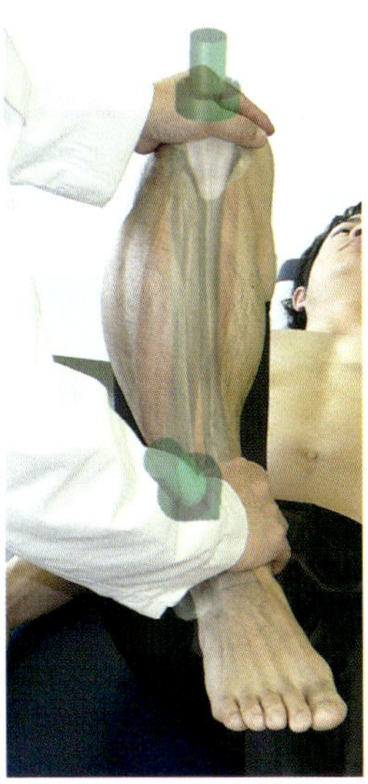

그림 7-27 가쪽넓은근 스트레칭 조작

스트레칭 조작에서는 무릎뼈 뒤면에 압력이 가해지기 때문에 이 부위의 장애가 의심되는 경우, 통증의 발생이나 악화에 주의해야 한다.

근육 테스트

넙다리곧은근

검 사 자 : 환자의 가쪽, 검사하는 쪽에 선다.

환 자 : 바로누운자세로, 엉덩관절 90° 굽힘자세 무릎관절 90° 굽힘자세를 잡는다.

접 촉 : 넙다리 먼쪽의 앞면

고 정 : 종아리 먼쪽의 앞면

조 작 : 처음에 종아리 먼쪽의 앞면에 굽힘 방향으로 압력을 가하여 이 압력을 유지한 상태에서, 넙다리 먼쪽의 앞면에 엉덩관절의 폄 방향으로 압력을 가한다.

비 고 : 압력을 가하는 동안에 엉덩관절의 가쪽돌림(외선)이 일어나는 경우, 엉덩허리근에 의한 보상작용이 일어나게 된다(그림 7-28).

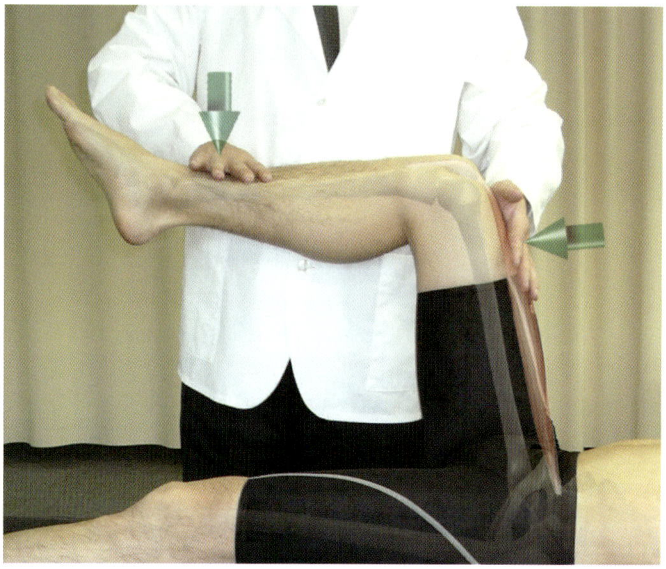

그림 7-28 넙다리곧은근 근육 테스트

종아리 먼쪽의 압력을 유지하지 않는 상태에서는 다른 엉덩관절굽힘근인 큰허리근, 엉덩근, 두덩근의 반응을 유발하게 된다.

넙다리곧은근의 근육 테스트에 의한 평가는 넙다리 앞면의 접촉에 의한 아래쪽으로의 압력에 대한 반응을 판단한다.

넓적다리

넓은근군(광근군)

검 사 자 : 환자의 가쪽, 검사하는 쪽에 선다.

환 자 : 바로누운자세로, 테스트하는 반대쪽 다리의 엉덩관절과 무릎관절을 굽힘시켜서 무릎을 세운 상태로 둔다. 다음에 검사쪽의 엉덩관절을 굽힘시켜, 약 90° 굽힘시킨 무릎관절의 뒤쪽에서 고정손을 통하게 후, 반대쪽 무릎관절의 앞면에 둔다. 중간넓은근에서 엉덩관절은 중간자세, 안쪽넓은근에서는 엉덩관절 안쪽돌림, 가쪽넓은근에서는 엉덩관절 가쪽돌림을 가한다.

접 촉 : 종아리 먼쪽의 앞면

고 정 : 아래팔로 검사쪽의 무릎관절 뒤면에 접촉하여 넙다리를 받치고, 손바닥부위에서 반대쪽의 무릎관절 앞면에 접촉하여 고정손을 안정시킨다.

조 작 : 종아리 먼쪽의 접촉으로 중간넓은근에서는 무릎관절의 굽힘 방향으로 압력을 가하고. 안쪽넓은근에서는 무릎관절의 밖굽이 방향으로 압력을 가하면서, 가쪽넓은근에서는 무릎관절의 안굽이 방향으로 압력을 가하면서 굽힘의 압력을 가한다.

비 고 : 무릎관절 뒤면의 고정손에 의하여 무릎관절 굽힘이 가로막히지 않도록 주의한다(그림 7-29~7-32).

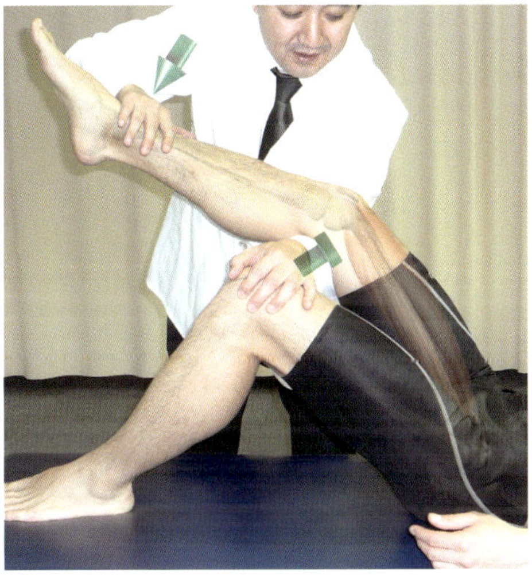

그림 7-29 중간넓은근 근육 테스트

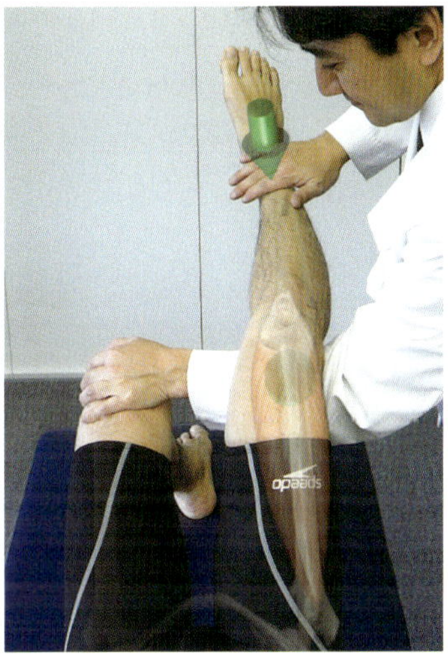

그림 7-30 중간넓은근 근육 테스트

안쪽넓은근, 가쪽넓은근의 근육 테스트에서는 밖굽이, 안굽이 방향으로 압력을 유지한 상태에서 무릎관절의 굽힘 방향으로 압력을 가한다.

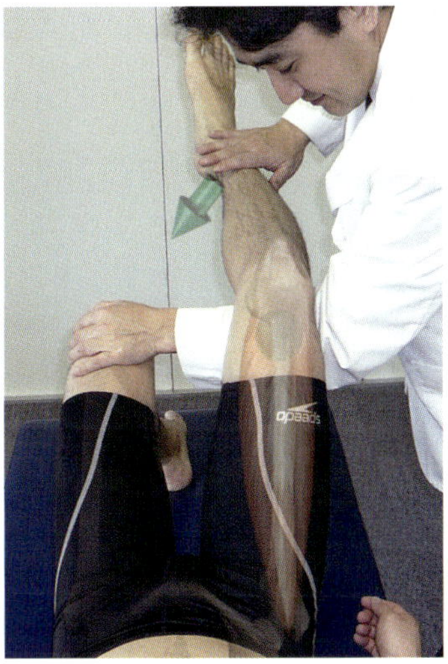

그림 7-31 가쪽넓은근 근육 테스트

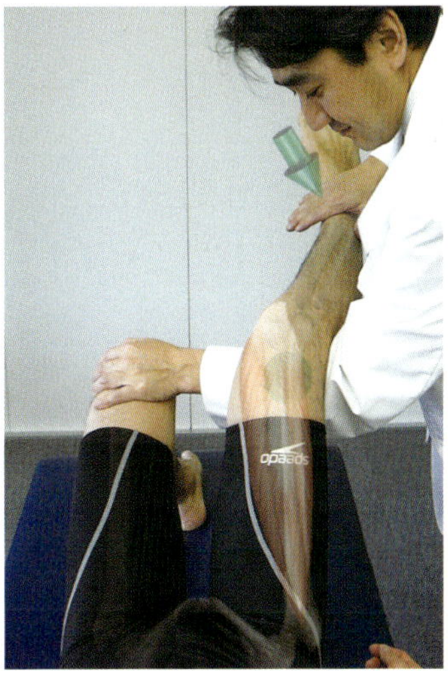

그림 7-32 안쪽넓은근 근육 테스트

안쪽넓은근, 가쪽넓은근의 근육 테스트에서는 밖굽이, 안굽이 방향으로 압력을 가할 때, 무릎관절곁인대에 장애가 있어서 통증이 있는 경우는 테스트를 중지한다.

넙다리빗근(봉공근, sartorius muscle)

이 는 곳 : 위앞엉덩뼈가시(그림 7-33), 엉덩뼈패임 위부분
닿 는 곳 : 정강뼈거친면의 안쪽(그림 7-33)
기 능 : 엉덩관절 굽힘(굴곡) · 가쪽돌림(외선), 무릎관절의 굽힘 · 안쪽돌림(내선)
지배신경 : 넙다리신경(L2, L3)
협 력 근 : 엉덩관절 굽힘(큰허리근, 엉덩근, 넙다리곧은근, 두덩근, 넙다리근막긴장근, 모음근군)
엉덩관절 가쪽돌림(큰허리근, 엉덩근, 속폐쇄근, 바깥폐쇄근, 궁둥구멍근, 큰볼기근, 모음근군, 위 · 아래쌍동근, 넙다리네모근)
무릎관절 굽힘(넓적다리뒤근육, 두덩정강근, 장딴지근, 오금근, 발바닥근)
대 항 근 : 엉덩관절 굽힘(큰볼기근, 넓적다리뒤근육)
엉덩관절 가쪽돌림(넙다리근막긴장근)
무릎관절 굽힘(넙다리네갈래근, 넙다리근막긴장근)
무릎관절 안쪽돌림(넙다리두갈래근, 넙다리근막긴장근)

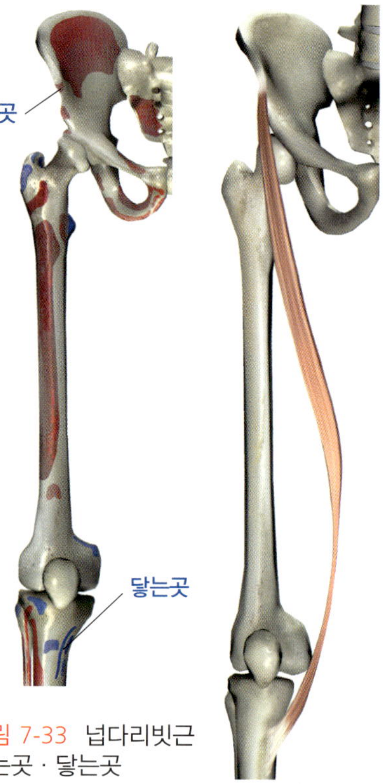

그림 7-33 넙다리빗근 이는곳 · 닿는곳

시진

선자세로 넙다리곧은근, 엉덩근, 두덩근과 함께 엉덩뼈를 앞쪽으로 기울게하는 근육이기 때문에 엉덩뼈의 뒤쪽으로 기울임이 관찰되는 경우, 수축력 저하를 검사해야 하는 것이다. 그리고 무릎관절 안쪽을 보강하는 역할을 하기 때문에 무릎관절 안굽이(외반)와 같은 이동을 볼 수도 있다. 얕은층의 근육이지만 발달한 근육을 갖는 사람에서는 시진에 의해 관찰할 수 있다. 관찰할 수 없는 경우에서는 엉덩관절을 약간 벌림 · 가쪽돌림, 무릎관절을 굽힘시킨 상태에서 무릎관절에 폄을 가하여 넙다리빗근을 작용시키는 것으로 관찰이 가능해진다.

촉진

힘 살 : 넙다리빗근은 넙다리삼각의 가쪽모서리를 구성하기 때문에 넙다리삼각 안쪽부터 가쪽모서리을 촉지하여 힘살을 촉지한다(그림 7-34). 힘살을 명확하게 촉지할 수 없는 경우, 엉덩관절을 약간 굽힘 · 벌림(외전) · 가쪽돌림, 무릎관절 약간의 굽힘자세에서 엉덩관절을 중간자세로 되돌리듯이 종아리를 당기는 것으로 넙다리빗근을 수축시켜 촉지하는 것도 가능하다.

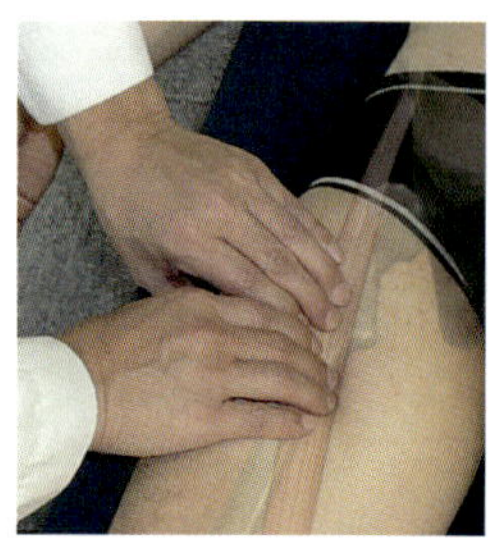
그림 7-34 힘살의 촉진

이는곳 · 닿는곳 : 이는곳은 위앞엉덩뼈가시와 그 아래부분을 아래쪽에서 촉진한다(그림 7-35). 닿는곳은 반힘줄근, 두덩정강근과 함께 거위발을 구성하기 위하여 거위발의 위치를 특정한다. 종아리의 정강뼈 앞안쪽면의 중간부분에서 피부밑뼈를 위쪽으로 촉진하여 정강뼈거친면의 부근에서 피부밑조직의 비대한 부분이 거위발이 된다. 이 거위발의 가쪽부분이 넙다리빗근의 닿는곳이 된다(그림 7-36).

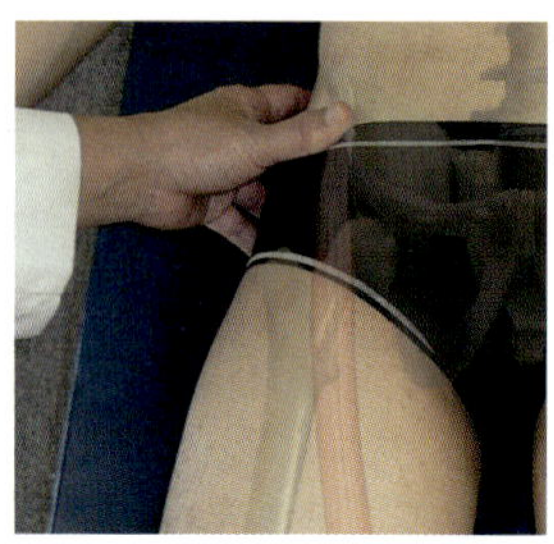
그림 7-35 위앞엉덩뼈가시

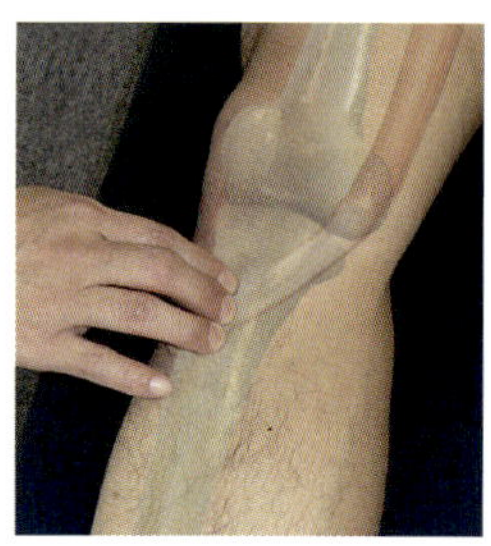
그림 7-36 정강뼈거친면

스트레칭 조작

검 사 자 : 환자의 가쪽, 검사하는 반대쪽에 선다.

환 자 : 엎드린자세로, 엉덩관절의 최대 안쪽돌림자세

접 촉 : 넙다리 먼쪽의 앞면

고 정 : 엉덩관절의 뒤면

조 작 : 엉덩관절의 최대 안쪽돌림자세를 유지하면서 폄을 가한다.

비 고 : 넙다리빗근의 긴장도가 낮은 경우, 늘임은 어렵게 된다(그림 7-37).

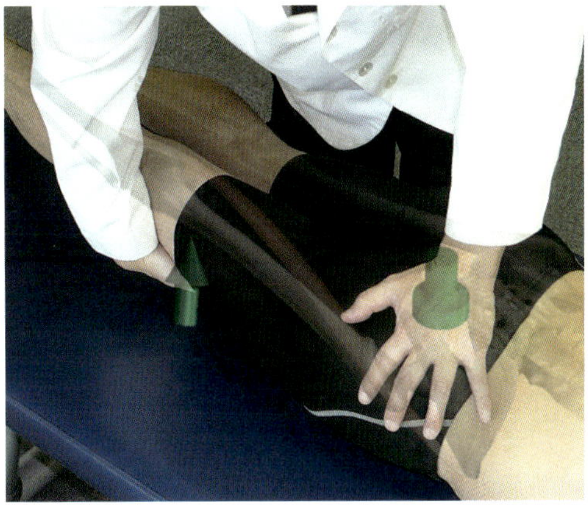

그림 7-37 넙다리빗근 스트레칭 조작

효과적으로 근육을 늘임하기 위해서는 엉덩관절 안쪽돌림을 유지한 상태에서 폄을 가한다.

엉덩관절 폄 시 골반이 올림(거상)되지 않도록 엉덩관절 뒤면을 고정한다.

근육 테스트

검 사 자 : 환자의 가쪽, 검사하는 쪽에 선다.

환 자 : 바로누운자세로, 엉덩관절을 최대 굽힘 · 벌림 · 가쪽돌림하여, 발부리부위를 안쪽으로 향하게 하여 정강뼈에 최대 안쪽돌림을 일으킨다.

접 촉 : 종아리 먼쪽의 안쪽

고 정 : 무릎관절의 가쪽

조 작 : 종아리 먼쪽의 안쪽에 무릎관절의 밖굽이 방향으로 압력을 가하면서, 무릎관절의 폄 방향으로 압력을 가한다.

비 고 : 무릎관절 폄은 밖굽이 방향으로 압력을 유지한 채로 가한다. 압력을 가하는 동안 밖굽이 방향으로 압력을 완화해서는 안 된다(그림 7-38).

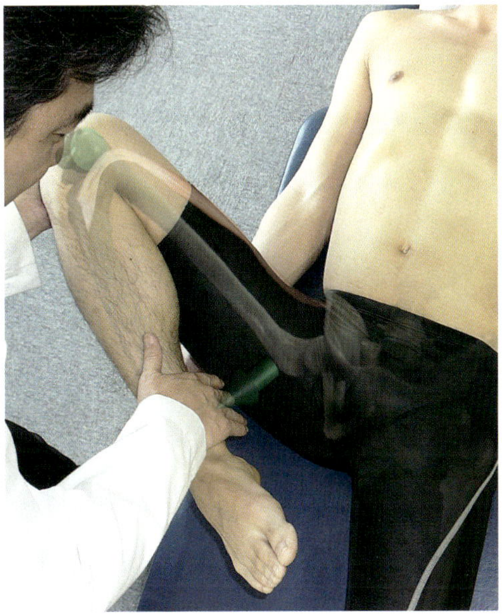

그림 7-38 넙다리빗근 근육 테스트

넙다리빗근의 반응은 무릎관절 폄을 가한 직후에 일어나기 때문에 과도한 폄을 가할 필요는 없다.

무릎관절의 밖굽이 방향으로 압력을 가하지 않은 상태에서는 안쪽 넓적다리뒤근육의 반응을 유발하는 것이 된다.

두덩정강근(박근, gracilis muscle)

이 는 곳 : 두덩뼈의 아래 1/2, 두덩뼈 아래가지의 안쪽부분(그림 7-39)
닿 는 곳 : 정강뼈거친면의 안쪽(그림 7-40)
기　　능 : 엉덩관절 모음(내전), 무릎관절 굽힘(굴곡) · 안쪽돌림(내선)
지배신경 : 폐쇄신경(L2, L3, L4)
협 력 근 : 엉덩관절 모음(큰허리근, 엉덩근, 모음근군, 넙다리네모근, 바깥폐쇄근)
무릎관절 안쪽돌림(반막근, 반힘줄근, 오금근, 넙다리빗근)
무릎관절 굽힘(넓적다리뒤근육, 넙다리빗근, 장딴지근, 오금근, 발바닥근)
대 항 근 : 엉덩관절 모음(중간 · 작은볼기근, 넙다리근막긴장근, 궁둥구멍근)
무릎관절 안쪽돌림(넙다리두갈래근, 넙다리근막긴장근)
무릎관절 굽힘(넙다리네갈래근, 넙다리근막긴장근)

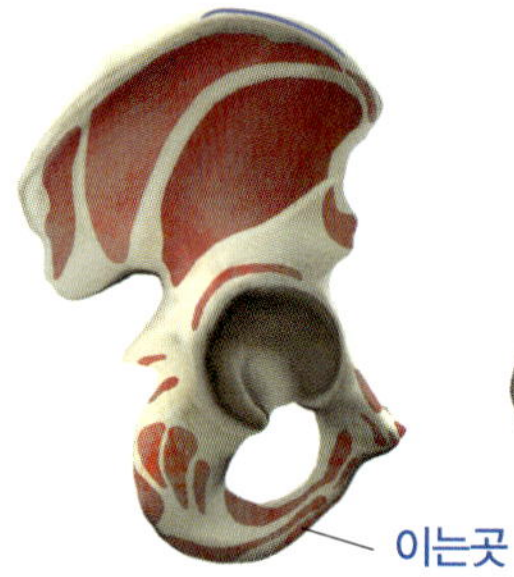

그림 7-39 두덩정강근 이는곳

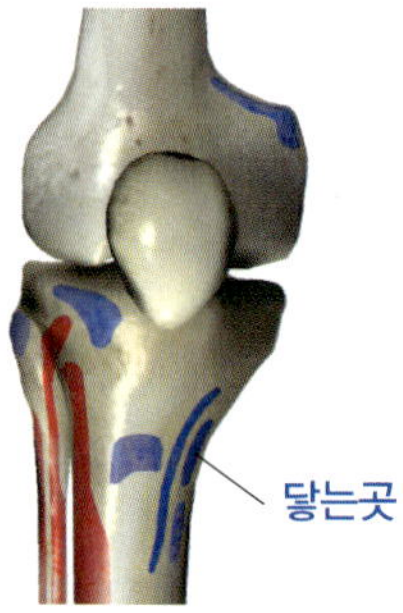

그림 7-40 두덩정강근 닿는곳

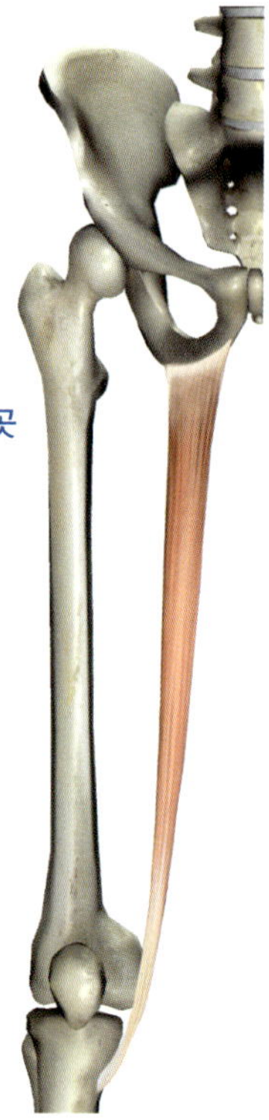

시진

무릎관절 안쪽을 보강하기 위하여 수축력의 저하에 의해 무릎관절 밖굽이(외반)를 볼 수 있다.

촉진

힘　살 : 바로누운자세로, 무릎관절을 폄시킨 상태에서 다리의 모음에 저항을 가하면 넓적다리부위 안쪽에서 수축시킨 두덩정강근의 힘살을 촉지할 수 있다(그림 7-41). 두덩정강근의 힘살은 가장 얕은층에 있기 때문에 다른 모음근과의 감별이 가능하다. 모음근군과의 감별은 무릎관절 굽힘자세와 폄자세에서 엉덩관절 모음 시 근육긴장의 차이를 비교한다. 무릎관절 굽힘자세에서 엉덩관절 모음으로 촉지된 힘살의 긴장도가 무릎관절 폄자세에서 엉덩관절 모음으로 촉지된 힘살의 긴장도보다 낮은 경우, 촉진하고 있는 근육은 두덩정강근일 가능성이 높다.

이는곳 · 닿는곳 : 이는곳인 두덩뼈 다리 안쪽부분은 엎드린자세로 넓적다리 안쪽을 손바닥으로 가쪽으로 누르면서 위쪽으로 촉진한다. 손바닥 노쪽면에서 궁둥뼈결절, 궁둥뼈가지를 촉지하고, 앞쪽으로 촉진한다(그림 7-42). 이는곳의 특정이 어려운 경우, 힘살의 촉진과 같이 모음에 저항을 가하여 이는곳의 힘살을 확인한다. 닿는곳은 반힘줄근, 넙다리빗근과 함께 거위발을 구성하기 때문에 거위발의 위치를 특정한다. 종아리 정강뼈의 안쪽면 중간부분에서 피부밑뼈를 위쪽으로 촉진하고, 정강뼈의 거친면 부근에 있는 피부밑조직의 비대부분이 거위발의 아래끝이 된다. 이 거위발 안쪽의 몸쪽부분이 두덩정강근의 닿는곳이 된다(그림 7-43).

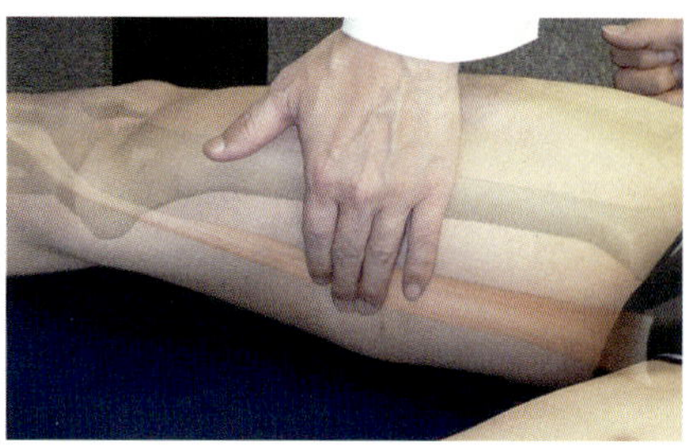

그림 7-41 힘살의 촉진

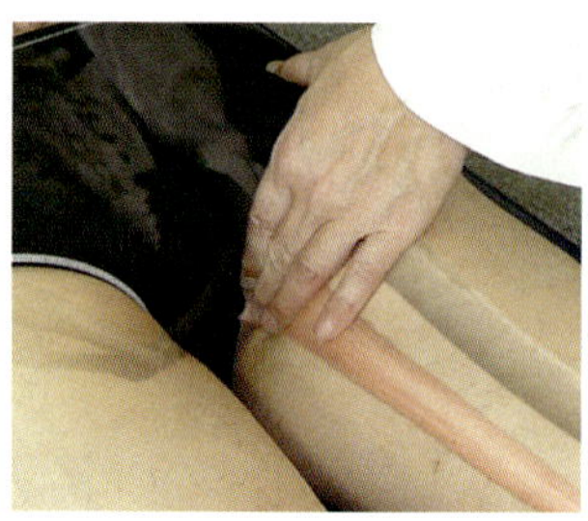

그림 7-42 두덩뼈의 아래부분 1/2, 두덩뼈가지 안쪽부분

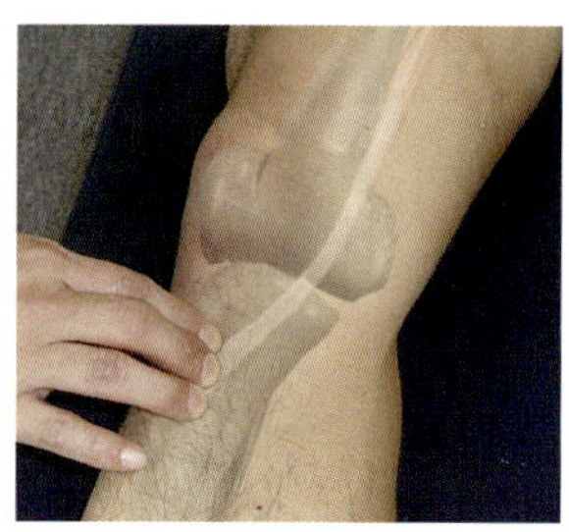

그림 7-43 정강뼈거친면

스트레칭 조작

검 사 자 : 환자의 가쪽, 검사하는 쪽에 선다.
환 자 : 엎드린자세로, 무릎관절 폄자세
접 촉 : 넙다리 먼쪽의 앞면
고 정 : 반대쪽 골반의 뒤면
조 작 : 다리 앞면의 접촉으로 엉덩관절 벌림(외전)을 일으킨다.
비 고 : 모음근군의 긴장이 두덩정강근의 긴장보다 큰 경우, 근육으로 늘임이 가해지지 않게 된다(그림 7-44).

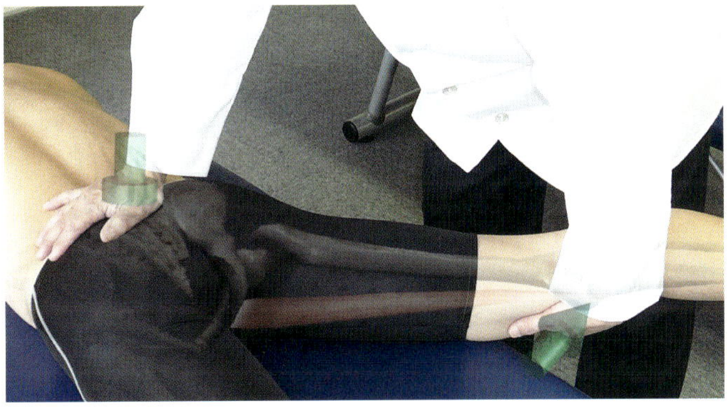

그림 7-44 두덩정강근 스트레칭 조작

무릎관절의 굽힘에 의해 벌림 제한이 경감되지 않는 경우, 모음근군의 과긴장에 의한 제한이다.

근육 테스트

검 사 자 : 환자의 가쪽, 검사하는 쪽에 선다.
환 자 : 바로누운자세로, 엉덩관절 75° 굽힘으로 약간의 안쪽돌림을 가한다.
접 촉 : 종아리 먼쪽의 안쪽
고 정 : 무릎관절의 가쪽
조 작 : 종아리 먼쪽에 밖굽이 방향으로 압력을 가한 상태에서 무릎관절 폄을 가한다. 이 압력에 의해 엉덩관절 안쪽돌림 방향으로 힘이 가해지게 된다.
비 고 : 검사쪽의 넓적다리는 고정손과 검사자의 넙다리부위 사이에 끼워 고정한다(그림 7-45).

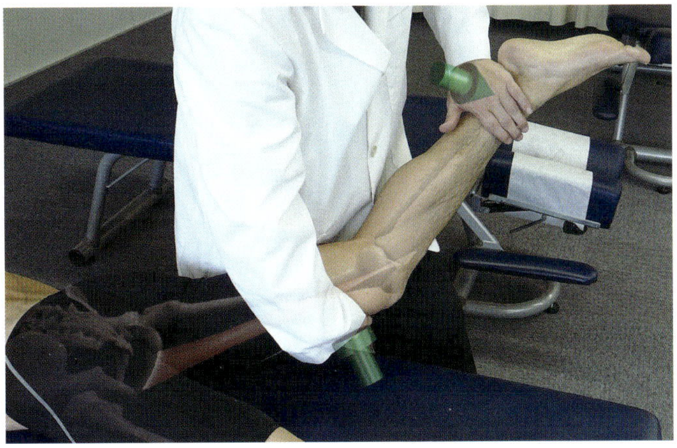

그림 7-45 두덩정강근 근육 테스트

밖굽이 방향으로 압력이 없는 경우 넓적다리뒤근육의 작용이 커진다. 넓적다리뒤근육을 작용시키기 위해서 넙다리 모음을 일으키는 경우가 있다.

무릎관절 안쪽의 곁인대에 손상이 있는 경우, 과도한 압력에 의한 테스트는 금기이다.

모음근군(내전근군, adductor muscles)

두덩근(치골근, pectineus muscle)
이 는 곳 : 엉덩두덩융기와 두덩뼈결절 사이의 두덩뼈 앞면(그림 7-46)
닿 는 곳 : 작은볼기에서 거친선에 이르는 두덩근선(그림 7-47)

짧은모음근(단내전근, adductor brevis muscle)
이 는 곳 : 두덩뼈아래가지의 가쪽면(그림 7-46)
닿 는 곳 : 거친선 안쪽선의 위쪽 1/3(그림 7-47)

긴모음근(장내전근, adductor longus muscle)
이 는 곳 : 두덩뼈 앞면, 두덩뼈능선과 두덩뼈결합 사이의 각(그림 7-46)
닿 는 곳 : 거친선 안쪽선의 중간 1/3(그림 7-47)

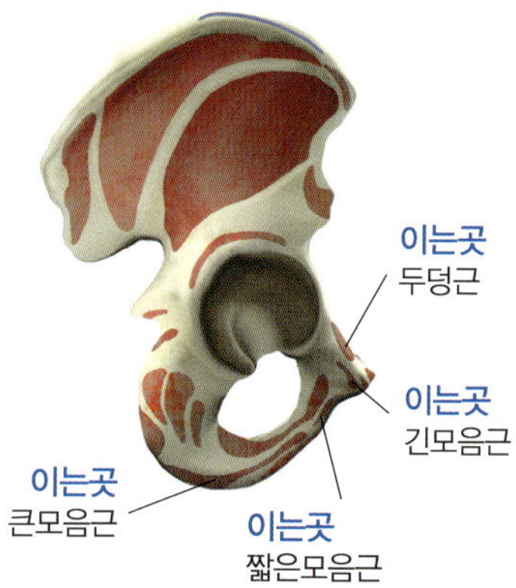

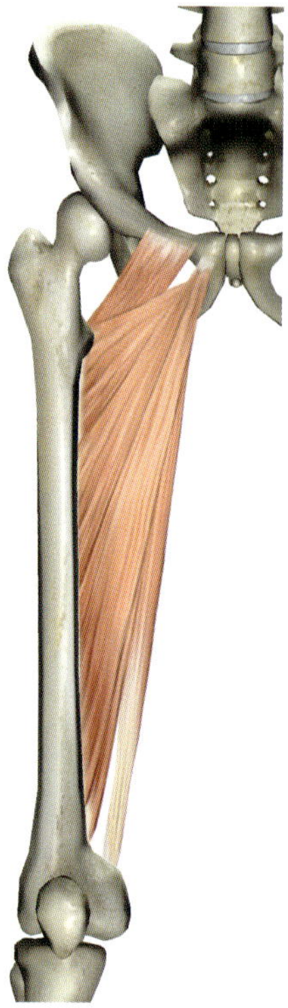

그림 7-46 모음근군 이는곳(가쪽면에서 본 그림)

큰모음근(대내전근, adductor magnus muscle)
이 는 곳 : 궁둥뼈결절(그림 7-46), 궁둥뼈가지, 두덩뼈가지
닿 는 곳 : 작은볼기에서 거친선으로 뻗는 선, 거친선(그림 7-47), 안쪽관절융기위선, 넙다리뼈 안쪽위관절융기의 모음근결절(그림 7-47)

모음근군
기 능 : [긴 · 짧은모음근] 엉덩관절의 모음(내전), 가쪽돌림(외선)
[긴 · 짧은모음근, 두덩근] 엉덩관절의 굽힘(굴곡)
지배신경 : [두덩근] 넙다리신경, 폐쇄신경(L2, L3)
[짧은모음근] 폐쇄신경(L2, L3)
[긴모음근] 폐쇄신경(L3, L4)
[큰모음근] 폐쇄신경, 정강신경(L3, L4)
협 력 근 : 엉덩관절 모음(큰허리근, 엉덩근, 두덩정강근, 넙다리네모근, 바깥폐쇄근)
엉덩관절 가쪽돌림(큰허리근, 엉덩근, 속폐쇄근, 바깥폐쇄근, 궁둥구멍근, 큰볼기근, 위 · 아래쌍동근, 넙다리네모근, 넙다리빗근)
엉덩관절 굽힘(큰허리근, 엉덩근, 넙다리곧은근, 두덩근, 넙다리근막장근, 넙다리빗근)
대 항 근 : 엉덩관절 모음(중간 · 작은볼기근, 넙다리근막긴장근, 궁둥구멍근)
엉덩관절 가쪽돌림(넙다리근막긴장근)
엉덩관절 굽힘(큰볼기근, 넓적다리뒤근육)

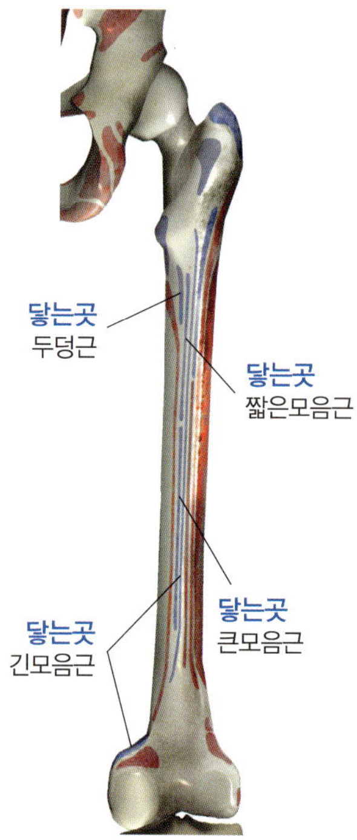

그림 7-47 모음근군 닿는곳

시진

넓적다리 안쪽의 깊은층에 있고 넓적다리 안쪽의 두꺼운 피부밑조직 때문에 시진에서의 확인은 어렵다. 모음근군의 수축력 저하는 엉덩관절의 벌림과 무릎관절 안굽이(내반)를 일으켜서 과긴장에서는 엉덩관절의 모음과 무릎관절의 밖굽이(외반)를 일으킨다.

촉진

힘　살: 넓적다리의 뒤면, 넓적다리뒤근육의 안쪽에서 촉진할 수 있다(그림 7-48).

이는곳 · 닿는곳 : 두덩근의 이는곳은 위앞엉덩뼈가시와 두덩뼈 결합을 잇는 샅고랑인대에 따라 두덩뼈 결합의 가쪽에 있는 두덩뼈 위가지의 앞면을 촉진한다. 두덩근의 닿는곳은 작은볼기 먼쪽의 가쪽에 존재하기 때문에 엎드린자세로 궁둥뼈결절의 가쪽 깊은부분에 있는 작은볼기를 넓적다리 안쪽돌림(내선)과 가쪽돌림(외선)을 일으켜 촉진하고 이 작은볼기의 아래가쪽을 촉진한다. 짧은모음근 이는곳은 두덩뼈결절의 아래쪽을 촉진하고, 긴모음근 이는곳은 두덩뼈결절의 가쪽을 아래쪽에서 촉진한다. 큰모음근 이는곳은 엎드린자세로 궁둥뼈결절을 뒤면에서 촉진하여, 궁둥뼈가지에서 두덩뼈가지에 걸쳐 두덩정강근 이는곳의 뒤부분을 촉진한다(그림 7-49). 두덩정강근의 이는곳을 명확하게 하기 위하여, 무릎관절 폄자세에서 종아리로의 벌림(외전) 방향의 압력에 대해 저항시켜서 넓적다리 안쪽의 얕은층 근육을 촉진한 상태에서 확인하는 것도 가능하다. 닿는곳은 넓적다리뒤근육 힘살의 안쪽에서, 짧은모음근은 넙다리뼈 뒤면의 몸쪽 1/2, 긴모음근은 먼쪽 1/2, 큰모음근은 넓적다리 뒤면의 뼈몸통 전체 길이에 미치기 때문에 이러한 부위를 촉진한다(그림 7-50). 큰모음근의 안쪽섬유는 넙다리뼈 안쪽위관절융기의 모음근결절에 닿기 때문에 이 부분을 촉진한다(그림 7-51). 넙다리뼈 뒤면에서는 넓은근군을 포함하여 인접하는 근육과의 판별은 불가능하다.

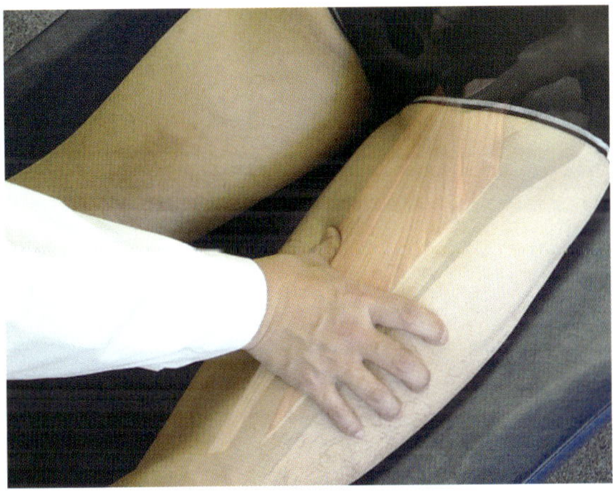

그림 7-48 힘살의 촉진

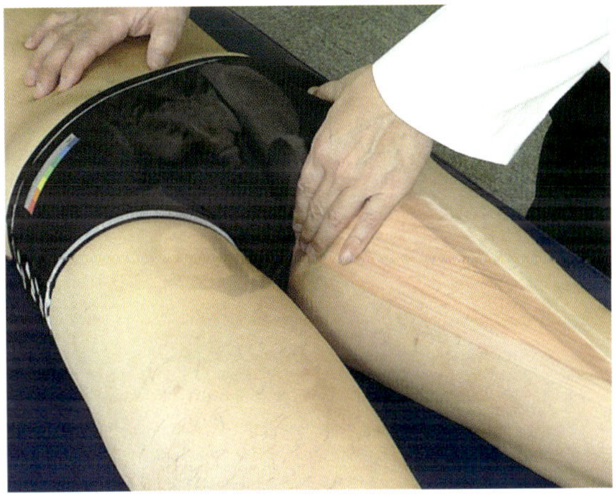

그림 7-49 궁둥뼈가지, 두덩뼈가지의 촉진

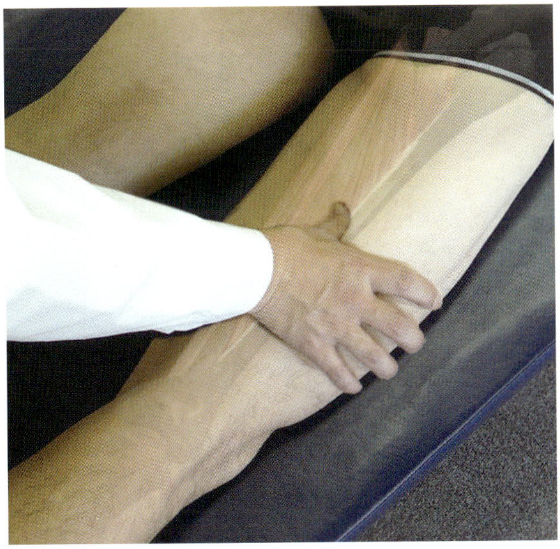

그림 7-50 넙다리뼈 뒤면의 거친선

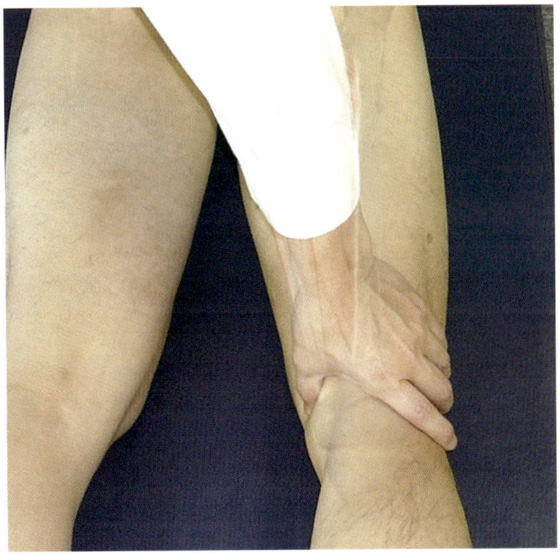

그림 7-51 넙다리뼈 안쪽위관절융기의 모음근결절

넓적다리

스트레칭 조작

검 사 자 : 환자의 가쪽, 검사하는 쪽에 선다.
환　　자 : 엎드린자세로, 무릎관절 굽힘자세
접　　촉 : 넓적다리 먼쪽의 앞면
고　　정 : 반대쪽 골반의 뒤면
조　　작 : 무릎관절의 굽힘을 유지하면서 넓적다리 앞면의 접촉으로 엉덩관절 벌림을 일으킨다.
비　　고 : 스트레칭 조작에서는 골반이 움직이지 않도록 잘 고정한다(그림 7-52).

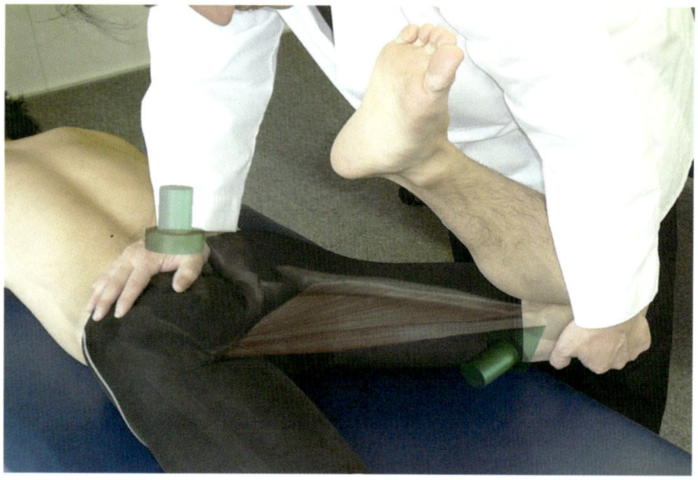

그림 7-52 모음근군 스트레칭 조작

무릎관절의 굽힘에 의해 두덩정강근으로 늘임은 완화되지만 두덩정강근의 스트레칭과 비교해야 한다.

근육 테스트

검 사 자 : 환자의 발쪽에 선다.
환　　자 : 바로누운자세로, 테스트하는 반대쪽의 엉덩관절 벌림, 테스트하는 쪽의 엉덩관절을 모음한다.
접　　촉 : 종아리 먼쪽의 안쪽
고　　정 : 반대쪽 종아리의 먼쪽 앞면을 테이블에 대하여 고정한다.
조　　작 : 엉덩관절에 벌림과 약간의 폄 방향으로 압력을 가한다.
비　　고 : 압력을 가할 때 다리를 올림(거상)하지 않도록 테이블에 접촉시킨 상태에서 벌림시켜야 한다(그림 7-53).

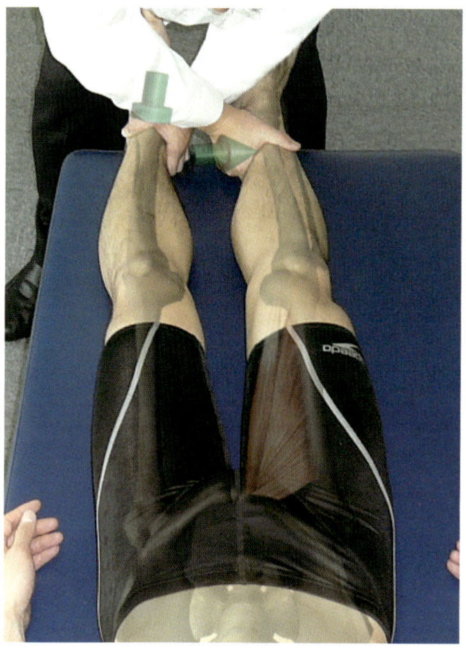

그림 7-53 모음근군 근육 테스트

다리의 올림은 안쪽 넓적다리뒤근육의 작용을 유발하게 된다.

다리에 굽힘 방향으로 압력이 가해지는 것에 의하여 안쪽 넓적다리뒤근육의 작용을 유발하게 된다.

이 근육 테스트에서는 두덩정강근도 작용하기 때문에 두덩정강근의 테스트 결과도 고려해야 한다.

Chapter 8

종아리 근육

(muscles of the leg)

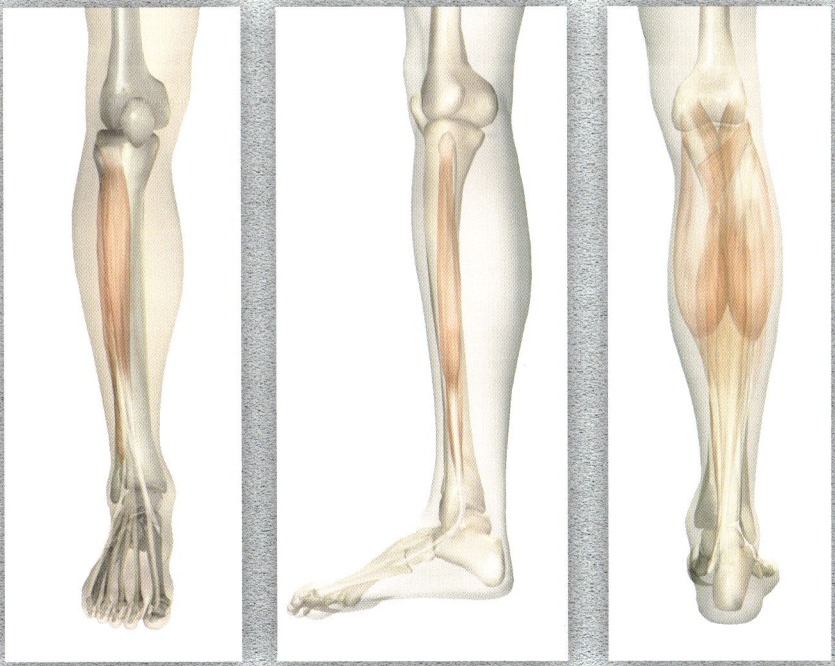

앞정강근(전경골근, tibialis anterior muscle)

이 는 곳 : 정강뼈의 가쪽관절융기, 정강뼈 몸쪽의 가쪽면 2/3(그림 8-1), 뼈사이막, 깊은근막, 가쪽넙다리근육사이막
닿 는 곳 : 안쪽 쐐기뼈 안쪽의 바닥쪽면, 엄지발가락의 발허리뼈바닥(그림 8-2)
기 능 : 발목관절의 발등굽힘(배굴) · 안굽이(내반)
지배신경 : 깊은종아리신경(L4, L5, S1)
협 력 근 : 발목관절 발등굽힘(긴발가락폄근, 긴엄지폄근, 셋째종아리근)
발목관절 안굽이(뒤정강근)
대 항 근 : 발목관절 발등굽힘(가자미근, 장딴지근, 뒤정강근, 긴엄지굽힘근, 긴발가락굽힘근, 발바닥근, 긴 · 짧은종아리근)
발목관절 안굽이(긴 · 짧은종아리근, 셋째종아리근)

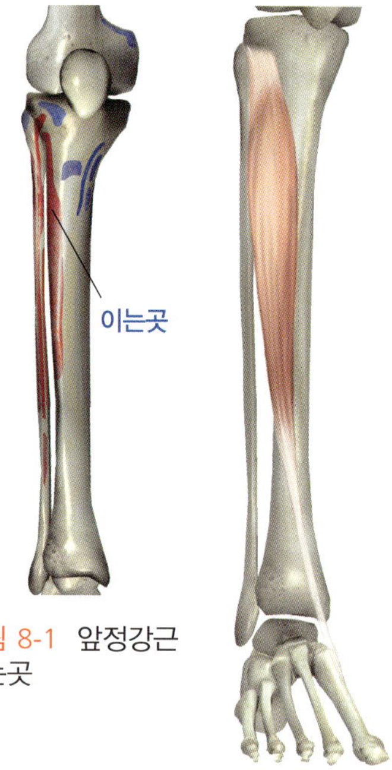

그림 8-1 앞정강근 이는곳

시진

앞정강근은 종아리 앞가쪽의 정강뼈에 인접한 얕은층 근육이기 때문에 시진으로 확인할 수 있다. 선자세에서는 발의 안쪽 세로활의 편평화에 의한 과긴장과 같은 관여가 의심된다. 바로누운자세에서는 종아리 앞가쪽면의 정강뼈 가쪽에서 힘살을 확인할 수 있다. 확인이 어려운 경우, 발목관절을 발등굽힘시켜서 힘살의 수축을 유발한 상태에서 확인한다.

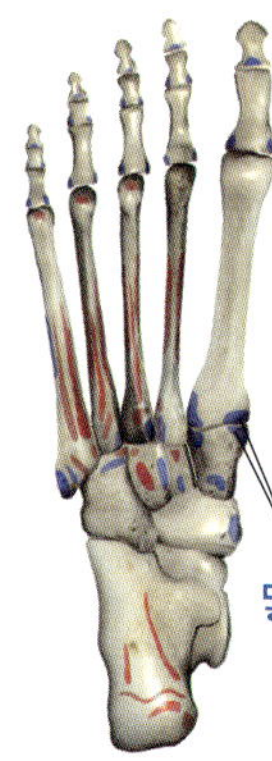

그림 8-2 앞정강근 닿는곳

촉진

힘 살 : 정강뼈의 앞가쪽을 촉진한다(그림 8-3). 힘살을 확인하는 경우, 발목관절 발등굽힘을 유지시킨 상태에서 발목관절 앞안쪽에 융기하는 힘줄을 위쪽에서 촉진하는 것으로도 힘살의 위치를 특정할 수 있다.

이는곳 · 닿는곳 : 이는곳인 정강뼈의 앞가쪽면은 앞정강근 힘살의 깊은부분에 있기 때문에 앞정강근 힘살의 안쪽모서리에서 촉진한다(그림 8-4). 앞정강근이 과긴장인 상태에서는 촉진이 불가능할 수도 있다. 닿는곳은 발등의 첫째발허리뼈, 둘째발허리뼈 사이를 몸쪽에서 촉진하여, 양쪽 뼈가 접합하는 부분을 촉지한 후, 첫째발허리뼈바닥의 바닥쪽면을 촉진한다. 그리고 긴종아리근의 닿는곳과 판별하기 위해서 첫째발허리뼈바닥의 바닥쪽면을 안쪽에서 촉진한다. 첫째발허리뼈바닥을 촉진한 후 몸쪽에 있는 안쪽 쐐기뼈와의 관절을 첫째발허리뼈에 움직임을 가하는 것으로 확인하고 안쪽 쐐기뼈의 먼쪽부분 바닥쪽면을 촉진하는데, 이 부위도 첫째발허리뼈바닥의 닿는곳과 같이 긴종아리근의 닿는곳과 구별하기 위해서 안쪽에서 촉진한다(그림 8-5).

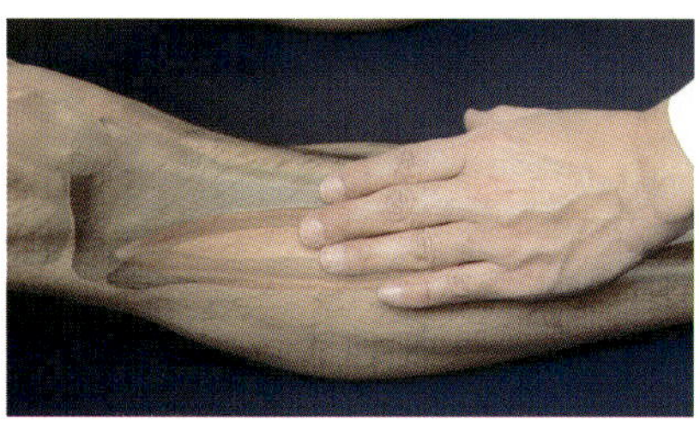
그림 8-3 힘살의 촉진

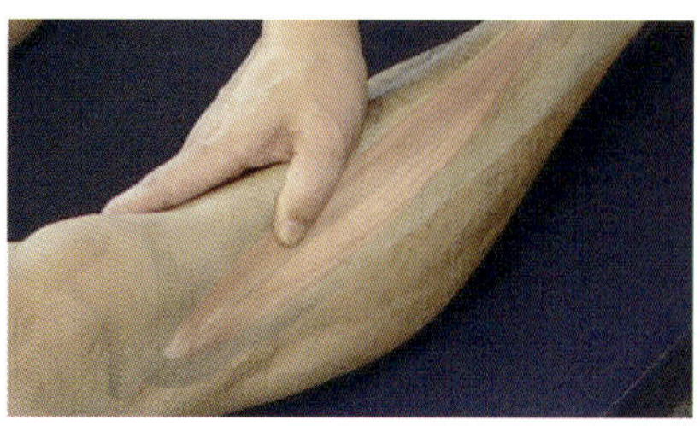
그림 8-4 정강뼈 몸쪽의 가쪽면 2/3

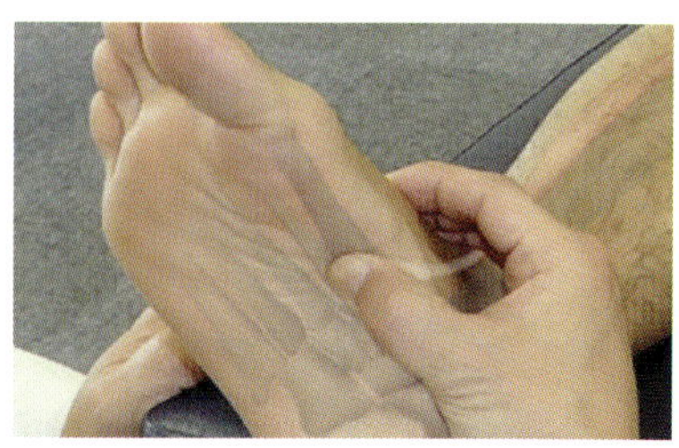
그림 8-5 안쪽 쐐기뼈안쪽의 바닥쪽면, 엄지발가락의 발허리뼈바닥

스트레칭 조작

검 사 자 : 환자의 발쪽에 선다.
환　　자 : 바로누운자세로, 발을 테이블에서 내놓는다.
접　　촉 : 발등의 안쪽
고　　정 : 종아리의 앞면
조　　작 : 발목관절에 발바닥굽힘과 밖굽이(외반)를 가한다.
비　　고 : 밖굽이는 발바닥굽힘(저굴)을 유지한 상태로 가해야 한다(그림 8-6).

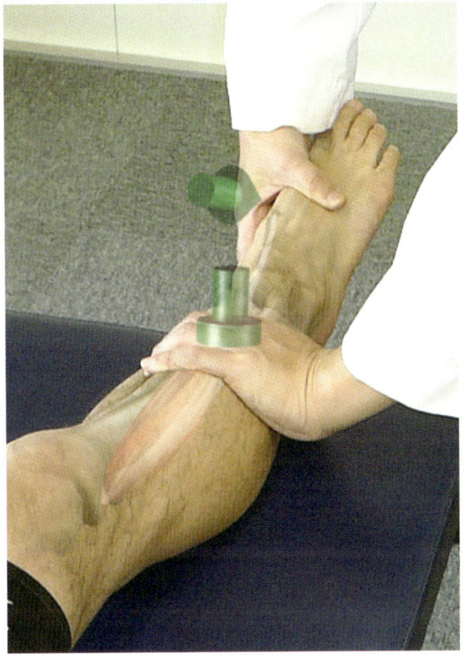

앞정강근에 효과적으로 늘임을 가하기 위해서는 종아리를 테이블에 잘 고정한다.

그림 8-6 앞정강근 스트레칭 조작

근육 테스트

검 사 자 : 환자의 발쪽에 선다.
환　　자 : 바로누운자세로, 발목관절을 테이블의 발쪽으로 내어서, 발가락을 굽힘(굴곡)시킨 상태에서 발목관절의 발등굽힘, 발쪽으로 안굽이를 일으킨다.
접　　촉 : 발등의 안쪽
고　　정 : 발목관절의 가쪽
조　　작 : 발목관절의 발바닥굽힘(저굴) · 밖굽이 방향으로 압력을 가한다.
비　　고 : 테스트 중에는 발목관절 가쪽을 잘 고정한다(그림 8-7).

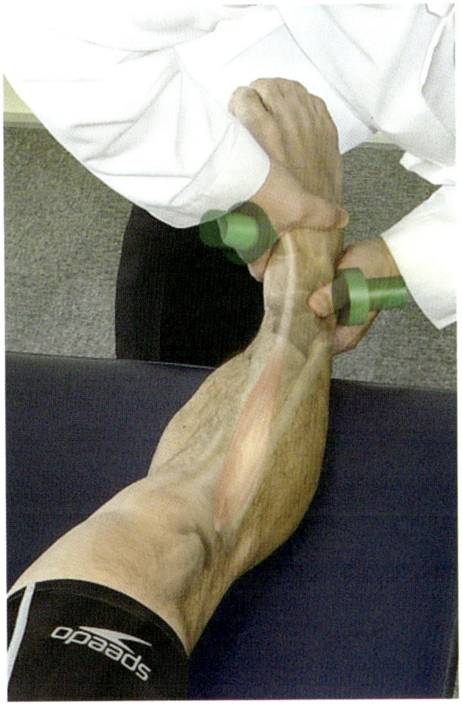

근육 테스트에서는 발가락의 굽힘에 의해 긴엄지폄근과 긴발가락폄근의 협력작용을 막아야 한다.

그림 8-7 앞정강근 근육 테스트

긴발가락폄근(장지신근, extensor digitorum longus muscle)

이 는 곳 : 정강뼈 몸쪽의 가쪽면, 종아리뼈의 앞면(그림 8-8), 뼈사이막
닿 는 곳 : 둘째-새끼발가락 중간마디뼈의 발등면과 끝마디뼈의 발등면(그림 8-9)
기 능 : 둘째-새끼발가락 발허리발가락관절의 폄(신전)과
발가락뼈사이관절의 폄, 발목관절의 발등굽힘(배굴)
지배신경 : 깊은종아리신경(L4, L5, S1)
협 력 근 : (둘째-넷째발가락) 발허리발가락관절 폄(짧은발가락폄근)
발목관절 발등굽힘(앞정강근, 긴엄지폄근, 셋째종아리근)
대 항 근 : 발허리발가락관절 폄(짧은발가락굽힘근, 긴발가락굽힘근)
발가락뼈사이관절 폄(긴발가락굽힘근)
발목관절 발등굽힘(가자미근, 장딴지근, 뒤정강근, 긴엄지굽힘근,
긴발가락굽힘근, 발바닥근, 긴 · 짧은종아리근)

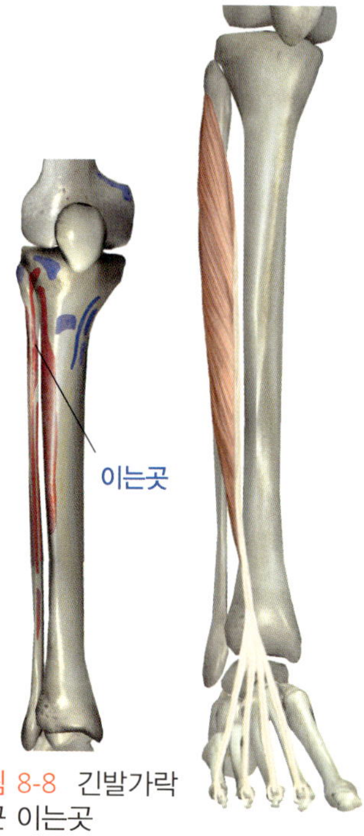

그림 8-8 긴발가락폄근 이는곳

시진

힘살은 앞정강근 힘살의 가쪽, 긴종아리근의 안쪽에 위치하는데 시진에 의한 인식은 어렵다. 단, 발가락을 펴하는 것으로 발등쪽의 힘줄을 확인하는 것은 가능하다.

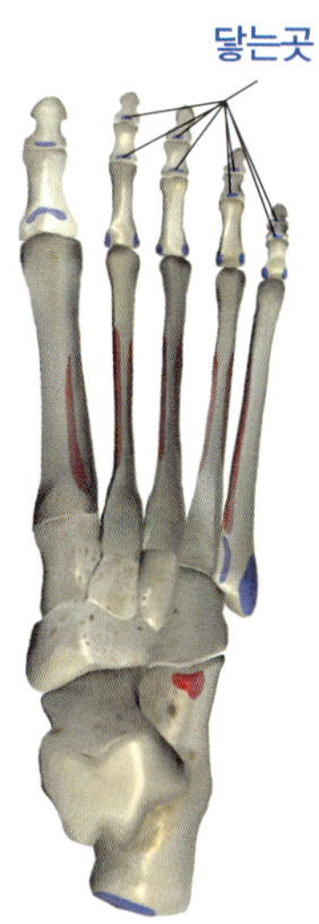

그림 8-9 긴발가락폄근 닿는곳

촉진

힘 살: 종아리 앞면의 몸쪽 정강종아리관절의 먼쪽부분에서 앞정강근의 가쪽, 긴종아리근의 안쪽을 촉진한다. 발가락의 폄 운동에 의해 긴장하는 힘살을 확인하는 것이 가능하다. 발가락의 폄을 일으킬 때는 발목관절의 발바닥굽힘(저굴)이나 발등굽힘을 일으켜서는 안 된다.

이는곳 · 닿는곳 : 이는곳은 몸쪽 정강종아리관절 앞면에서 종아리뼈 앞안쪽면을 앞정강근과 긴종아리근의 사이에서 촉진한다(그림 8-10). 닿는곳은 둘째-새끼발가락 끝마디뼈의 등쪽면을 촉진한다(그림 8-11).

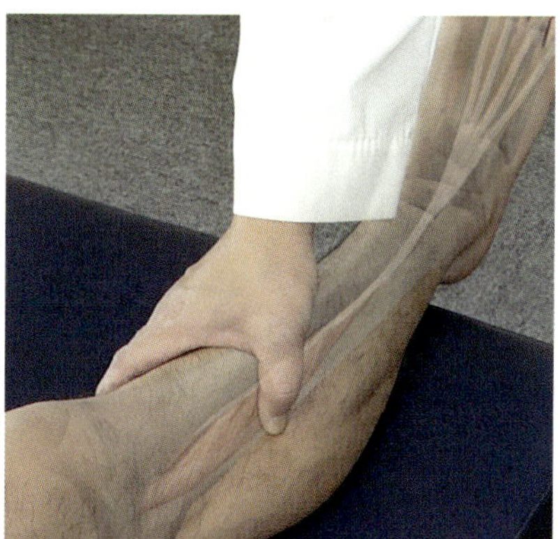

그림 8-10 종아리뼈의 앞면

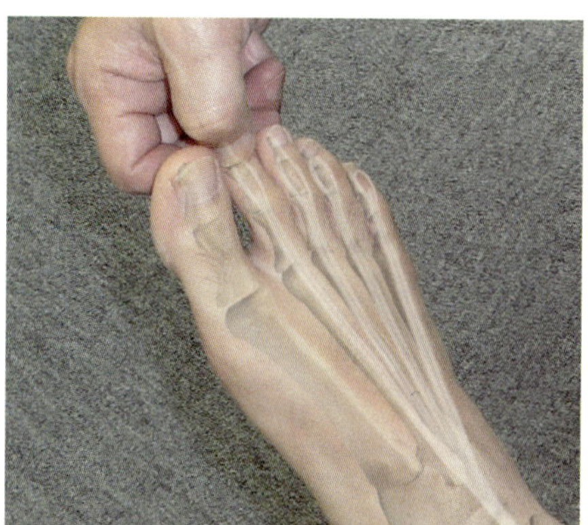

그림 8-11 둘째발가락 끝마디뼈의 등쪽면

종아리

스트레칭 조작

검 사 자 : 환자의 발쪽에 앉는다.
환　　자 : 바로누운자세로, 발을 테이블에서 내놓는다.
접　　촉 : 둘째-새끼발가락의 등쪽면
고　　정 : 종아리 먼쪽의 뒤면
조　　작 : 발가락에 굽힘을 가한 후 발목관절에 발바닥굽힘을 가한다.
비　　고 : 발목관절에 발바닥굽힘을 가하는 동안 발가락의 굽힘(굴곡)을 느슨하게 해서는 안 된다(그림 8-12).

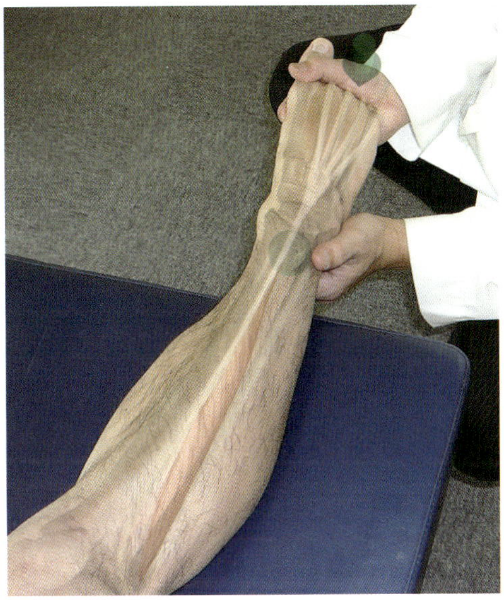

그림 8-12 긴발가락폄근 스트레칭 조작

앞정강근의 긴장이 큰 경우, 약간의 안굽이(내반)를 가한다.

발목관절의 발바닥굽힘 제한이 존재하는 경우, 둘째-새끼발가락의 굽힘을 느슨하게 하는 것으로 발바닥굽힘 제한의 완화 여부를 확인한다. 완화시킨 경우, 긴발가락폄근에 의한 제한일 가능성이 높다.

근육 테스트

검 사 자 : 환자의 발쪽에 앉는다.
환　　자 : 바로누운자세로, 발목관절을 테이블의 발쪽으로 내어서 발가락을 폄시킨 상태에서 발목관절 발등굽힘, 발부위의 밖굽이를 일으킨다.
접　　촉 : 둘째-새끼발가락 중간마디뼈의 등쪽면
고　　정 : 둘째-새끼발가락 발허리뼈머리의 바닥쪽면
조　　작 : 중간마디뼈의 발등면에 둘째-새끼발가락의 발허리발가락관절 또는 발가락뼈사이관절에 굽힘 방향으로 압력을 가한다.
비　　고 : 수축력이 약한 근육이므로 과도한 힘으로 검사해서는 안 된다(그림 8-13).

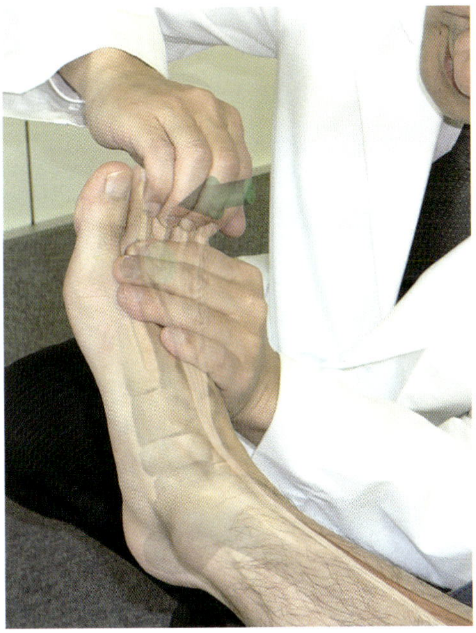

그림 8-13 긴발가락폄근 근육 테스트

근육 테스트에서는 발목관절의 발등굽힘에 의한 저항을 일으키지 않도록 발을 잘 고정해야 한다.

긴발가락폄근은 항상 짧은발가락폄근의 작용을 고려해야 한다.

셋째종아리근(제3비골근, fibularis tertius muscle)

이 는 곳 : 종아리뼈 앞면의 아래부분 1/3(그림 8-14), 근육사이막
닿 는 곳 : 새끼발가락 발허리뼈바닥의 등쪽면(그림 8-15)
기　　능 : 발목관절의 발등굽힘(배굴) · 밖굽이(외반)
지배신경 : 깊은종아리신경(L4, L5, S1)
협 력 근 : 발목관절 발등굽힘(앞정강근, 긴발가락폄근, 긴엄지폄근)
발목관절 밖굽이(긴 · 짧은종아리근)
대 항 근 : 발목관절 발등굽힘(가자미근, 장딴지근, 뒤정강근, 긴엄지굽힘근, 긴발가락굽힘근, 발바닥근, 긴 · 짧은종아리근)
발목관절 밖굽이(앞정강근, 뒤정강근)

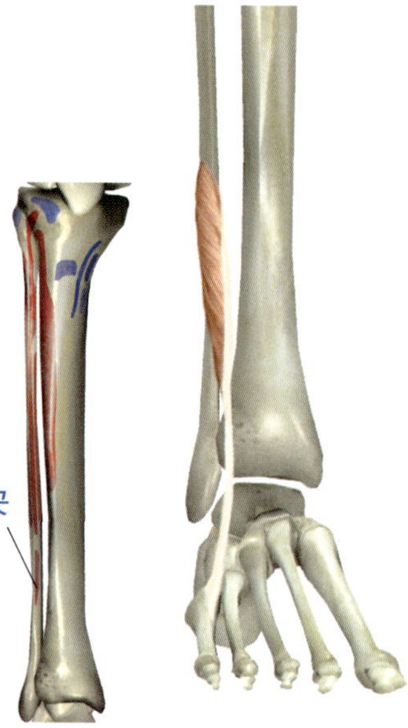

그림 8-14 셋째종아리근 이는곳

시진

종아리 앞가쪽면의 먼쪽 얕은층에 존재하지만 작은 근육이기 때문에 시진으로 확인하는 것은 어렵다.

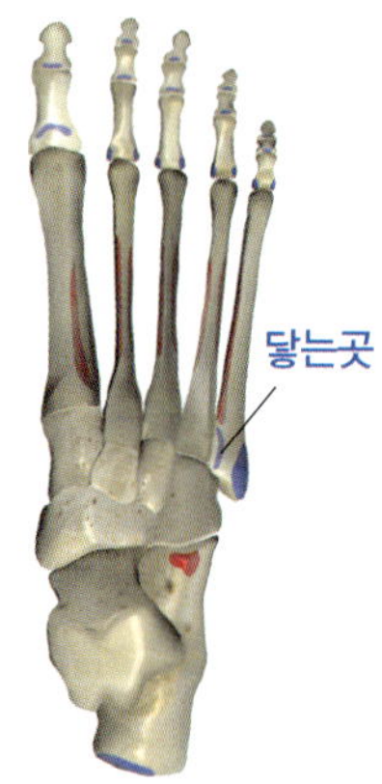

그림 8-15 셋째종아리근 닿는곳

촉진

힘　살 : 힘살의 촉진은 정강뼈 앞면을 먼쪽끝에서 손가락을 미끄러뜨려서 가장 아래부분의 섬유를 촉진한다.

이는곳 · 닿는곳 : 이는곳은 힘살의 깊은부분에 있기 때문에 힘살을 끼고 촉진한다(그림 8-16). 닿는곳은 다섯째발허리뼈바닥의 등쪽면이지만, 넷째 · 다섯째발허리뼈사이를 몸쪽에서 촉진하고, 넷째 · 다섯째발허리뼈바닥 접합부분의 가쪽을 촉진한다(그림 8-17).

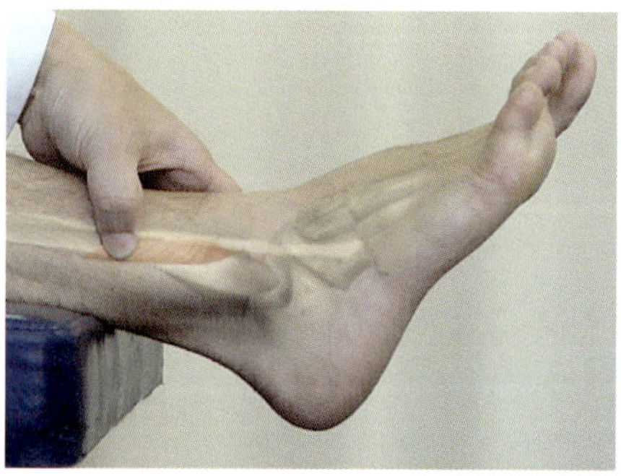
그림 8-16 종아리뼈 앞면의 아래부분 1/3

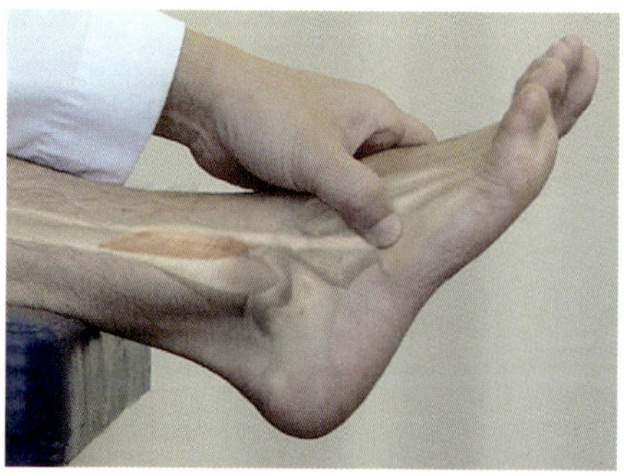
그림 8-17 새끼발가락 발허리뼈바닥의 등쪽면

스트레칭 조작

검 사 자 : 환자의 발쪽에 선다.
환　　자 : 바로누운자세로, 발을 테이블에서 내놓는다.
접　　촉 : 발등의 가쪽
고　　정 : 종아리의 뒤면
조　　작 : 발목관절 안굽이(외반), 발바닥굽힘(저굴)을 가한다.
비　　고 : 발바닥굽힘은 안굽이를 유지시킨 상태에서 가해야 한다(그림 8-18).

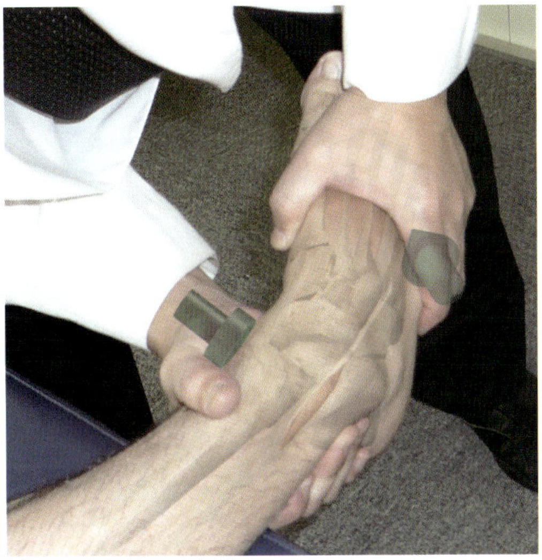

그림 8-18 셋째종아리근 스트레칭 조작

스트레칭에서는 처음에 발바닥굽힘을 가하면, 앞정강근으로의 늘임이 가해지고, 이것에 의해서 셋째종아리근으로의 늘임(신장)을 가하기 어려워지기 때문에 처음에 안굽이를 가하고 다음에 발바닥굽힘을 가한다.

근육 테스트

검 사 자 : 환자의 발쪽에 선다.
환　　자 : 바로누운자세로, 발목관절을 테이블의 발쪽으로 내어서, 발가락을 굽힘(굴곡)시킨 상태에서 발목관절의 발등굽힘 · 밖굽이를 일으킨다.
접　　촉 : 발등의 가쪽
고　　정 : 발목관절의 안쪽
조　　작 : 발목관절 발바닥굽힘 · 안굽이 방향으로 압력을 가한다.
비　　고 : 처음에 안굽이 방향으로 압력을 가하여 이것을 유지하면서 발바닥굽힘을 가한다(그림 8-19).

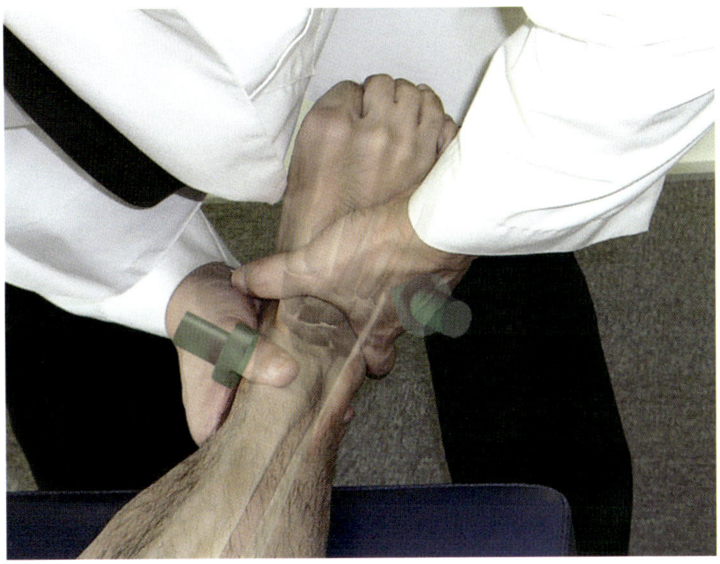

그림 8-19 셋째종아리근 근육 테스트

근육 테스트 중 발가락의 폄은 긴발가락폄근의 협력작용을 나타낸다.

셋째종아리근의 근육테스트에서 발바닥굽힘의 압력은 강력한 앞정강근의 작용을 유발하기 때문에 안굽이의 압력을 가한 후 안굽이 방향으로 압력을 유지한 상태에서 발바닥굽힘을 가한다. 절대로 처음부터 발바닥굽힘을 가하면 안 된다.

종아리

긴엄지폄근(장무지신근, extensor hallucis longus muscle)

이 는 곳 : 종아리뼈 앞면의 중간부분(그림 8-20)과 인접하는 뼈사이막
닿 는 곳 : 엄지발가락 끝마디뼈바닥의 등쪽면(그림 8-21)
기　　능 : 엄지발가락의 발허리발가락관절과 발가락뼈사이관절의 폄(신전),
발목관절의 발등굽힘(배굴)
지배신경 : 깊은종아리신경(L4, L5, S1)
협 력 근 : 발허리발가락관절 폄(짧은엄지굽힘근)
발목관절 발등굽힘(앞정강근, 긴발가락폄근, 셋째종아리근)
대 항 근 : 발허리발가락관절 폄(긴 · 짧은엄지굽힘근)
발가락뼈사이관절 폄(긴엄지굽힘근)
발목관절 발등굽힘(가자미근, 장딴지근, 뒤정강근, 긴엄지굽힘근,
긴발가락굽힘근, 발바닥근, 긴 · 짧은종아리근)

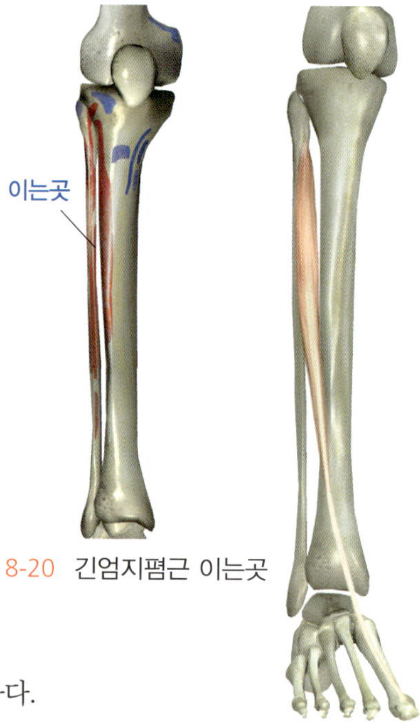

그림 8-20 긴엄지폄근 이는곳

시진

힘살은 앞정강근, 긴발가락폄근에 덮여 있기 때문에 시진에 의한 인식은 불가능하다.

촉진

엄지발가락의 폄을 유지하는 것으로 발등부위에서 긴엄지폄근힘줄을 확인할 수 있다.
힘　살: 앞정강근 가쪽의 긴발가락폄근을 끼고 그 깊은부분을 촉진한다.
이는곳 · 닿는곳 : 이는곳은 종아리뼈 앞면의 안쪽을 촉진한다(그림 8-22). 닿는곳은 엄지발가락 끝마디뼈바닥의 등쪽면을 촉진한다(그림 8-23).

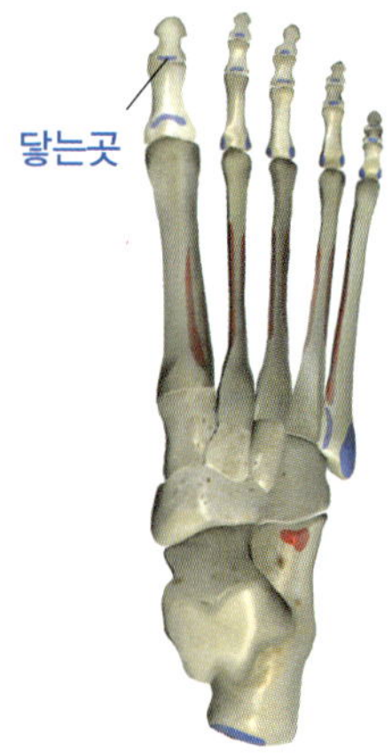

그림 8-21 긴엄지폄근 닿는곳

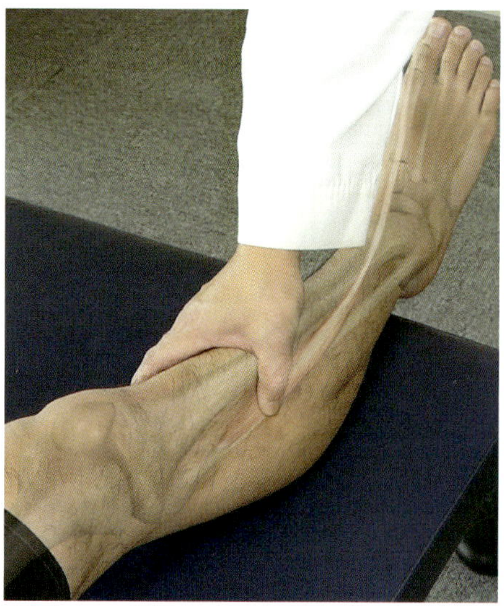
그림 8-22 종아리뼈 앞면의 중간부분

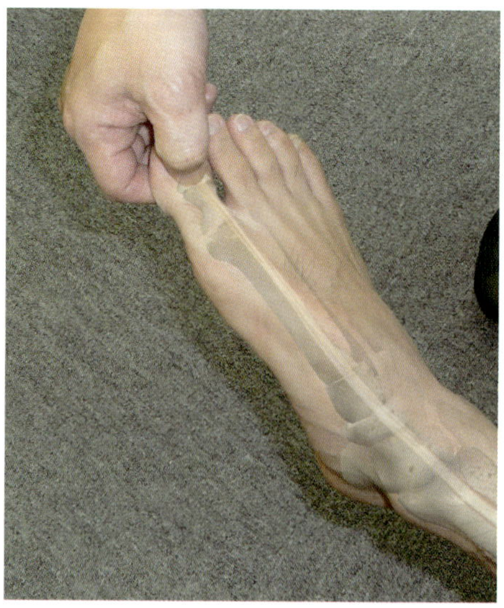
그림 8-23 엄지발가락 끝마디뼈바닥의 등쪽면

스트레칭 조작

검 사 자 : 환자의 발쪽에 앉는다.
환　　자 : 바로누운자세로, 발을 테이블에서 내놓는다.
접　　촉 : 엄지발가락의 등쪽면
고　　정 : 종아리 먼쪽의 뒤면
조　　작 : 엄지발가락에 굽힘(굴곡)을 가한 후, 발목관절에 발바닥굽힘(저굴)을 가한다.
비　　고 : 앞정강근의 긴장이 큰 경우, 약간의 안굽이(내반)를 가한다(그림 8-24).

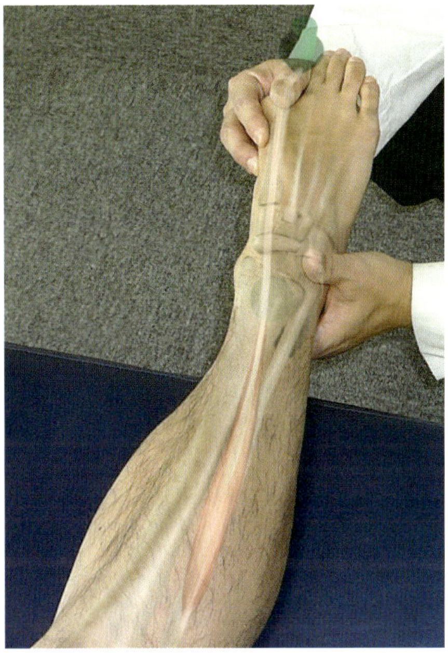

그림 8-24 긴엄지폄근 스트레칭 조작

긴엄지굽힘근의 과긴장은 발목관절의 발바닥굽힘 제한으로 평가한다.

근육 테스트

검 사 자 : 환자의 발쪽에 앉는다.
환　　자 : 바로누운자세로, 발목관절을 테이블의 발쪽으로 내어서 발목관절의 최대 발등굽힘자세에서, 엄지발가락을 펴시킨다.
접　　촉 : 엄지발가락 끝마디뼈의 등쪽면
고　　정 : 엄지발가락 첫마디뼈의 바닥쪽면
조　　작 : 엄지발가락에 발가락뼈사이관절의 굽힘 방향으로 압력을 가한다.
비　　고 : 발목관절 발등굽힘에 의한 저항이 가해지지 않도록 발목관절을 최대 발등굽힘자세로 하여 발을 잘 고정한다(그림 8-25).

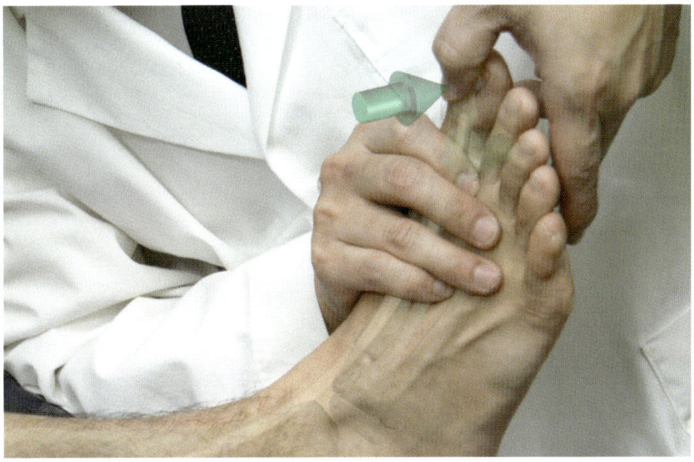

그림 8-25 긴엄지폄근 근육 테스트

근육 테스트 중 발목관절 발등굽힘에 의해 저항이 가해질 가능성이 있기 때문에 고정손으로 첫마디뼈를 고정함과 동시에 발부위 전체를 고정하여야 한다.

종아리

긴엄지굽힘근(장무지굴근, flexor hallucis longus muscle)

이 는 곳 : 종아리뼈 뒤면의 아래부분 2/3(그림 8-26), 뼈사이막, 근육사이막
닿 는 곳 : 엄지발가락 끝마디뼈바닥의 바닥쪽면(그림 8-27)
기　　능 : 엄지발가락의 발허리발가락관절과 발가락사이관절의 굽힘(굴곡), 발목관절의 발바닥굽힘(저굴)
지배신경 : 정강신경(L5, S1, S2)
협 력 근 : 발허리발가락관절 굽힘(짧은엄지굽힘근)
발목관절 발바닥굽힘(가자미근, 장딴지근, 뒤정강근, 긴발가락굽힘근, 발바닥근, 긴 · 짧은종아리근)
대 항 근 : 발허리발가락관절 굽힘(긴 · 짧은엄지폄근)
발가락뼈사이관절 굽힘(긴엄지폄근)
발목관절 발바닥굽힘(앞정강근, 긴발가락폄근, 긴엄지폄근, 셋째종아리근)

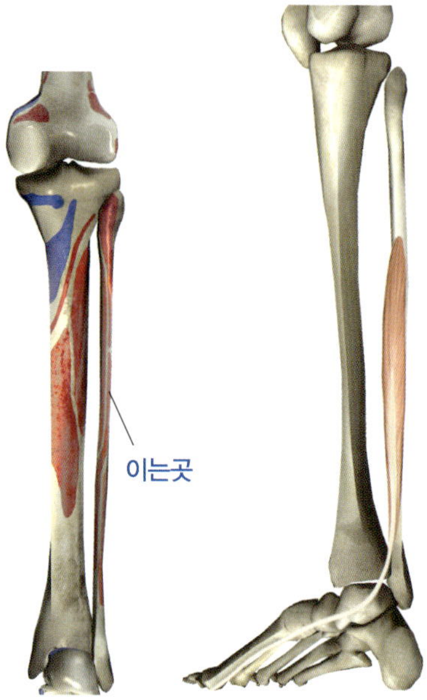

그림 8-26 긴엄지굽힘근 이는곳

시진

깊은층이기 때문에 시진으로 확인은 불가능하다.

촉진

힘　살 : 종아리뼈 뒤면의 중간부분을 종아리뼈 가쪽에서 가자미근 깊은부분을 끼고 촉진한다. 가자미근과의 감별은 이는곳의 촉진과 동시에 발목관절을 움직이지 않고 엄지발가락의 굽힘 운동을 일으켜서 수축하는 힘살을 촉지하는 것도 가능하다.

이는곳 · 닿는곳 : 이는곳은 힘살의 촉진과 같이 종아리뼈 뒤면을 종아리뼈 가쪽에서 촉진한다(그림 8-28). 닿는곳은 끝마디뼈바닥 발바닥쪽면의 부착을 촉진한다(그림 8-29).

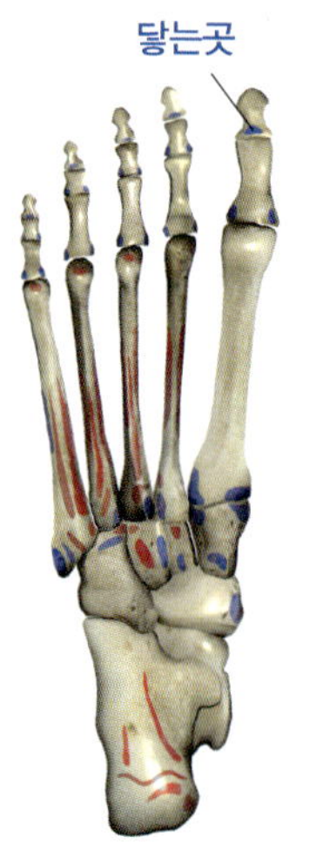

그림 8-27 긴엄지굽힘근 닿는곳

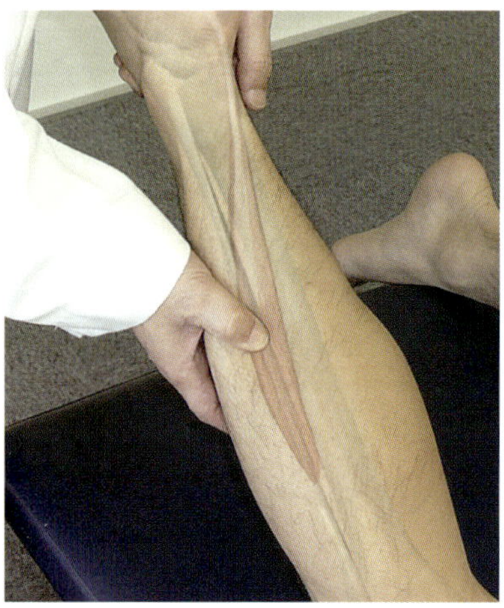

그림 8-28 종아리뼈 뒤면의 아래부분 2/3

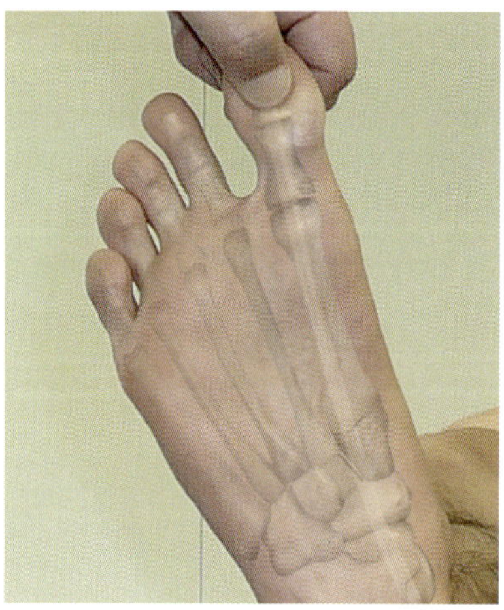

그림 8-29 엄지발가락 끝마디뼈바닥의 바닥쪽면

스트레칭 조작

검 사 자 : 환자의 발쪽에 앉는다.
환　　자 : 바로누운자세로, 발을 테이블에서 내놓는다.
접　　촉 : 엄지발가락 끝마디뼈의 바닥쪽면
고　　정 : 종아리 먼쪽의 앞면
조　　작 : 엄지발가락 바닥쪽면의 접촉에 의해 엄지발가락의 폄자세를 유지한 상태에서 발목관절에 발등굽힘(배굴)을 가한다.
비　　고 : 장딴지세갈래근의 긴장이 큰 경우, 긴발가락굽힘근의 늘임(신장)을 가하기 어렵게 된다(그림 8-30).

엄지발가락의 폄은 짧은엄지굽힘근을 늘임하는 것이 된다.

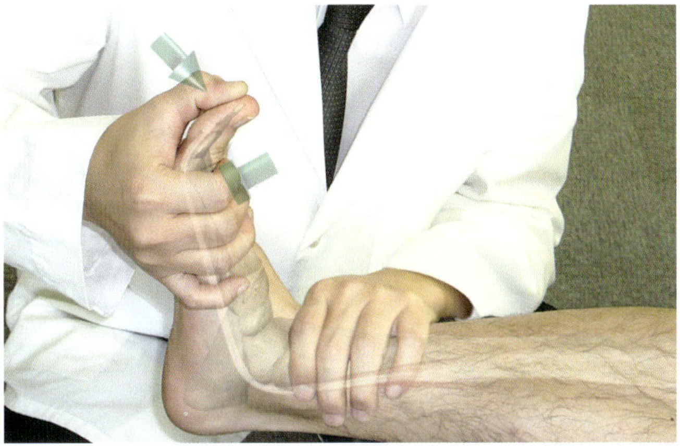
그림 8-30 긴엄지굽힘근 스트레칭 조작

짧은엄지굽힘근과의 감별은 발목관절의 발등굽힘에 의한 제한이 증가하는 경우, 긴엄지굽힘근에 의한 제한일 가능성이 높다.

엄지발가락의 폄 제한이 짧은엄지굽힘근에 의한 것일 경우, 발목관절의 상태에 의한 변화는 아니다.

근육 테스트

검 사 자 : 환자의 발쪽에 선다.
환　　자 : 바로누운자세로, 발목관절을 테이블의 발쪽으로 내어서, 발목관절 발바닥굽힘자세에서 엄지발가락을 굽힘시킨다.
접　　촉 : 엄지발가락 끝마디뼈의 발바닥면
고　　정 : 엄지발가락 중간마디뼈의 등쪽면
조　　작 : 엄지발가락에 발가락뼈사이관절의 폄 방향으로 압력을 가한다.
비　　고 : 발목관절 발바닥굽힘에 의한 저항이 가해지지 않도록 발을 잘 고정한다(그림 8-31).

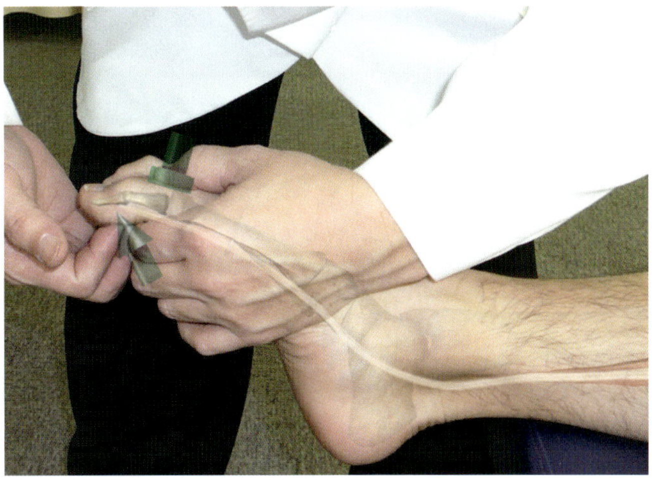
그림 8-31 긴엄지굽힘근 근육 테스트

짧은엄지굽힘근에 의해 첫마디뼈의 굽힘이 일어나는 경우, 고정손의 집게손가락으로 첫마디뼈 바닥쪽면에서 굽힘을 제한한다.

긴발가락굽힘근(장지굴근, flexor digitorum longus muscle)

이 는 곳 : 정강뼈 뒤면의 중간부분(그림 8-32), 뒤정강근막
닿 는 곳 : 둘째-새끼발가락 끝마디뼈바닥의 바닥쪽면(그림 8-33)
기 능 : 둘째-새끼발가락의 몸쪽 · 먼쪽 발가락뼈사이관절의 굽힘(굴곡)과 발허리발가락관절의 굽힘, 발목관절의 발바닥굽힘(저굴)
지배신경 : 정강신경(L4, L5, S1)
협 력 근 : 발허리발가락관절 굽힘(짧은발가락굽힘근)
발목관절 발바닥굽힘(가자미근, 장딴지근, 뒤정강근, 긴엄지굽힘근, 발바닥근, 긴 · 짧은종아리근)
발가락뼈사이관절 굽힘(짧은발가락폄근 몸쪽)
대 항 근 : 발허리발가락관절 굽힘(긴발가락폄근, 짧은발가락폄근)
발가락뼈사이관절 굽힘(긴발가락폄근, 몸쪽 짧은발가락폄근)
발목관절 발바닥굽힘(앞정강근, 긴발가락폄근, 긴엄지폄근, 셋째종아리근)

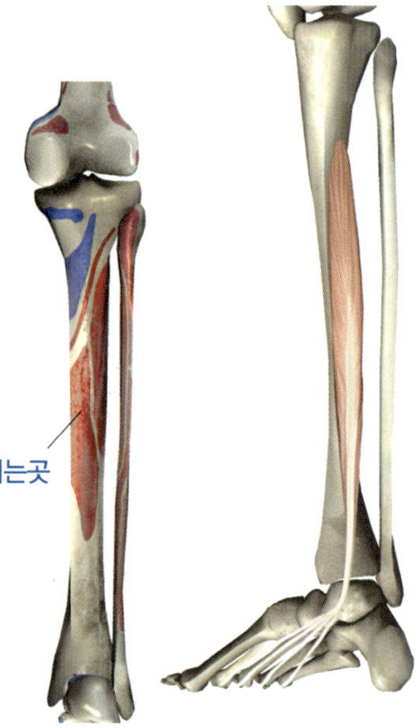

그림 8-32 긴발가락굽힘근 이는곳

시진

깊은층이기 때문에 시진으로 확인이 불가능하다.

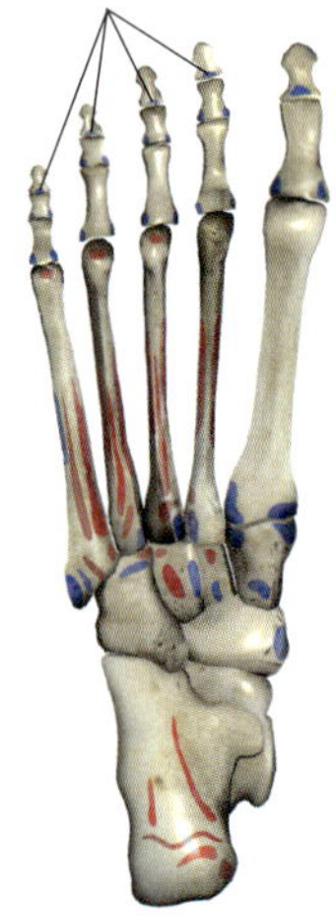

그림 8-33 긴발가락굽힘근 닿는곳

촉진

힘 살 : 정강뼈 중간부분의 뒤면 안쪽을 정강뼈 안쪽에서 가자미근 깊은부분의 힘살을 촉진한다. 촉진 시 발가락을 굽힘(굴곡)시키는 것으로 수축하는 힘살을 확인하는 것도 가능하다.

이는곳 · 닿는곳 : 이는곳은 종아리 중간부분 안쪽의 정강뼈 안쪽에서 가자미근의 힘살을 가쪽으로 누르면서 정강뼈 뒤면을 촉진한다(그림 8-34). 닿는곳은 둘째-다섯째발가락 끝마디뼈바닥의 바닥쪽면을 촉진한다(그림 8-35).

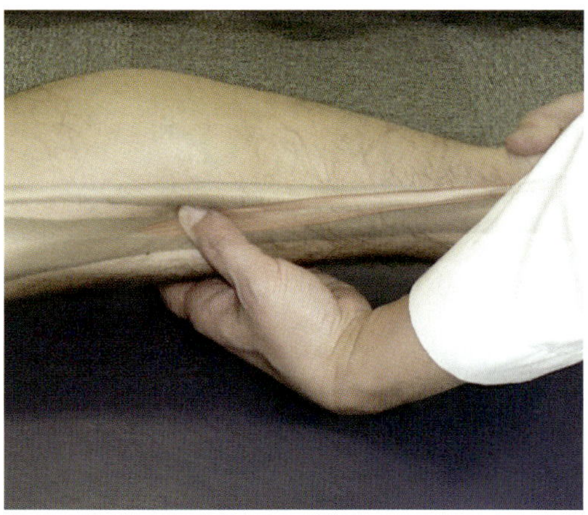

그림 8-34 정강뼈 뒤면의 중간부분

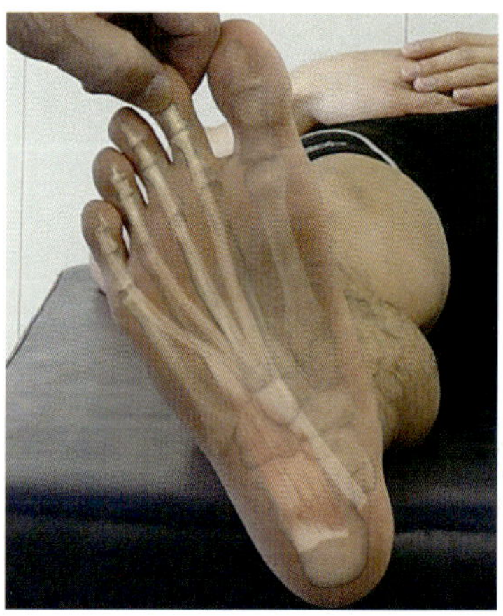

그림 8-35 둘째-새끼발가락 끝마디뼈바닥의 바닥쪽면

스트레칭 조작

검 사 자 : 환자의 발쪽에 앉는다.
환 자 : 바로누운자세로, 발을 테이블에서 내놓는다.
접 촉 : 둘째-새끼발가락의 바닥쪽면
고 정 : 종아리 먼쪽의 앞면
조 작 : 둘째-새끼발가락의 바닥쪽면 접촉에 의해 발가락의 폄(신전)을 유지한 상태에서 발목관절에 발등굽힘(배굴)에 가한다. 이 상태에서 스트레칭을 가하는 경우, 둘째-새끼발가락에 폄을 가한다.
비 고 : 장딴지세갈래근의 긴장이 큰 경우, 긴발가락굽힘근의 늘임(신장)이 어렵게 된다(그림 8-36).

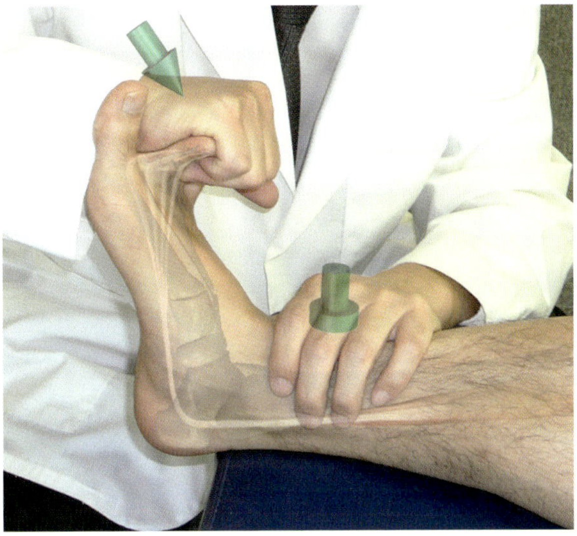
그림 8-36 긴발가락굽힘근 스트레칭 조작

스트레칭을 위해서 발가락에 과도한 힘이 가해져서는 안 된다.

근육 테스트

검 사 자 : 환자의 발쪽에 선다.
환 자 : 바로누운자세로, 발목관절을 테이블의 발쪽으로 내어서 발목관절의 최대 발바닥굽힘자세에서 발가락을 굽힘시킨다.
접 촉 : 검사자의 집게-새끼손가락의 속질(digital pulp)로, 둘째-새끼발가락 끝마디뼈의 바닥쪽면에 접촉한다.
고 정 : 둘째-새끼발가락 중간마디뼈의 등쪽면
조 작 : 먼쪽 발가락관절을 폄시킨다.
비 고 : 둘째-새끼발가락 중간마디뼈의 등쪽면을 잘 고정하여 발가락의 발바닥굽힘이 일어나지 않도록 한다(그림 8-37).

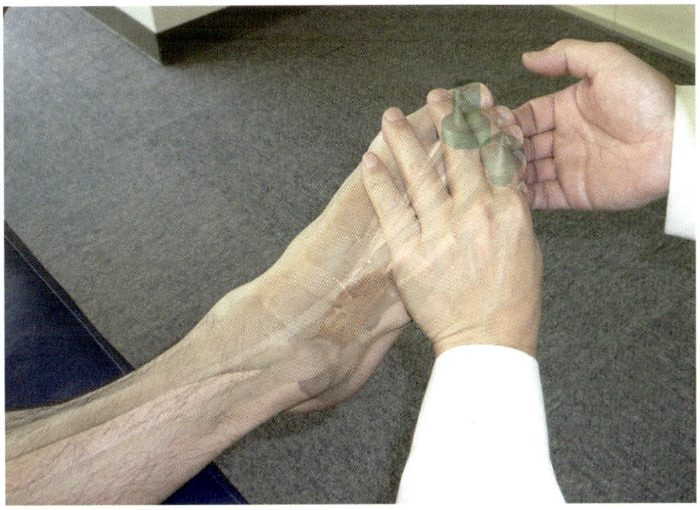
그림 8-37 긴발가락굽힘근 근육 테스트

근육 테스트 중 발목관절의 발바닥굽힘은 장딴지세갈래근, 뒤정강근의 작용을 나타낸다.

종아리

뒤정강근(후경골근, tibialis posterior muscle)

이 는 곳 : 정강뼈 뒤면의 가쪽부분, 종아리뼈 안쪽의 몸쪽 2/3(그림 8-38), 뼈사이막, 근육사이막, 깊은근막

닿 는 곳 : 손배뼈거친면, 앞쐐기뼈의 바닥쪽면, 둘째 · 셋째 · 넷째발가락 발허리뼈의 바닥쪽면, 입방뼈, 목말받침돌기(그림 8-39)

기 능 : 발목관절 안굽이(내반) · 발바닥굽힘(저굴)

지배신경 : 정강신경(L5, S1)

협 력 근 : 발목관절 안굽이(앞정강근)
발목관절 발바닥굽힘(가자미근, 장딴지근, 긴엄지굽힘근, 긴발가락굽힘근, 발바닥근, 긴 · 짧은종아리근)

대 항 근 : 발목관절 안굽이(긴종아리근, 짧은종아리근, 셋째종아리근)
발목관절 발바닥굽힘(앞정강근, 긴발가락폄근, 긴엄지폄근, 셋째종아리근)

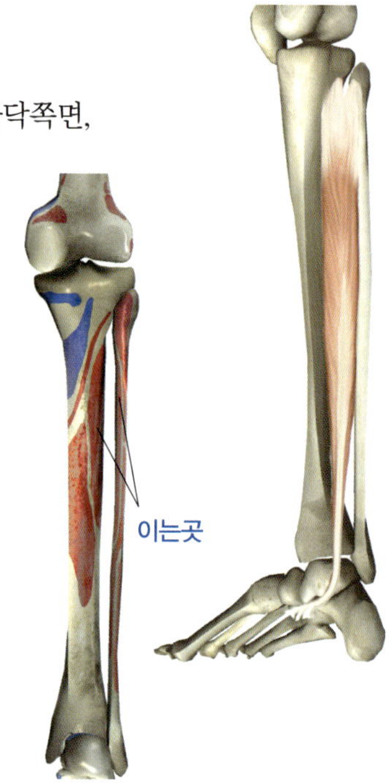

그림 8-38 뒤정강근 이는곳

시진

깊은층이기 때문에 시진으로의 확인은 불가능하다.

촉진

힘 살 : 가자미근의 깊은부분으로 안쪽에 긴발가락굽힘근 힘살, 가쪽으로 긴엄지굽힘근 힘살이 존재하고 정강뼈와 종아리뼈의 사이에 존재하기 때문에 촉진에 의한 힘살 긴장도의 인지는 어렵다.

이는곳 · 닿는곳 : 이는곳은 종아리 뒤면에서 장딴지근과 가자미근 힘살을 끼고 정강뼈의 뒤가쪽, 종아리뼈의 뒤안쪽을 촉진한다(그림 8-40). 장딴지세갈래근의 긴장 상태에 따라 촉진의 난이도는 다르다. 무릎관절을 굽혀 힘살을 이완시킨 상태에서 촉진도 가능하다. 닿는곳은 발부위 안쪽뼈의 돌출부위인 손배뼈거친면, 발바닥의 둘째 · 셋째 · 넷째발허리뼈 발바닥면, 입방뼈, 목말받침돌기를 촉진한다(그림 8-41).

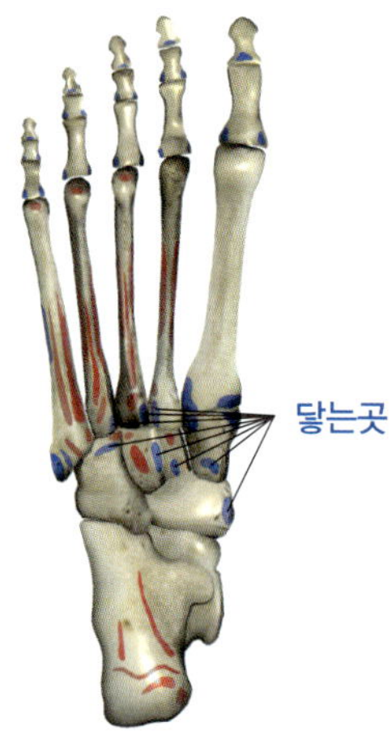

그림 8-39 뒤정강근 닿는곳

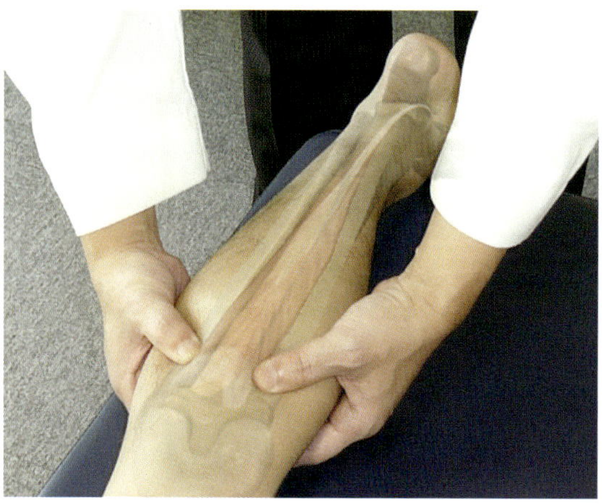
그림 8-40 정강뼈 뒤면의 가쪽부분, 종아리뼈 안쪽의 몸쪽 2/3

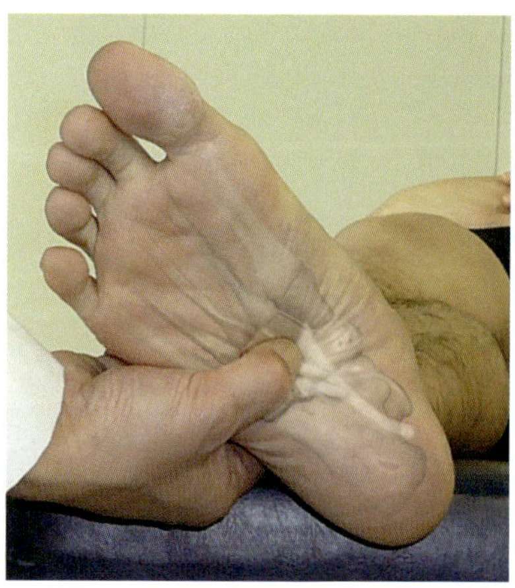
그림 8-41 입방뼈

종아리

스트레칭 조작

검 사 자 : 환자의 발쪽에 선다.
환　　자 : 바로누운자세로, 발부위를 테이블에서 내놓는다.
접　　촉 : 손바닥으로 발바닥, 아래팔 먼쪽의 앞면에서 발부리부위에 접촉한다.
고　　정 : 종아리 먼쪽의 앞면
조　　작 : 발바닥부위의 접촉에 의해 밖굽이(외반)를 일으킨 상태에서 아래팔 먼쪽의 앞면에서 발목관절 발등굽힘(배굴)을 일으킨다.
비　　고 : 장딴지세갈래근의 긴장이 큰 경우, 뒤정강근의 늘임이 어렵게 된다(그림 8-42).

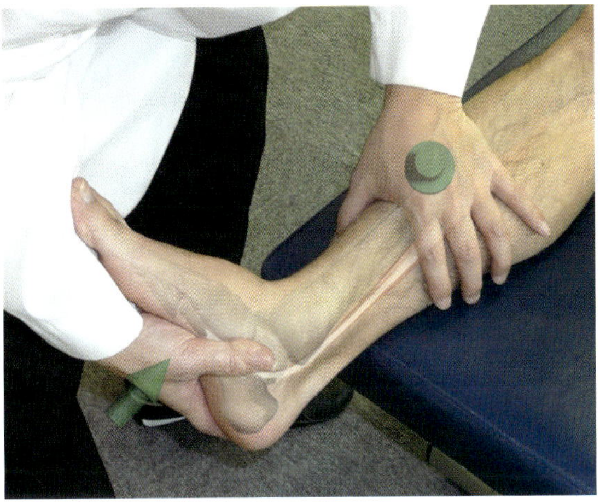

그림 8-42 뒤정강근 스트레칭 조작

발바닥부위 접촉에 의한 밖굽이를 유지하면서 발목관절에 발등굽힘을 가한다.

근육 테스트

검 사 자 : 환자의 발쪽에 선다.
환　　자 : 바로누운자세로, 발목관절을 테이블의 발쪽으로 내어서, 발목관절을 최대 발바닥굽힘, 발부위의 안굽이를 일으킨다.
접　　촉 : 발부위의 안쪽
고　　정 : 발목관절의 가쪽
조　　작 : 발목관절의 밖굽이 방향으로 압력을 가한다.
비　　고 : 발부위의 긴쪽 방향을 따라서 약간 당긴 상태로 밖굽이와 약간의 발등굽힘을 가한다. 압력은 손배뼈와 정강뼈의 안쪽관절융기의 아래모서리를 잇는 직선을 잡아늘이듯이 가한다(그림 8-43).

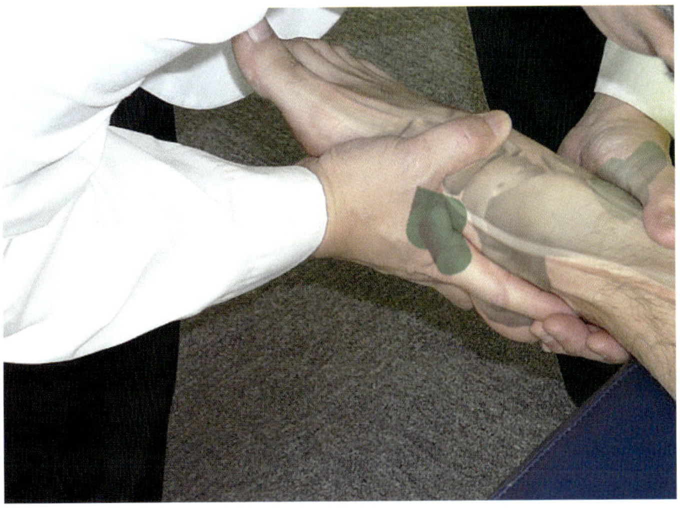

그림 8-43 뒤정강근 근육 테스트

근육 테스트에서는 처음에 밖굽이의 압력을 가하여 약간의 발등굽힘 압력은 밖굽이의 압력과 같이 가한다. 처음에 발등굽힘의 압력을 가하면, 장딴지세갈래근의 강력한 수축을 유발하기 때문에 주의해야 한다.

오금근(슬와근, popliteus muscle)

이 는 곳 : 넙다리뼈의 가쪽관절융기(그림 8-44), 가쪽곁인대, 무릎관절주머니
닿 는 곳 : 정강뼈 뒤면의 가자미근선 위부분의 삼각부위(그림 8-44)
기 능 : 무릎관절의 굽힘(굴곡), 정강뼈의 안쪽돌림(내선)
지배신경 : 정강신경(L4, L5, S1).
협 력 근 : 무릎관절 안쪽돌림(반막근, 반힘줄근, 두덩정강근, 넙다리빗근)
무릎관절 굽힘(넓적다리뒤근육, 두덩정강근, 넙다리빗근, 장딴지근, 발바닥근)
대 항 근 : 무릎관절 안쪽돌림(넙다리두갈래근)
무릎관절 굽힘(넙다리네갈래근, 넙다리근막긴장근)

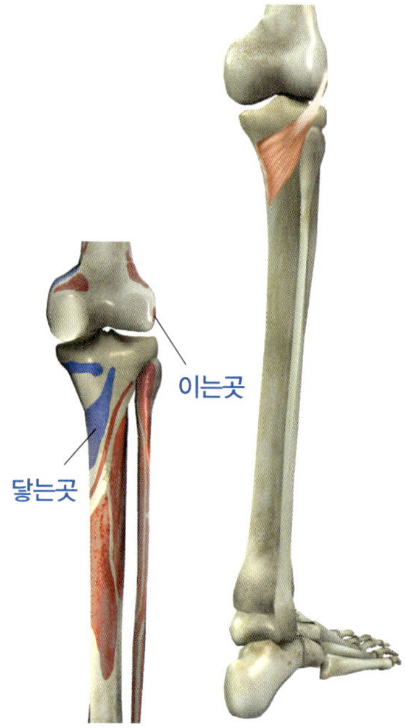

그림 8-44 오금근 이는곳 · 닿는곳

시진

깊은부분의 근육이기 때문에 시진으로 힘살을 확인하는 것은 어렵다. 수축력의 저하에 의하여 선자세에서 젖힌무릎(반장슬)을 볼 수 있는 경우도 있지만, 장딴지근이나 넓적다리뒤근육의 보상작용에 따라 분명하지 않은 경우도 있다.

촉진

힘 살: 힘살은 무릎관절을 타동적으로 굽힘자세로 두어서 종아리뼈머리 뒤면에서 안쪽아래의 정강뼈 안쪽모서리를 향해 가자미근의 이는곳을 촉진하여 그 몸쪽을 촉진한다.

이는곳 · 닿는곳 : 이는곳은 무릎관절 앞가쪽의 관절간격을 가쪽으로 촉진하여 엉덩정강띠의 가쪽에서 종아리뼈머리와 넙다리뼈 가쪽 사이에 뻗어있는 비대한 섬유 조직, 가쪽곁인대를 촉진한다(그림 8-45). 이 인대를 몸쪽 방향으로 촉진하여 넙다리뼈 가쪽위관절융기로의 부착부위 앞쪽을 촉진한다. 닿는곳은 힘살의 촉진과 같게 실시한다(그림 8-46).

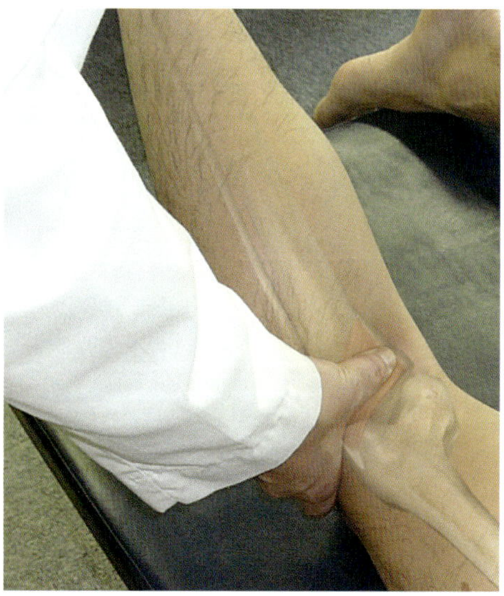
그림 8-45 정강뼈 뒤면의 가자미근선 위부분

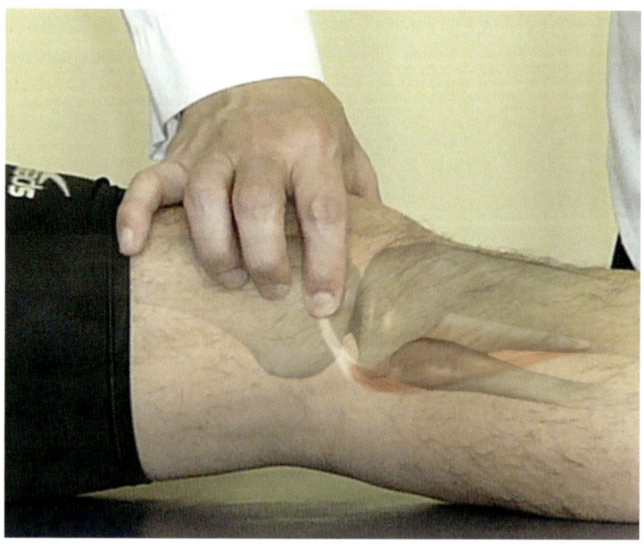
그림 8-46 넙다리뼈의 가쪽관절융기

스트레칭 조작

검 사 자 : 환자의 가쪽, 검사하는 쪽에 선다.
환　　자 : 엎드린자세로, 무릎관절의 90° 굽힘자세, 발목관절의 발바닥굽힘자세
접　　촉 : 발목관절의 뒤면과 가쪽면
고　　정 : 발목관절의 앞면과 안쪽면
조　　작 : 종아리에 긴쪽 방향으로 약간의 견인을 가하면서 발목관절의 발바닥굽힘(저굴)을 유지한 상태에서, 정강뼈 가쪽돌림(외선)을 가한다.
비　　고 : 발목관절에 부하가 가해지지 않도록 양손으로 고정한다(그림 8-47).

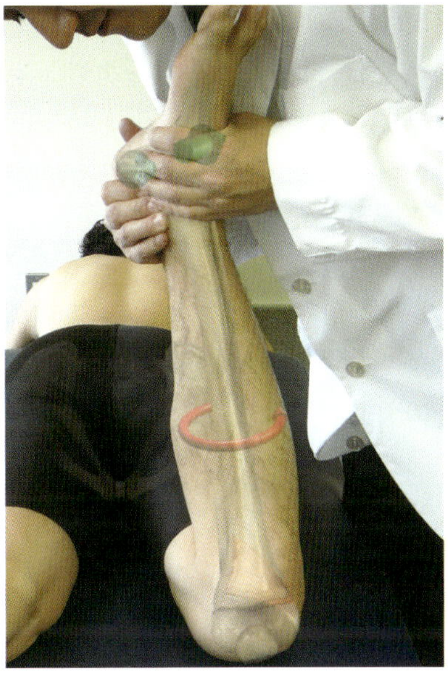

그림 8-47 오금근 스트레칭 조작

장딴지근이나 넓적다리뒤근육의 긴장도가 높은 경우, 무릎관절 굽힘을 늘이는 것으로 장딴지근과 넓적다리뒤근육의 늘임(신장)을 경감할 수 있다.

발목관절의 발바닥굽힘에 의해 장딴지근으로의 늘임을 경감한다.

근육 테스트

검 사 자 : 환자의 가쪽, 검사하는 쪽에 선다.
환　　자 : 바로누운자세로, 엉덩관절 · 무릎관절을 굽힘시킨다. 발목관절의 발등굽힘(배굴), 안굽이(내반)를 일으킨 상태로 정강뼈를 안쪽돌림시킨다.
접　　촉 : 발부위의 안쪽
고　　정 : 종아리의 가쪽면
조　　작 : 발부위 안쪽의 접촉으로 정강뼈에 가쪽돌림 방향으로 압력을 가한다.
비　　고 : 테스트의 압력을 가하는 동안, 종아리 가쪽에 접촉하고 있는 고정손으로 다리 전체의 안정성을 유지한다(그림 8-48).

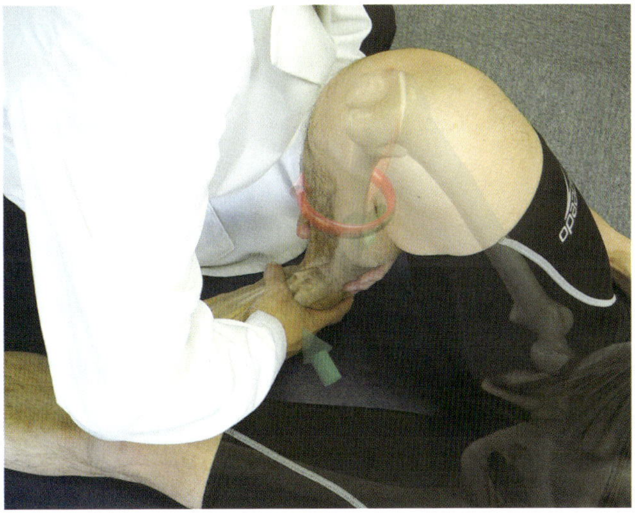

그림 8-48 오금근 근육 테스트

무릎관절 100°이하 굽힘자세에서는 반힘줄근이 강력한 무릎관절 안쪽돌림근으로서 작용하기 때문에 오금근으로 늘임을 가해지기 어려워진다.

근육 테스트로 안쪽 넓적다리뒤근육의 작용이 큰 경우, 무릎관절의 굽힘을 증가시킨다.

안쪽 넓적다리뒤근육의 작용은 테스트 중 무릎관절 굽힘이 일어나는 것으로 확인이 가능하다.

가자미근(soleus muscle)

이 는 곳 : 종아리뼈머리, 종아리뼈 뒤면의 몸쪽 1/3,
정강뼈 뒤면의 안쪽모서리 중간부분 1/3(그림 8-49),
정강뼈와 종아리뼈사이의 힘줄활

닿 는 곳 : 발꿈치뼈 뒤위모서리(그림 8-49)

기 능 : 발목관절의 발바닥굽힘(저굴)

지배신경 : 정강뼈신경(L4, L5, S1, S2, S3)

협 력 근 : 발목관절 발바닥굽힘(장딴지근, 뒤정강근, 긴엄지굽힘근, 긴발가락굽힘근, 발바닥근, 긴 · 짧은종아리근)

대 항 근 : 발목관절 발바닥굽힘(앞정강근, 긴발가락폄근, 긴엄지폄근, 셋째종아리근)

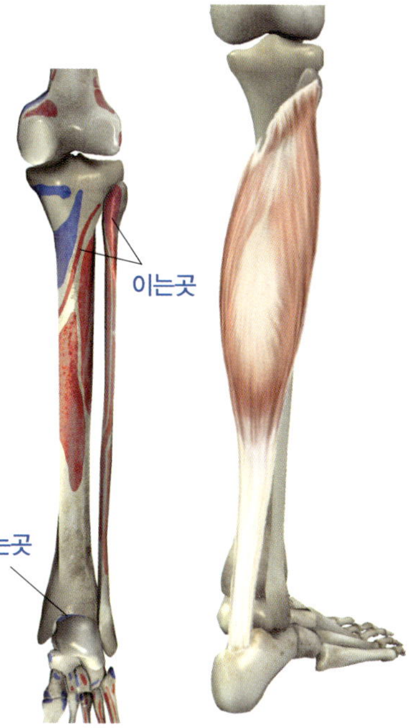

그림 8-49 가자미근 이는곳 · 닿는곳

시진

장딴지근의 깊은부분에 존재하기 때문에 시진에서 인식하기 어렵다.

촉진

힘 살 : 무릎관절을 타동적으로 굽힘(굴곡)시키고 장딴지근의 긴장을 경감시킨 상태에서 깊은부분의 가자미근 힘살을 촉진한다.

이는곳 · 닿는곳 : 이는곳은 무릎관절을 타동적으로 굽힘시킨 상태에서 종아리뼈머리 뒤면에서 안쪽아래의 정강뼈 안쪽모서리를 향하여 뒤아래쪽에서 촉진한다(그림 8-50, 8-51). 중간부분에서는 가자미근힘줄활을 통과하는 오금동맥의 박동을 촉지하는 것도 가능하다. 닿는곳은 발꿈치뼈 위모서리의 아킬레스건 닿는곳을 위쪽에서 아래쪽으로 촉진한다(그림 8-52).

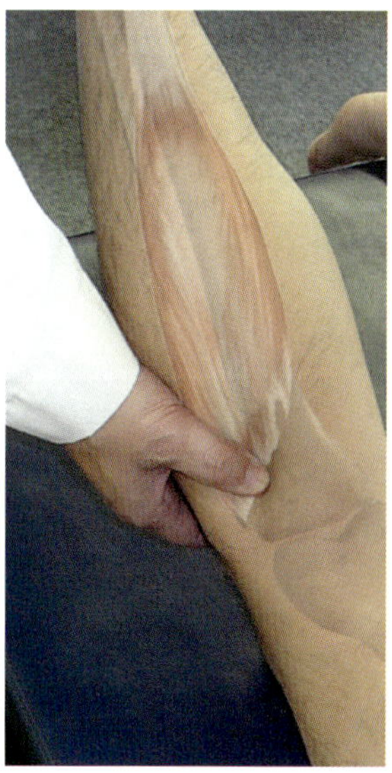
그림 8-50 종아리뼈 뒤면의 몸쪽 1/3

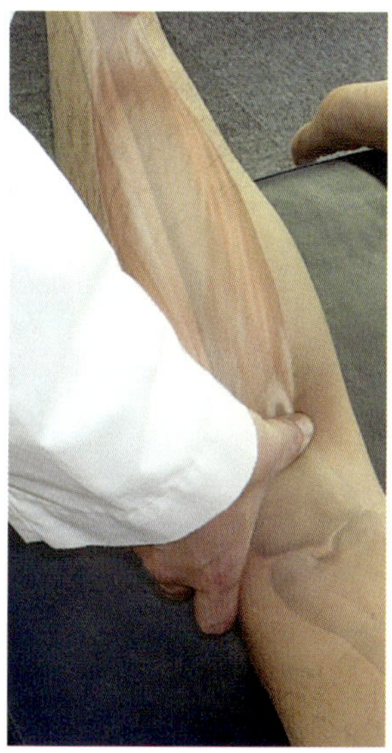
그림 8-51 정강뼈 뒤면의 안쪽모서리 중간부분 1/3

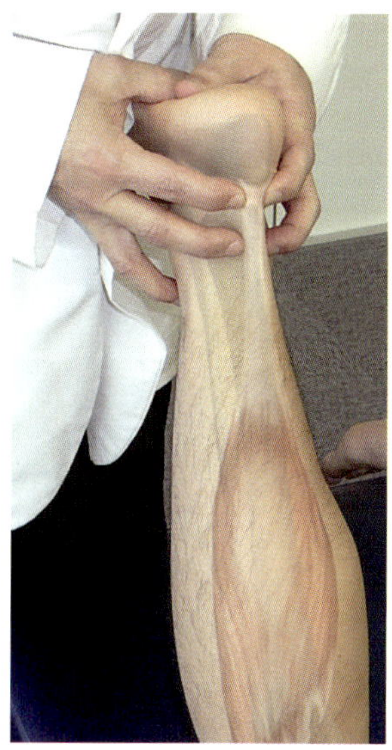
그림 8-52 발꿈치뼈의 뒤위모서리

스트레칭 조작

검 사 자 : 환자의 가쪽, 검사하는 쪽에 선다.
환 자 : 엎드린자세로, 무릎관절 90° 굽힘자세
접 촉 : 발부리부위의 발바닥면
고 정 : 종아리 먼쪽의 뒤면
조 작 : 발부리부위 발바닥면에 발등굽힘을 가한다.
비 고 : 긴발가락폄근이나 긴엄지폄근에 늘임이 가해지기 때문에 발가락에 접촉해서는 안 된다(그림 8-53).

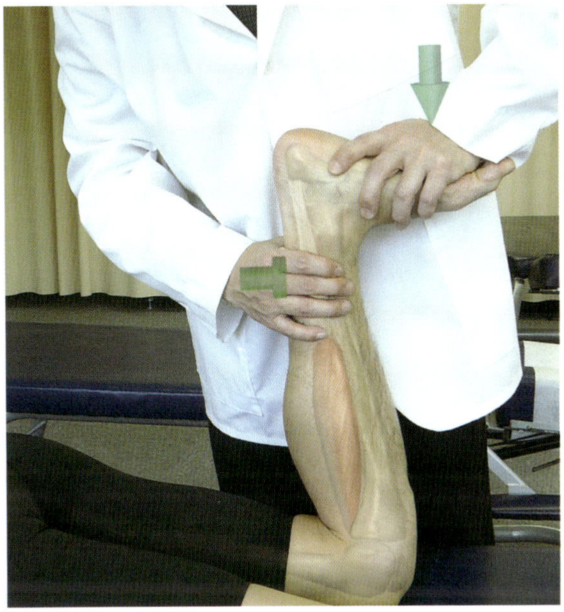

그림 8-53 가자미근 스트레칭 조작

근육 테스트

검 사 자 : 환자의 가쪽, 검사하는 쪽에 선다.
환 자 : 바로누운자세로, 무릎관절을 90° 굽힘시킨 상태에서 검사자가 고정손으로 발꿈치뼈 뒤부분의 위면에 접촉하여 발목관절을 당긴 상태로 발바닥굽힘을 일으킨다.
접 촉 : 발부리부위의 발바닥면
고 정 : 발꿈치뼈 뒤부분의 위면
조 작 : 발꿈치뼈에 접촉하고 발목관절을 당기면서 발부리부위 발바닥면에 발목관절 발등굽힘 방향으로 압력을 가한다.
비 고 : 긴발가락굽힘근이나 긴엄지굽힘근의 작용을 피하기 위해서 발가락에 접촉해서는 안 된다(그림 8-54).

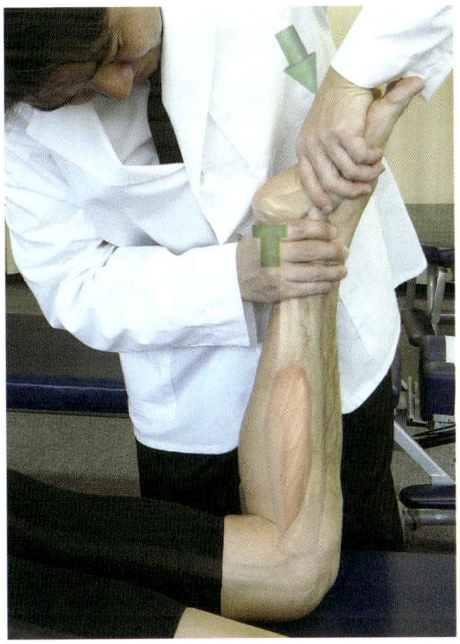

그림 8-54 가자미근 근육 테스트

근육 테스트의 압력에 의한 발목관절로의 부하는 발꿈치뼈의 올림(거상)에 의해 경감된다.

발목관절의 발바닥굽힘과 안굽이(내반)가 일어나는 경우, 뒤정강근과 발가락의 굽힘근작용을 나타낸다.

발목관절의 발바닥굽힘과 밖굽이(외반)가 일어나는 경우, 긴·짧은종아리근의 작용을 나타낸다.

종아리

장딴지근(비복근, gastrocnemius muscle)

이 는 곳 : [안쪽갈래(medial head)] 넙다리뼈의 안쪽관절융기 또는 인접하는 부분(그림 8-55), 무릎관절주머니
[가쪽갈래(lateral head)] 넙다리뼈의 가쪽관절융기 또는 인접하는 부분(그림 8-55), 무릎관절주머니

닿 는 곳 : 발꿈치뼈의 뒤위모서리(그림 8-55)

기　　능 : 발목관절의 발바닥굽힘(저굴), 무릎관절의 굽힘(굴곡)

지배신경 : 정강신경(L4, L5, S1, S2)

협 력 근 : 발목관절 발바닥굽힘(가자미근, 뒤정강근, 긴엄지굽힘근, 긴발가락굽힘근, 발바닥근, 긴 · 짧은종아리근)
무릎관절 굽힘(넓적다리뒤근육, 두덩정강근, 넙다리빗근, 오금근, 발바닥근)

대 항 근 : 발목관절 발바닥굽힘(정강뼈근육, 긴발가락폄근, 긴엄지폄근, 셋째종아리근)
무릎관절 굽힘(넙다리네갈래근, 넙다리근막긴장근)

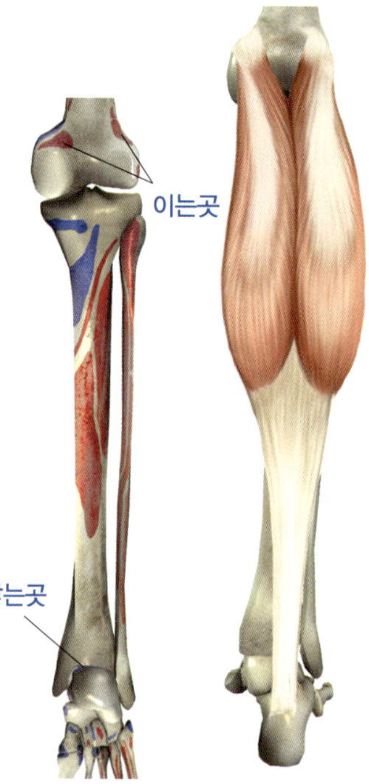

그림 8-55 장딴지근 이는곳 · 닿는곳

시진

종아리 뒤면 얕은층의 근육이기 때문에 용이하게 시진이 가능하다. 발목관절의 발바닥굽힘을 일으키게 하는 것으로 힘살, 근육힘줄 이행부위, 힘줄을 확인하는 것도 가능하다.

촉진

힘　살 : 종아리의 뒤면을 촉진한다(그림 8-56).

이는곳 · 닿는곳 : 이는곳은 넓적다리뒤근육의 안쪽과 가쪽 힘줄의 안쪽에서 넙다리뼈 안쪽관절융기, 가쪽관절융기 뒤면의 몸쪽를 촉진한다(그림 8-57). 닿는곳은 발꿈치뼈 위모서리의 아킬레스건 닿는곳을 위쪽에서 아래쪽으로 촉진한다(그림 8-58).

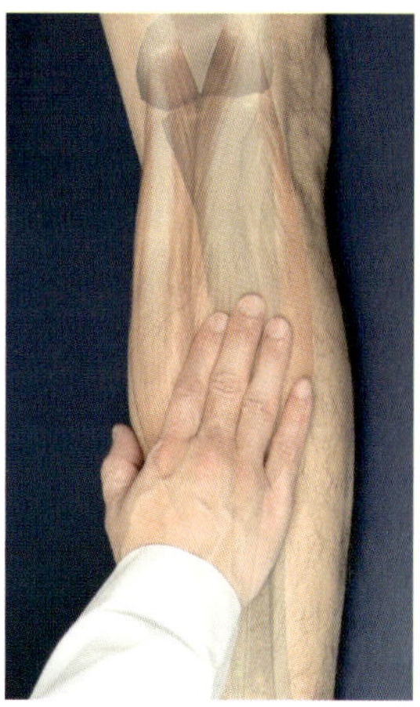

그림 8-56 힘살의 촉진

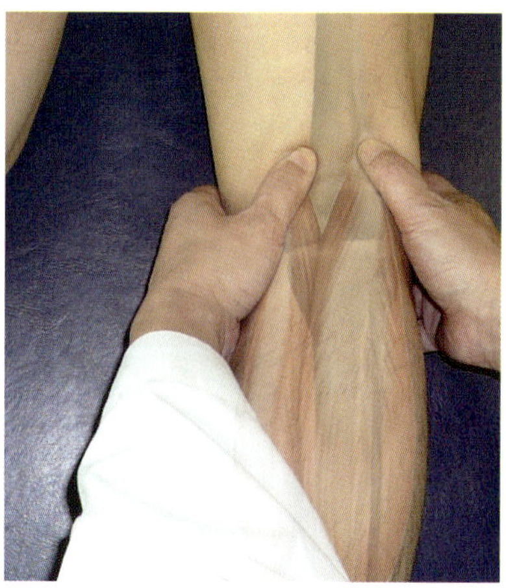

그림 8-57 안쪽갈래(넙다리뼈 안쪽관절융기)와 가쪽갈래(넙다리뼈 가쪽관절융기)

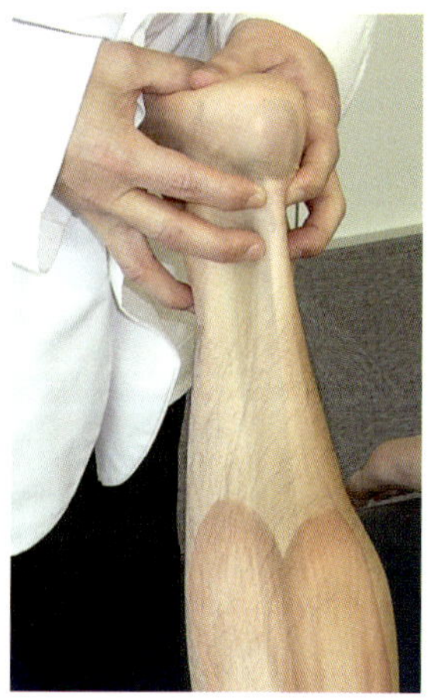

그림 8-58 발꿈치뼈의 뒤위모서리

스트레칭 조작

검 사 자 : 환자의 발쪽에 선다.
환　　자 : 바로누운자세로, 발을 테이블에서 내놓는다.
접　　촉 : 발바닥면
고　　정 : 종아리 몸쪽의 앞면
조　　작 : 종아리 몸쪽의 앞면과 접촉하여 무릎관절의 폄자세를 유지한 상태에서 발목관절에 발등굽힘(배굴)을 가한다.
비　　고 : 가자미근의 긴장이 큰 경우, 장딴지근의 늘임(신장)이 어렵기 때문에 가자미근 스트레칭 조작(p.201 참조)과 비교한다(그림 8-59).

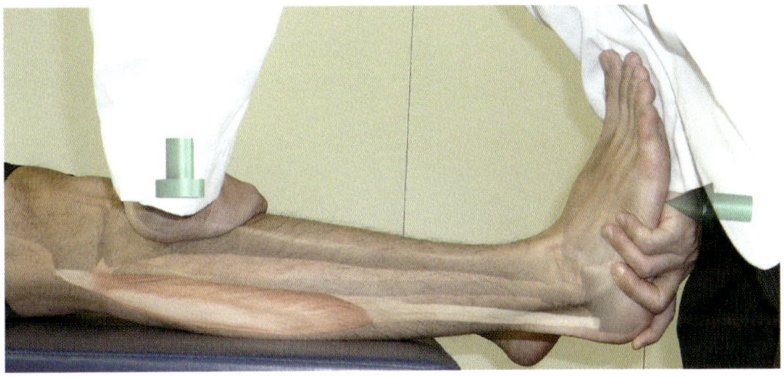

가자미근의 긴장도가 큰 경우, 장딴지근의 스트레칭은 불가능해진다.

그림 8-59 장딴지근 스트레칭 조작

근육 테스트

검 사 자 : 환자의 발쪽에 선다.
환　　자 : 바로누운자세로, 엉덩관절 약 80° 굽힘과 무릎관절 굽힘에 의해 종아리를 테이블과 수평으로 유지하여 발목관절을 발바닥굽힘한다.
접　　촉 : 손바닥으로 발꿈치뼈의 뒤위면
고　　정 : 무릎관절의 앞면
조　　작 : 발꿈치뼈를 종아리와 수평으로, 환자의 발쪽으로 잡아당긴다.
비　　고 : 테스트 중 무릎관절의 접촉은 무릎관절이 발쪽으로 움직이는 것을 제한해서는 안 된다. 또한, 무릎관절이 가쪽으로 이동하지 않도록 고정한다(그림 8-60).

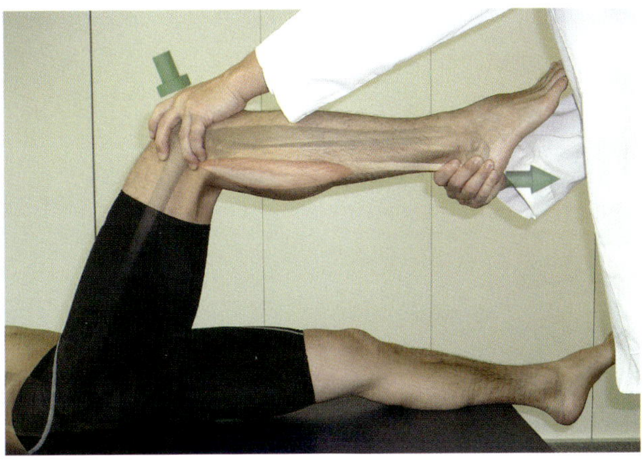

근육 테스트 시 무릎관절 굽힘이 일어나서 종아리가 뒤쪽으로 움직이는 상태는 넓적다리 뒤근육의 작용을 나타낸다.

그림 8-60 장딴지근 근육 테스트

종아리

장딴지근 가쪽갈래

검 사 자 : 환자의 발쪽에 선다.

환　　자 : 바로누운자세로, 엉덩관절 약 80° 굽힘, 무릎관절 굽힘에 의해 종아리를 테이블과 수평으로 유지하여 발목관절을 발바닥굽힘한다. 이 상태에서 정강뼈에 가쪽돌림(외선)을 가한다.

접　　촉 : 손바닥으로 발꿈치뼈의 뒤위면

고　　정 : 무릎관절의 앞면

조　　작 : 발꿈치뼈를 종아리와 수평으로 환자의 발쪽과 약간 안쪽으로 잡아당긴다.

비　　고 : 정강뼈에 가쪽돌림을 가하는 경우, 넓적다리부위의 모음(내전)이 일어나지 않도록 주의한다(그림 8-61).

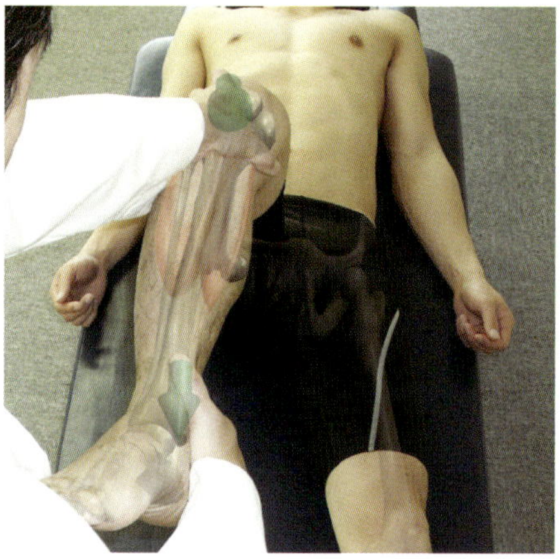

그림 8-61 장딴지근 가쪽갈래 근육 테스트

가쪽갈래와 안쪽갈래의 근육 테스트에서는 무릎관절이 가로방향으로 움직이지 않도록 주의한다.

장딴지근 안쪽갈래

검 사 자 : 환자의 발쪽에 선다.

환　　자 : 바로누운자세로, 엉덩관절 약 80° 굽힘, 무릎관절 굽힘에 의하여 종아리를 테이블과 수평으로 유지하고 발목관절을 발바닥굽힘한다. 이 상태에서 정강뼈 안쪽돌림을 가한다.

접　　촉 : 손바닥으로 발꿈치뼈의 뒤위면

고　　정 : 무릎관절의 앞면

조　　작 : 발꿈치뼈를 종아리와 수평으로, 환자의 발쪽과 약간 가쪽으로 당긴다.

비　　고 : 정강뼈에 안쪽돌림을 가하는 경우, 넓적다리부위에 벌림(외전)이 일어나지 않도록 주의한다(그림 8-62).

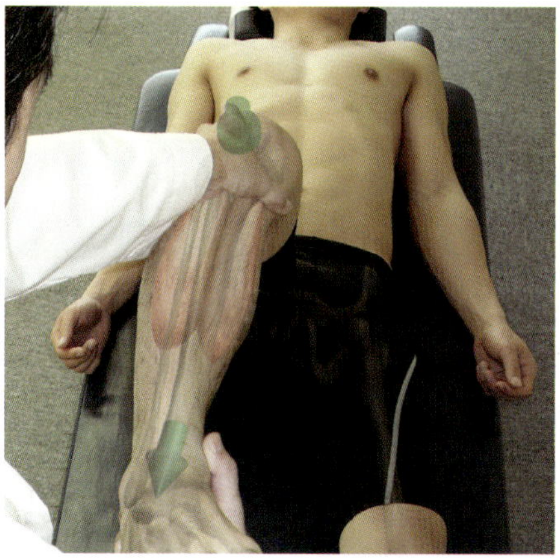

그림 8-62 장딴지근 안쪽갈래 근육 테스트

과도한 힘을 가하는 것으로 안쪽갈래의 반응만을 감지하는 것이 불가능해지기 때문에, 수축을 유발하기 위한 최소한의 힘을 가한다.

긴 · 짧은종아리근(장 · 단비골근, fibularis longus·brevis muscle)

짧은종아리근(단비골근, fibularis brevis muscle)

이 는 곳 : 종아리뼈 가쪽면의 아래부분 2/3(그림 8-63), 근육사이막

닿 는 곳 : 새끼발가락 발허리뼈바닥의 가쪽면(그림 8-64).

긴종아리근(장비골근, fibularis longus muscle)

이 는 곳 : 정강뼈 가쪽관절융기, 종아리뼈머리, 종아리뼈 가쪽면의 위부분 2/3(그림 8-63), 근육사이막

닿 는 곳 : 엄지발가락 발허리뼈바닥의 바닥쪽면 가쪽, 안쪽 쐐기뼈의 바닥쪽면 가쪽(그림 8-64)

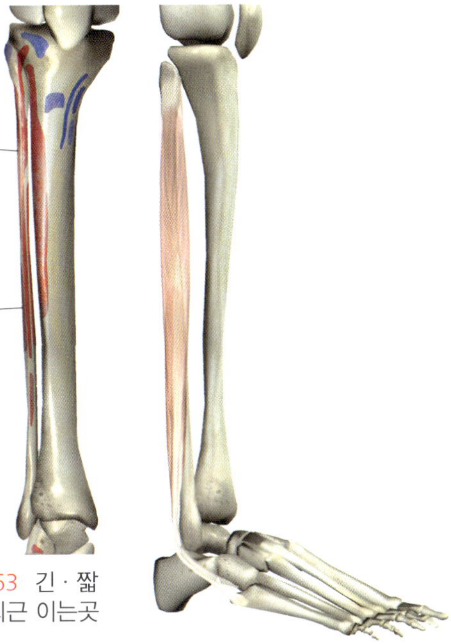

그림 8-63 긴 · 짧은종아리근 이는곳

긴 · 짧은종아리근

기 능 : 발목관절의 발바닥굽힘(저굴) · 밖굽이(외반)

지배신경 : 얕은종아리신경(L4, L5, S1)

협 력 근 : 발목관절 발바닥굽힘(뒤정강근, 긴엄지굽힘근, 긴발가락굽힘근, 발바닥근)
발목관절 밖굽이(셋째종아리근)

대 항 근 : 발목관절 발바닥굽힘(앞정강근, 긴발가락폄근, 긴엄지폄근, 셋째종아리근)
발목관절 밖굽이(앞정강근, 뒤정강근)

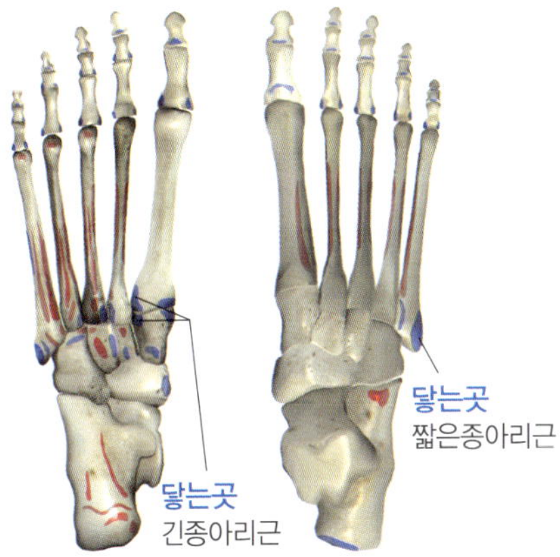

그림 8-64 긴 · 짧은종아리근 닿는곳

시진

발목관절 밖굽이를 일으키는 것으로 종아리 가쪽면에서 확인할 수 있다.

촉진

힘 살: 종아리뼈 가쪽면의 몸쪽에서 긴종아리근, 먼쪽에서 짧은종아리근의 힘살을 촉진하는 것이 가능하다. 또, 발부위 밖굽이에 의해 수축하는 근육을 촉지하는 것이 가능하다.

이는곳 · 닿는곳 : 종아리뼈 가쪽면의 몸쪽에서 긴종아리근(그림 8-65), 먼쪽에서 짧은종아리근(그림 8-66)의 이는곳을, 힘살을 끼고 촉진하는 것이 가능하다. 긴종아리근의 닿는곳은 발등의 엄지발가락과 둘째발허리뼈 사이를 몸쪽에서 촉진하고, 양뼈가 접합하는 부위를 촉지한 후, 약간 먼쪽 엄지발가락의 발허리뼈바닥 바닥쪽면을 촉진한다. 앞정강근의 닿는곳과 판별을 위하여 엄지발허리뼈바닥의 바닥쪽면을 가쪽부터 촉진한다. 엄지발가락의 발허리뼈바닥을 촉진한 후, 몸쪽에 있는 안쪽 쐐기뼈와의 관절을 엄지발가락의 발허리뼈에 움직임을 가하는 것으로 촉지하여 안쪽 쐐기뼈의 먼쪽부분 바닥쪽면을 촉진한다. 이 부위도 엄지발가락 발허리뼈바닥의 닿는곳과 같이 앞정강근의 닿는곳과 구별하기 위해서 가쪽에서 촉진한다(그림 8-67). 짧은종아리근의 닿는곳은 발부위 외 가쪽면의 골성(bony) 돌출부위인 새끼발가락 발허리뼈바닥의 가쪽을 촉진한다(그림 8-68).

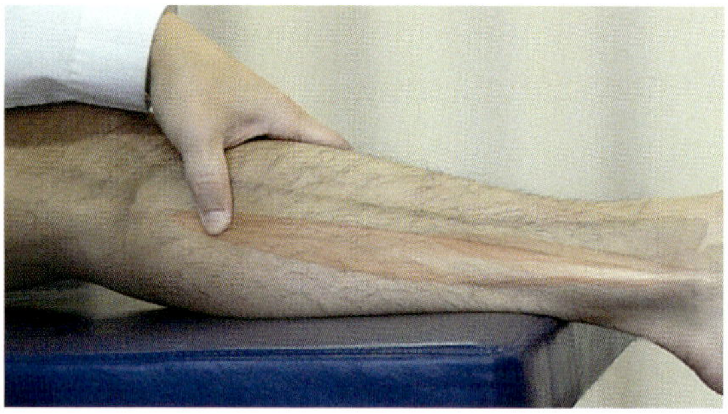

그림 8-65 종아리뼈 가쪽면의 위부분 2/3

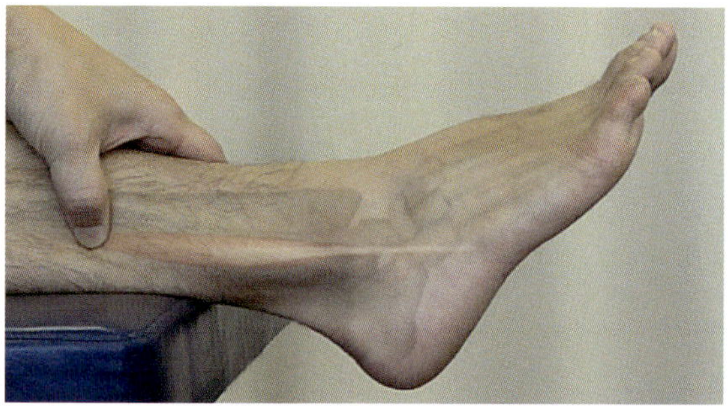

그림 8-66 종아리뼈 가쪽면의 아래부분 2/3

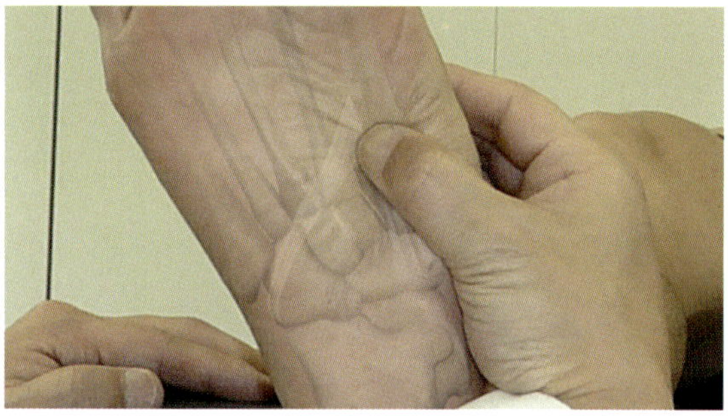

그림 8-67 엄지발가락의 발허리뼈바닥, 안쪽 쐐기뼈의 바닥쪽면 가쪽

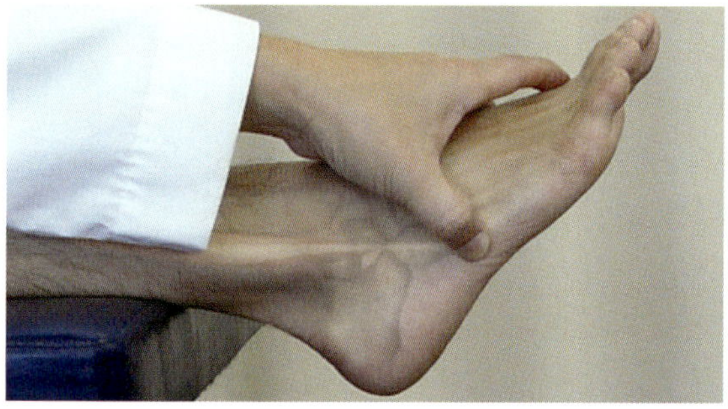

그림 8-68 새끼발가락 발허리뼈바닥의 가쪽면

스트레칭 조작

검 사 자 : 환자의 발쪽에 선다.

환 자 : 바로누운자세로, 발을 테이블에서 내놓는다.

접 촉 : 엄지두덩을 발부위 가쪽에, 셋째발가락 · 넷째발가락을 안쪽 발바닥면에 접촉한다.

고 정 : 종아리 먼쪽의 앞면

조 작 : 발목관절에 약간의 발바닥굽힘을 가하여 엄지발가락두덩과 셋째 · 넷째발가락으로 안굽이(내반)를 가한다.

비 고 : 엄지발가락에 의한 안굽이는 짧은종아리근, 셋째 · 넷째발가락에 의한 안굽이는 종아리근을 늘임(신장)하게 된다(그림 8-69, 8-70).

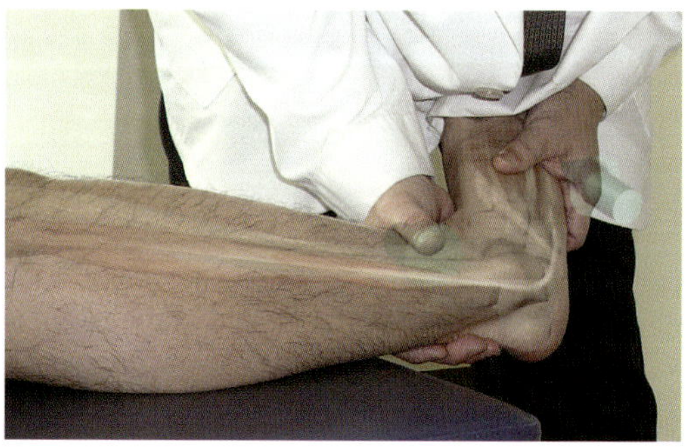

그림 8-69 짧은장딴지근 스트레칭 조작

짧은종아리근의 스트레칭 조작에서는 주로 발등의 가쪽에 접촉하여 안굽이로 늘임을 가한다.

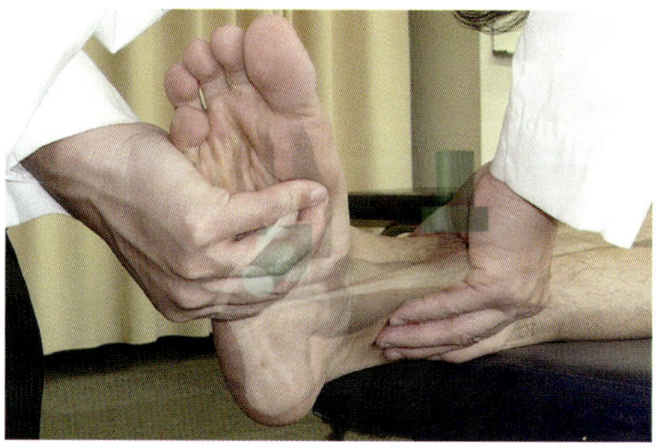

그림 8-70 긴종아리근 스트레칭 조작

긴종아리근의 스트레칭 조작에서는 처음에 발바닥굽힘과 안굽이를 가하고 이 상태를 유지하면서, 안쪽 발바닥의 접촉으로 안쪽 발바닥면에 안굽이 방향으로 압력을 가한다.

종아리

근육 테스트

검 사 자 : 환자의 발쪽에 선다.

환　　자 : 바로누운자세로, 발목관절을 테이블의 발쪽으로 내어서, 발목관절에 최대 발바닥굽힘, 발바닥부위에 밖굽이를 일으킨다.

접　　촉 : 발등의 가쪽

고　　정 : 발목관절의 안쪽

조　　작 : 발목관절에 안굽이 방향으로 압력을 가한다.

비　　고 : 테스트 중 압력을 가하는 동안, 발목관절 안쪽을 잘 고정한다(그림 8-71).

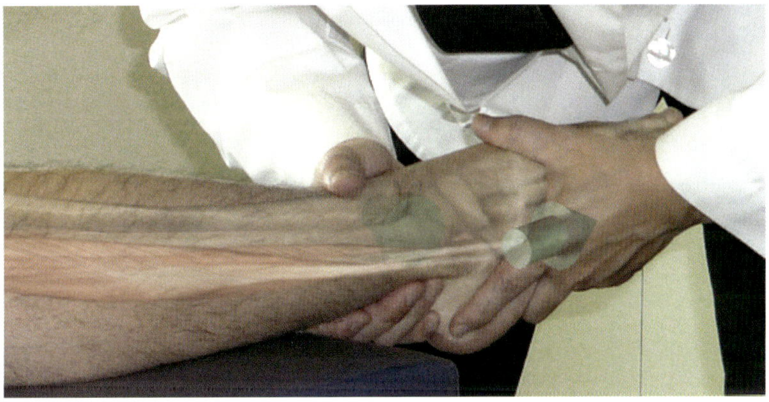

근육 테스트에서는 정강뼈 가쪽관절융기의 아래모서리와 다섯째발허리뼈바닥을 잇는 직선을 이미지화시켜서 이 직선을 잡아늘이는 방향으로 압력을 가한다. 발의 긴쪽 방향으로 약간 당기면서 안쪽(안굽이) 방향으로 압력을 가한다.

그림 8-71　긴 · 짧은장딴지근 근육 테스트

Chapter 9

발 근육

(muscles of the foot)

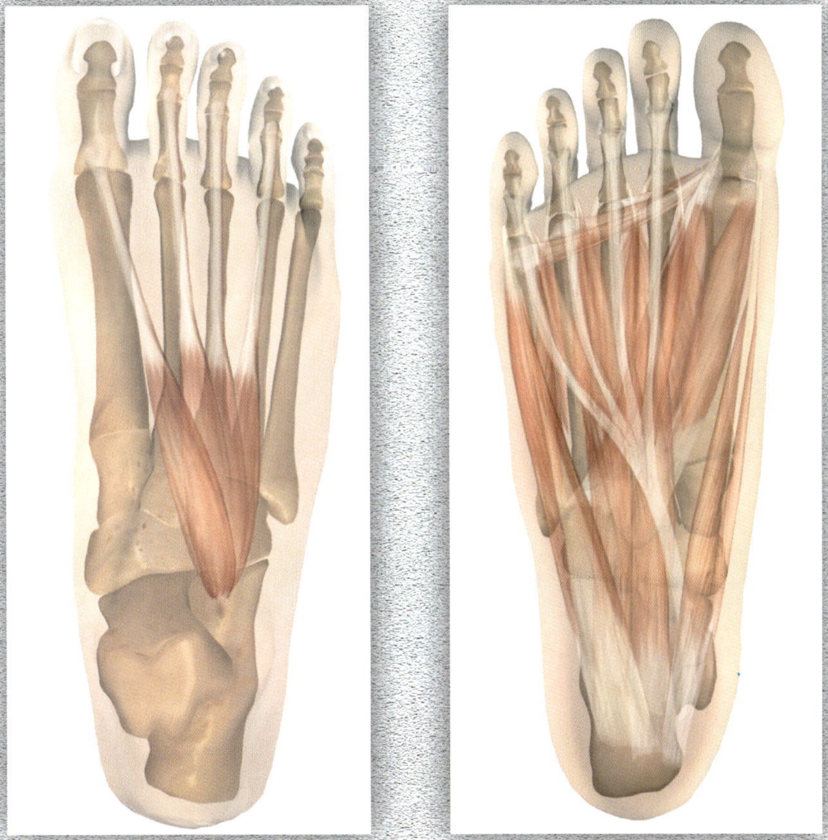

짧은발가락폄근(단지신근, extensor digitorum brevis muscle)

이 는 곳 : 발꿈치뼈의 위가쪽면(그림 9-1)
닿 는 곳 : 둘째-넷째발가락 중간마디뼈바닥의 등쪽면(그림 9-1)
기　　능 : 둘째-넷째발가락의 발허리발가락관절과
몸쪽 발가락뼈사이관절의 폄(신전)
지배신경 : 깊은종아리신경(L4, L5, S1)
협 력 근 : 발허리발가락관절 폄(긴발가락폄근)
몸쪽 발가락뼈사이관절 폄(긴발가락폄근)
대 항 근 : 발허리발가락관절 폄(짧은발가락굽힘근, 긴발가락굽힘근)
몸쪽 발가락뼈사이관절 폄(짧은발가락굽힘근, 긴발가락굽힘근)

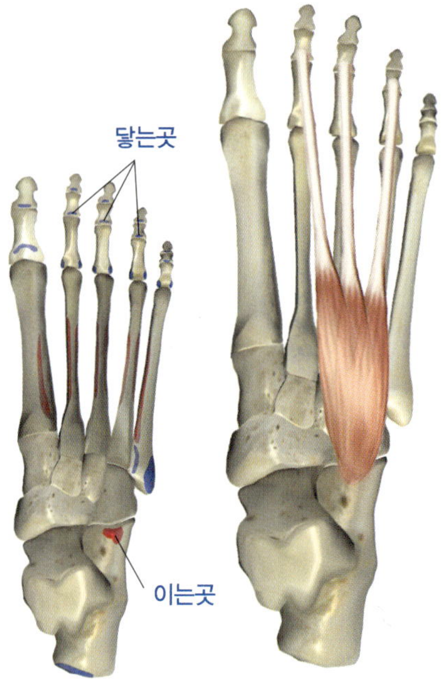

그림 9-1 짧은발가락폄근 이는곳 · 닿는곳

시진

발등 얕은층의 근육이기 때문에, 발가락의 폄을 유지시킨 상태로 발등의 발목관절 앞가쪽에서 힘살을 확인할 수 있다.

촉진

힘　살 : 힘살의 촉진은 발등의 발목관절 앞가쪽에서 촉지할 수 있다. 발가락의 굽힘(굴곡) · 폄 운동(가능한 한 엄지발가락의 운동을 일으키지 않도록)에 의한 힘살의 수축과 이완에 의해 보다 명확하게 촉진 가능하다.

이는곳 · 닿는곳 : 이는곳은 발꿈치입방관절을 촉진하여, 그 몸쪽 발꿈치뼈의 위가쪽면을 촉진한다(그림 9-2). 닿는곳은 둘째-넷째발가락 첫마디뼈바닥의 등쪽면을 촉진한다(그림 9-3).

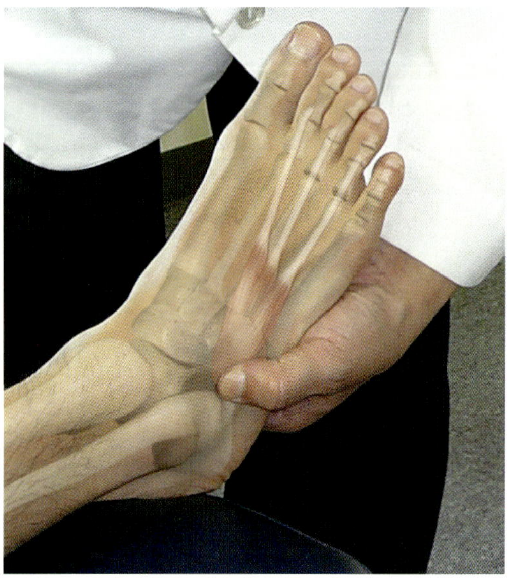
그림 9-2 발꿈치뼈의 위가쪽면

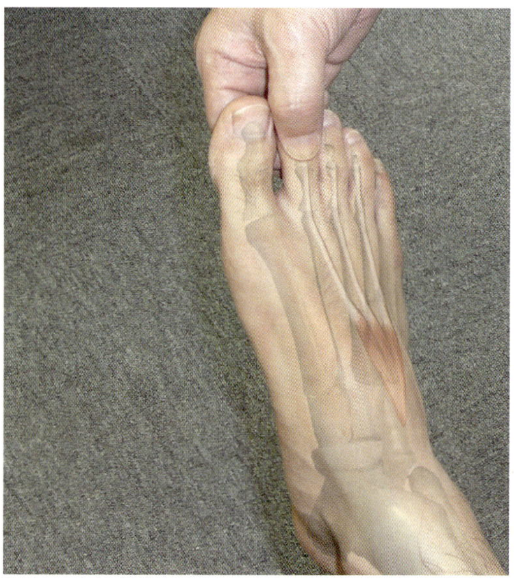
그림 9-3 둘째-넷째발가락 중간마디뼈바닥의 등쪽면

스트레칭 조작

검 사 자 : 환자의 발쪽에 선다.
환 자 : 바로누운자세로, 발을 테이블에서 내놓는다.
접 촉 : 둘째-넷째발가락의 발등쪽면
고 정 : 발바닥부위
조 작 : 발목관절을 타동적으로 발등굽힘(배굴)시킨 상태로 둘째-넷째발가락을 굽힘시킨다.
비 고 : 근육의 주행을 고려하여 약간 안쪽으로 힘을 가한다(그림 9-4).

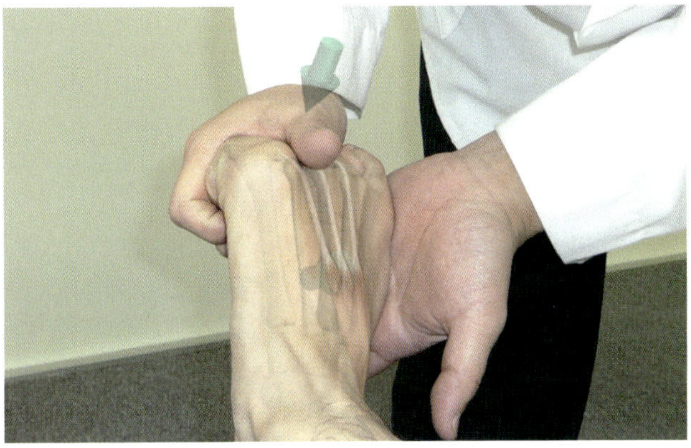

그림 9-4 짧은발가락폄근 스트레칭 조작

긴발가락폄근의 늘임(신장)을 막기 위하여 발목관절을 타동적으로 발등굽힘시킨다.

근육 테스트

검 사 자 : 환자의 발쪽에 선다.
환 자 : 바로누운자세로, 발목관절을 테이블의 발쪽으로 내어서, 발목관절 발바닥굽힘자세로, 발허리발가락관절과 몸쪽 발가락뼈사이관절을 폄시킨다.
접 촉 : 둘째-넷째발가락 중간마디뼈 등쪽면
고 정 : 둘째-넷째발가락 발허리뼈머리 바닥쪽면
조 작 : 둘째-넷째발가락 발허리발가락관절 · 몸쪽 발가락뼈사이관절에 대하여 굽힘 방향으로 압력을 가한다.
비 고 : 긴발가락폄근의 작용을 막기 위하여 발목관절 발등굽힘이 일어나지 않도록 한다.

근육의 주행을 고려하여 굽힘과 약간 안쪽으로 힘을 가한다. 수축력이 약한 근육이기 때문에, 과도한 힘으로 검사해서는 안 된다(그림 9-5).

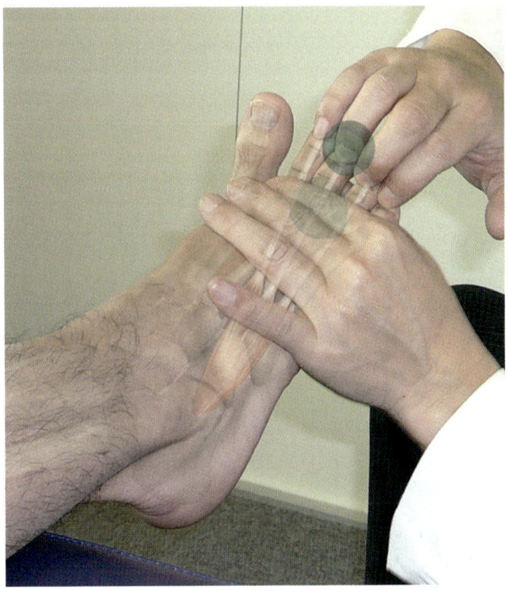

그림 9-5 짧은발가락폄근 근육 테스트

짧은발가락폄근은 항상 긴발가락폄근의 작용과 함께 고려해야 한다.

근육 테스트는 둘째~넷째발가락을 각각 테스트하는 방법도 가능하다.

발

짧은엄지폄근(단무지신근, extensor hallucis brevis muscle)

이 는 곳 : 발꿈치뼈 위가쪽면(그림 9-6)
닿 는 곳 : 엄지발가락 첫마디뼈바닥의 등쪽면(그림 9-6)
기　　능 : 엄지발가락 발허리발가락관절의 폄(신전)
지배신경 : 깊은종아리신경(L4, L5, S1)
협 력 근 : 발허리발가락관절 폄(긴엄지폄근)
대 항 근 : 발허리발가락관절 폄(긴엄지굽힘근, 짧은엄지굽힘근)

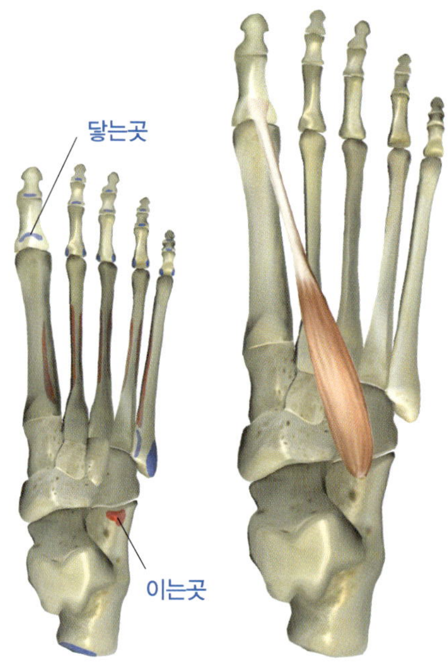

그림 9-6 짧은엄지폄근 이는곳 · 닿는곳

시진

발등 얕은층의 근육이기 때문에 엄지발가락의 폄을 유지시킨 상태로 발등의 발목관절 앞가쪽에서 힘살을 확인할 수 있다.

촉진

힘　살 : 힘살의 촉진은 발등의 발목관절 앞가쪽에서 촉지 가능하다. 짧은발가락폄근의 힘살과 구별하기 위해서 발등의 안쪽부터 촉진해 나간다. 엄지발가락의 굽힘(굴곡) · 폄 운동에 의한 힘살의 수축과 이완으로 보다 명확하게 촉진이 가능하다. 이 때, 둘째-넷째발가락을 굽힘시킨 상태에서 엄지발가락의 폄이 가능한 경우, 짧은발가락폄근과의 힘살 판별이 가능해진다.

이는곳 · 닿는곳 : 이는곳은 발꿈치입방관절을 촉진하여 그 뒤쪽편의 발꿈치뼈 위가쪽면을 촉진한다(그림 9-7). 닿는곳은 엄지발가락 첫마디뼈바닥의 발등쪽면을 촉진한다(그림 9-8).

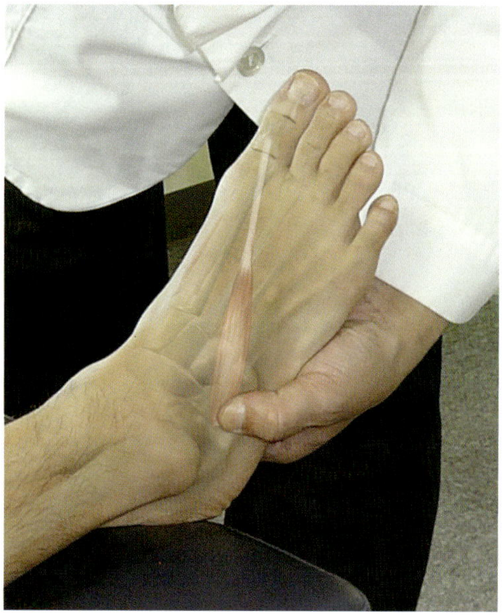
그림 9-7 발꿈치뼈의 위가쪽면

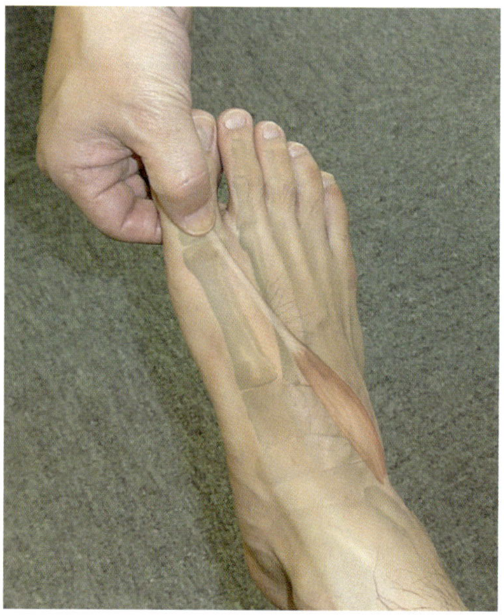
그림 9-8 엄지발가락 첫마디뼈바닥의 발등쪽면

스트레칭 조작

검 사 자 : 환자의 발쪽에 선다.
환 자 : 바로누운자세로, 발을 테이블에서 내놓는다.
접 촉 : 엄지발가락의 발등쪽면
고 정 : 엄지발가락의 발허리뼈머리 바닥쪽부위
조 작 : 발목관절을 타동적으로 최대 발등굽힘자세로 두고, 엄지발가락 발허리발가락관절에 굽힘을 가한다.
비 고 : 근육의 주행을 고려하여 약간 안쪽으로 압력을 가한다(그림 9-9).

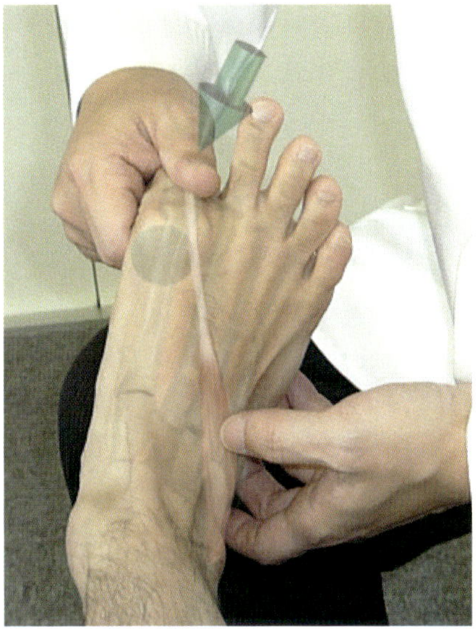

그림 9-9 짧은엄지폄근 스트레칭 조작

긴엄지폄근의 늘임을 막기 위하여 발목관절을 타동적으로 발등굽힘시킨다.

엄지발가락 관절에 과다 굳음이 있어서 가동역 제한이 있는 경우, 스트레칭은 어렵다.

근육 테스트

검 사 자 : 환자의 발쪽에 선다.
환 자 : 바로누운자세로, 발목관절을 테이블의 발쪽으로 내어서, 발목관절 최대 발등굽힘자세에서 엄지발가락의 발가락발허리관절을 폄시킨다.
접 촉 : 엄지발가락 중간마디뼈의 등쪽면에 접촉하면서 동시에 엄지발가락 발허리뼈머리의 바닥쪽면을 고정한다.
고 정 : 엄지발가락 끝마디뼈의 끝
조 작 : 엄지발가락의 발허리발가락관절을 굽힘 방향으로 압력을 가한다.
비 고 : 긴엄지폄근의 작용을 막기 위하여 발가락뼈사이관절의 폄이 일어나지 않도록 고정한다. 발목관절은 발등굽힘을 일으키지 않도록 한다(그림 9-10).

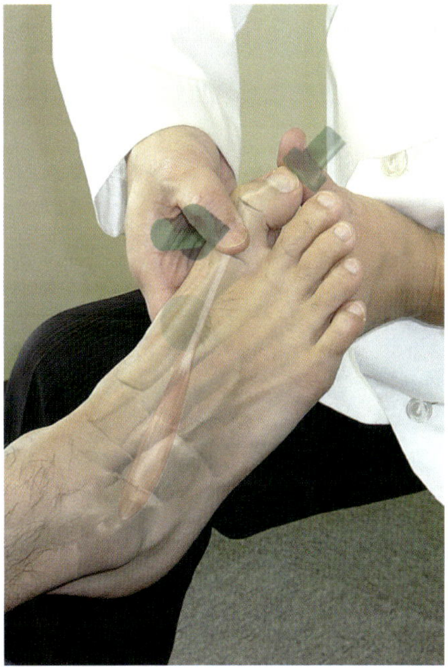

그림 9-10 짧은엄지폄근 근육 테스트

근육 테스트에서 발목관절의 발등굽힘에 의한 저항을 일으키지 않도록 주의해야 한다.

짧은발가락굽힘근(단지굴근, flexor digitorum brevis muscle)

이 는 곳 : 발꿈치뼈융기의 안쪽결절(그림 9-11), 발바닥 널힘줄
닿 는 곳 : 둘째-새끼발가락 중간마디뼈바닥의 바닥쪽면(그림 9-11)
기 능 : 둘째-새끼발가락 몸쪽 발가락뼈사이관절과
발허리발가락관절 굽힘(굴곡)
지배신경 : 안쪽 발바닥신경(L4, L5, S1)
협 력 근 : 몸쪽 발가락뼈사이관절 굽힘(긴엄지굽힘근)
발허리발가락관절 굽힘(긴발가락굽힘근)
대 항 근 : 몸쪽 발가락뼈사이관절 굽힘(긴발가락폄근, 짧은발가락폄근)
발허리발가락관절 굽힘(긴발가락폄근, 짧은발가락폄근)

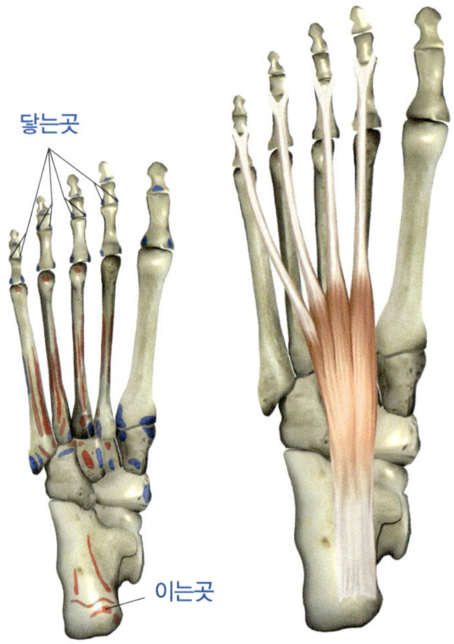

그림 9-11 짧은발가락굽힘근 이는곳 · 닿는곳

시진

발바닥 두꺼운 조직의 깊은부분에 있기 때문에 시진에 의한 힘살의 인식은 불가능하다. 짧은발가락굽힘근의 수축력이 저하하고 긴발가락굽힘근의 수축력이 정상적인 경우, 먼쪽 발가락뼈사이관절의 폄, 몸쪽 발가락뼈사이관절의 굽힘, 발허리발가락관절의 폄 변형을 볼 수도 있다.

촉진

힘 살: 힘살의 촉진은 발바닥의 두꺼운 조직이기 때문에 어렵다.

이는곳 · 닿는곳 : 이는곳은 발꿈치뼈 발바닥면을 앞쪽에서 촉진한다(그림 9-12). 발바닥 조직이 두꺼워서 촉진이 어려운 경우, 안쪽 · 가쪽에서 촉진하는 것도 가능하다. 닿는곳은 둘째-새끼발가락 중간마디뼈바닥의 바닥쪽면을 촉진한다(그림 9-13).

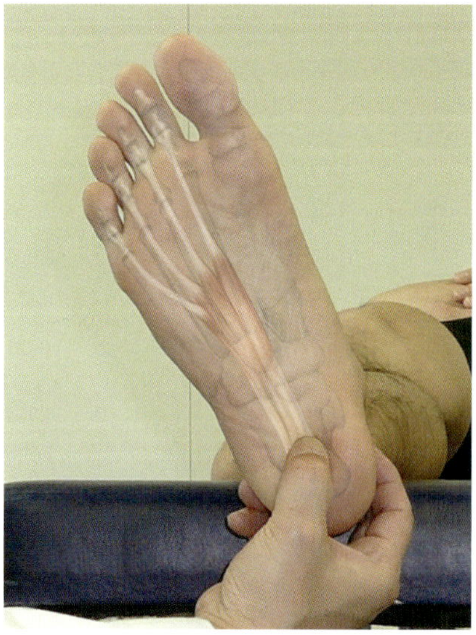
그림 9-12 발꿈치뼈융기의 안쪽 결절

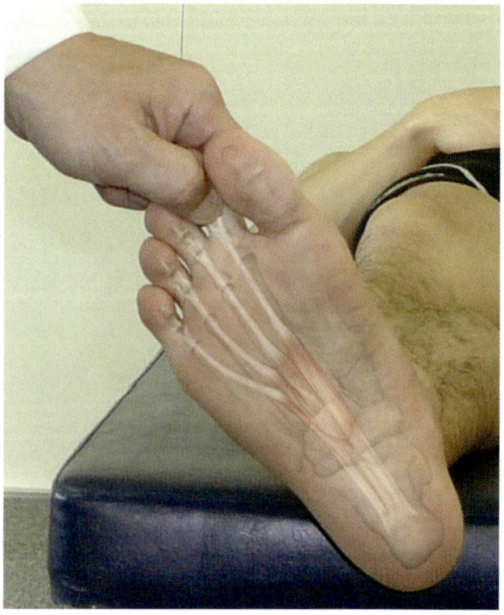
그림 9-13 둘째-새끼발가락 중간마디뼈바닥의 발바닥쪽면

스트레칭 조작

검 사 자 : 환자의 발쪽에 앉는다.
환　　자 : 바로누운자세로, 발을 테이블에서 내어서 발목관절 발바닥굽힘자세로 한다.
접　　촉 : 둘째-새끼발가락의 바닥쪽면
고　　정 : 발바닥부위의 안쪽
조　　작 : 발목관절 발바닥굽힘자세로 둘째-새끼발가락의 바닥쪽면에 접촉하여 발가락에 폄자세를 가한다.
비　　고 : 발목관절의 발바닥굽힘에 의해 긴발가락굽힘근의 늘임을 막게 된다(그림 9-14).

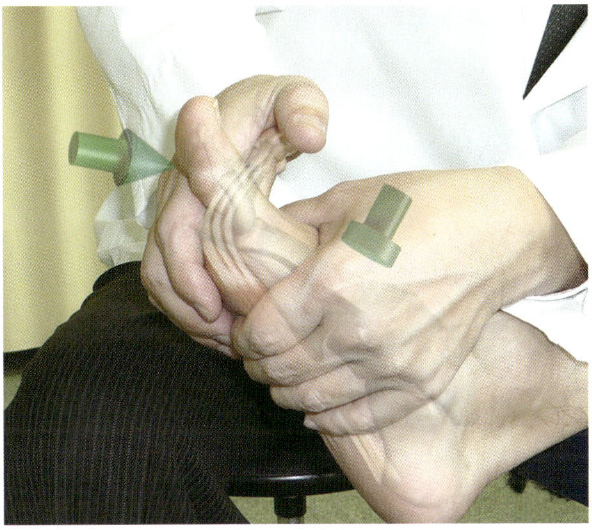

그림 9-14 짧은발가락굽힘근 스트레칭 조작

스트레칭 조작 동안, 발목관절은 발바닥굽힘자세로 유지한다.

둘째–새끼발가락의 폄을 유지한 상태에서 발목관절을 발등굽힘하고, 둘째–다섯째발가락의 폄 제한이 증가하는 경우, 긴발가락굽힘근의 단축이 의심된다.

근육 테스트

검 사 자 : 환자의 발쪽에 앉는다.
환　　자 : 바로누운자세로, 발목관절을 테이블의 발쪽으로 내어서 발목관절 중간위치에서 발가락을 굽힘시킨다.
접　　촉 : 검사자의 둘째-다섯째손가락의 속질(digital pulp)로 둘째-다섯째중간마디뼈의 바닥쪽면에 접촉한다.
고　　정 : 둘째-다섯째발허리뼈의 등쪽면
조　　작 : 발허리발가락관절, 몸쪽 발가락관절에 폄을 가한다.
비　　고 : 둘째-새끼발가락의 중간마디뼈 등쪽면을 고정하여, 발부위의 발바닥굽힘이 일어나지 않도록 주의한다. 테스트는 둘째-새끼발가락의 각 발가락을 개별적으로 테스트하는 것도 가능하다(그림 9-15).

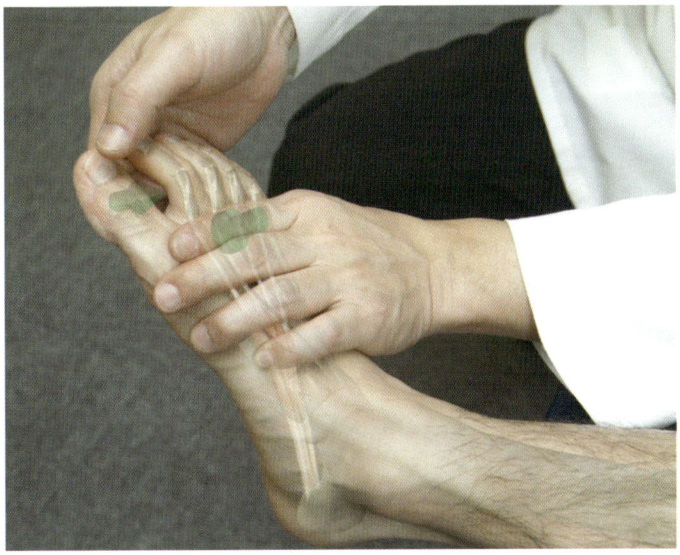

그림 9-15 짧은발가락굽힘근 근육 테스트

근육 테스트에서는 발목관절의 발바닥굽힘에 의한 저항을 일으키지 않도록 주의해야 한다.

짧은발가락굽힘근은 항상 긴발가락굽힘근의 작용을 고려해야 한다.

짧은엄지굽힘근(단무지굴근, flexor hallucis brevis muscle)

이 는 곳 : 가쪽 쐐기뼈의 발바닥쪽면(그림 9-16),
발바닥 발꿈치뼈 입방인대, 긴발바닥인대
닿 는 곳 : 두갈래로 나뉘어 종자뼈를 포함하고,
엄지발가락 첫마디뼈의 안쪽면 · 가쪽면에 부착한다
(그림 9-16).
기 능 : 엄지발가락 발허리발가락관절의 굽힘(굴곡)
지배신경 : [안쪽갈래] 안쪽 발바닥신경(L5, S1)
[가쪽갈래] 가쪽 발바닥신경(S1, S2)
협 력 근 : 발허리발가락관절 굽힘(긴엄지굽힘근)
대 항 근 : 발허리발가락관절 굽힘(긴엄지폄근, 짧은엄지폄근)

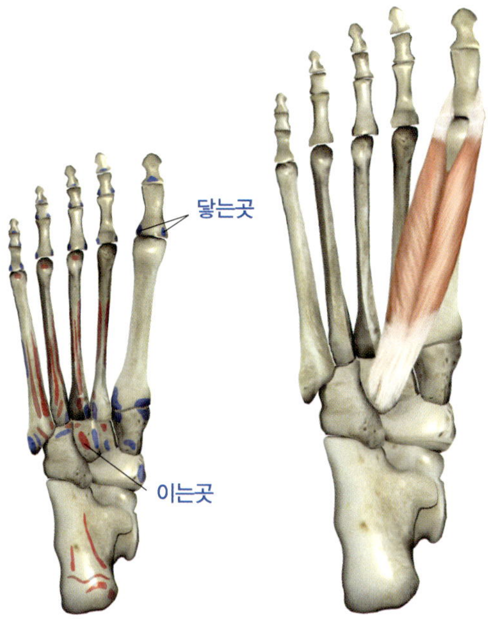

그림 9-16 짧은엄지굽힘근 이는곳 · 닿는곳

시진

발바닥 두꺼운 조직의 깊은부분에 있기 때문에 시진에 의한 힘살의 인식은 불가능하다.

촉진

힘 살: 엄지발가락 발허리뼈의 바닥쪽면에 해당되는 부위를 엄지발가락 발허리뼈의 안쪽에서 얕은층의 조직을 피하여 촉진한다.

이는곳 · 닿는곳 : 이는곳은 셋째발가락의 발허리뼈를 발등에서 촉진하여, 가쪽 쐐기뼈의 바닥쪽면 촉진한다(그림 9-17). 닿는곳은 엄지발가락 첫마디뼈의 안쪽과 가쪽을 촉진한다(그림 9-18, 9-19).

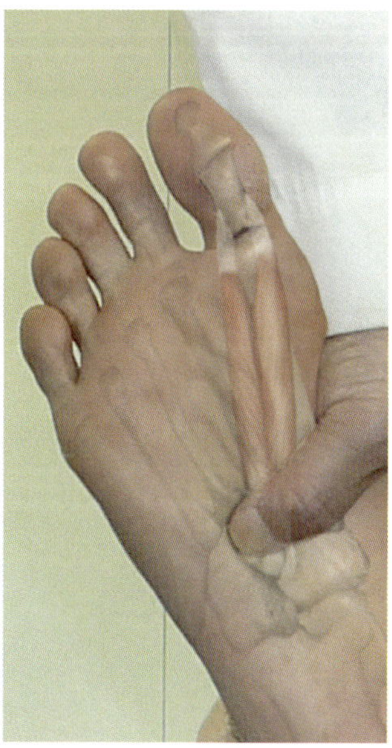
그림 9-17 가쪽 쐐기뼈의 바닥쪽면

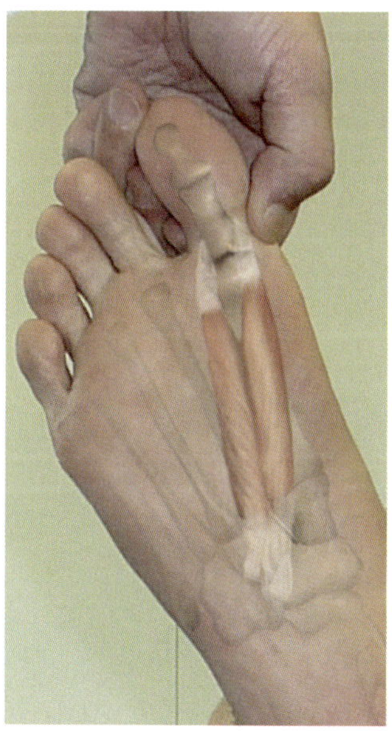
그림 9-18 엄지발가락 첫마디뼈의 안쪽

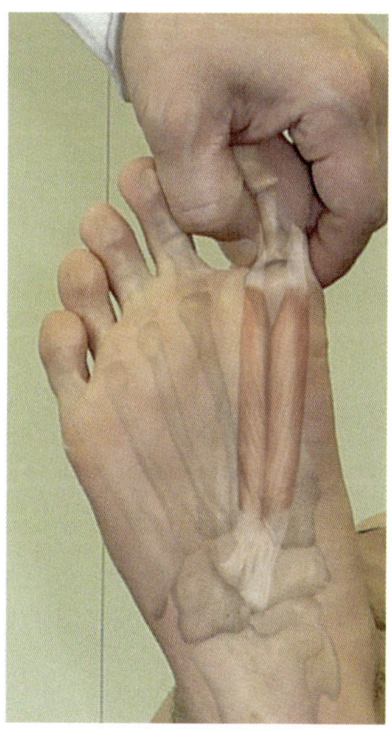
그림 9-19 엄지발가락 첫마디뼈의 가쪽

스트레칭 조작

검 사 자 : 환자의 발쪽에 선다.

환　　자 : 바로누운자세로, 발을 테이블에서 내어서 발목관절에 발바닥굽힘을 가한다.

접　　촉 : 엄지발가락 첫마디뼈의 바닥쪽면 혹은 엄지발가락 발허리뼈의 등쪽면을 고정

고　　정 : 발목관절의 앞면

조　　작 : 엄지발가락 발바닥면의 접촉에 의해 엄지발가락에 폄을 가한다.

비　　고 : 발목관절의 발바닥굽힘에 의해 긴엄지굽힘근의 늘임을 막게 된다(그림 9-20).

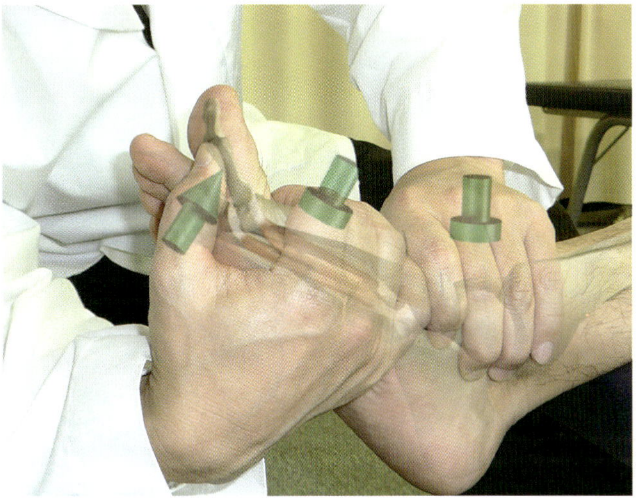

그림 9-20 짧은엄지굽힘근 스트레칭 조작

엄지발가락의 폄은 엄지발가락에 대해서 긴 쪽 방향으로 약간 늘임을 가한 상태에서 폄을 가한다.

긴엄지굽힘근의 관여는 긴엄지굽힘근의 스트레칭 조작 결과를 고려해야 한다.

근육 테스트

검 사 자 : 환자의 발쪽에 선다.

환　　자 : 바로누운자세로, 발목관절을 테이블의 발쪽으로 내어서 발목관절을 중간자세로, 발가락뼈사이관절을 폄자세로 유지하고, 엄지발가락의 발허리발가락관절을 굽힘시킨다.

접　　촉 : 집게손가락으로 엄지발가락 중간마디뼈의 바닥쪽면, 엄지손가락으로 발가락뼈사이관절 등쪽면

고　　정 : 엄지발가락 발허리뼈의 등쪽면

조　　작 : 엄지발가락 발허리발가락관절에 폄 방향으로 압력을 가한다.

비　　고 : 테스트 중 발가락뼈사이관절의 굽힘이 일어나지 않도록, 끝마디뼈로 압력이 가해지지 않도록 한다(그림 9-21).

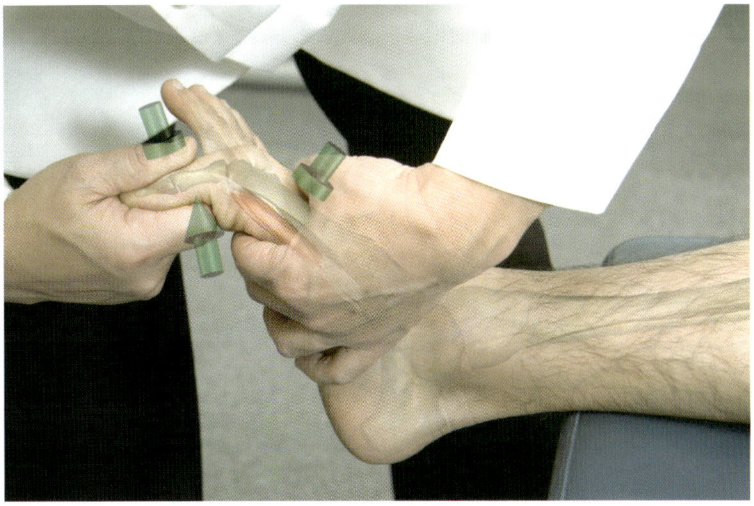

그림 9-21 짧은엄지굽힘근 근육 테스트

긴엄지굽힘근의 작용을 막기 위하여 발목관절의 굽힘이 일어나지 않도록 고정손으로 발부위를 잘 고정한다.

근육 테스트에 대한 반응은 집게손가락에 의한 접촉으로 평가한다.

발

발바닥네모근(족저방형근, quadratus plantae muscle)

이 는 곳 : 발꿈치뼈 안쪽면과 아래면(그림 9-22)
닿 는 곳 : 긴발가락굽힘근 힘줄의 가쪽
기 능 : 긴발가락굽힘근과 함께 작용하여
둘째-새끼발가락의 굽힘(굴곡)을 보조한다.
지배신경 : 가쪽 발바닥신경(S1, S2)
협 력 근 : 없음
대 항 근 : 없음

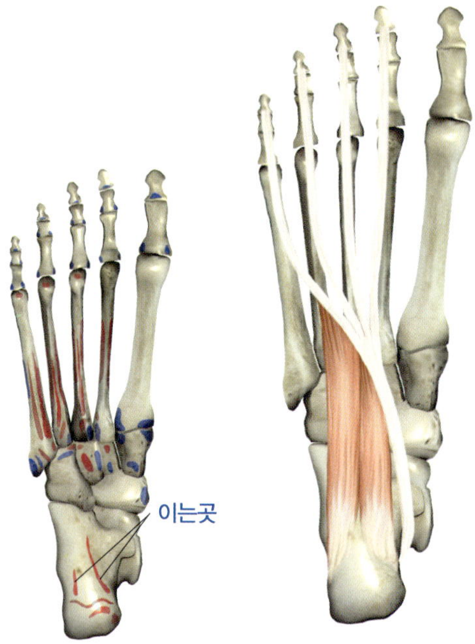

그림 9-22 발바닥네모근 이는곳

시진

발바닥 두꺼운 조직의 깊은부분에 있기 때문에 시진에 의한 힘살의 인식은 불가능하다.

촉진

힘 살: 힘살의 촉진은 발바닥의 두꺼운 조직이기 때문에 어렵다.

이는곳 · 닿는곳 : 이는곳은 발꿈치뼈의 안쪽, 가쪽을 앞가쪽에서 촉진한다(그림 9-23, 9-24). 닿는곳은 발가락의 굽힘에 의해 긴발가락굽힘근힘줄의 긴장을 일으킨 상태로 촉진한다.

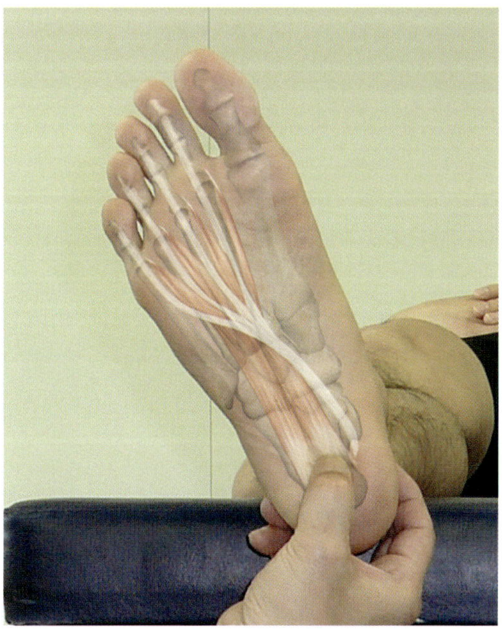

그림 9-23 발꿈치뼈 안쪽면

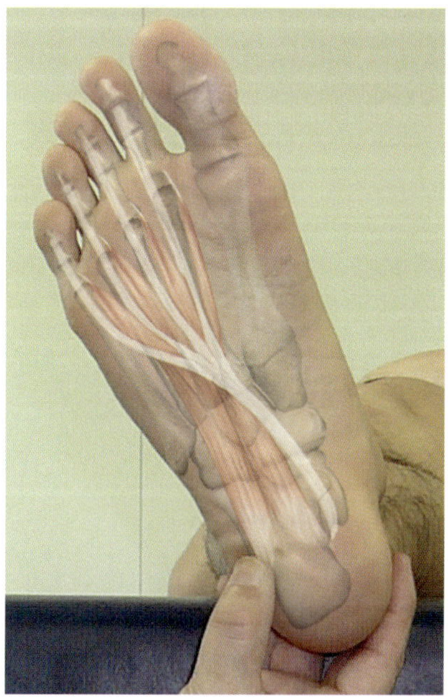

그림 9-24 발꿈치뼈 아래면

발

* 스트레칭 조작과 근육 테스트는 불가능하다.

벌레근(충양근, lumbrical muscles)

이 는 곳 : [첫째벌레근] 둘째발가락의 긴발가락굽힘근 힘줄의 안쪽
[둘째벌레근] 둘째발가락의 긴발가락굽힘근 힘줄의 가쪽과 셋째발가락의 긴발가락굽힘근 힘줄의 안쪽
[셋째벌레근] 셋째발가락의 긴발가락굽힘근 힘줄의 가쪽과 넷째발가락의 긴발가락굽힘근 힘줄의 안쪽
[넷째벌레근] 넷째발가락으로의 긴발가락굽힘근 힘줄의 가쪽과 다섯째발가락의 긴발가락굽힘근 힘줄의 안쪽

닿 는 곳 : [첫째벌레근] 둘째발가락 첫마디뼈의 안쪽면(그림 9-25)
[둘째벌레근] 셋째발가락 첫마디뼈의 안쪽면(그림 9-25)
[셋째벌레근] 넷째발가락 첫마디뼈의 안쪽면(그림 9-25)
[넷째벌레근] 다섯째발가락 첫마디뼈의 안쪽면(그림 9-25)

기 능 : 발허리발가락관절의 굽힘(굴곡), 발가락뼈사이관절의 폄(신전)

지배신경 : 첫째 · 둘째벌레근은 안쪽 발바닥신경(L5, S1), 셋째, 넷째벌레근은 가쪽 발바닥신경(S1, S2)

협 력 근 : 발허리발가락관절 굽힘(긴발가락굽힘근, 짧은발가락굽힘근)
발가락뼈사이관절 폄(긴발가락폄근, 짧은발가락폄근)

대 항 근 : 발허리발가락관절 굽힘(긴발가락폄근, 짧은발가락폄근)
발가락뼈사이관절 폄(긴발가락굽힘근, 짧은발가락굽힘근)

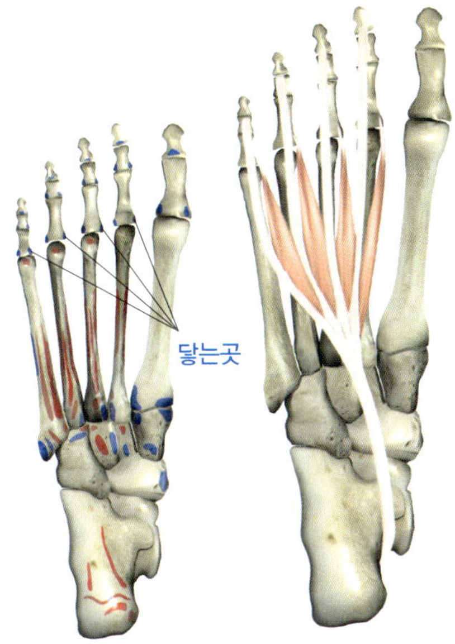

그림 9-25 벌레근 닿는곳

시진

발바닥 두꺼운 조직의 깊은부분에 있기 때문에 시진에 의한 힘살의 인식은 불가능하다.

촉진

힘 살 : 발바닥의 두꺼운 조직에 비하여 벌레근 근육은 힘살이 작기 때문에 촉진은 어렵다.

이는곳 · 닿는곳 : 이는곳의 촉진에서는 발바닥의 조직과 판별이 어렵다. 닿는곳은 둘째-새끼발가락 첫마디뼈의 안쪽을 촉진한다(그림 9-26, 9-27).

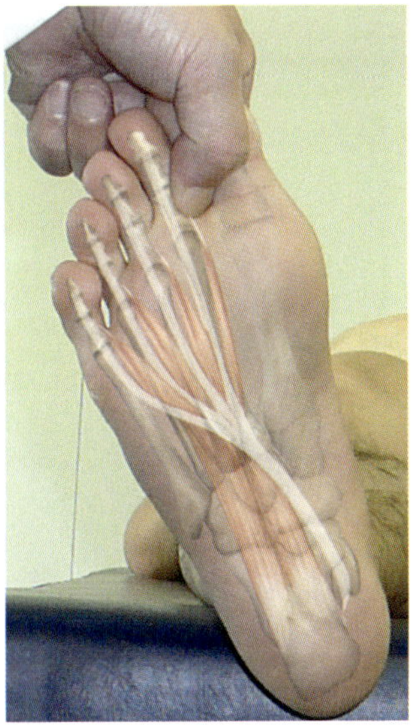
그림 9-26 첫째벌레근 닿는곳 (둘째발가락 첫마디뼈의 안쪽)

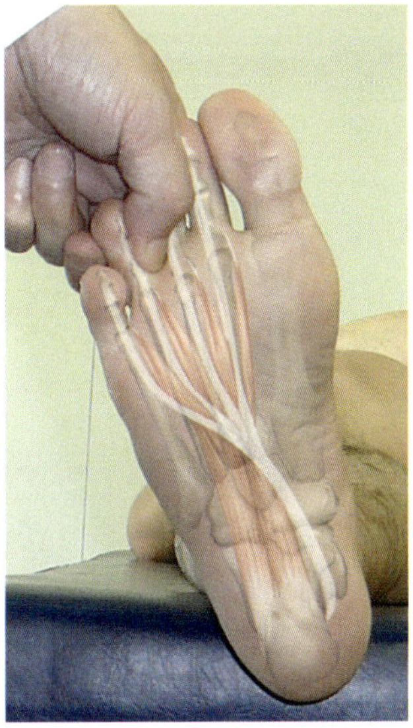
그림 9-27 셋째벌레근 닿는곳 (넷째발가락 첫마디뼈의 안쪽)

* 스트레칭 조작과 근육 테스트는 불가능하다.

발

등쪽뼈사이근(배측골간근, dorsal interossei muscles)

이 는 곳 : (그림 9-28)
[첫째등쪽뼈사이근] 엄지발가락 발허리뼈의 가쪽면, 둘째발가락 발허리뼈의 안쪽면
[둘째등쪽뼈사이근] 둘째발가락 발허리뼈의 가쪽면, 셋째발가락 발허리뼈의 안쪽면
[셋째등쪽뼈사이근] 셋째발가락 발허리뼈의 가쪽면,
넷째발가락 발허리뼈의 안쪽면
[넷째등쪽뼈사이근] 넷째발가락 발허리뼈의 가쪽면,
다섯째발가락 발허리뼈의 안쪽면

닿 는 곳 : (그림 9-28)
[첫째등쪽뼈사이근] 둘째발가락 첫마디뼈바닥의 안쪽면
[둘째등쪽뼈사이근] 둘째발가락 첫마디뼈바닥의 가쪽면
[셋째등쪽뼈사이근] 셋째발가락 첫마디뼈바닥의 가쪽면
[넷째등쪽뼈사이근] 넷째발가락 첫마디뼈바닥의 가쪽면

기 능 : 둘째-넷째발가락 발허리발가락관절의 벌림(외전)

지배신경 : 가쪽 발바닥신경(S1, S2)

협 력 근 : 없음

대 항 근 : 셋째 · 넷째바닥쪽뼈사이근
둘째발가락에서 첫째 · 둘째등쪽뼈사이근은 대항작용

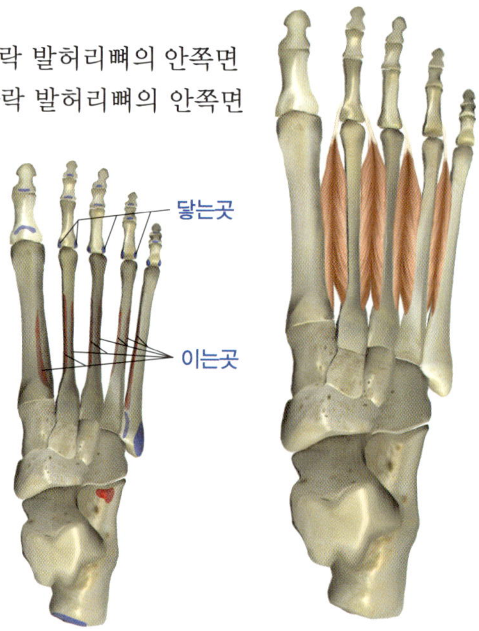

그림 9-28 등쪽뼈사이근 이는곳 · 닿는곳

시진

발등의 발허리뼈사이에서 관찰 가능하다. 위축이 존재하는 경우, 발허리뼈사이는 함몰하여 발허리뼈사이가 융기하고 있는 것처럼 보인다.

촉진

힘 살: 발허리뼈사이에서 촉지할 수있다.

이는곳 · 닿는곳 : 이는곳은 엄지발가락의 발허리뼈 가쪽부분에서는 몸쪽 1/2를 촉진한다(그림 9-29). 둘째-넷째발허리뼈에서는 뼈사이의 안쪽과 가쪽에 부착하고(그림 9-30), 다섯째발가락의 발허리뼈에서는 안쪽모서리에만 부착부위가 있기 때문에 그곳을 촉진한다. 닿는곳은 둘째발가락 첫마디뼈바닥의 안쪽 · 가쪽(그림 9-31), 셋째 · 넷째발가락에서는 첫마디뼈바닥의 가쪽을 촉진한다.

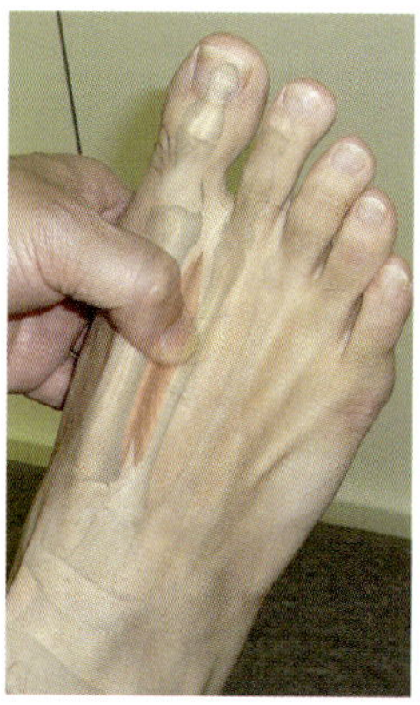
그림 9-29 첫째등쪽뼈사이근의 이는곳(엄지발가락 발허리뼈의 가쪽면)

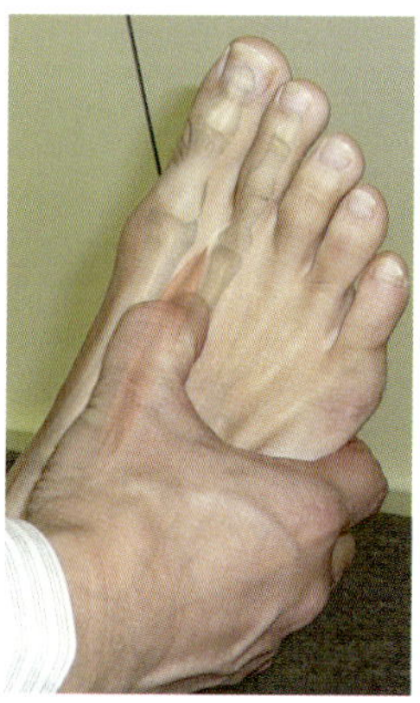
그림 9-30 첫째등쪽뼈사이근의 이는곳(둘째발가락 발허리뼈의 안쪽면)

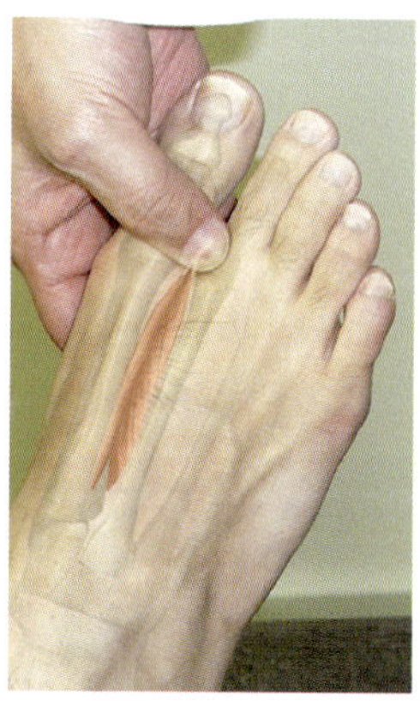
그림 9-31 첫째등쪽뼈사이근의 닿는곳(둘째발가락 첫마디뼈바닥의 안쪽면)

* 스트레칭 조작과 근육 테스트는 불가능하다.

바닥쪽뼈사이근(저측골간근, plantar interossei muscles)

이 는 곳 : (그림 9-32)
[첫째바닥쪽뼈사이근] 셋째발가락 발허리뼈의 안쪽면
[둘째바닥쪽뼈사이근] 넷째발가락 발허리뼈의 안쪽면
[셋째바닥쪽뼈사이근] 다섯째발가락 발허리뼈의 안쪽면

닿 는 곳 : (그림 9-32)
[첫째바닥쪽뼈사이근] 셋째발가락 첫마디뼈바닥의 안쪽면
[둘째바닥쪽뼈사이근] 넷째발가락 첫마디뼈바닥의 안쪽면
[셋째바닥쪽뼈사이근] 새끼발가락 첫마디뼈바닥의 안쪽면

기 능 : 셋째-새끼발가락 발허리발가락관절의 모음(내전)

지배신경 : 안쪽 발바닥신경(L5, S1)

협 력 근 : 없음

대 항 근 : 등쪽뼈사이근, 새끼벌림근(셋째바닥쪽뼈사이근)

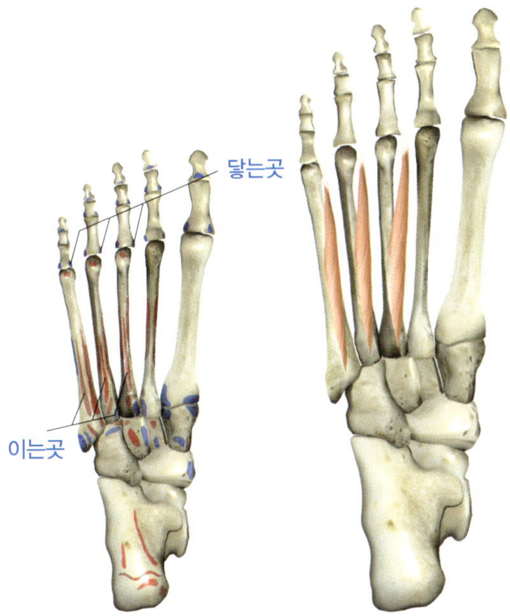

그림 9-32 바닥쪽뼈사이근 이는곳 · 닿는곳

시진

발바닥의 발허리뼈사이에 존재하는 근육이지만, 발바닥 조직에 의해 시진으로의 관찰은 불가능하다.

촉진

힘 살: 발바닥의 두꺼운 조직에 의해 촉진은 어렵다.

이는곳 · 닿는곳 : 이는곳은 셋째-다섯째발허리뼈의 바닥쪽면을 촉진한다. 발바닥 얕은층의 근육을 끼고 하는 촉진이기 때문에 압통과 같은 이상이 있는 경우, 이러한 근육의 이상도 고려해야 한다. 닿는곳은 셋째-새끼발가락 첫마디뼈바닥의 안쪽을 촉진한다(그림 9-33~9-35).

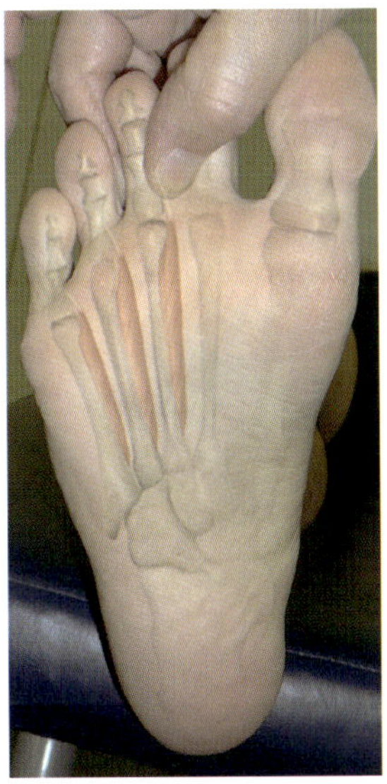
그림 9-33 첫째바닥쪽뼈사이근의 닿는곳(셋째발가락 첫마디뼈바닥의 안쪽면)

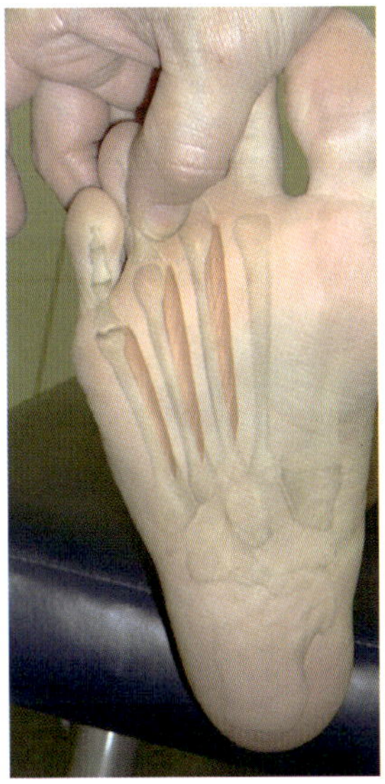
그림 9-34 둘째바닥쪽뼈사이근의 닿는곳(넷째발가락 첫마디뼈바닥의 안쪽면)

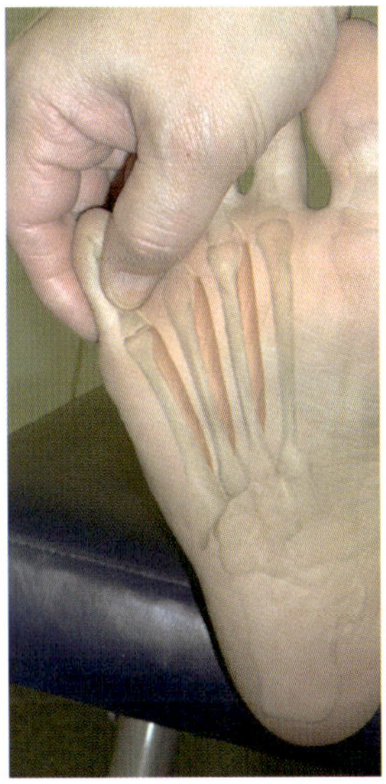
그림 9-35 셋째바닥쪽뼈사이근의 닿는곳(다섯째발가락 첫마디뼈바닥의 안쪽면)

* 스트레칭 조작과 근육 테스트는 불가능하다.

엄지벌림근(무지외전근, abductor hallucis muscle)

이 는 곳 : 발꿈치뼈융기의 안쪽부분(그림 9-36), 굽힘근지지띠, 발바닥 널힘줄
닿 는 곳 : 엄지발가락 첫마디뼈바닥의 안쪽면(그림 9-36)
기 능 : 엄지발가락 발허리발가락관절의 벌림(외전) · 굽힘(굴곡)
지배신경 : 안쪽 발바닥신경(L5, S1)
협 력 근 : 발허리발가락관절 벌림(없음)
발허리발가락관절 굽힘(긴엄지굽힘근, 짧은엄지굽힘근, 엄지모음근)
대 항 근 : 발허리발가락관절 벌림(엄지모음근)
발허리발가락관절 굽힘(긴엄지폄근, 짧은엄지폄근)

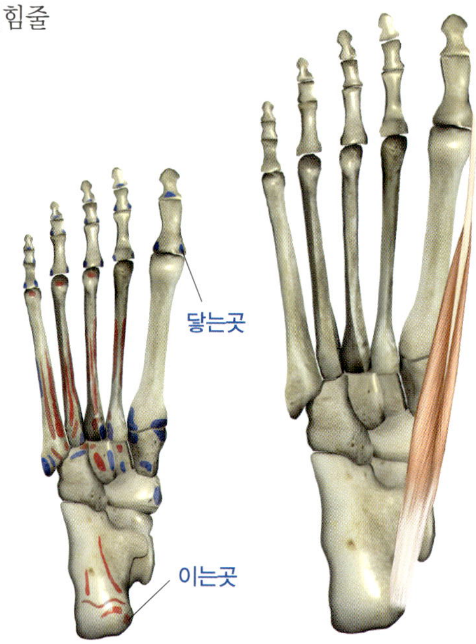

그림 9-36 엄지벌림근 이는곳 · 닿는곳

시진

보통 시진에 의한 인식은 어렵지만 근육이 발달해 있는 경우에는 엄지발가락을 약간 굽힘 · 벌림하여 힘살을 확인하는 것도 가능하다. 엄지발가락의 밖굽이(외반)나 발바닥의 안쪽 세로활의 감소에서는 이 근육의 약화를 고려해야 한다.

촉진

힘 살 : 발바닥 안쪽의 몸쪽부분, 엄지발가락의 첫마디뼈바닥과 발꿈치뼈의 발바닥면 안쪽을 잇는 선을 따라 촉진한다. 힘살을 확인하기 어려운 경우, 엄지발가락을 약간 굽힘 · 벌림하여 힘살을 촉진한다.

이는곳 · 닿는곳 : 이는곳은 발꿈치뼈의 발바닥면을 안쪽에서 촉진한다(그림 9-37). 닿는곳은 엄지발가락 첫마디뼈바닥의 안쪽을 촉진한다(그림 9-38).

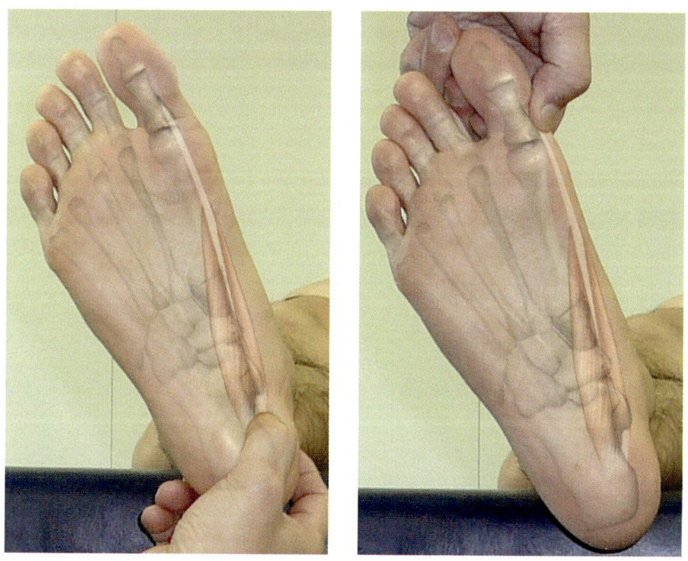

그림 9-37 발꿈치뼈융기의 안쪽 부분

그림 9-38 엄지발가락 첫마디뼈바닥의 안쪽면

스트레칭 조작

검 사 자 : 환자의 발쪽에 앉는다.
환 자 : 바로누운자세로, 발을 테이블에서 내어서 발목관절에 발바닥굽힘을 가한다.
접 촉 : 엄지발가락 바닥쪽면의 안쪽
고 정 : 발부위의 안쪽
조 작 : 엄지발가락 바닥쪽면의 안쪽에 접촉하여 엄지발가락에 모음을 가하고 이것을 유지한 상태로 폄(신전)을 가한다.
비 고 : 발목관절의 발바닥굽힘에 의해 긴엄지굽힘근의 늘임을 막게 된다(그림 9-39).

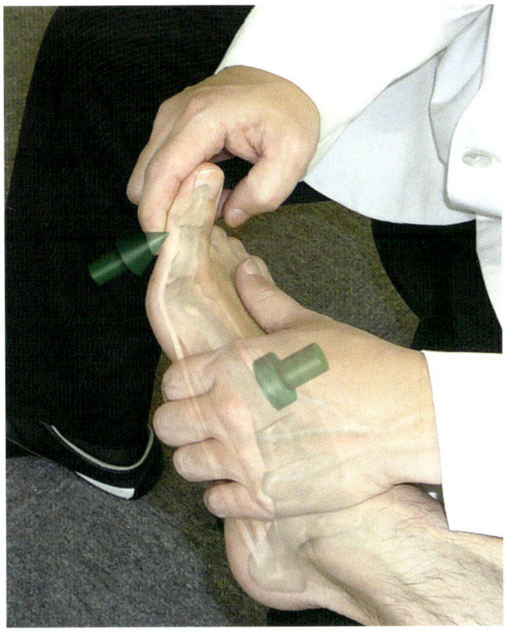

그림 9-39 엄지벌림근 스트레칭 조작

엄지발가락가쪽휨증 등 관절주머니에 장애가 있는 경우, 과도한 모음을 가해서는 안 된다.

근육 테스트

검 사 자 : 환자의 발쪽에 선다.
환 자 : 바로누운자세로, 발목관절의 중간자세, 발가락뼈사이관절을 폄자세로 한 상태에서 엄지발가락의 발허리발가락관절을 굽힘 · 벌림시킨다.
접 촉 : 엄지발가락 첫마디뼈의 바닥면 안쪽
고 정 : 엄지발가락 발허리뼈머리의 바닥면과 등쪽면
조 작 : 엄지발가락 발허리발가락관절에 모음과 약간의 폄 방향으로 압력을 가한다.
비 고 : 발부위의 발바닥굽힘이나 밖굽이에 의한 저항이 일어나지 않도록 발부위를 고정한다(그림 9-40).

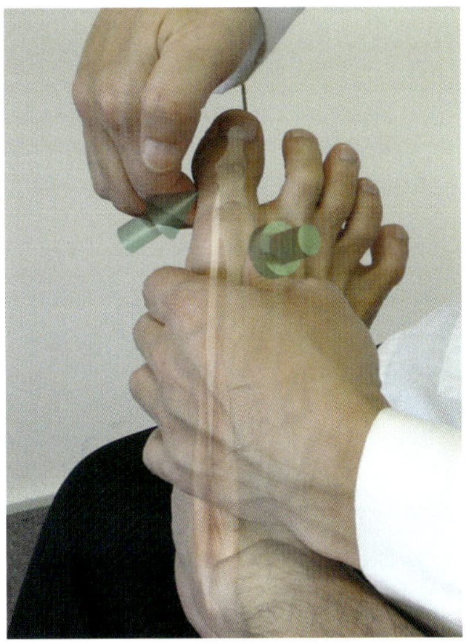

그림 9-40 엄지벌림근 스트레칭 조작

엄지발가락의 발허리발가락관절에 폄 방향으로 과도한 압력을 가하는 것은 긴 · 짧은엄지굽힘근의 협력작용을 유발하는 것이 된다.

발

엄지모음근(무지내전근, adductor hallucis muscle)

이 는 곳 : [빗갈래(oblique head)] 입방뼈, 가쪽 쐐기뼈, 둘째-새끼발가락 발허리뼈바닥의 바닥쪽면(그림 9-41), 긴발바닥인대
[가로갈래(transverse head)] 셋째-새끼발가락 발허리뼈머리의 바닥쪽면(그림 9-41)과 관절주머니

닿 는 곳 : 엄지발가락 첫마디뼈바닥의 안쪽면(그림 9-41)

기 능 : 엄지발가락 발허리발가락관절의 모음(내전) · 굽힘(굴곡)

지배신경 : 안쪽 발바닥신경(L4, L5, S1, S2)

협 력 근 : 발허리발가락관절 모음(없음)
발허리발가락관절 굽힘(긴엄지굽힘근, 짧은엄지굽힘근)

대 항 근 : 발허리발가락관절 모음(엄지벌림근)
발허리발가락관절 굽힘(긴엄지폄근, 짧은엄지폄근)

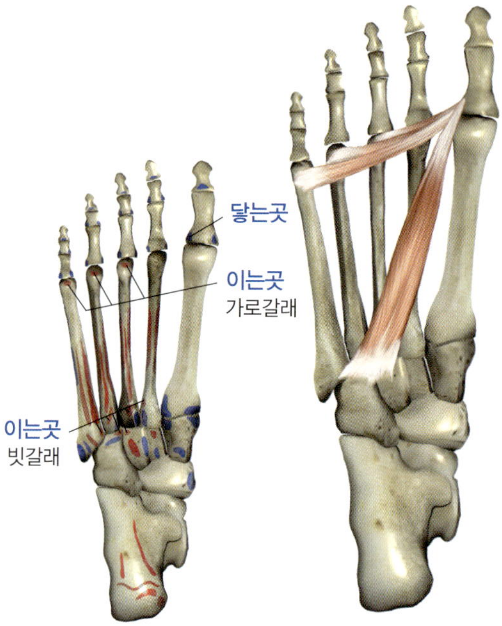

그림 9-41 엄지모음근 이는곳 · 닿는곳

시진

시진에 의한 인식은 어렵다. 수축력 저하는 발허리뼈 가로활의 편평화로 연결된다. 발허리뼈의 안굽이(내반)를 수반하는 엄지발가락가쪽휨이 관찰되는 경우, 이 근육의 약화를 의심해야한다.

촉진

힘 살 : 발바닥의 셋째-다섯째발허리뼈머리와 엄지발가락의 첫마디뼈 가쪽을 잇는 선상, 입방뼈, 가쪽 쐐기뼈를 잇는 선 위를 촉진하는데 힘살의 인식은 어렵다.

이는곳 · 닿는곳 : 가로갈래의 이는곳은 셋째-다섯째발허리뼈머리 안쪽을 바닥쪽면에서 촉진한다(그림 9-42). 빗갈래에서는 바닥쪽면의 중앙, 발바닥 안쪽 조직의 부드러운 부분에서 입방뼈(다섯째발허리뼈바닥의 뒤쪽)를 향해 촉진하여(그림 9-43), 발등에서 둘째-넷째발가락 발허리뼈의 몸쪽끝을 촉진한 후, 이 부위의 바닥쪽면을 촉진한다. 닿는곳은 엄지발가락 첫마디뼈의 안쪽을 촉진한다(그림 9-44).

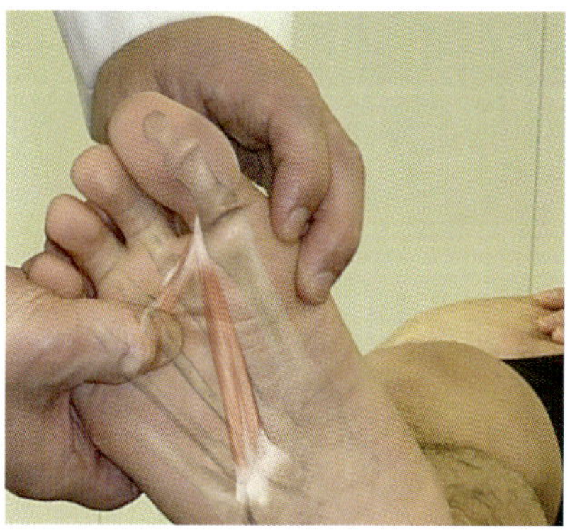
그림 9-42 가로갈래의 이는곳(셋째-새끼발가락 발허리뼈머리의 바닥쪽면)

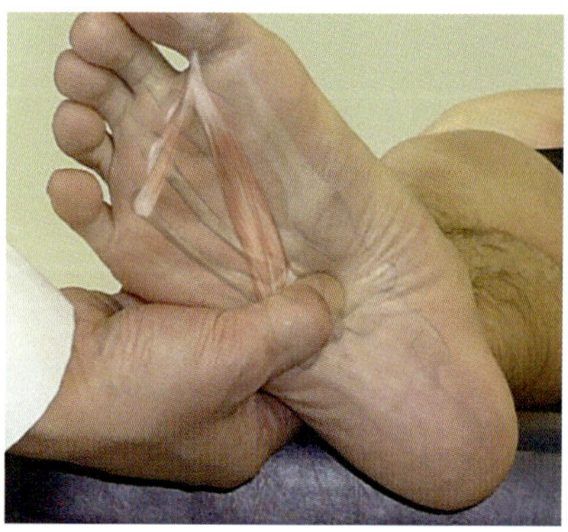
그림 9-43 빗갈래의 이는곳(입방뼈, 가쪽 쐐기뼈, 둘째-다섯째발허리뼈바닥의 바닥쪽면)

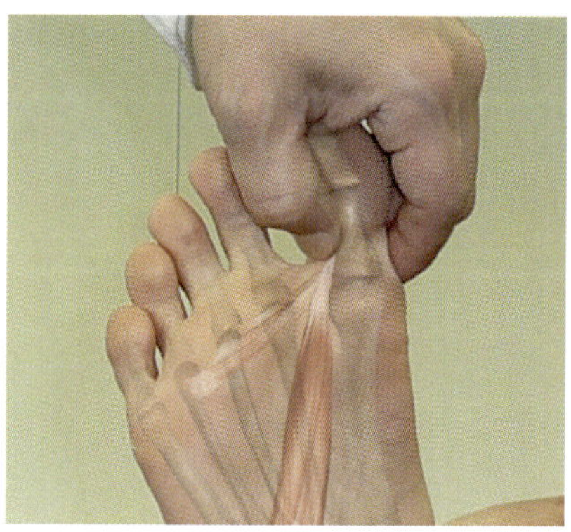
그림 9-44 닿는곳(엄지발가락 첫마디뼈바닥의 안쪽면)

스트레칭 조작

검 사 자 : 환자의 발쪽에 선다.
환　　자 : 바로누운자세로, 발을 테이블에서 내놓는다.
접　　촉 : 엄지발가락 첫마디뼈바닥의 바닥쪽면 가쪽
고　　정 : 발부위의 안쪽.
조　　작 : 엄지발가락 바닥쪽면과 접촉하여 엄지발가락에 벌림(외전)을 가한 상태에서 폄(신전)을 가한다.
비　　고 : 발목관절의 폄이 일어나지 않도록 발허리뼈의 발등면을 잘 고정한다(그림 9-45).

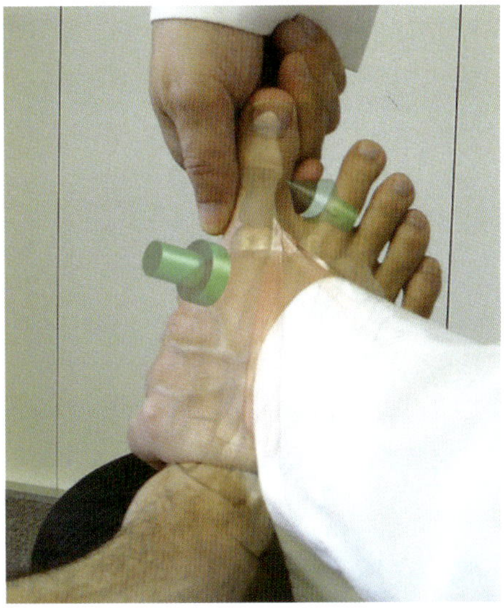

그림 9-45 엄지벌림근 스트레칭 조작

엄지발가락의 발허리발가락관절에 과다굳음이 있는 경우, 엄지모음근으로의 늘임(신장)은 불가능해진다.

과도한 늘임으로 관절주머니같은 것에 손상을 주지 않아야 한다.

근육 테스트

검 사 자 : 환자의 발쪽에 선다.
환　　자 : 바로누운자세로, 발목관절의 중간자세, 발가락뼈사이관절을 폄자세로 한 상태에서 엄지발가락의 발허리발가락관절을 굽힘 · 벌림시킨다.
접　　촉 : 엄지발가락 첫마디뼈의 바닥쪽면 가쪽
고　　정 : 엄지발가락 발허리뼈머리의 바닥쪽면과 등쪽면
조　　작 : 엄지발가락의 발허리발가락관절에 벌림과 약간의 폄 방향으로 압력을 가한다.
비　　고 : 발허리발가락관절에 과도한 폄 방향으로의 압력은 짧은엄지굽힘근의 작용을 유발하기 때문에 주의한다(그림 9-46).

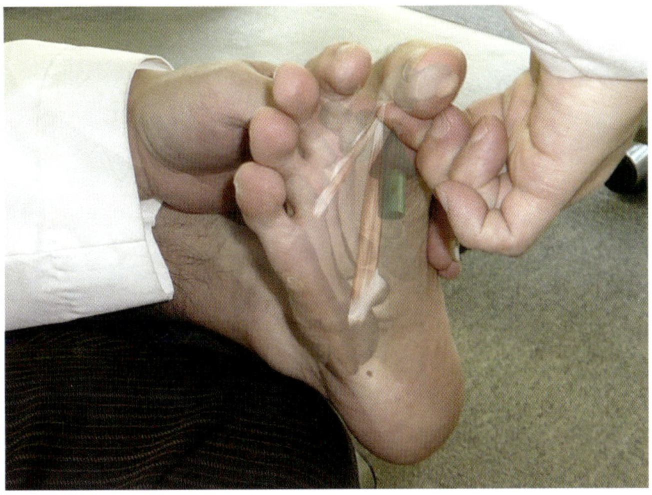

그림 9-46 엄지모음근 근육 테스트

발목관절의 발바닥굽힘 · 밖굽이에 의한 저항이 일어나지 않도록 발을 잘 고정한다.

엄지발가락 첫마디뼈의 가쪽에 접촉할 때, 끝마디뼈에 접촉하지 않도록 한다.

새끼벌림근(소지외전근, abductor digiti minimi muscle)

이 는 곳 : 발꿈치뼈융기의 가쪽부분과 안쪽부분(그림 9-47), 긴발바닥인대
닿 는 곳 : 새끼발가락 첫마디뼈바닥의 가쪽면(그림 9-47)
기　　능 : 새끼발가락 발허리발가락관절의 벌림(외전) · 굽힘(굴곡)
지배신경 : 가쪽 발바닥신경(S1, S2)
협 력 근 : 발허리발가락관절 벌림(없음)
발허리발가락관절 굽힘(긴발가락굽힘근, 짧은발가락굽힘근, 짧은새끼굽힘근, 벌레근)
대 항 근 : 발허리발가락관절 벌림(셋째바닥쪽뼈사이근)
발허리발가락관절 굽힘(긴발가락폄근, 짧은발가락폄근)

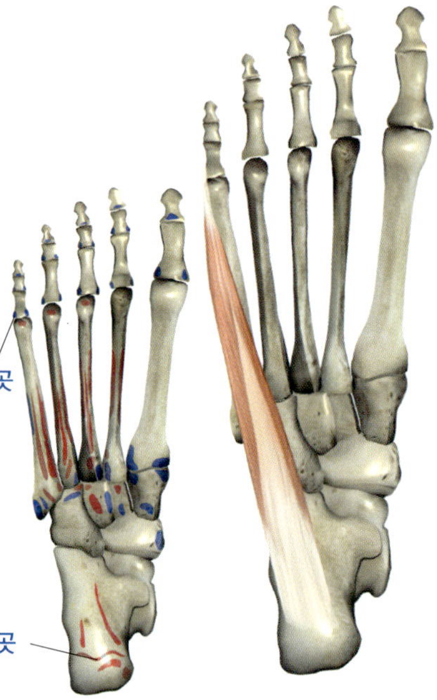

그림 9-47 새끼벌림근 이는곳 · 닿는곳

시진

시진에 의한 인식은 어렵다. 새끼발가락의 굽힘 · 벌림이 가능한 경우, 힘살을 인식할 수 있는 경우도 있지만, 드물다.

촉진

힘　살 : 발바닥의 가쪽모서리를 촉진한다. 새끼발가락의 굽힘 · 벌림이 가능한 경우, 힘살의 수축에 의해 인식이 용이해진다.

이는곳 · 닿는곳 : 이는곳은 발꿈치뼈의 발바닥면 앞모서리를 촉진한다(그림 9-48). 닿는곳은 새끼발가락 첫마디뼈바닥의 바닥쪽면을 촉진한다(그림 9-49).

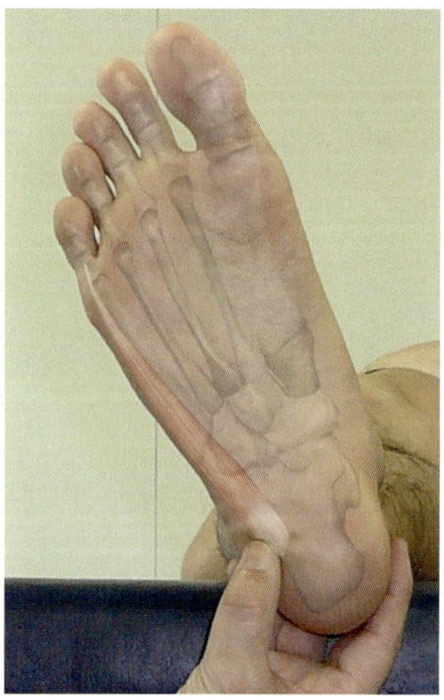
그림 9-48 발꿈치뼈융기의 가쪽부분과 안쪽부분

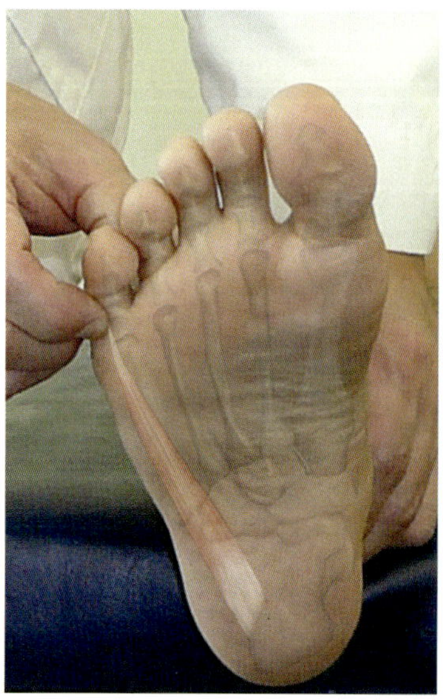
그림 9-49 새끼발가락 첫마디뼈바닥의 가쪽면

스트레칭 조작

검 사 자 : 환자의 발쪽에 앉는다.

환　　자 : 바로누운자세로, 발을 테이블에서 내어서 발목관절을 발바닥굽힘자세로 둔다.

접　　촉 : 새끼발가락 첫마디뼈의 바닥쪽면 가쪽

고　　정 : 발부위의 안쪽

조　　작 : 새끼발가락 첫마디뼈의 바닥쪽면 가쪽과 접촉하여 새끼손가락 모음을 가한 상태로 폄을 가한다.

비　　고 : 새끼손가락의 늘임은 적기 때문에 최대 폄을 가하는 경우, 짧은새끼굽힘근에 늘임을 가하게 된다(그림 9-50).

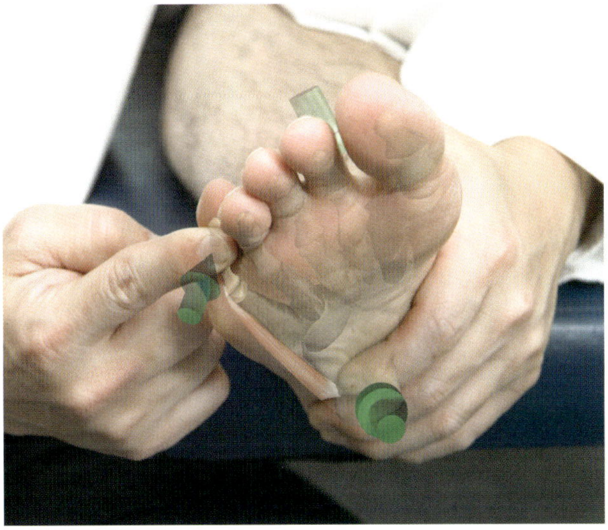

그림 9-50 새끼벌림근 스트레칭 조작

긴발가락굽힘근으로의 늘임을 최소로 하기 위해서 발목관절은 발바닥굽힘자세로 유지한다.

근육 테스트

김 사 자 : 환자의 빌쪽에 잎는다.

환　　자 : 바로누운자세로, 발목관절 중간자세, 손가락뼈사이관절을 폄자세로 한 상태에서 새끼발가락의 발허리발가락관절을 굽힘 · 벌림시킨다.

접　　촉 : 새끼발가락 첫마디뼈의 바닥쪽면 안쪽

고　　정 : 발의 안쪽을 잡는다.

조　　작 : 발허리발가락관절 모음과 약간의 폄 방향으로 압력을 가한다.

비　　고 : 발목관절의 움직임에 의한 저항이 일어나지 않도록 발을 잘 고정한다(그림 9-51).

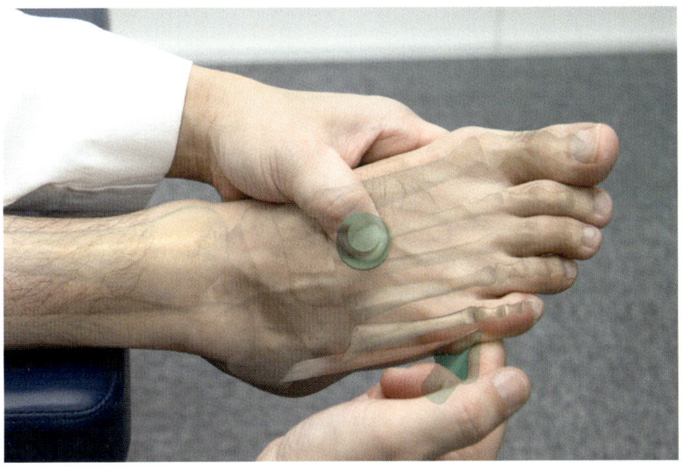

그림 9-51 새끼벌림근 근육 테스트

근육 테스트의 압력은 새끼발가락의 발허리발가락관절뿐만 아니라 새끼발가락 발허리뼈바닥과 입방뼈와의 관절 또는 발꿈치입방관절이 약간 움직이게 된다.

짧은새끼굽힘근(단소지굴근, flexor digiti minimi brevis muscle)

이 는 곳 : 긴발바닥인대, 새끼발가락 발허리뼈바닥의 가쪽면(그림 9-52)
닿 는 곳 : 새끼발가락 첫마디뼈바닥의 가쪽면(그림 9-52)
기　　능 : 새끼발가락 발허리발가락관절의 굽힘(굴곡)
지배신경 : 가쪽 발바닥신경(S1, S2)
협 력 근 : 발허리발가락관절 굽힘(긴발가락굽힘근, 짧은발가락굽힘근, 벌레근)
대 항 근 : 발허리발가락관절 굽힘(긴엄지폄근, 짧은발가락폄근)

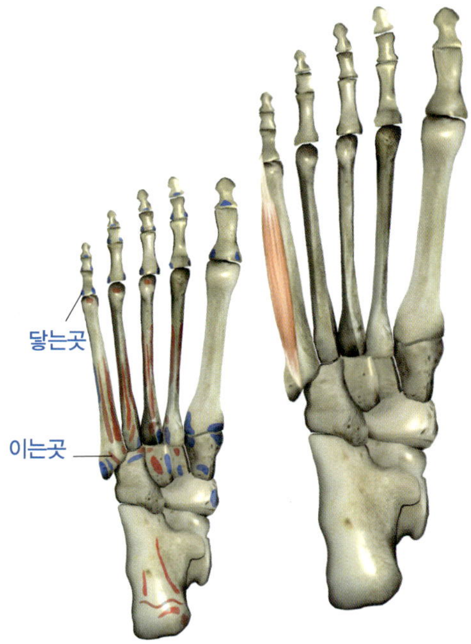

그림 9-52 짧은새끼굽힘근 이는곳 · 닿는곳

시진

시진에 의한 인식은 어렵다.

촉진

힘　살: 새끼발가락 발허리뼈의 바닥쪽면 가쪽을 촉진한다. 이 근육은 새끼벌림근의 깊은부분에 위치하는 작은 근육이기 때문에 힘살의 인식은 어렵다.

이는곳 · 닿는곳 : 이는곳은 새끼발가락 발허리뼈바닥의 가쪽을 촉진한다(그림 9-53). 닿는곳은 새끼발가락 첫마디뼈바닥의 바닥쪽면 가쪽을 촉진한다(그림 9-54).

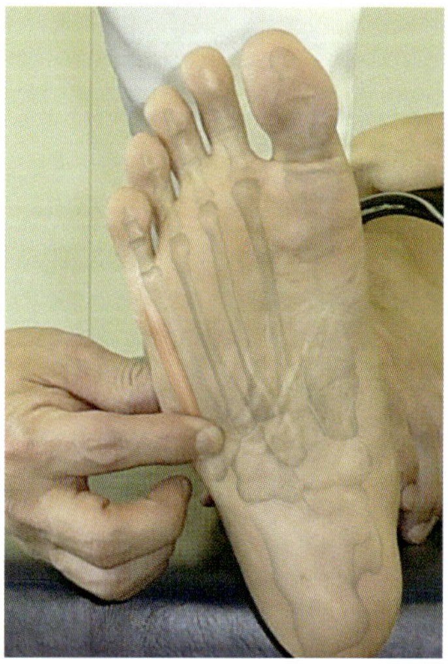
그림 9-53 긴발바닥인대, 새끼발가락 발허리뼈바닥의 가쪽면

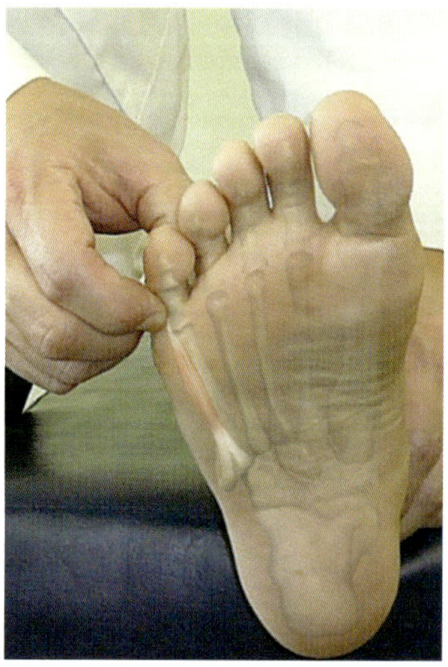
그림 9-54 새끼발가락 첫마디뼈바닥의 가쪽면

스트레칭 조작

검 사 자 : 환자의 발쪽에 앉는다.
환　　자 : 바로누운자세로, 발을 테이블에서 내어서 발목관절을 굽힘자세로 둔다.
접　　촉 : 새끼발가락 첫마디뼈의 바닥쪽면
고　　정 : 새끼발가락 발허리뼈머리의 등쪽면
조　　작 : 새끼발가락 첫마디뼈의 바닥쪽면 접촉에 의해 새끼발가락에 폄과 약간의 모음을 가한다.
비　　고 : 짧은새끼굽힘근의 주행을 고려하여 늘임을 가한다(그림 9-55).

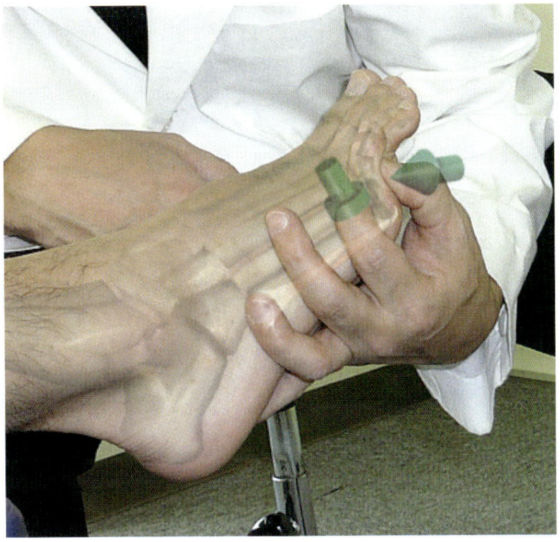

긴발가락굽힘근으로의 늘임을 경감하기 위해서, 발목관절은 발바닥굽힘자세로 유지한다.

그림 9-55 짧은새끼굽힘근 스트레칭 조작

근육 테스트

검 사 자 : 환자의 발쪽에 앉는다.
환　　자 : 바로누운자세로, 발목관절을 중간자세로 한 후, 새끼발가락의 발허리발가락관절을 굽힘시킨다.
접　　촉 : 새끼발가락 첫마디뼈의 바닥쪽면
고　　정 : 새끼발가락 발허리뼈머리의 등쪽면
조　　작 : 새끼발가락 발허리발가락관절의 폄 방향으로 압력을 가한다.
비　　고 : 작은 근육이기 때문에 테스트의 압력은 과도해서는 안 된다(그림 9-56).

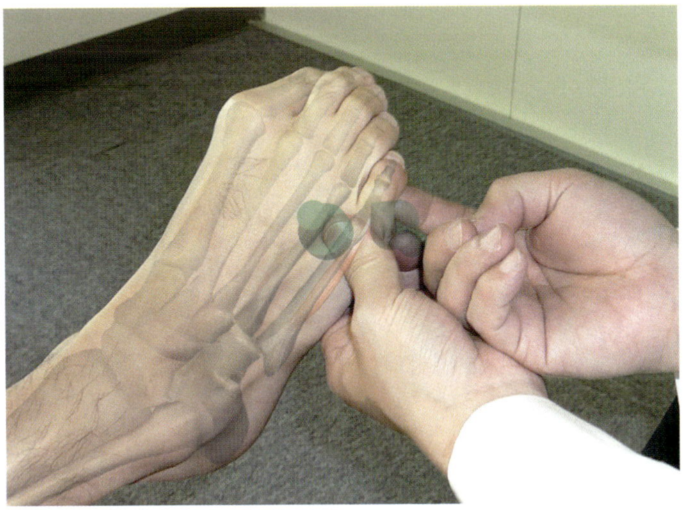

발목관절의 발바닥굽힘에 의한 저항이 일어나지 않도록 발을 잘 고정한다.

그림 9-56 짧은새끼굽힘근 근육 테스트

새끼맞섬근(소지대립근, opponens digiti minimi muscle)

이 는 곳 : 긴발바닥인대, 새끼발가락 발허리뼈바닥의 안쪽면(그림 9-57)
닿 는 곳 : 새끼발가락 발허리뼈의 중간부분 가쪽모서리(그림 9-57)
기 능 : 없음
지배신경 : 가쪽 발바닥신경(S1, S2)
협 력 근 : 없음
대 항 근 : 없음

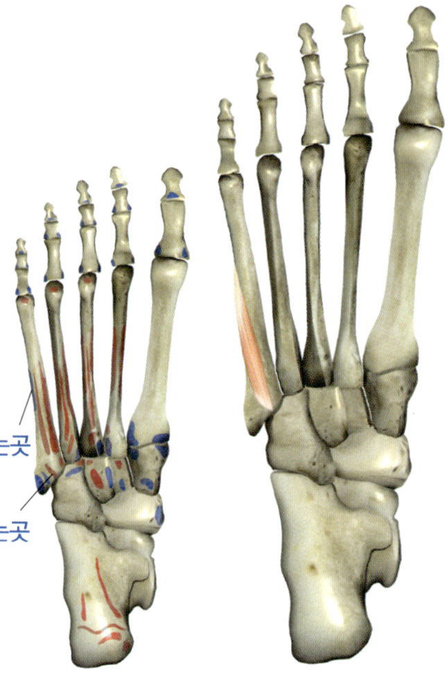

그림 9-57 새끼맞섬근 이는곳 · 닿는곳

시진

시진에 의한 인식은 어렵다.

촉진

힘 살: 새끼발가락 발허리뼈의 바닥쪽면에 있는 새끼벌림근, 짧은새끼굽힘근의 깊은부분인 근육이기 때문에 촉진으로 인식하기 어렵다.

이는곳 · 닿는곳 : 이는곳은 새끼발가락 발허리뼈바닥의 바닥쪽면 안쪽을 촉진한다(그림 9-58). 닿는곳은 새끼발가락 발허리뼈의 중간부분 가쪽모서리를 촉진한다(그림 9-59).

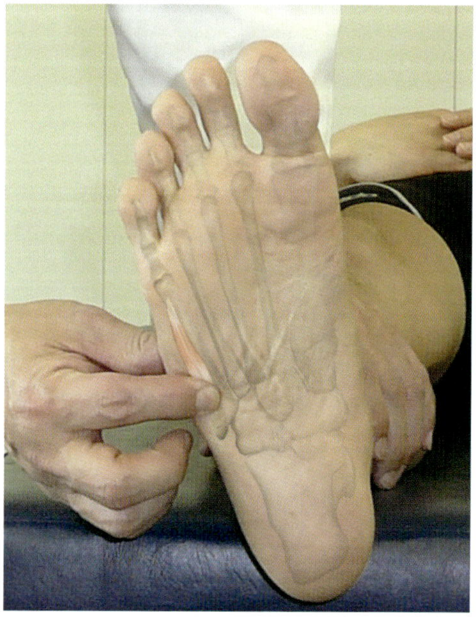
그림 9-58 새끼발가락 발허리뼈바닥의 바닥쪽면

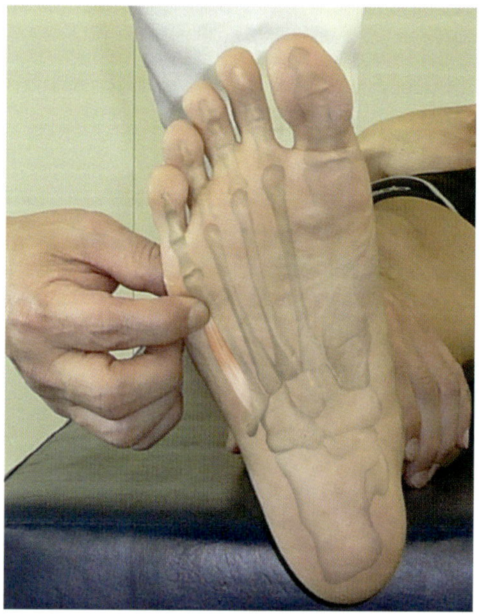
그림 9-59 새끼발가락 발허리뼈의 중간부분 가쪽모서리

* 스트레칭 조작과 근육 테스트는 불가능하다.

Appendix

이는곳·닿는곳 / 근육의 지배신경

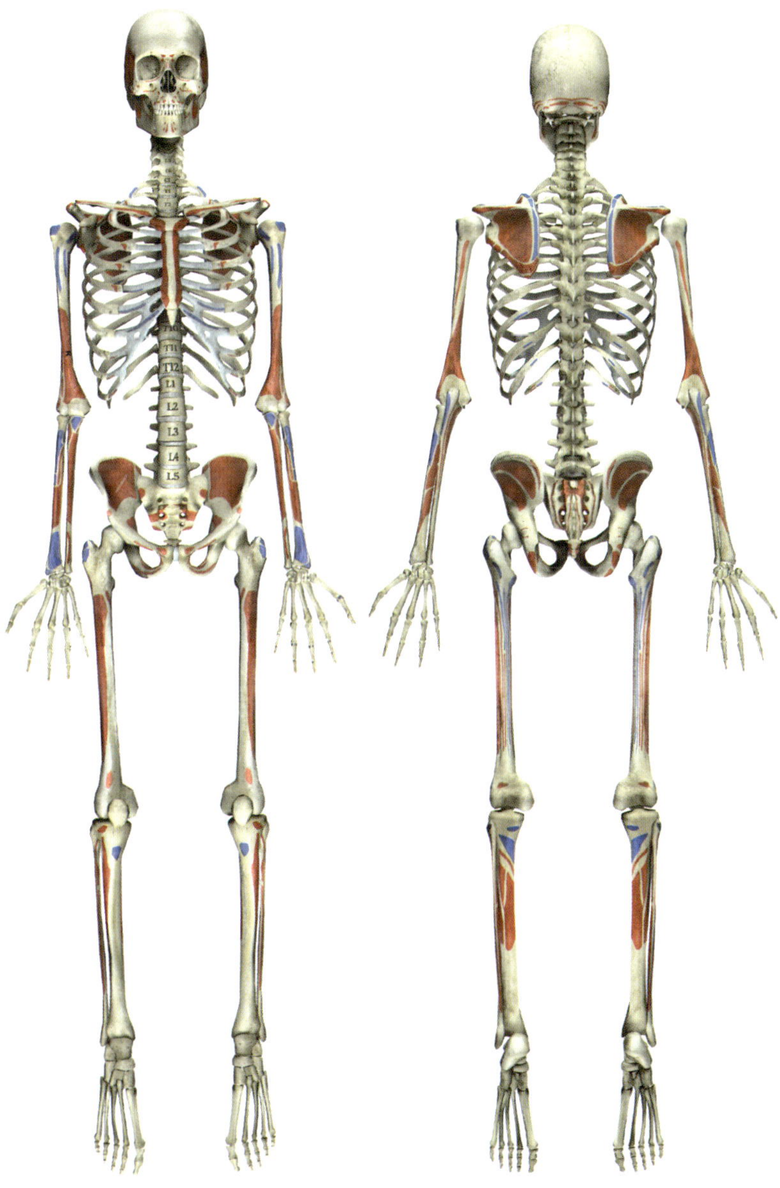

팔

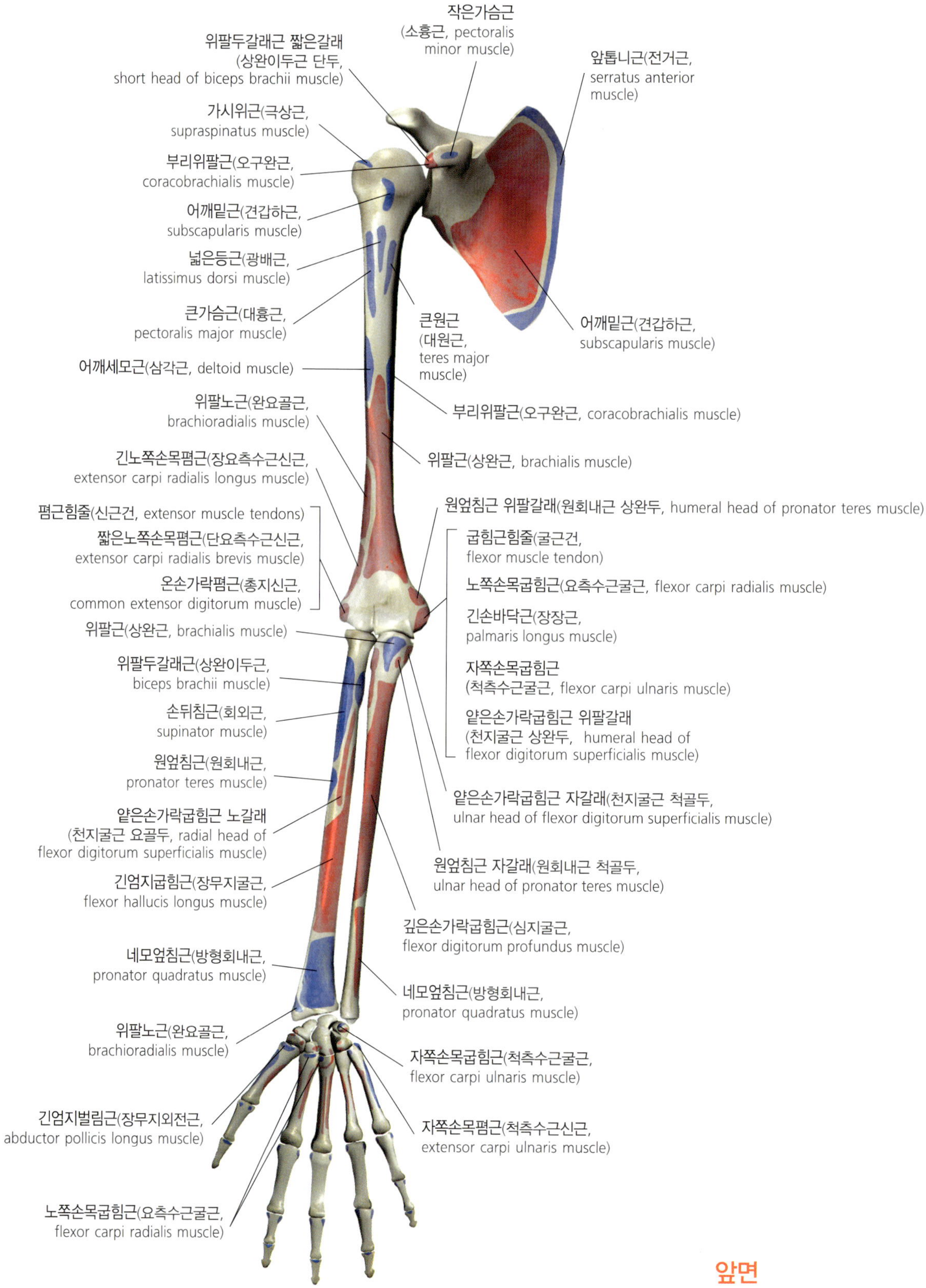
작은가슴근
(소흉근, pectoralis minor muscle)
위팔두갈래근 짧은갈래
(상완이두근 단두, short head of biceps brachii muscle)
앞톱니근(전거근, serratus anterior muscle)
가시위근(극상근, supraspinatus muscle)
부리위팔근(오구완근, coracobrachialis muscle)
어깨밑근(견갑하근, subscapularis muscle)
넓은등근(광배근, latissimus dorsi muscle)
큰가슴근(대흉근, pectoralis major muscle)
큰원근
(대원근, teres major muscle)
어깨밑근(견갑하근, subscapularis muscle)
어깨세모근(삼각근, deltoid muscle)
위팔노근(완요골근, brachioradialis muscle)
부리위팔근(오구완근, coracobrachialis muscle)
긴노쪽손목폄근(장요측수근신근, extensor carpi radialis longus muscle)
위팔근(상완근, brachialis muscle)
원엎침근 위팔갈래(원회내근 상완두, humeral head of pronator teres muscle)
폄근힘줄(신근건, extensor muscle tendons)
짧은노쪽손목폄근(단요측수근신근, extensor carpi radialis brevis muscle)
온손가락폄근(총지신근, common extensor digitorum muscle)
굽힘근힘줄(굴근건, flexor muscle tendon)
노쪽손목굽힘근(요측수근굴근, flexor carpi radialis muscle)
위팔근(상완근, brachialis muscle)
긴손바닥근(장장근, palmaris longus muscle)
위팔두갈래근(상완이두근, biceps brachii muscle)
자쪽손목굽힘근
(척측수근굴근, flexor carpi ulnaris muscle)
손뒤침근(회외근, supinator muscle)
얕은손가락굽힘근 위팔갈래
(천지굴근 상완두, humeral head of flexor digitorum superficialis muscle)
원엎침근(원회내근, pronator teres muscle)
얕은손가락굽힘근 자갈래(천지굴근 척골두, ulnar head of flexor digitorum superficialis muscle)
얕은손가락굽힘근 노갈래
(천지굴근 요골두, radial head of flexor digitorum superficialis muscle)
원엎침근 자갈래(원회내근 척골두, ulnar head of pronator teres muscle)
긴엄지굽힘근(장무지굴근, flexor hallucis longus muscle)
깊은손가락굽힘근(심지굴근, flexor digitorum profundus muscle)
네모엎침근(방형회내근, pronator quadratus muscle)
네모엎침근(방형회내근, pronator quadratus muscle)
위팔노근(완요골근, brachioradialis muscle)
자쪽손목굽힘근(척측수근굴근, flexor carpi ulnaris muscle)
긴엄지벌림근(장무지외전근, abductor pollicis longus muscle)
자쪽손목폄근(척측수근신근, extensor carpi ulnaris muscle)
노쪽손목굽힘근(요측수근굴근, flexor carpi radialis muscle)

앞면

팔

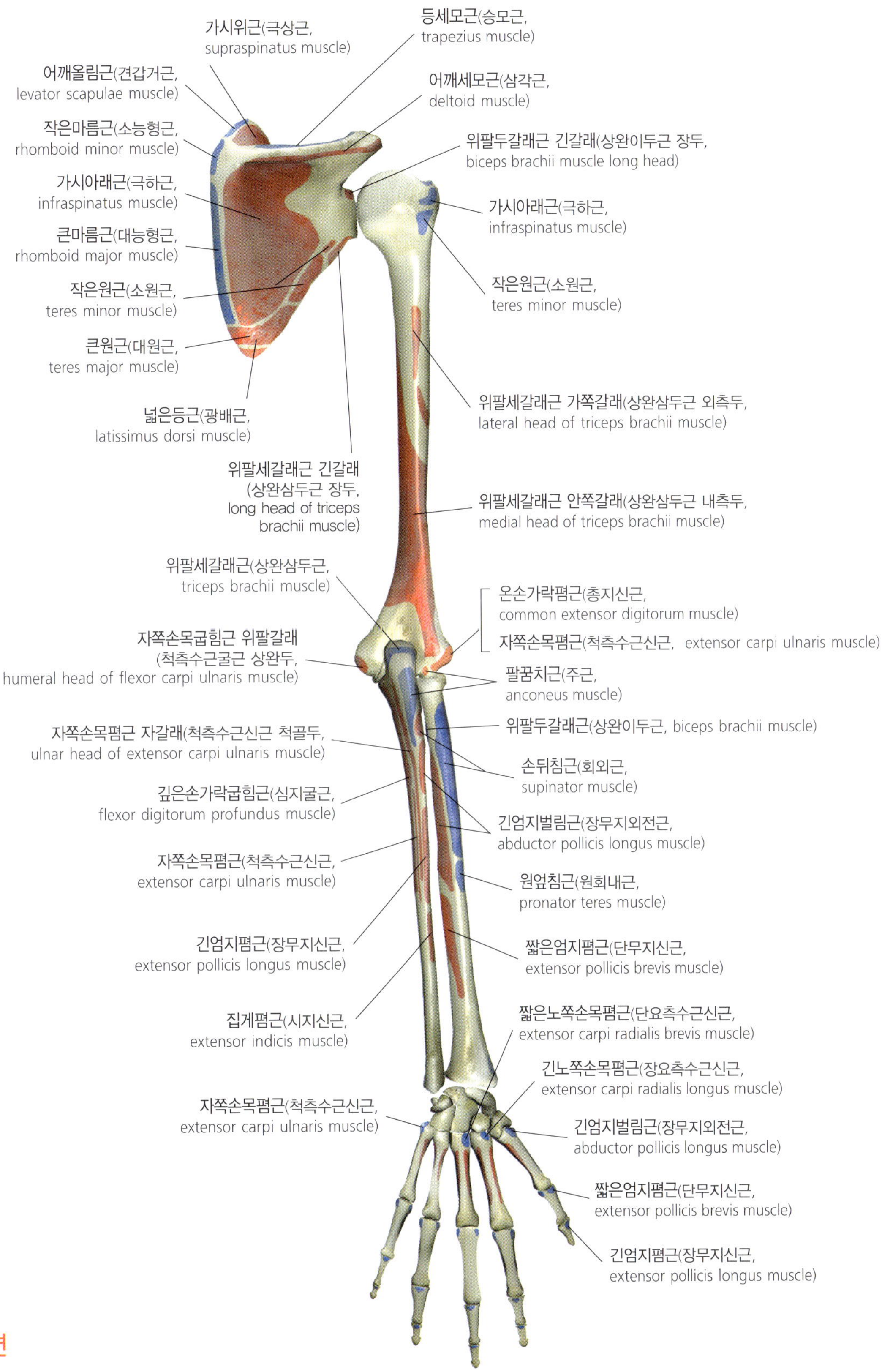

가시위근(극상근,
supraspinatus muscle)
등세모근(승모근,
trapezius muscle)
어깨올림근(견갑거근,
levator scapulae muscle)
어깨세모근(삼각근,
deltoid muscle)
작은마름근(소능형근,
rhomboid minor muscle)
위팔두갈래근 긴갈래(상완이두근 장두,
biceps brachii muscle long head)
가시아래근(극하근,
infraspinatus muscle)
가시아래근(극하근,
infraspinatus muscle)
큰마름근(대능형근,
rhomboid major muscle)
작은원근(소원근,
teres minor muscle)
작은원근(소원근,
teres minor muscle)
큰원근(대원근,
teres major muscle)
위팔세갈래근 가쪽갈래(상완삼두근 외측두,
lateral head of triceps brachii muscle)
넓은등근(광배근,
latissimus dorsi muscle)
위팔세갈래근 긴갈래
(상완삼두근 장두,
long head of triceps
brachii muscle)
위팔세갈래근 안쪽갈래(상완삼두근 내측두,
medial head of triceps brachii muscle)
위팔세갈래근(상완삼두근,
triceps brachii muscle)
온손가락폄근(총지신근,
common extensor digitorum muscle)
자쪽손목굽힘근 위팔갈래
(척측수근굴근 상완두,
humeral head of flexor carpi ulnaris muscle)
자쪽손목폄근(척측수근신근, extensor carpi ulnaris muscle)
팔꿈치근(주근,
anconeus muscle)
자쪽손목폄근 자갈래(척측수근신근 척골두,
ulnar head of extensor carpi ulnaris muscle)
위팔두갈래근(상완이두근, biceps brachii muscle)
손뒤침근(회외근,
supinator muscle)
깊은손가락굽힘근(심지굴근,
flexor digitorum profundus muscle)
긴엄지벌림근(장무지외전근,
abductor pollicis longus muscle)
자쪽손목폄근(척측수근신근,
extensor carpi ulnaris muscle)
원엎침근(원회내근,
pronator teres muscle)
긴엄지폄근(장무지신근,
extensor pollicis longus muscle)
짧은엄지폄근(단무지신근,
extensor pollicis brevis muscle)
집게폄근(시지신근,
extensor indicis muscle)
짧은노쪽손목폄근(단요측수근신근,
extensor carpi radialis brevis muscle)
긴노쪽손목폄근(장요측수근신근,
extensor carpi radialis longus muscle)
자쪽손목폄근(척측수근신근,
extensor carpi ulnaris muscle)
긴엄지벌림근(장무지외전근,
abductor pollicis longus muscle)
짧은엄지폄근(단무지신근,
extensor pollicis brevis muscle)
긴엄지폄근(장무지신근,
extensor pollicis longus muscle)

뒤면

다리

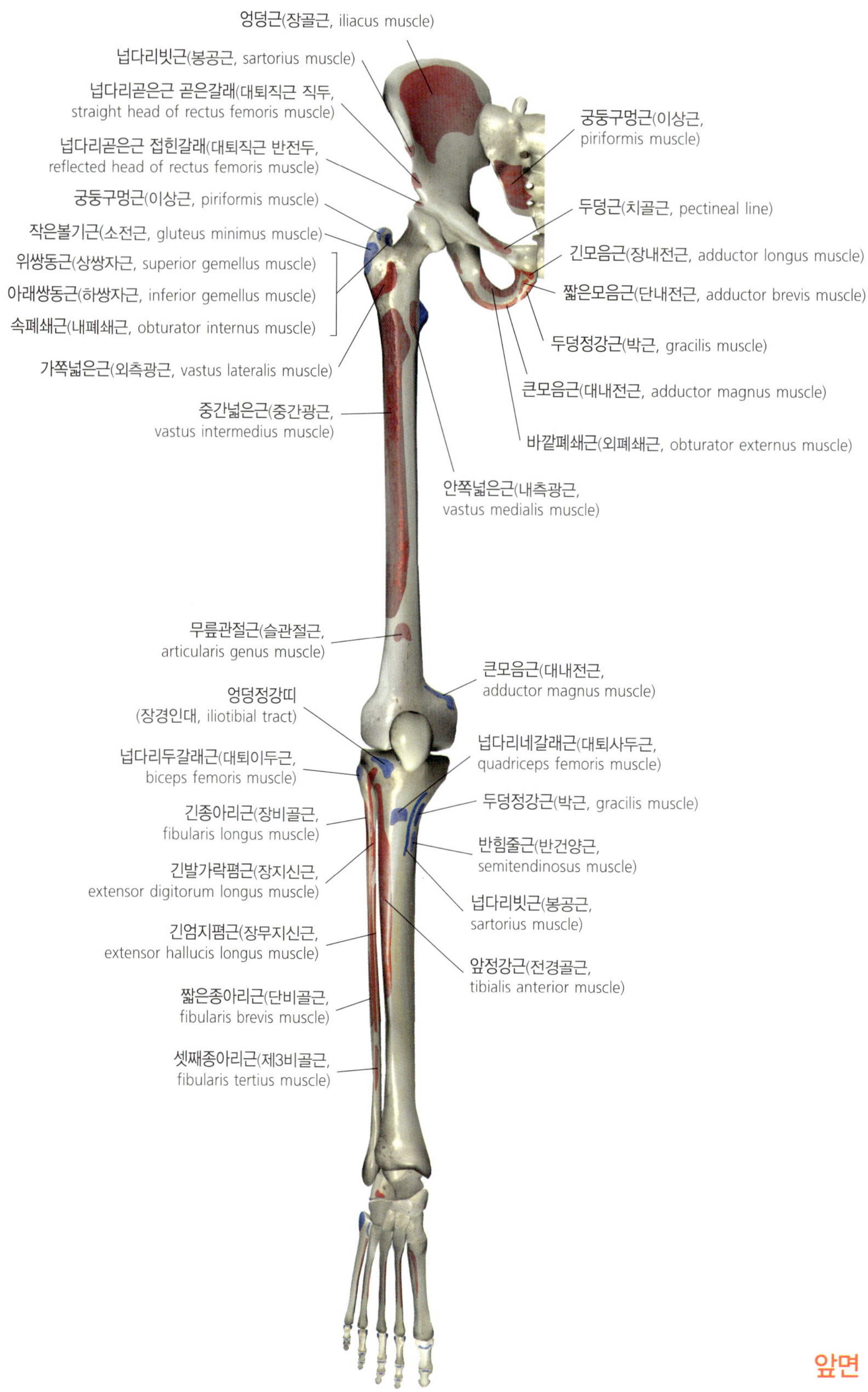

엉덩근(장골근, iliacus muscle)
넙다리빗근(봉공근, sartorius muscle)
넙다리곧은근 곧은갈래(대퇴직근 직두, straight head of rectus femoris muscle)
넙다리곧은근 접힌갈래(대퇴직근 반전두, reflected head of rectus femoris muscle)
궁둥구멍근(이상근, piriformis muscle)
작은볼기근(소전근, gluteus minimus muscle)
위쌍동근(상쌍자근, superior gemellus muscle)
아래쌍동근(하쌍자근, inferior gemellus muscle)
속폐쇄근(내폐쇄근, obturator internus muscle)
가쪽넓은근(외측광근, vastus lateralis muscle)
중간넓은근(중간광근, vastus intermedius muscle)
궁둥구멍근(이상근, piriformis muscle)
두덩근(치골근, pectineal line)
긴모음근(장내전근, adductor longus muscle)
짧은모음근(단내전근, adductor brevis muscle)
두덩정강근(박근, gracilis muscle)
큰모음근(대내전근, adductor magnus muscle)
바깥폐쇄근(외폐쇄근, obturator externus muscle)
안쪽넓은근(내측광근, vastus medialis muscle)
무릎관절근(슬관절근, articularis genus muscle)
엉덩정강띠 (장경인대, iliotibial tract)
넙다리두갈래근(대퇴이두근, biceps femoris muscle)
긴종아리근(장비골근, fibularis longus muscle)
긴발가락폄근(장지신근, extensor digitorum longus muscle)
긴엄지폄근(장무지신근, extensor hallucis longus muscle)
짧은종아리근(단비골근, fibularis brevis muscle)
셋째종아리근(제3비골근, fibularis tertius muscle)
큰모음근(대내전근, adductor magnus muscle)
넙다리네갈래근(대퇴사두근, quadriceps femoris muscle)
두덩정강근(박근, gracilis muscle)
반힘줄근(반건양근, semitendinosus muscle)
넙다리빗근(봉공근, sartorius muscle)
앞정강근(전경골근, tibialis anterior muscle)

앞면

다리

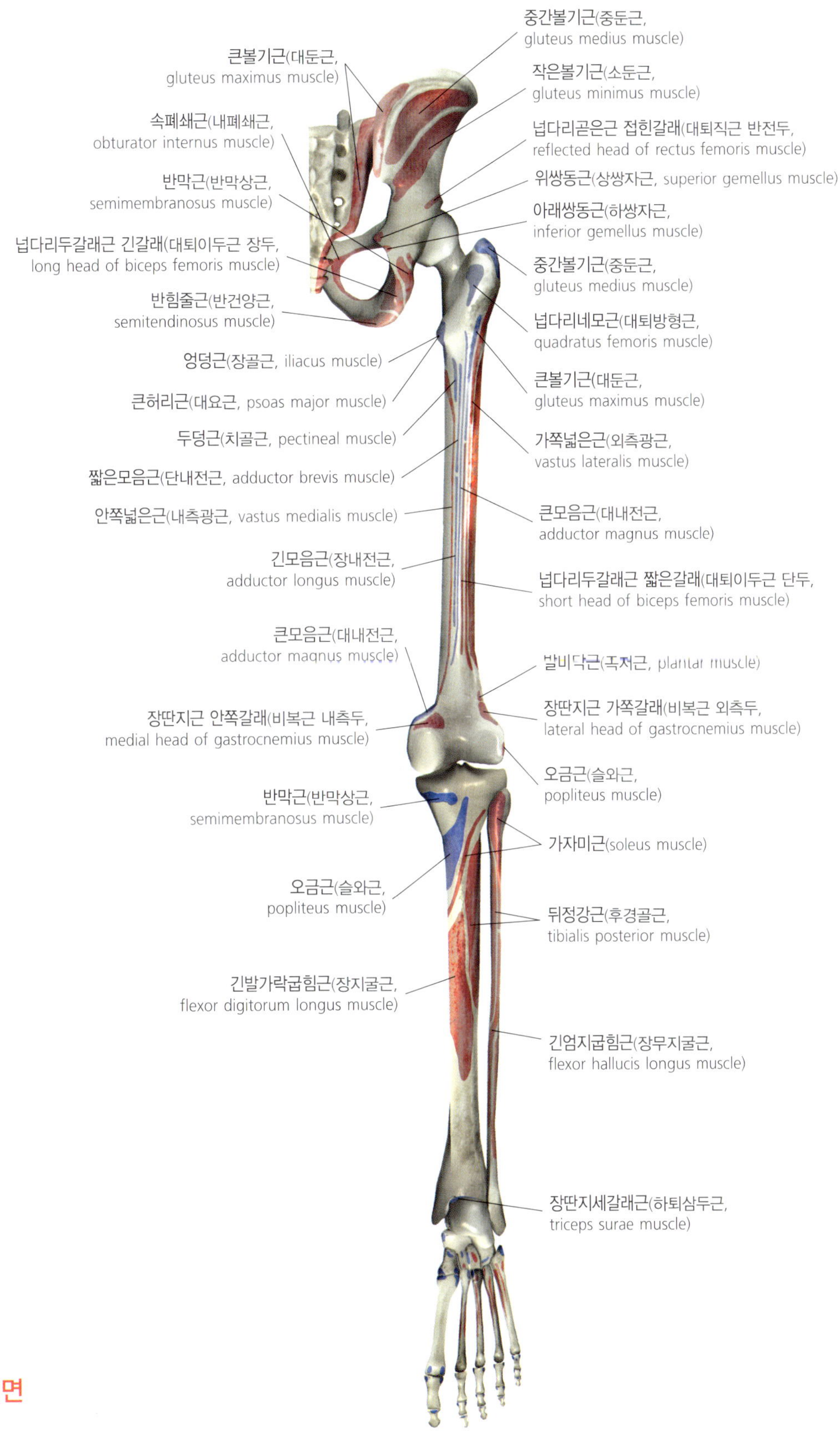
중간볼기근(중둔근,
gluteus medius muscle)
큰볼기근(대둔근,
gluteus maximus muscle)
작은볼기근(소둔근,
gluteus minimus muscle)
속폐쇄근(내폐쇄근,
obturator internus muscle)
넙다리곧은근 접힌갈래(대퇴직근 반전두,
reflected head of rectus femoris muscle)
반막근(반막상근,
semimembranosus muscle)
위쌍동근(상쌍자근, superior gemellus muscle)
아래쌍동근(하쌍자근,
inferior gemellus muscle)
넙다리두갈래근 긴갈래(대퇴이두근 장두,
long head of biceps femoris muscle)
중간볼기근(중둔근,
gluteus medius muscle)
반힘줄근(반건양근,
semitendinosus muscle)
넙다리네모근(대퇴방형근,
quadratus femoris muscle)
엉덩근(장골근, iliacus muscle)
큰볼기근(대둔근,
gluteus maximus muscle)
큰허리근(대요근, psoas major muscle)
두덩근(치골근, pectineal muscle)
가쪽넓은근(외측광근,
vastus lateralis muscle)
짧은모음근(단내전근, adductor brevis muscle)
안쪽넓은근(내측광근, vastus medialis muscle)
큰모음근(대내전근,
adductor magnus muscle)
긴모음근(장내전근,
adductor longus muscle)
넙다리두갈래근 짧은갈래(대퇴이두근 단두,
short head of biceps femoris muscle)
큰모음근(대내전근,
adductor magnus muscle)
발바닥근(족저근, plantar muscle)
장딴지근 가쪽갈래(비복근 외측두,
lateral head of gastrocnemius muscle)
장딴지근 안쪽갈래(비복근 내측두,
medial head of gastrocnemius muscle)
오금근(슬와근,
popliteus muscle)
반막근(반막상근,
semimembranosus muscle)
가자미근(soleus muscle)
오금근(슬와근,
popliteus muscle)
뒤정강근(후경골근,
tibialis posterior muscle)
긴발가락굽힘근(장지굴근,
flexor digitorum longus muscle)
긴엄지굽힘근(장무지굴근,
flexor hallucis longus muscle)
장딴지세갈래근(하퇴삼두근,
triceps surae muscle)

뒤면

손

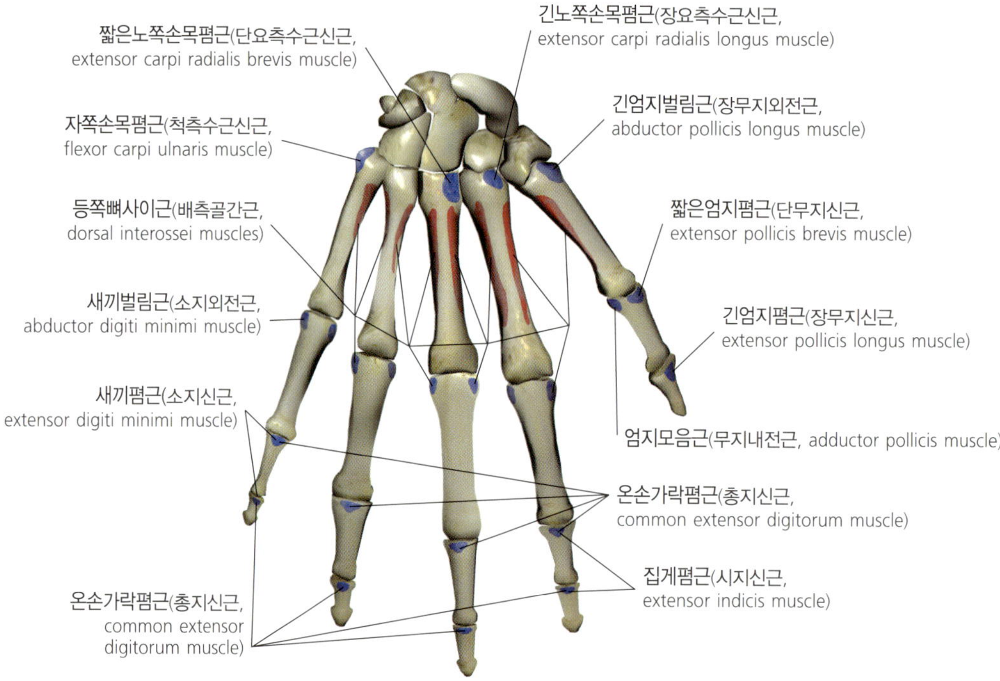
짧은노쪽손목폄근(단요측수근신근,
extensor carpi radialis brevis muscle)
긴노쪽손목폄근(장요측수근신근,
extensor carpi radialis longus muscle)
자쪽손목폄근(척측수근신근,
flexor carpi ulnaris muscle)
긴엄지벌림근(장무지외전근,
abductor pollicis longus muscle)
등쪽뼈사이근(배측골간근,
dorsal interossei muscles)
짧은엄지폄근(단무지신근,
extensor pollicis brevis muscle)
새끼벌림근(소지외전근,
abductor digiti minimi muscle)
긴엄지폄근(장무지신근,
extensor pollicis longus muscle)
새끼폄근(소지신근,
extensor digiti minimi muscle)
엄지모음근(무지내전근, adductor pollicis muscle)
온손가락폄근(총지신근,
common extensor digitorum muscle)
집게폄근(시지신근,
extensor indicis muscle)
온손가락폄근(총지신근,
common extensor
digitorum muscle)

등쪽면

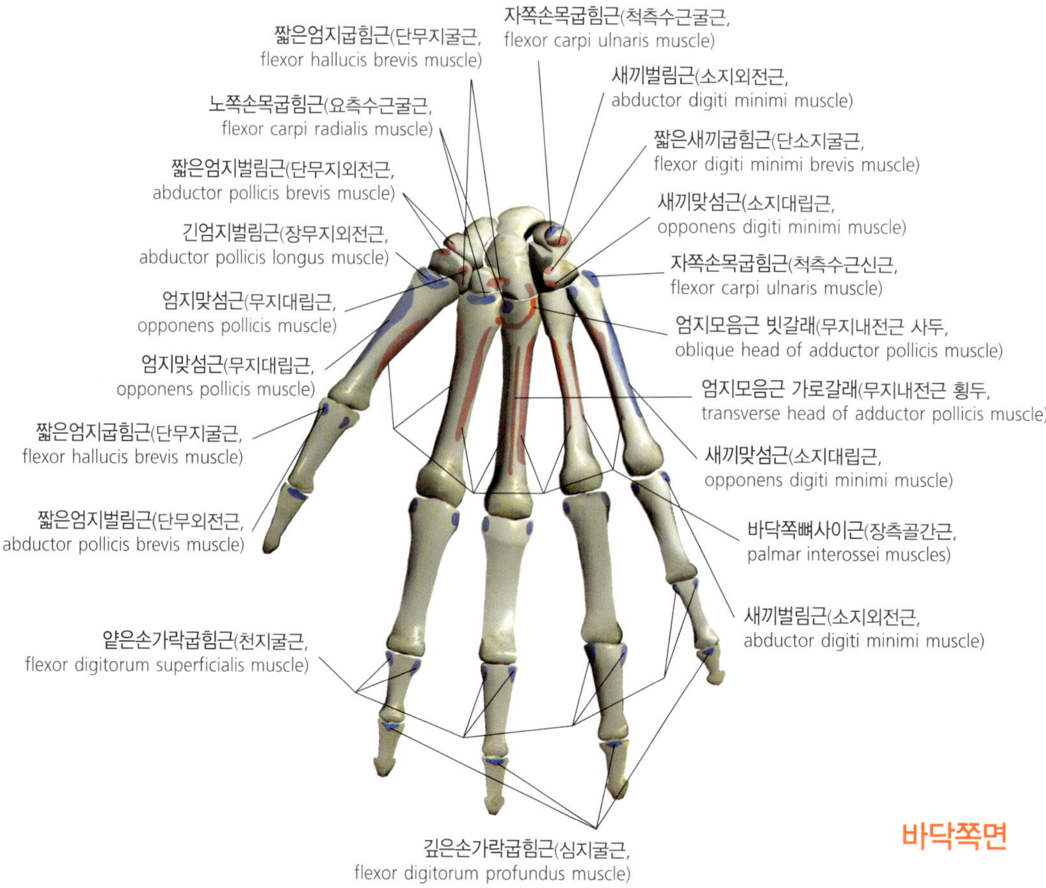
짧은엄지굽힘근(단무지굴근,
flexor hallucis brevis muscle)
자쪽손목굽힘근(척측수근굴근,
flexor carpi ulnaris muscle)
새끼벌림근(소지외전근,
abductor digiti minimi muscle)
노쪽손목굽힘근(요측수근굴근,
flexor carpi radialis muscle)
짧은새끼굽힘근(단소지굴근,
flexor digiti minimi brevis muscle)
짧은엄지벌림근(단무지외전근,
abductor pollicis brevis muscle)
새끼맞섬근(소지대립근,
opponens digiti minimi muscle)
긴엄지벌림근(장무지외전근,
abductor pollicis longus muscle)
자쪽손목굽힘근(척측수근신근,
flexor carpi ulnaris muscle)
엄지맞섬근(무지대립근,
opponens pollicis muscle)
엄지모음근 빗갈래(무지내전근 사두,
oblique head of adductor pollicis muscle)
엄지맞섬근(무지대립근,
opponens pollicis muscle)
엄지모음근 가로갈래(무지내전근 횡두,
transverse head of adductor pollicis muscle)
짧은엄지굽힘근(단무지굴근,
flexor hallucis brevis muscle)
새끼맞섬근(소지대립근,
opponens digiti minimi muscle)
짧은엄지벌림근(단무외전근,
abductor pollicis brevis muscle)
바닥쪽뼈사이근(장측골간근,
palmar interossei muscles)
새끼벌림근(소지외전근,
abductor digiti minimi muscle)
얕은손가락굽힘근(천지굴근,
flexor digitorum superficialis muscle)
깊은손가락굽힘근(심지굴근,
flexor digitorum profundus muscle)

바닥쪽면

발

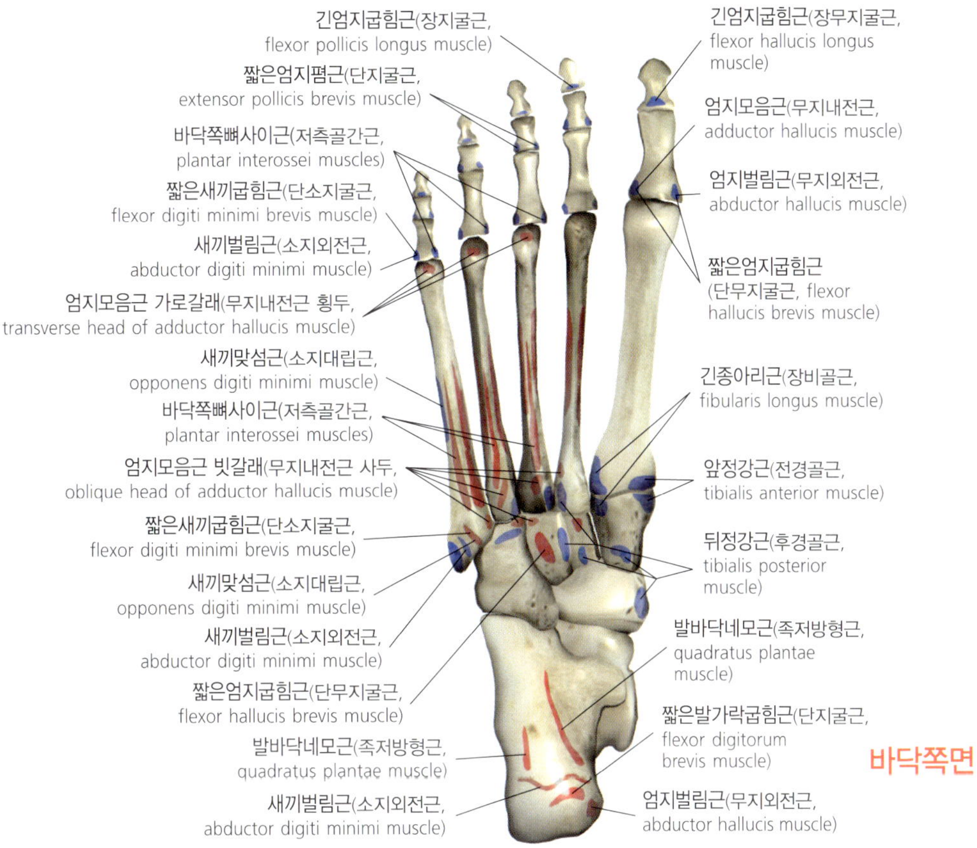
긴엄지굽힘근(장지굴근,
flexor pollicis longus muscle)
짧은엄지폄근(단지굴근,
extensor pollicis brevis muscle)
바닥쪽뼈사이근(저측골간근,
plantar interossei muscles)
짧은새끼굽힘근(단소지굴근,
flexor digiti minimi brevis muscle)
새끼벌림근(소지외전근,
abductor digiti minimi muscle)
엄지모음근 가로갈래(무지내전근 횡두,
transverse head of adductor hallucis muscle)
새끼맞섬근(소지대립근,
opponens digiti minimi muscle)
바닥쪽뼈사이근(저측골간근,
plantar interossei muscles)
엄지모음근 빗갈래(무지내전근 사두,
oblique head of adductor hallucis muscle)
짧은새끼굽힘근(단소지굴근,
flexor digiti minimi brevis muscle)
새끼맞섬근(소지대립근,
opponens digiti minimi muscle)
새끼벌림근(소지외전근,
abductor digiti minimi muscle)
짧은엄지굽힘근(단무지굴근,
flexor hallucis brevis muscle)
발바닥네모근(족저방형근,
quadratus plantae muscle)
새끼벌림근(소지외전근,
abductor digiti minimi muscle)
긴엄지굽힘근(장무지굴근,
flexor hallucis longus
muscle)
엄지모음근(무지내전근,
adductor hallucis muscle)
엄지벌림근(무지외전근,
abductor hallucis muscle)
짧은엄지굽힘근
(단무지굴근, flexor
hallucis brevis muscle)
긴종아리근(장비골근,
fibularis longus muscle)
앞정강근(전경골근,
tibialis anterior muscle)
뒤정강근(후경골근,
tibialis posterior
muscle)
발바닥네모근(족저방형근,
quadratus plantae
muscle)
짧은발가락굽힘근(단지굴근,
flexor digitorum
brevis muscle)
엄지벌림근(무지외전근,
abductor hallucis muscle)
바닥쪽면

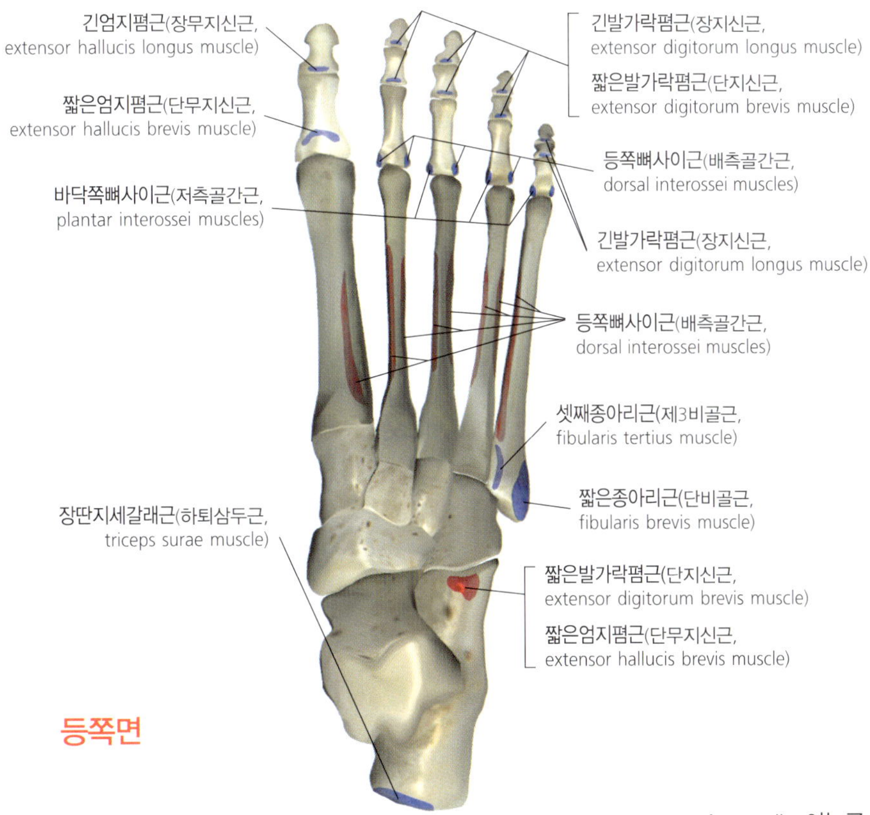
긴엄지폄근(장무지신근,
extensor hallucis longus muscle)
짧은엄지폄근(단무지신근,
extensor hallucis brevis muscle)
바닥쪽뼈사이근(저측골간근,
plantar interossei muscles)
장딴지세갈래근(하퇴삼두근,
triceps surae muscle)
긴발가락폄근(장지신근,
extensor digitorum longus muscle)
짧은발가락폄근(단지신근,
extensor digitorum brevis muscle)
등쪽뼈사이근(배측골간근,
dorsal interossei muscles)
긴발가락폄근(장지신근,
extensor digitorum longus muscle)
등쪽뼈사이근(배측골간근,
dorsal interossei muscles)
셋째종아리근(제3비골근,
fibularis tertius muscle)
짧은종아리근(단비골근,
fibularis brevis muscle)
짧은발가락폄근(단지신근,
extensor digitorum brevis muscle)
짧은엄지폄근(단무지신근,
extensor hallucis brevis muscle)
등쪽면

골반(볼기뼈)

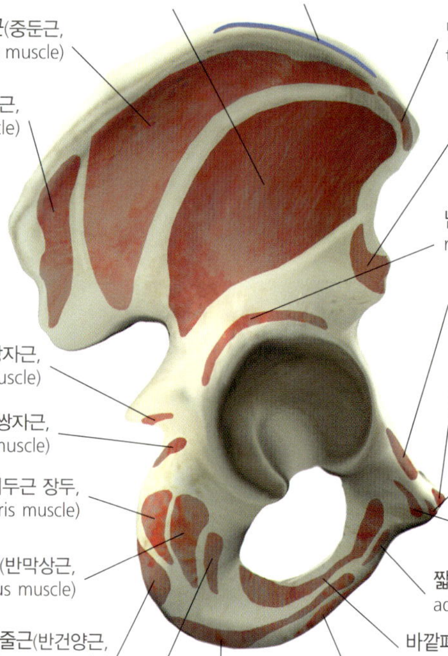

가쪽면

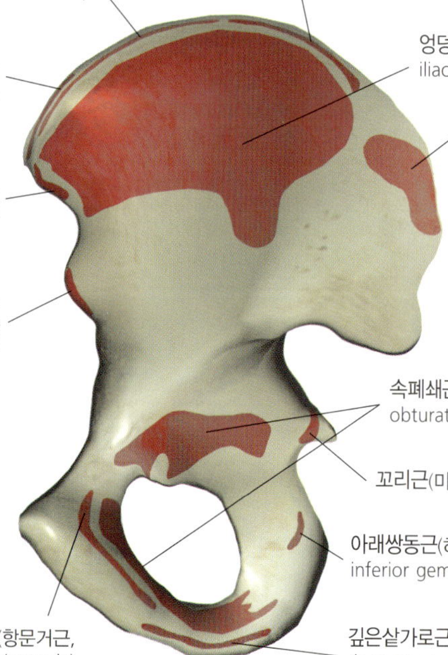

안쪽면

골반(엉치뼈)

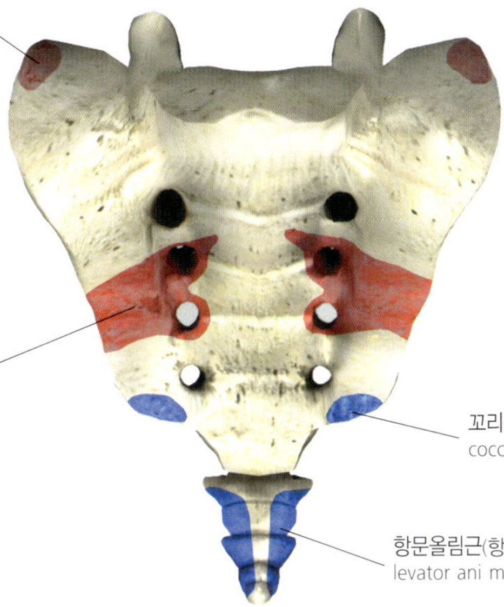
엉덩근(장골근,
iliacus muscle)
궁둥구멍근(이상근,
piriformis muscle)
꼬리근(미골근,
coccygeus muscle)
항문올림근(항문거근,
levator ani muscle)

앞면

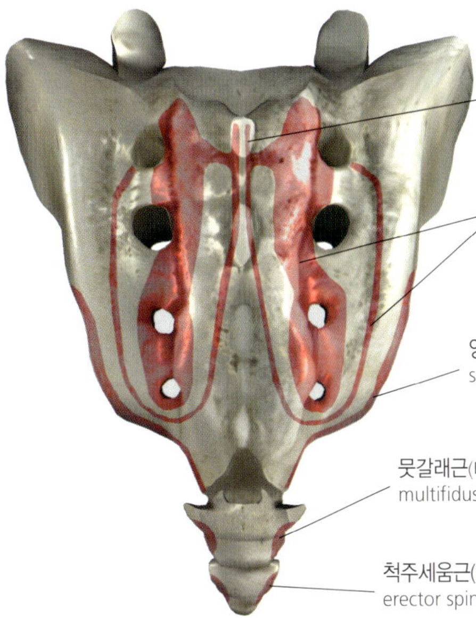
척추세움근(척주기립근,
erector spinae muscles)
뭇갈래근(다열근,
multifidus muscles)
엉치가시인대(선극인대,
sacrospinous ligament)
뭇갈래근(다열근,
multifidus muscles)
척추세움근(척주기립근,
erector spinae muscles)

뒤면

가슴우리

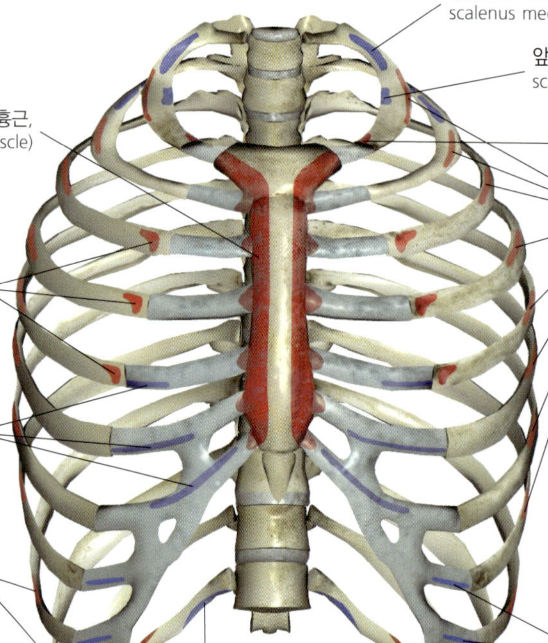
중간목갈비근(중사각근,
scalenus medius muscle)
앞목갈비근(전사각근,
scalenus anterior muscle)
큰가슴근(대흉근,
pertoralis major muscle)
빗장밑근(쇄골하근,
subclavius muscle)
앞톱니근(전거근,
serratus anterior muscle)
작은가슴근(소흉근,
pertoralis minor muscle)
배곧은근(복직근,
rectus abdominis muscle)
넓은등근(광배근,
latissimus dorsi muscle)
배속빗근(내복사근,
internal abdominal oblique muscle)
허리네모근(요방형근,
quadratus lumborum muscle)
가로막(횡격막,
diaphragm)

앞면

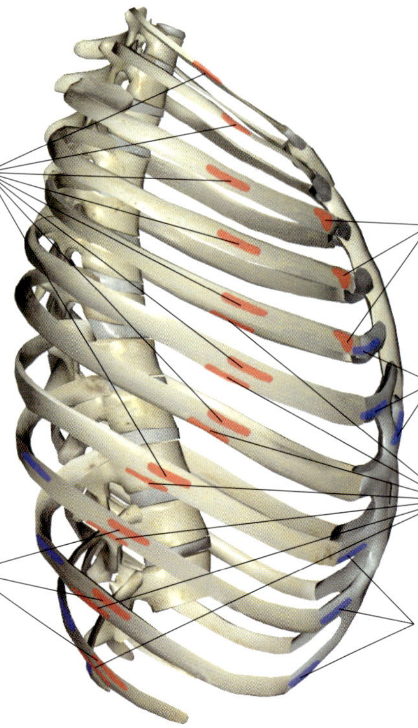
앞톱니근(전거근,
serratus anterior muscle)
작은가슴근(소흉근,
pertoralis minor muscle)
배곧은근(복직근,
rectus abdominis muscle)
배바깥빗근(외복사근,
external abdominal oblique muscle)
넓은등근(광배근,
latissimus dorsi muscle)
배속빗근(내복사근,
internal abdominal oblique muscle)

가쪽면

가슴우리/빗장뼈

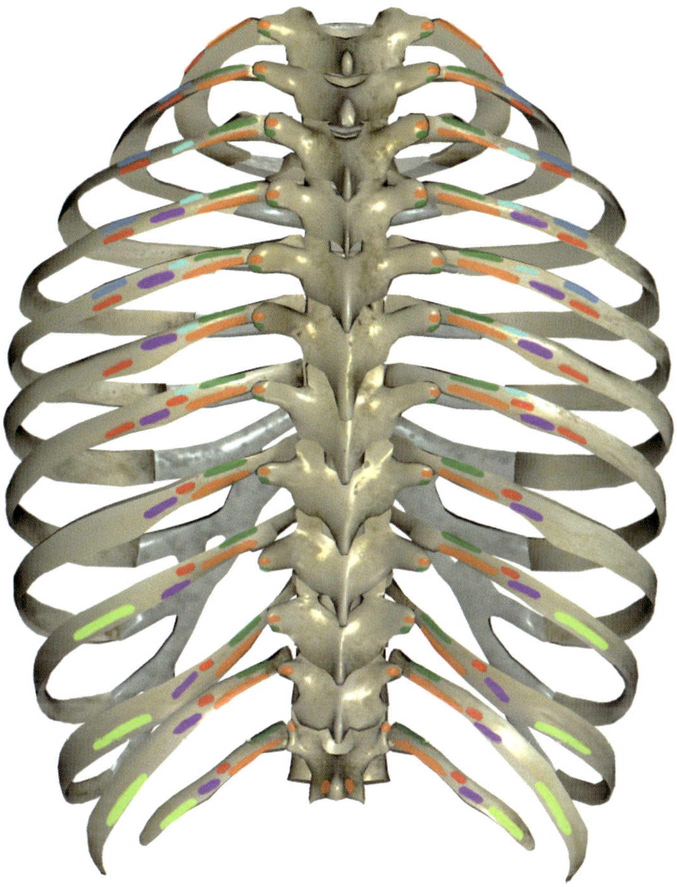

- 위뒤톱니근(상후거근, serratus posterior superior muscle)
- 아래뒤톱니근(하후거근, serratus posterior inferior muscle)
- 갈비올림근(늑골거근, levatores costarum muscles)
- 목엉덩갈비근(경장늑근, iliocostalis cervicis muscle)
- 등엉덩갈비근(흉장늑근, iliocostalis thoracis muscle)
- 허리엉덩갈비근(요장늑근, iliocostalis lumborum muscle)
- 등가장긴근(흉최장근, longissimus thoracis muscle)

가슴우리 · 뒤면

빗장뼈 · 앞면

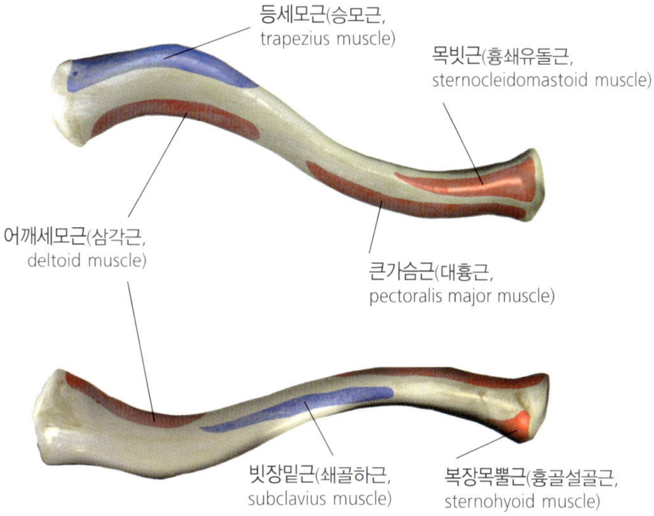

빗장뼈 · 뒤면

척추

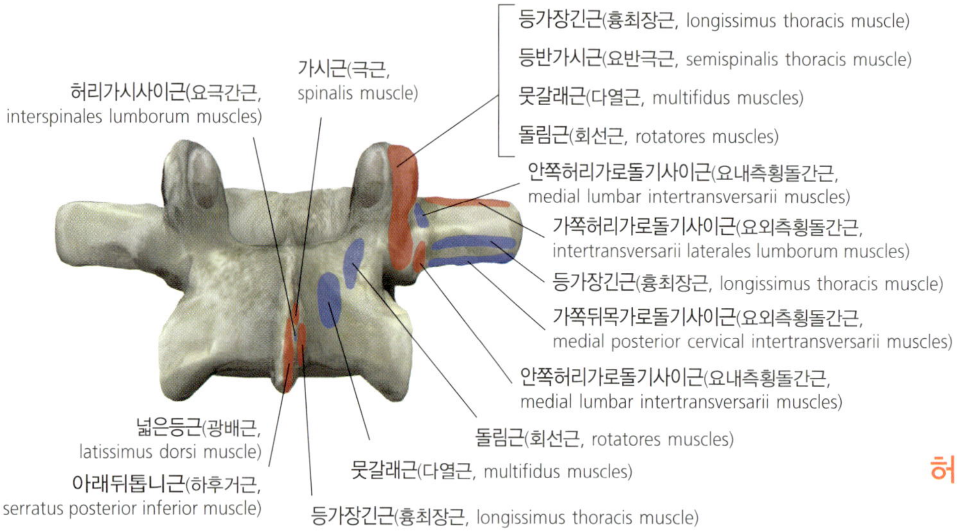

허리뼈 · 뒤면

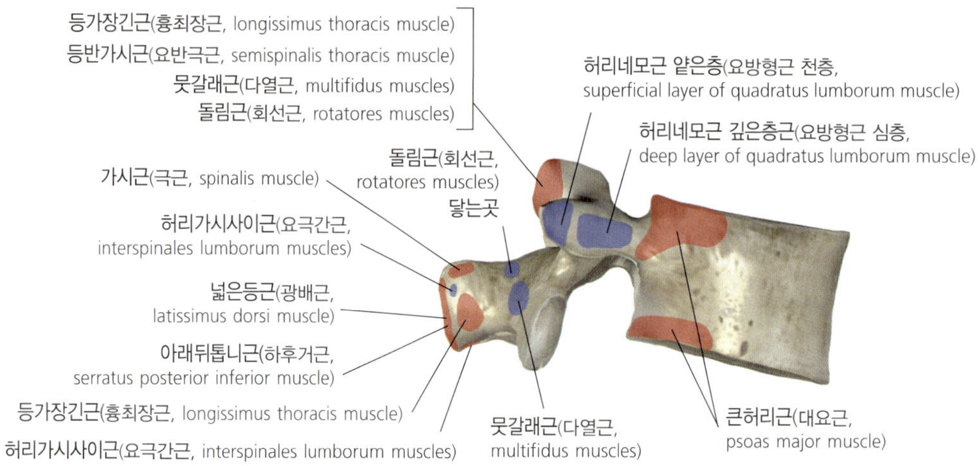

허리뼈 · 가쪽면

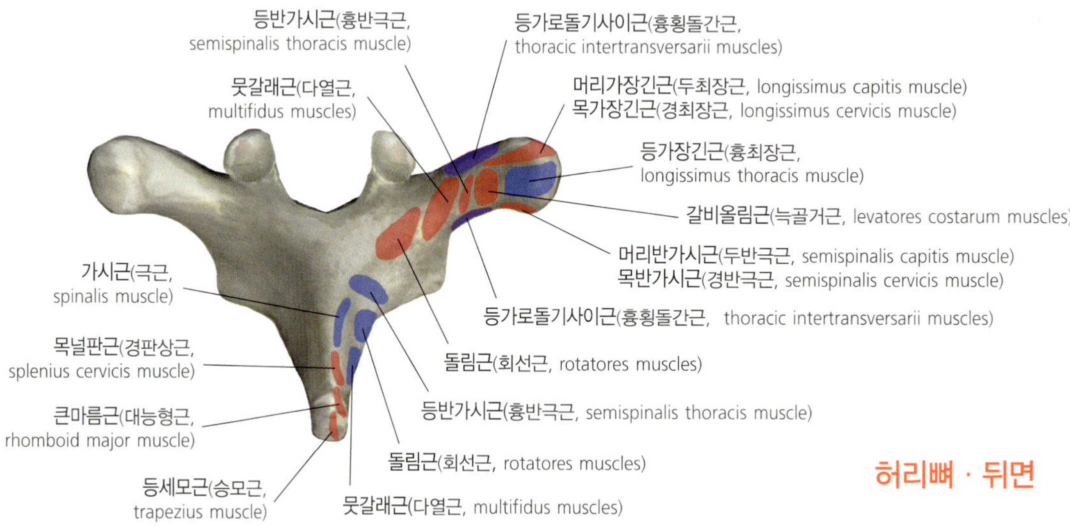

허리뼈 · 뒤면

척추

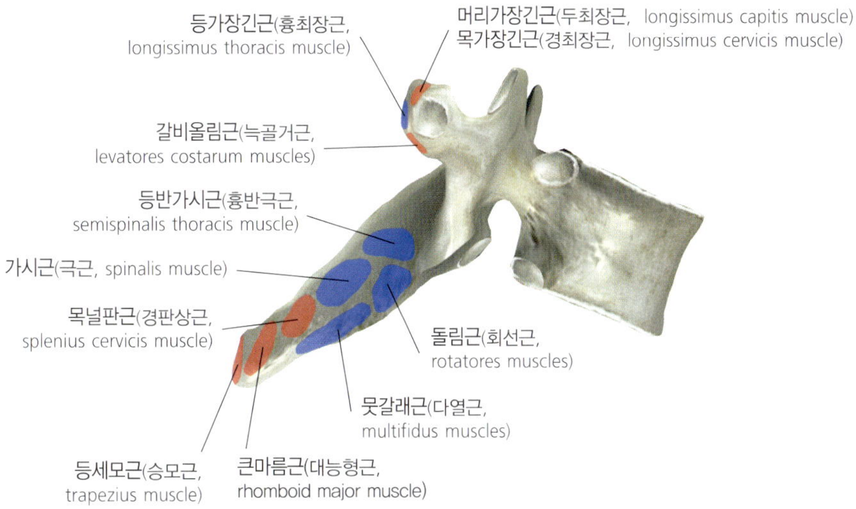

등뼈 · 가쪽면

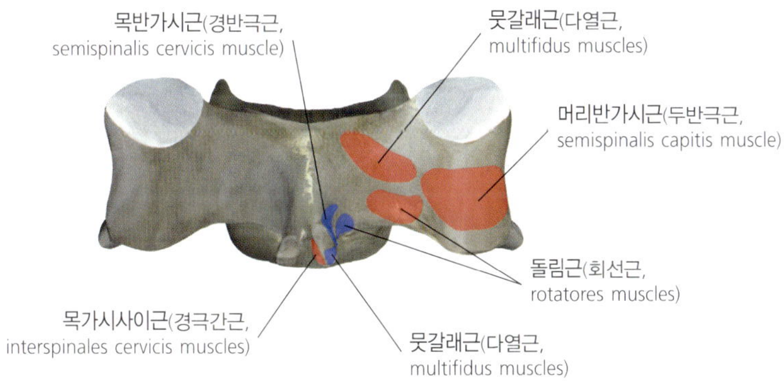

목뼈 · 뒤면

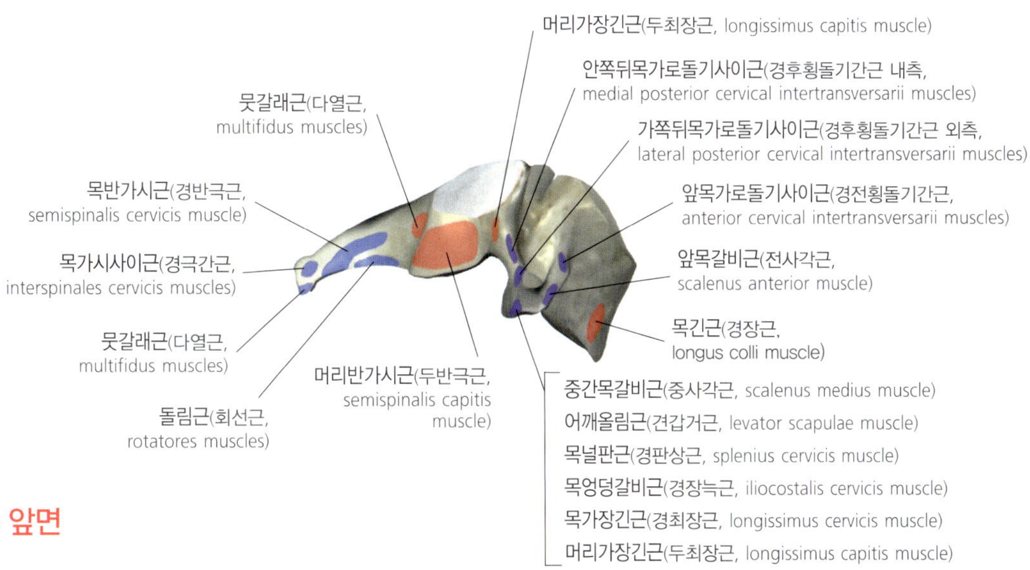

목뼈 · 앞면

머리뼈

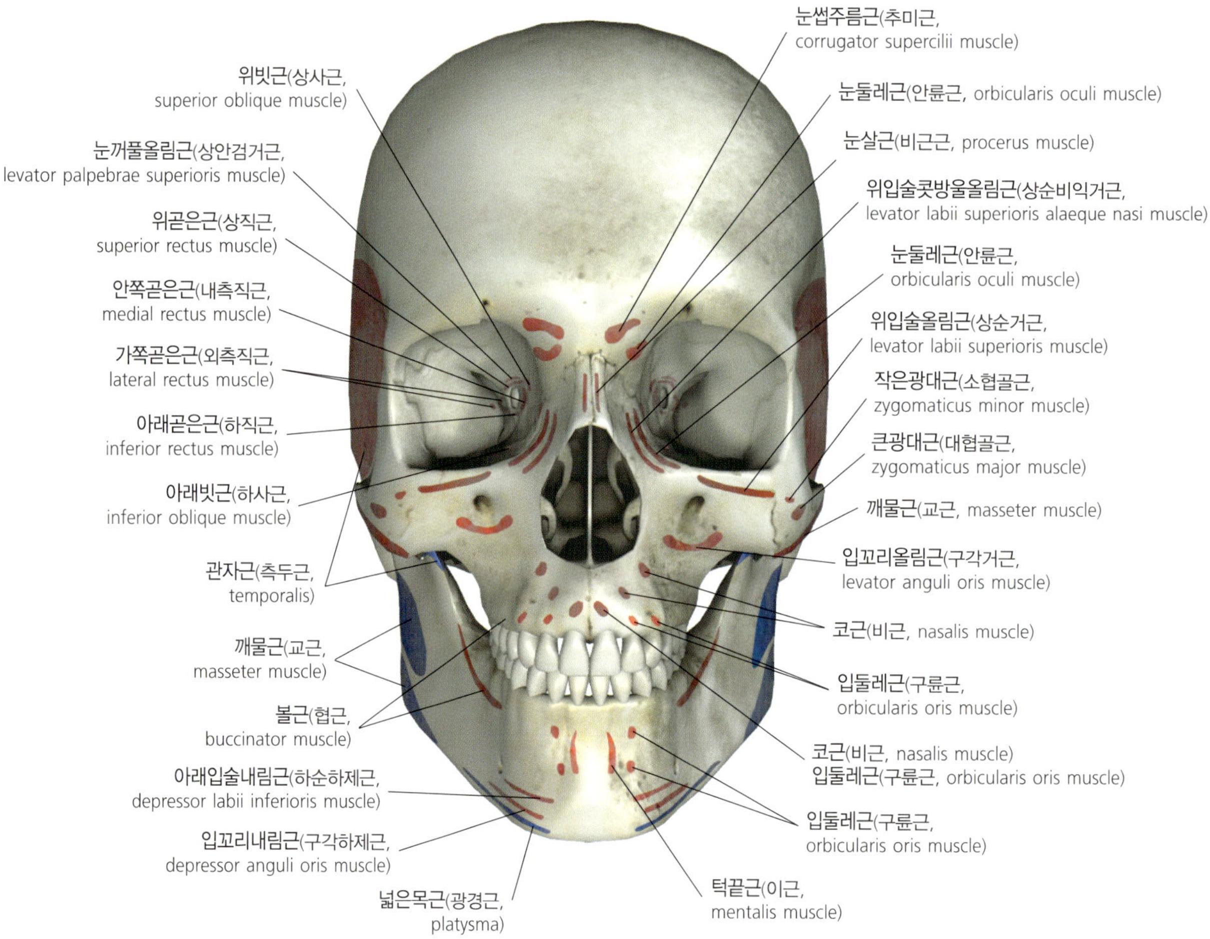
눈썹주름근(추미근,
corrugator supercilii muscle)
위빗근(상사근,
superior oblique muscle)
눈둘레근(안륜근, orbicularis oculi muscle)
눈살근(비근근, procerus muscle)
눈꺼풀올림근(상안검거근,
levator palpebrae superioris muscle)
위입술콧방울올림근(상순비익거근,
levator labii superioris alaeque nasi muscle)
위곧은근(상직근,
superior rectus muscle)
눈둘레근(안륜근,
orbicularis oculi muscle)
안쪽곧은근(내측직근,
medial rectus muscle)
위입술올림근(상순거근,
levator labii superioris muscle)
가쪽곧은근(외측직근,
lateral rectus muscle)
작은광대근(소협골근,
zygomaticus minor muscle)
아래곧은근(하직근,
inferior rectus muscle)
큰광대근(대협골근,
zygomaticus major muscle)
아래빗근(하사근,
inferior oblique muscle)
깨물근(교근, masseter muscle)
관자근(측두근,
temporalis)
입꼬리올림근(구각거근,
levator anguli oris muscle)
코근(비근, nasalis muscle)
깨물근(교근,
masseter muscle)
입둘레근(구륜근,
orbicularis oris muscle)
볼근(협근,
buccinator muscle)
코근(비근, nasalis muscle)
입둘레근(구륜근, orbicularis oris muscle)
아래입술내림근(하순하제근,
depressor labii inferioris muscle)
입둘레근(구륜근,
orbicularis oris muscle)
입꼬리내림근(구각하제근,
depressor anguli oris muscle)
넓은목근(광경근,
platysma)
턱끝근(이근,
mentalis muscle)

앞면

머리뼈

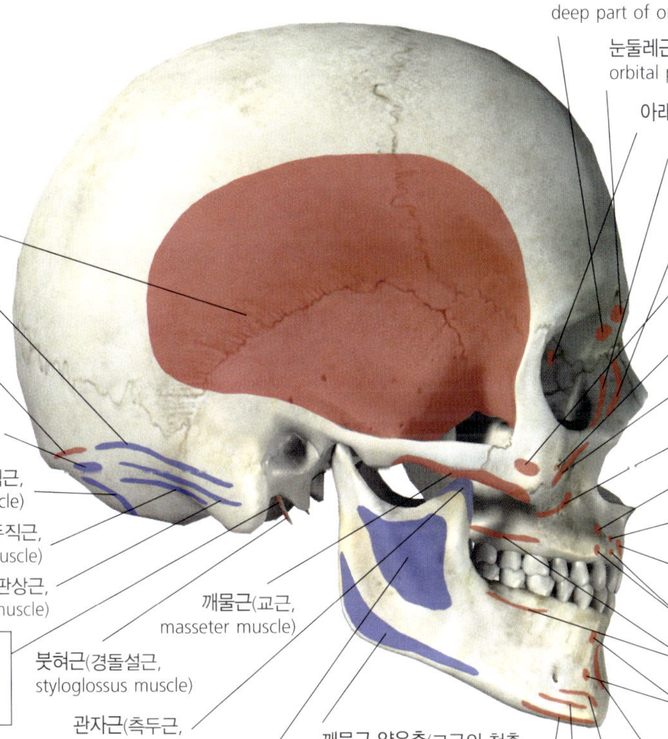

눈둘레근 눈물주머니부분(안륜근 누낭부, deep part of orbicularis oculi muscle)
눈둘레근 눈확부분(안륜근 안와부, orbital part of orbicularis oculi muscle)
아래빗근(하사근, inferior oblique muscle)
눈둘레근(안륜근, orbicularis oculi muscle)
위입술콧방울올림근(상순비익거근, levator labii superioris alaeque nasi muscle)
관자근(측두근, temporalis)
큰광대근(대협골근, zygomaticus major muscle)
목빗근(흉쇄유돌근, sternocleidomastoid muscle)
작은광대근(소협골근, zygomaticus minor muscle)
등세모근(승모근, trapezius muscle)
위입술올림근(상순거근, levator labii superioris muscle)
머리반가시근(두반극근, semispinalis capitis muscle)
입꼬리올림근(구각거근, levator anguli oris muscle)
코근 가로부분(비근 횡부, transverse part of nasalis muscle)
작은뒤머리곧은근(소후두직근, rectus capitis posterior minor muscle)
코근 콧방울부분(비근 익부, alar part of nasalis muscle)
큰뒤머리곧은근(대후두직근, rectus capitis posterior major muscle)
코근(비근, nasalis muscle)
머리널판근(두판상근, splenius capitis muscle)
입둘레근(구륜근, orbicularis oris muscle)
깨물근(교근, masseter muscle)
입둘레근(구륜근, orbicularis oris muscle)
붓목뿔근(경돌설골근, stylohyoid muscle)
붓인두근(경돌인두근, stylopharyngeus muscle)
붓혀근(경돌설근, styloglossus muscle)
볼근(협근, buccinator muscle)
입둘레근(구륜근, orbicularis oris muscle)
관자근(측두근, temporalis)
깨물근 얕은층(교근의 천층, superficial layer of masseter muscle)
턱끝근(이근, mentalis muscle)
깨물근 깊은층(교근의 심층, deep layer of masseter muscle)
아래입술내림근(하순하제근, depressor labii inferioris muscle)
넓은목근(광경근, platysma)
입꼬리내림근(구각하제근, depressor anguli oris muscle)

가쪽면

머리뼈

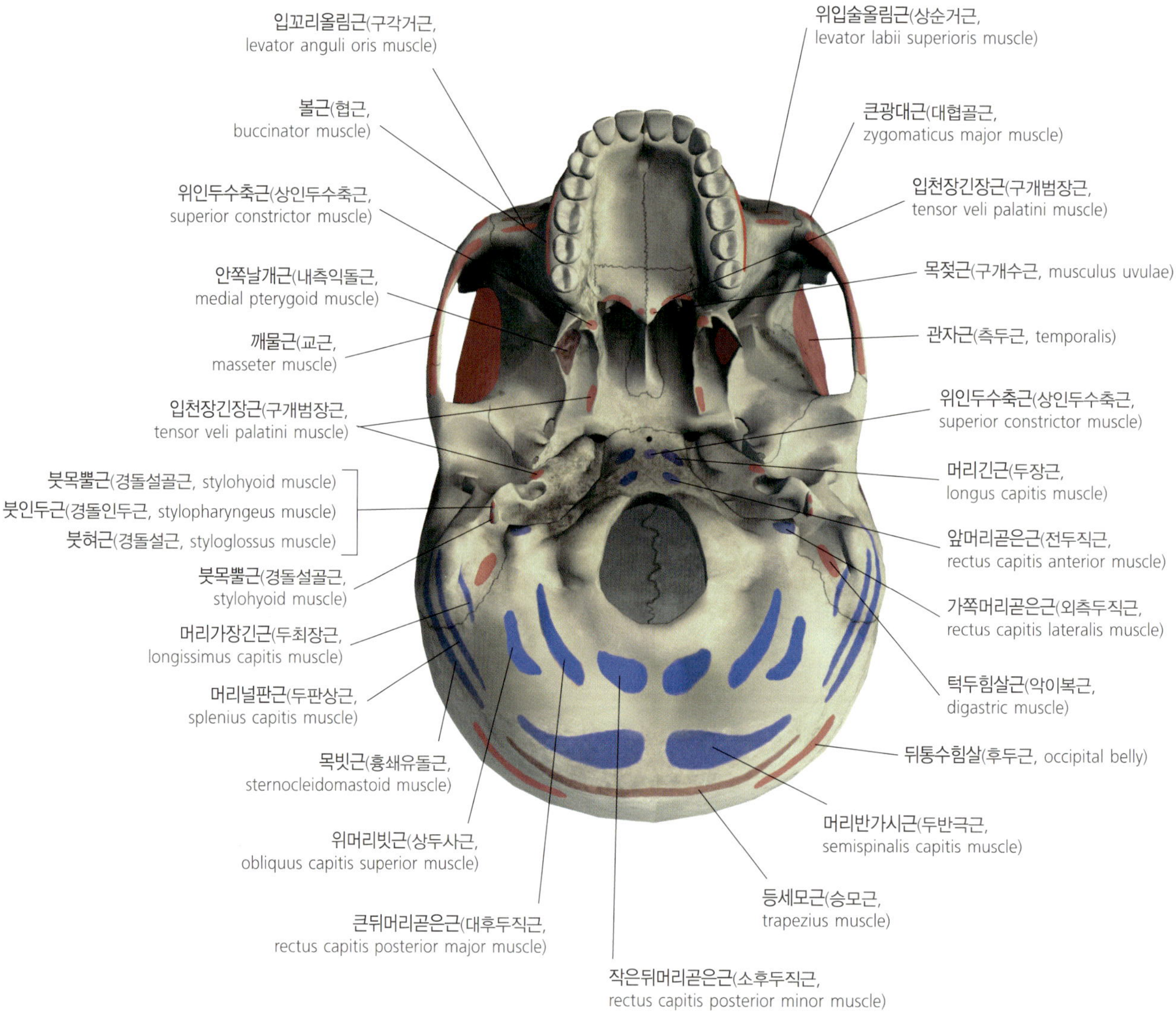

입꼬리올림근(구각거근,
levator anguli oris muscle)
볼근(협근,
buccinator muscle)
위인두수축근(상인두수축근,
superior constrictor muscle)
안쪽날개근(내측익돌근,
medial pterygoid muscle)
깨물근(교근,
masseter muscle)
입천장긴장근(구개범장근,
tensor veli palatini muscle)
붓목뿔근(경돌설골근, stylohyoid muscle)
붓인두근(경돌인두근, stylopharyngeus muscle)
붓혀근(경돌설근, styloglossus muscle)
붓목뿔근(경돌설골근,
stylohyoid muscle)
머리가장긴근(두최장근,
longissimus capitis muscle)
머리널판근(두판상근,
splenius capitis muscle)
목빗근(흉쇄유돌근,
sternocleidomastoid muscle)
위머리빗근(상두사근,
obliquus capitis superior muscle)
큰뒤머리곧은근(대후두직근,
rectus capitis posterior major muscle)
작은뒤머리곧은근(소후두직근,
rectus capitis posterior minor muscle)
위입술올림근(상순거근,
levator labii superioris muscle)
큰광대근(대협골근,
zygomaticus major muscle)
입천장긴장근(구개범장근,
tensor veli palatini muscle)
목젖근(구개수근, musculus uvulae)
관자근(측두근, temporalis)
위인두수축근(상인두수축근,
superior constrictor muscle)
머리긴근(두장근,
longus capitis muscle)
앞머리곧은근(전두직근,
rectus capitis anterior muscle)
가쪽머리곧은근(외측두직근,
rectus capitis lateralis muscle)
턱두힘살근(악이복근,
digastric muscle)
뒤통수힘살(후두근, occipital belly)
머리반가시근(두반극근,
semispinalis capitis muscle)
등세모근(승모근,
trapezius muscle)

바닥면

아래턱뼈

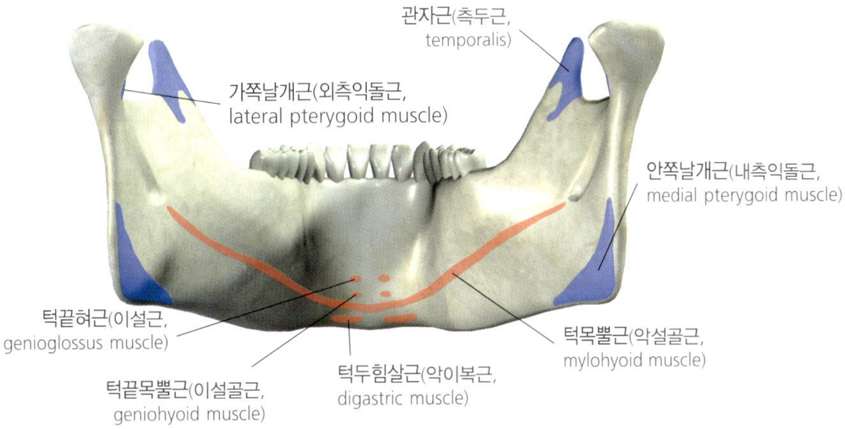

뒤면

목뿔뼈

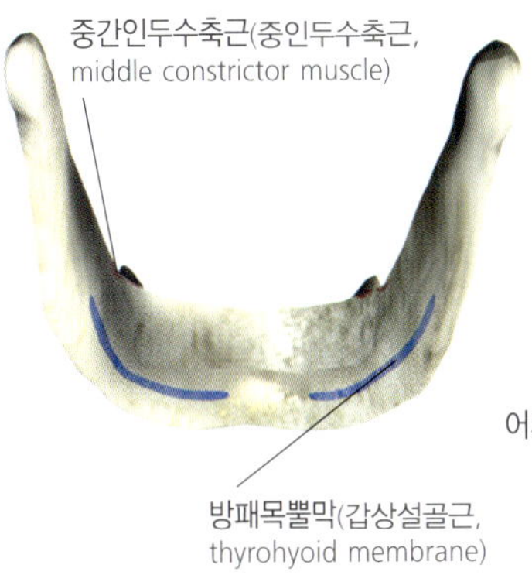

앞면

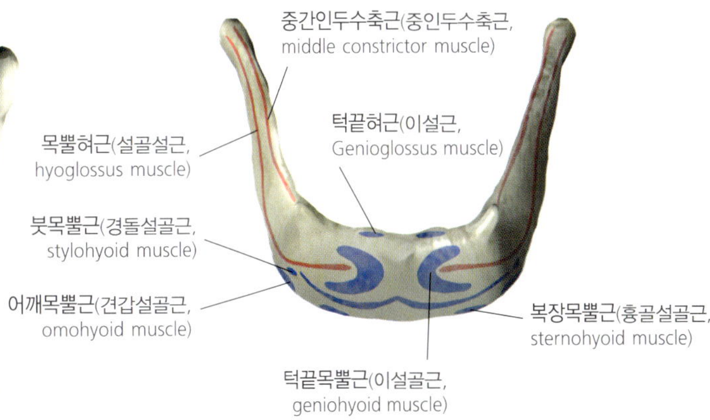

뒤면

팔 근육의 지배신경

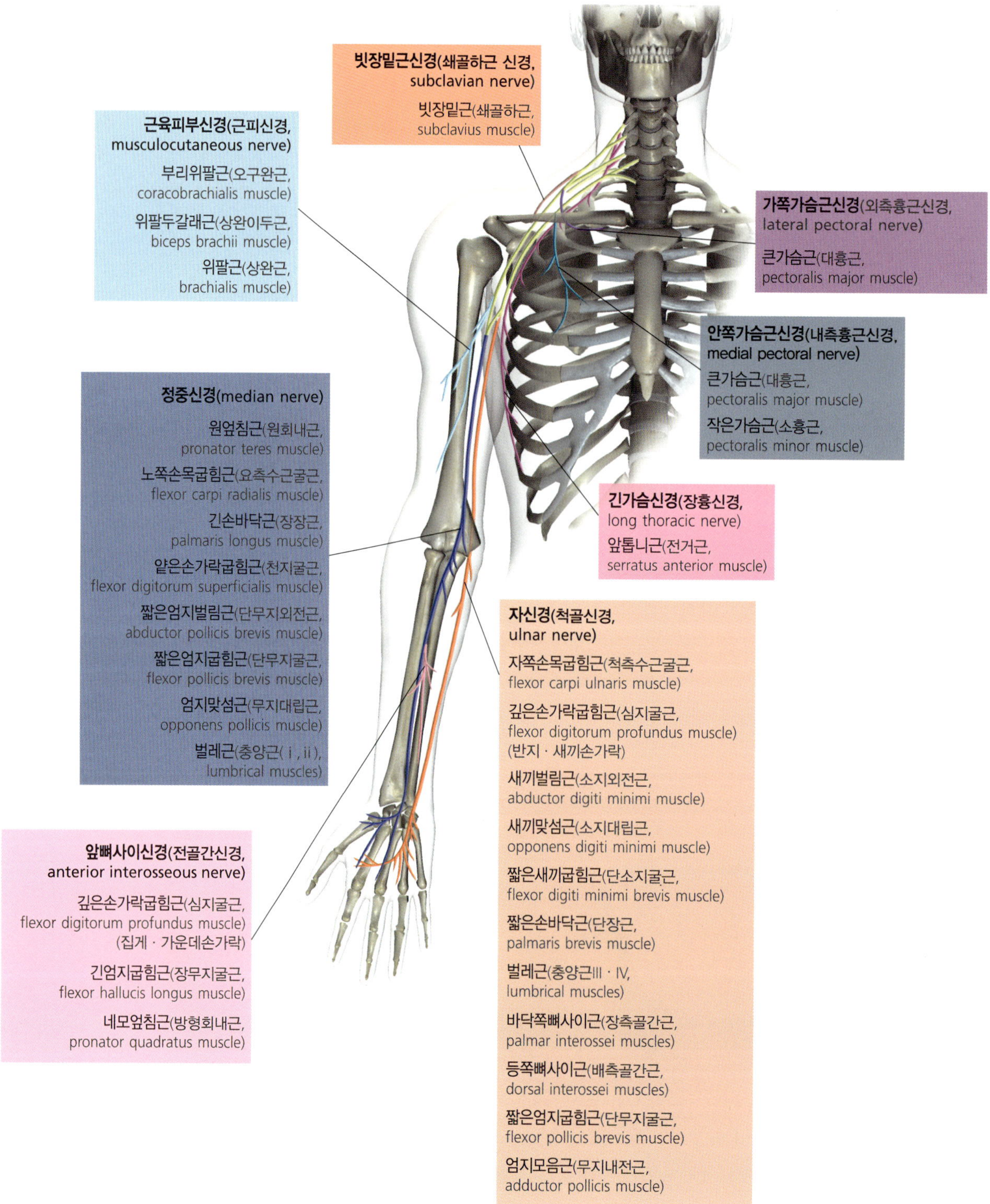
빗장밑근신경(쇄골하근 신경, subclavian nerve)
빗장밑근(쇄골하근, subclavius muscle)
근육피부신경(근피신경, musculocutaneous nerve)
부리위팔근(오구완근, coracobrachialis muscle)
위팔두갈래근(상완이두근, biceps brachii muscle)
위팔근(상완근, brachialis muscle)
가쪽가슴근신경(외측흉근신경, lateral pectoral nerve)
큰가슴근(대흉근, pectoralis major muscle)
안쪽가슴근신경(내측흉근신경, medial pectoral nerve)
큰가슴근(대흉근, pectoralis major muscle)
작은가슴근(소흉근, pectoralis minor muscle)
정중신경(median nerve)
원엎침근(원회내근, pronator teres muscle)
노쪽손목굽힘근(요측수근굴근, flexor carpi radialis muscle)
긴손바닥근(장장근, palmaris longus muscle)
얕은손가락굽힘근(천지굴근, flexor digitorum superficialis muscle)
짧은엄지벌림근(단무지외전근, abductor pollicis brevis muscle)
짧은엄지굽힘근(단무지굴근, flexor pollicis brevis muscle)
엄지맞섬근(무지대립근, opponens pollicis muscle)
벌레근(충양근(i , ii), lumbrical muscles)
긴가슴신경(장흉신경, long thoracic nerve)
앞톱니근(전거근, serratus anterior muscle)
자신경(척골신경, ulnar nerve)
자쪽손목굽힘근(척측수근굴근, flexor carpi ulnaris muscle)
깊은손가락굽힘근(심지굴근, flexor digitorum profundus muscle) (반지 · 새끼손가락)
새끼벌림근(소지외전근, abductor digiti minimi muscle)
새끼맞섬근(소지대립근, opponens digiti minimi muscle)
짧은새끼굽힘근(단소지굴근, flexor digiti minimi brevis muscle)
짧은손바닥근(단장근, palmaris brevis muscle)
벌레근(충양근III · IV, lumbrical muscles)
바닥쪽뼈사이근(장측골간근, palmar interossei muscles)
등쪽뼈사이근(배측골간근, dorsal interossei muscles)
짧은엄지굽힘근(단무지굴근, flexor pollicis brevis muscle)
엄지모음근(무지내전근, adductor pollicis muscle)
앞뼈사이신경(전골간신경, anterior interosseous nerve)
깊은손가락굽힘근(심지굴근, flexor digitorum profundus muscle) (집게 · 가운데손가락)
긴엄지굽힘근(장무지굴근, flexor hallucis longus muscle)
네모엎침근(방형회내근, pronator quadratus muscle)

앞면

팔 근육의 지배신경

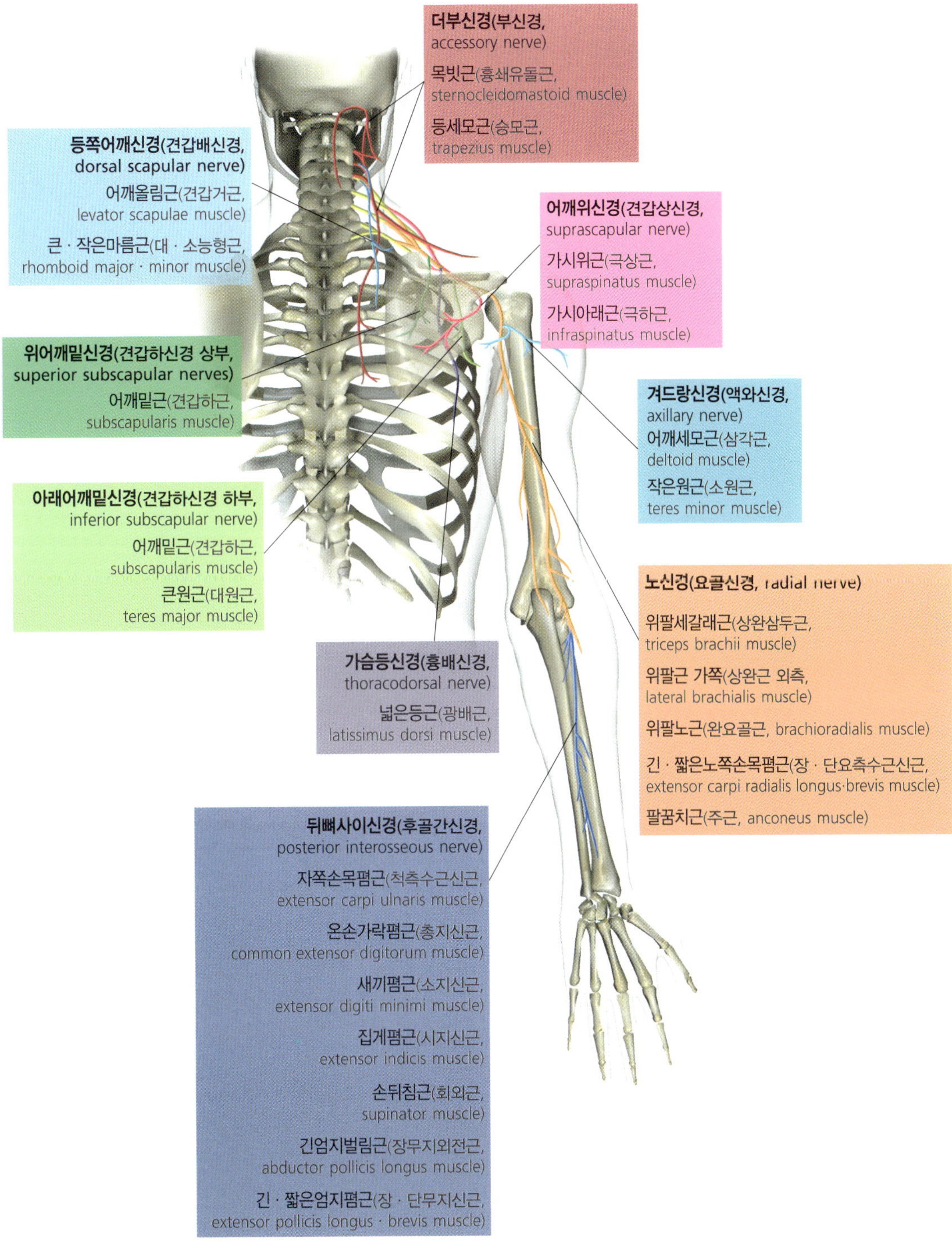
더부신경(부신경, accessory nerve)
목빗근(흉쇄유돌근, sternocleidomastoid muscle)
등세모근(승모근, trapezius muscle)
등쪽어깨신경(견갑배신경, dorsal scapular nerve)
어깨올림근(견갑거근, levator scapulae muscle)
큰 · 작은마름근(대 · 소능형근, rhomboid major · minor muscle)
어깨위신경(견갑상신경, suprascapular nerve)
가시위근(극상근, supraspinatus muscle)
가시아래근(극하근, infraspinatus muscle)
위어깨밑신경(견갑하신경 상부, superior subscapular nerves)
어깨밑근(견갑하근, subscapularis muscle)
겨드랑신경(액와신경, axillary nerve)
어깨세모근(삼각근, deltoid muscle)
작은원근(소원근, teres minor muscle)
아래어깨밑신경(견갑하신경 하부, inferior subscapular nerve)
어깨밑근(견갑하근, subscapularis muscle)
큰원근(대원근, teres major muscle)
노신경(요골신경, radial nerve)
위팔세갈래근(상완삼두근, triceps brachii muscle)
위팔근 가쪽(상완근 외측, lateral brachialis muscle)
위팔노근(완요골근, brachioradialis muscle)
긴 · 짧은노쪽손목폄근(장 · 단요측수근신근, extensor carpi radialis longus·brevis muscle)
팔꿈치근(주근, anconeus muscle)
가슴등신경(흉배신경, thoracodorsal nerve)
넓은등근(광배근, latissimus dorsi muscle)
뒤뼈사이신경(후골간신경, posterior interosseous nerve)
자쪽손목폄근(척측수근신근, extensor carpi ulnaris muscle)
온손가락폄근(총지신근, common extensor digitorum muscle)
새끼폄근(소지신근, extensor digiti minimi muscle)
집게폄근(시지신근, extensor indicis muscle)
손뒤침근(회외근, supinator muscle)
긴엄지벌림근(장무지외전근, abductor pollicis longus muscle)
긴 · 짧은엄지폄근(장 · 단무지신근, extensor pollicis longus · brevis muscle)

뒤면

다리 근육의 지배신경

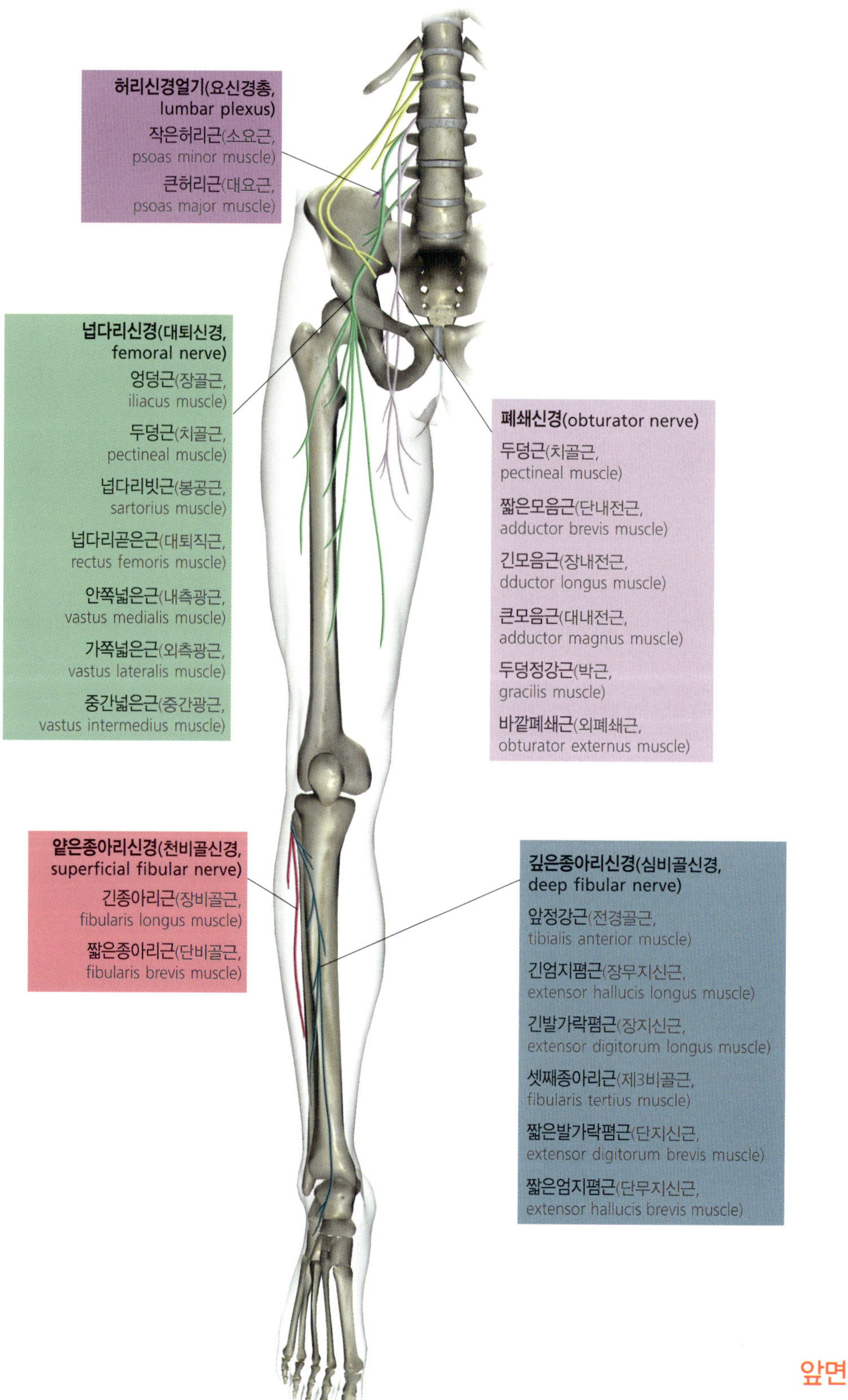
허리신경얼기(요신경총,
lumbar plexus)
작은허리근(소요근,
psoas minor muscle)
큰허리근(대요근,
psoas major muscle)
넙다리신경(대퇴신경,
femoral nerve)
엉덩근(장골근,
iliacus muscle)
두덩근(치골근,
pectineal muscle)
넙다리빗근(봉공근,
sartorius muscle)
넙다리곧은근(대퇴직근,
rectus femoris muscle)
안쪽넓은근(내측광근,
vastus medialis muscle)
가쪽넓은근(외측광근,
vastus lateralis muscle)
중간넓은근(중간광근,
vastus intermedius muscle)
폐쇄신경(obturator nerve)
두덩근(치골근,
pectineal muscle)
짧은모음근(단내전근,
adductor brevis muscle)
긴모음근(장내전근,
dductor longus muscle)
큰모음근(대내전근,
adductor magnus muscle)
두덩정강근(박근,
gracilis muscle)
바깥폐쇄근(외폐쇄근,
obturator externus muscle)
얕은종아리신경(천비골신경,
superficial fibular nerve)
긴종아리근(장비골근,
fibularis longus muscle)
짧은종아리근(단비골근,
fibularis brevis muscle)
깊은종아리신경(심비골신경,
deep fibular nerve)
앞정강근(전경골근,
tibialis anterior muscle)
긴엄지폄근(장무지신근,
extensor hallucis longus muscle)
긴발가락폄근(장지신근,
extensor digitorum longus muscle)
셋째종아리근(제3비골근,
fibularis tertius muscle)
짧은발가락폄근(단지신근,
extensor digitorum brevis muscle)
짧은엄지폄근(단무지신근,
extensor hallucis brevis muscle)
앞면

다리 근육의 지배신경

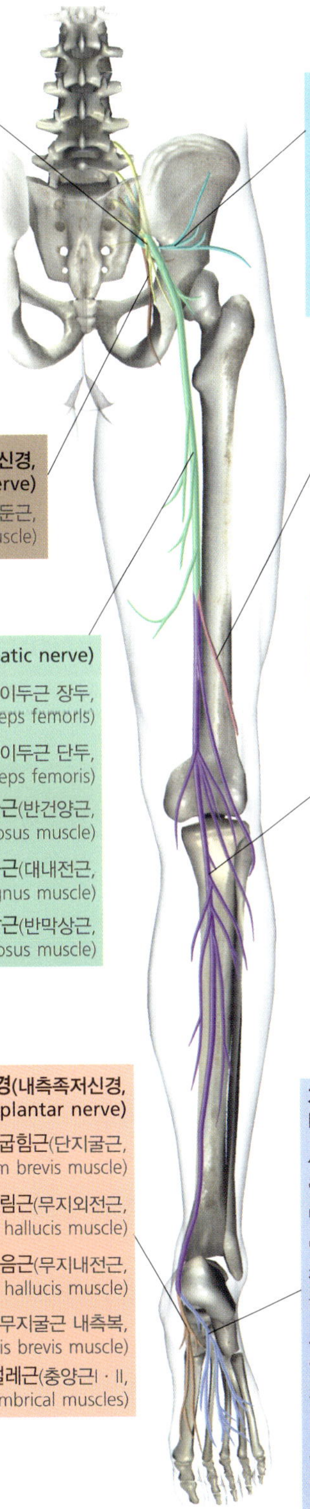

엉치신경얼기(천골신경총, sacral plexus)

궁둥구멍근(이상근, piriformis muscle)

위쌍동근(상쌍자근, superior gemellus muscle)

속폐쇄근(내폐쇄근, obturator internus muscle)

아래쌍동근(하쌍자근, inferior gemellus muscle)

넙다리네모근(대퇴방형근, quadratus femoris muscle)

위볼기신경(상둔신경, superior gluteal nerve)

중간볼기근(중둔근, gluteus medius muscle)

작은볼기근(소둔근, gluteus minimus muscle)

넙다리근막긴장근(대퇴근막장근, tensor fasciae latae muscle)

온종아리신경(총배골신경, common fibular nerve)

* 얕은종아리신경과 깊은종아리신경으로 나뉜다

아래볼기신경(하둔신경, inferior gluteal nerve)

큰볼기근(대둔근, gluteus maximus muscle)

궁둥신경(좌골신경, sciatic nerve)

넙다리두갈래근 긴갈래(대퇴이두근 장두, long head of biceps femoris)

넙다리두갈래근 짧은갈래(대퇴이두근 단두, short head of biceps femoris)

반힘줄근(반건양근, semitendinosus muscle)

큰모음근(대내전근, adductor magnus muscle)

반막근(반막상근, semimembranosus muscle)

정강신경(경골신경, tibial nerve)

발바닥근(족저근, plantar muscle)

장딴지근(비복근, gastrocnemius muscle)

오금근(슬와근, popliteus muscle)

가자미근(soleus muscle)

뒤정강근(후경골근, tibialis posterior muscle)

긴발가락굽힘근(장지굴근, flexor digitorum longus muscle)

긴엄지굽힘근(장무지굴근, flexor hallucis longus muscle)

안쪽발바닥신경(내측족저신경, medial plantar nerve)

짧은발가락굽힘근(단지굴근, flexor digitorum brevis muscle)

엄지벌림근(무지외전근, abductor hallucis muscle)

엄지모음근(무지내전근, adductor hallucis muscle)

짧은엄지굽힘근 안쪽갈래(단무지굴근 내측복, medial head of flexor hallucis brevis muscle)

벌레근(충양근Ⅰ · Ⅱ, lumbrical muscles)

가쪽발바닥신경(외측족저신경, lateral plantar nerve)

새끼벌림근(소지외전근, abductor digiti minimi muscle)

발바닥네모근(족저방형근, quadratus plantae muscle)

짧은새끼굽힘근(단소지굴근, flexor digiti minimi brevis muscle)

새끼맞섬근(소지대립근, opponens digiti minimi muscle)

짧은엄지굽힘근 가쪽갈래(단무지굴근 외측복, lateral head of flexor hallucis brevis muscle)

등쪽뼈사이근(배측골간근, dorsal interossei muscles)

벌레근충양근(Ⅲ · Ⅳ, lumbrical muscles)

바닥쪽뼈사이근(저측골간근, plantar interossei muscles)

뒤면

참고문헌

Robert Frost『アプライド キネシオロジー入門』 医道の日本社, 2004

David S.Walther『アプライド キネシオロジー(AK)シノプシス 第2版』 科学新聞社, 2008

David W.Leaf『アプライド キネシオロジー(AK)フローチャート マニュアル 上・下巻』 科学新聞社, 1999

Frank H. Netter『ネッター 解剖学アトラス 原著第4版』 南江堂, 2007

金子丑之助『日本人体解剖学 第1巻』 南山堂, 1982

Jiri Dovorak &Vaclav Dvorak『最新徒手医学 痛みの診察法』 新興医学出版社, 1996

Ben Pansky『パンスキー 目で見る解剖学 第5版』 廣川書店, 1987

伊藤隆『組織学』 南山堂, 1985

Authur C. Guyton『ガイトン 臨床生理学』 医学書院, 1999

John H. Warfel『図説 筋の機能解剖 第3版』 医学書院, 1986

David S. Walther, Applied Kinesiology Vol. I Systems DC,1981

David S. Walther, Applied Kinesiology programed instruction Vol.1-10, Systems DC

Walther H. Schmitt,Jr., Muscle testing as functional Neurology

Florence Peterson Kendall, Elzabeth Kendall McCreary, Patricia Geise Provance,P.T. Muscle testing and function 4th edit. Williams & Wilkins, 1993

Alan G Beardall, Clinical Kinesiology Vol. I-V 1981 January

Henry Gray. Gray's Anatomy, 37th edition. Churchihill Livingstone, 1989

David J. Magee. Orthopedic Physical Assessment 1st edition, Saunders Company, 1987

찾아보기

● 신용어 찾아보기

● 구용어 찾아보기

• 영문 찾아보기

F

G

H

I

L

M

N

O

P

Q

R

S

T

V